中国瑶医药文库

主 编　李 彤　黄国东

副主编　潘明甫　闫国跃
　　　　袁家勋　李海强
　　　　赵衷民　李珍清
　　　　李 幸

中国瑶医秘验方

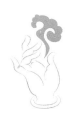

广西科学技术出版社
·南宁·

图书在版编目（CIP）数据

中国瑶医秘验方 / 李彤，黄国东主编. —南宁：
广西科学技术出版社，2022.6
ISBN 978-7-5551-1796-4

Ⅰ.①中… Ⅱ.①李… ②黄… Ⅲ.①瑶族—验方—
汇编 Ⅳ.①R295.1

中国版本图书馆CIP数据核字(2022)第168047号

ZHONGGUO YAOYI MIYANFANG
中国瑶医秘验方

李 彤 黄国东 主编

策划编辑：罗煜涛   责任校对：夏晓雯

责任编辑：李 媛   装帧设计：韦娇林

助理编辑：梁佳艳   责任印制：韦文印

出 版 人：卢培钊   出版发行：广西科学技术出版社

社 址：广西南宁市东葛路66号   邮政编码：530023

网 址：http://www.gxkjs.com

印 刷：广西壮族自治区地质印刷厂

开 本：787 mm × 1092 mm 1/16

字 数：893千字   印 张：45 插页16页

版 次：2022年6月第1版   印 次：2022年6月第1次印刷

书 号：ISBN 978-7-5551-1796-4

定 价：398.00元

《中国瑶医秘验方》编委会

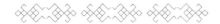

主　编：李　彤　黄国东

副主编：潘明甫　闫国跃　袁家勋　李海强

　　　　赵衷民　李珍清　李　幸

编　委（按姓氏笔画排序）：

　　　　马　艳　王艺锦　王成龙　韦晓嵘

　　　　文　嵚　石泽金　卢巧霞　付海霞

　　　　刘　莉　刘小梅　农田泉　李　颖

　　　　邵金宝　罗远带　罗盼盼　赵进周

　　　　贺诗寓　唐一洲　龚珊鸿　蒋桂江

　　　　覃　枫　覃丽萍　谭海丽　潘雪萍

办公室主任：李　幸

办公室副主任：罗远带　唐一洲　赵进周

资助项目

1.广西中医药学术传承暨古籍、秘方、验方挖掘研究项目

2.广西民间秘方、临床验方挖掘整理研究项目

瑶医秘验方调研工作剪影

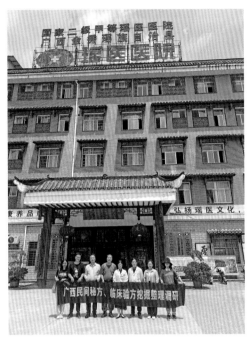

▲ 在金秀瑶族自治县瑶医医院调研

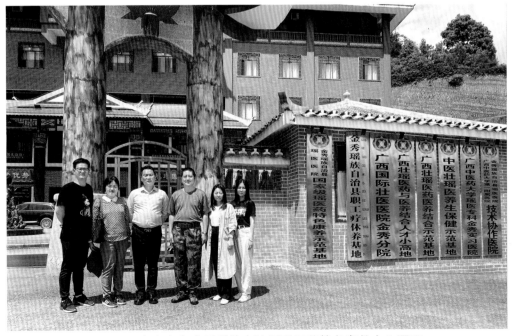

▲ 在来宾市金秀瑶族自治县瑶医药特色康养中心调研

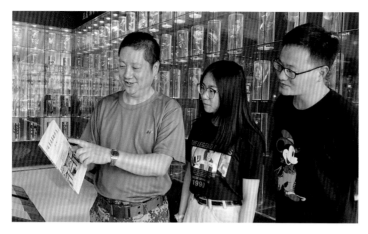

◀ 在来宾市金秀瑶族自治县
瑶医药特色康养中心调研

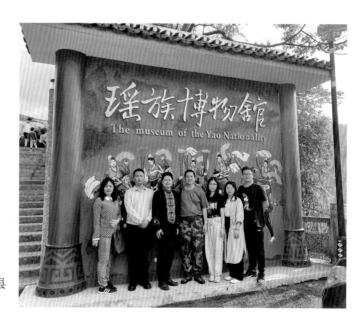

▶ 在来宾市金秀瑶族自治县
瑶族博物馆参观学习

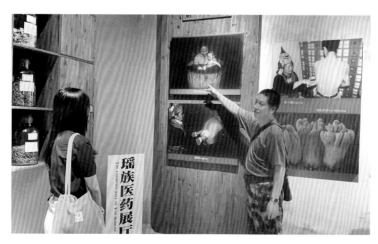

◀ 参观瑶族博物馆瑶族
医药文化展示区

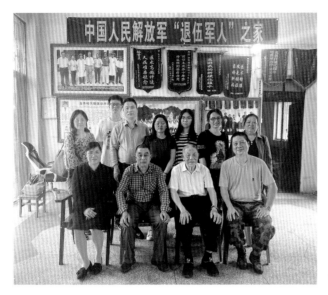

◀ 在来宾市金秀瑶族自治县调研

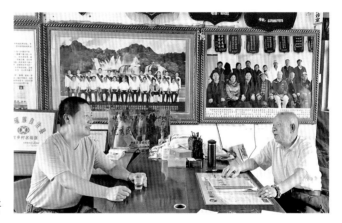

▶ 在来宾市金秀瑶族自治县调研

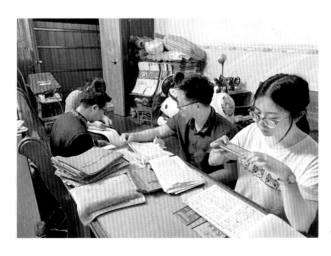

◀ 在来宾市金秀瑶族自治县调研

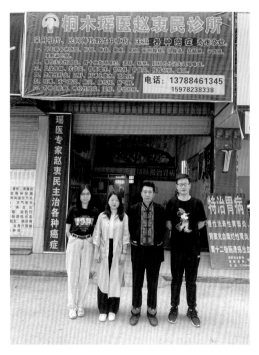

◄ 在来宾市金秀瑶族自治县调研

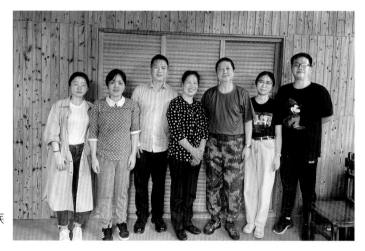

► 在来宾市金秀瑶族
自治县调研

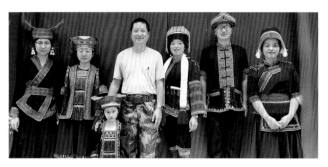

◄ 在来宾市金秀瑶族
自治县调研

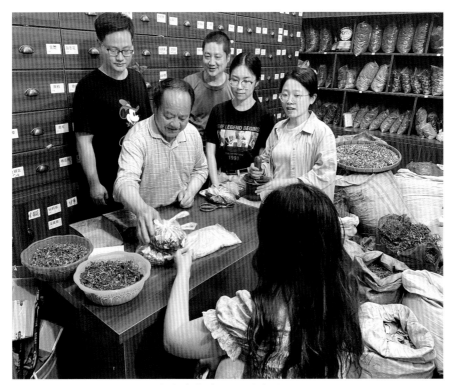

▲ 在来宾市金秀瑶族自治县调研

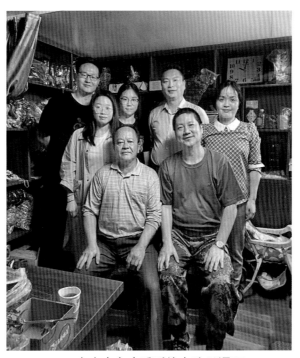

▲ 在来宾市金秀瑶族自治县调研

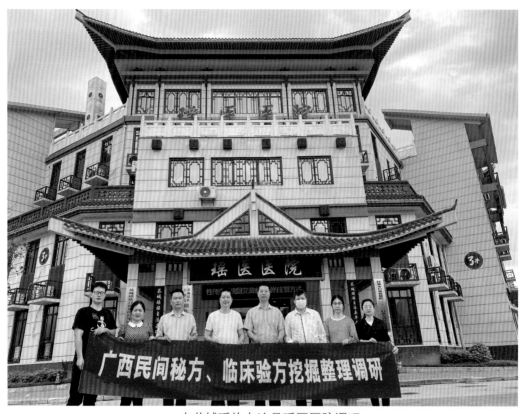

▲ 在恭城瑶族自治县瑶医医院调研

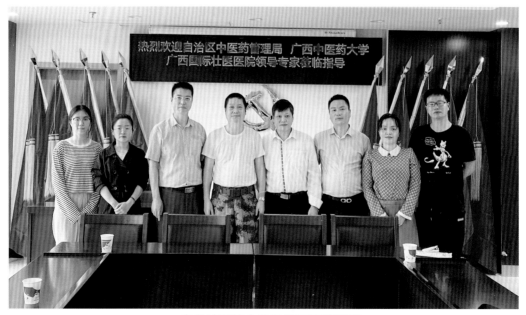

▲ 在恭城瑶族自治县瑶医医院调研

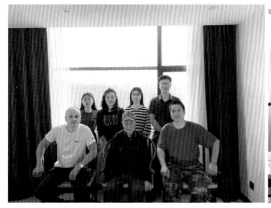

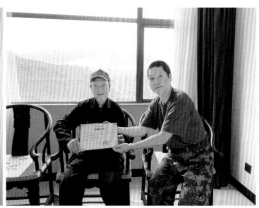

▲ 拜访千家峒流派著名瑶医专家、　　　▲ 向袁家勋颁发捐献证书
少数民族地区科技工作者袁家勋

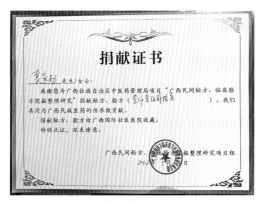

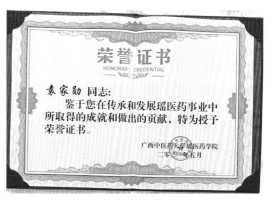

▲ 袁家勋捐献 1120 首瑶医　　　▲ 袁家勋荣誉证书
秘验方的捐献证书

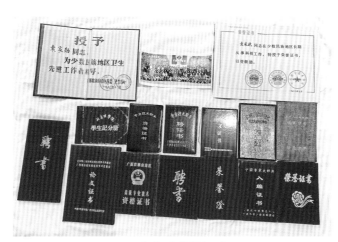

▲ 袁家勋荣誉证书

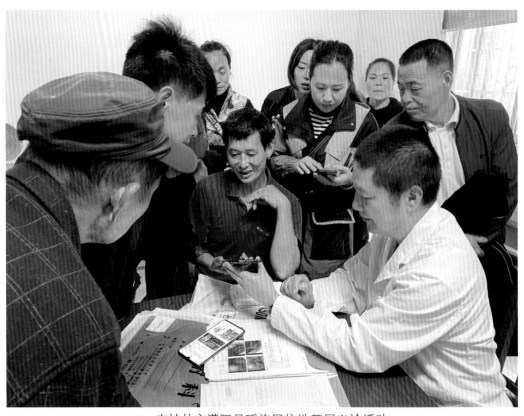

▲ 在桂林市灌阳县瑶族居住地开展义诊活动

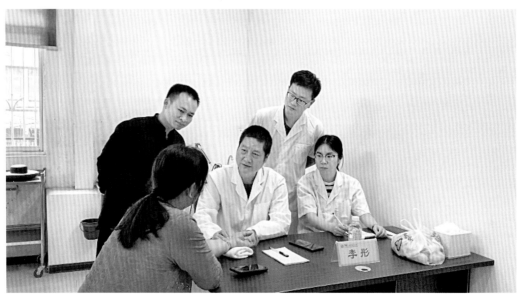

▲ 在桂林市灌阳县瑶族居住地开展义诊活动

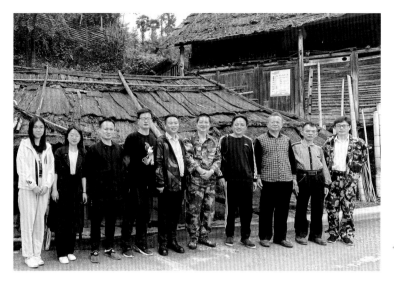

◀ 在桂林市灌阳县
瑶族居住地调研

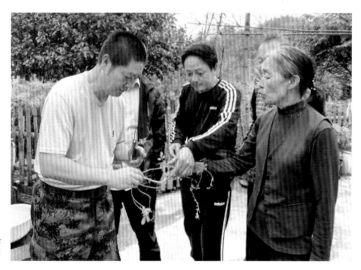

▶ 在桂林市灌阳县
瑶族居住地调研

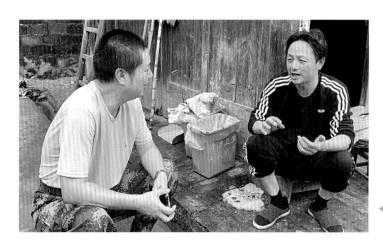

◀ 在桂林市灌阳县
瑶族居住地调研

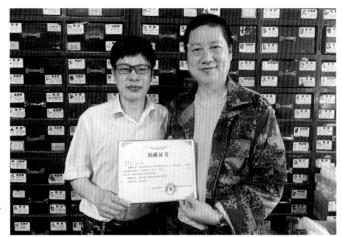

▶ 向捐献瑶医秘验方者
颁发捐献证书

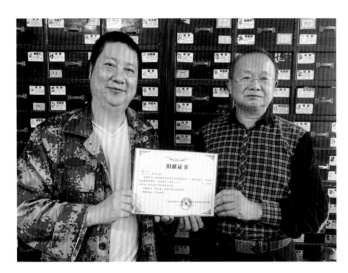

◀ 向捐献瑶医秘验方者
颁发捐献证书

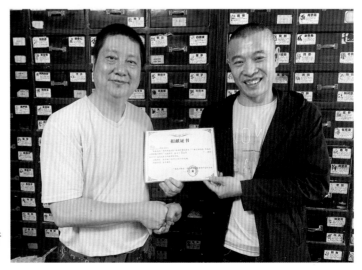

▶ 向捐献瑶医秘验方者
颁发捐献证书

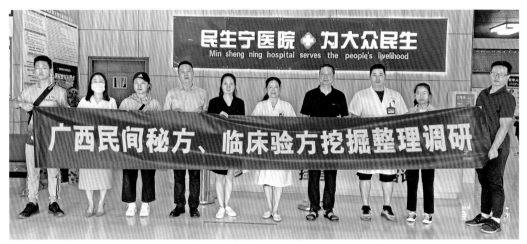

▲ 在河池市大化瑶族自治县调研

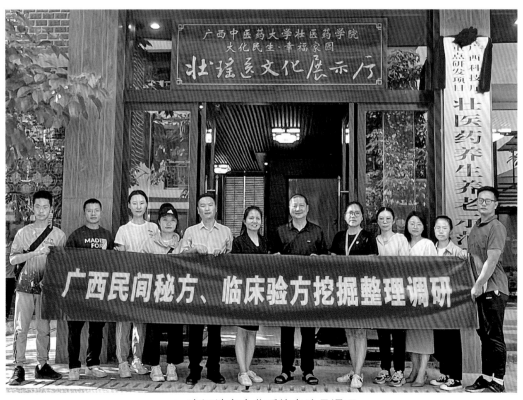

▲ 在河池市大化瑶族自治县调研

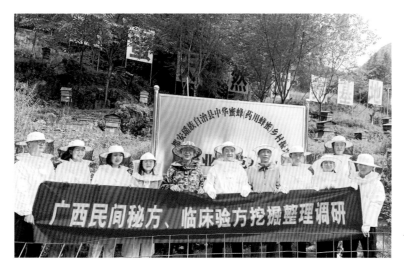

◀ 在河池市都安瑶族
自治县调研

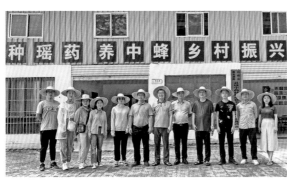

▲ 在河池市都安瑶族自治县
瑶药种植基地参观学习

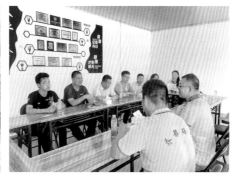

▲ 参加河池市都安瑶族自治县
瑶药材种植及发展座谈会

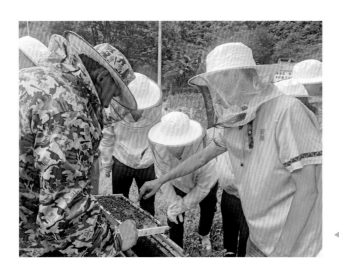

◀ 在河池市都安瑶族自治县
养蜂基地参观学习

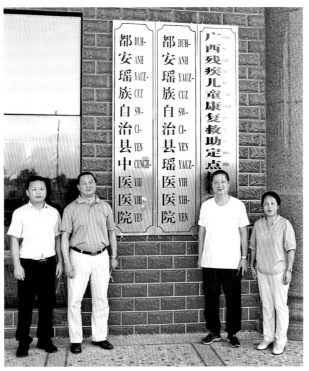

▲ 在都安瑶族自治县中医医院调研

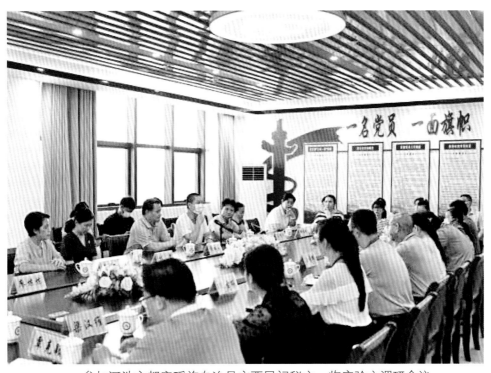

▲ 参加河池市都安瑶族自治县广西民间秘方、临床验方调研会议

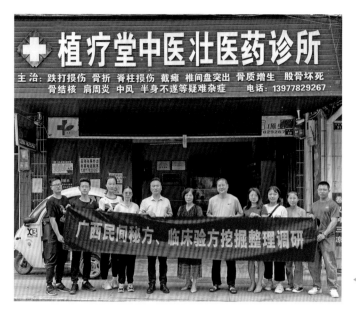

▶ 在河池市金城江区调研、
  拜访当地瑶医

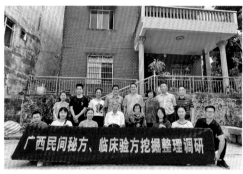

▲ 在河池市金城江区调研、拜访当地瑶医

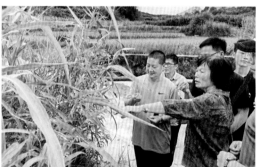

▲ 在河池市金城江区采集当地瑶医常用瑶药

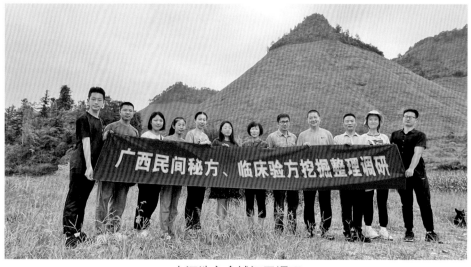

▲ 在河池市金城江区调研

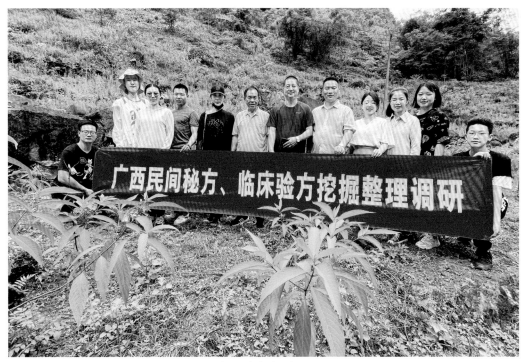

▲ 在河池市东兰县调研

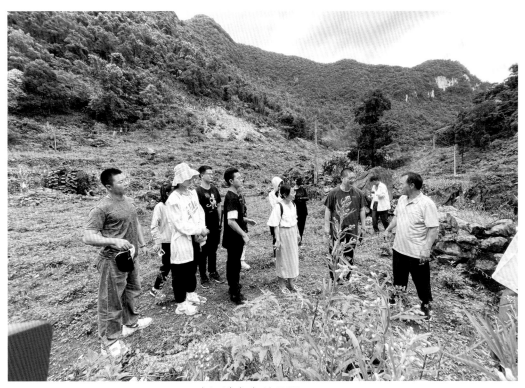

▲ 在河池市东兰县调研

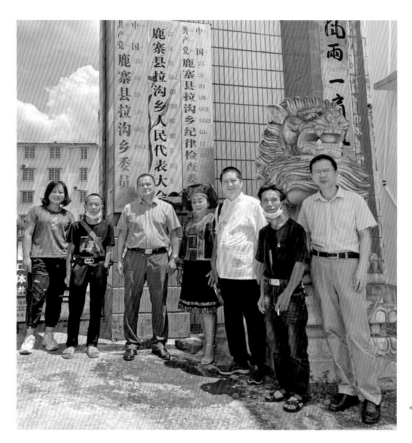

◀ 在柳州市鹿寨县
调研

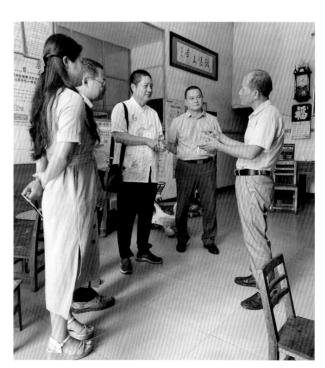

▶ 在柳州市鹿寨县
调研

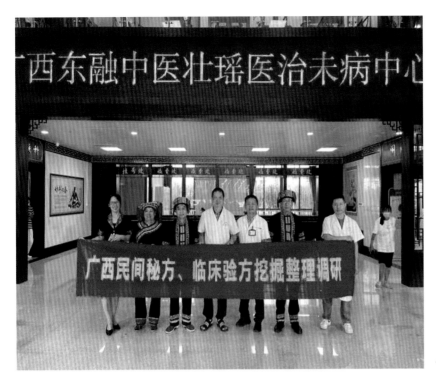

◀ 在贺州市调研

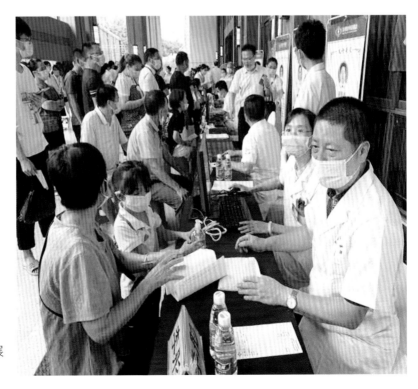

▶ 在贺州市开展
义诊活动

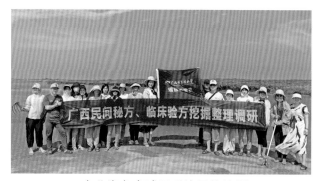
▲ 在北海市合浦县瑶族居住地调研

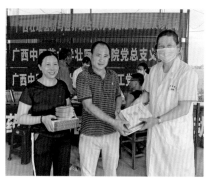
▲ 在北海市合浦县举行捐书仪式

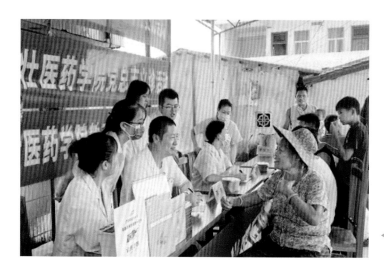

◀ 在北海市合浦县
开展义诊活动

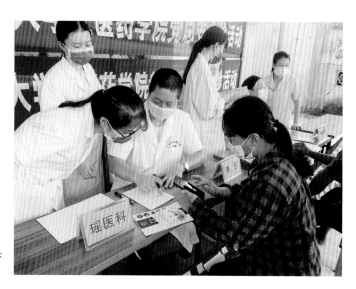

▶ 在北海市合浦县
开展义诊活动

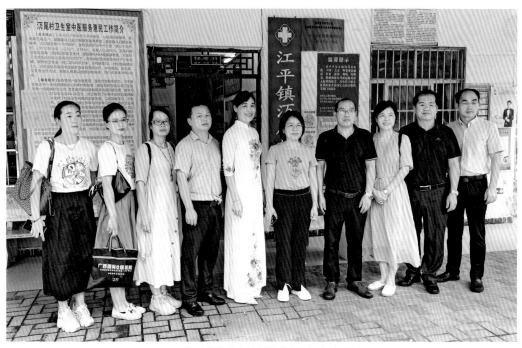

▲ 防城港市江平镇京医专家合影

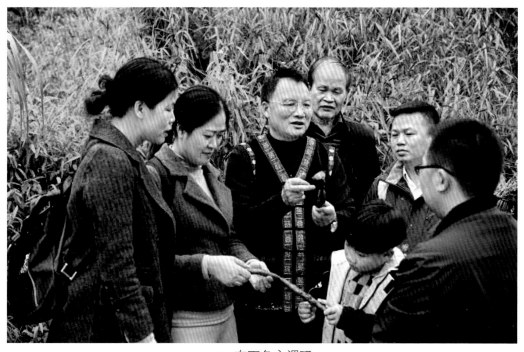

▲ 在百色市调研

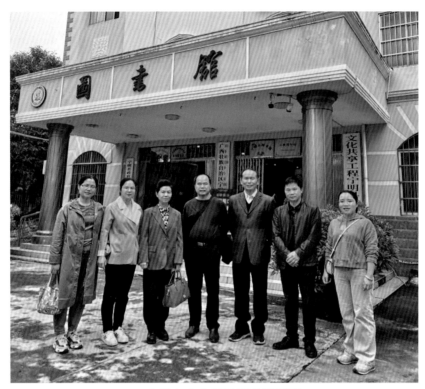

▲ 在崇左市宁明县图书馆调研

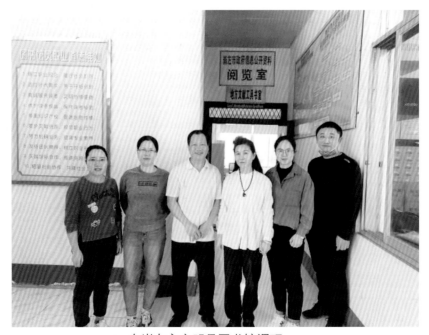

▲ 在崇左市宁明县图书馆调研

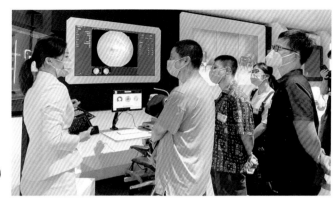

▶ 在腾讯科技（深圳）
有限公司调研

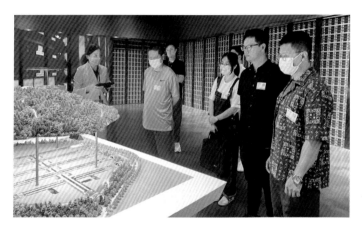

◀ 在腾讯科技（深圳）
有限公司调研

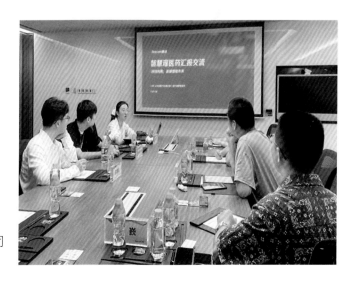

▶ 在腾讯科技（深圳）有限公司
交流智慧瑶医药建设情况

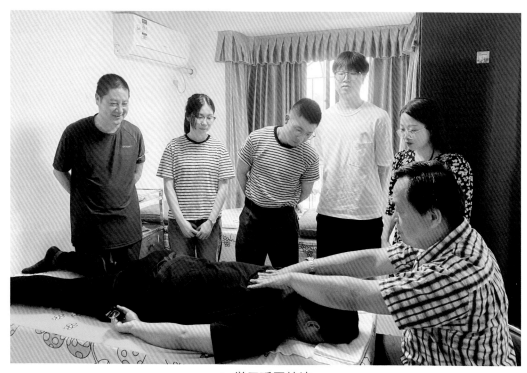

▲ 学习瑶医技法

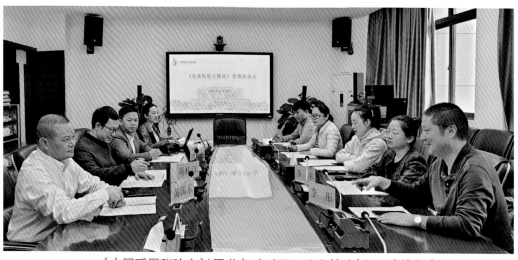

▲《中国瑶医秘验方》(原书名《瑶医秘验方精选》) 通稿排版会

前言

　　瑶医秘验方具有简、便、验、廉的特点，不仅帮助瑶族民众解决健康问题，还对一些地方病、常见病及疑难杂症具有独特疗效。瑶医秘验方不仅在瑶医的整个发展历程中起了重要的推动作用，还是祖国医药宝库中的重要组成部分。近年来，在各级党委、政府的高度重视下，广西壮族自治区中医药管理局、广西壮族自治区财政厅印发《广西壮族自治区中医药民族医药事业传承与发展补助资金管理暂行办法》，其中明确了广西民间秘方、临床验方挖掘研究项目实施方案，瑶医秘验方的挖掘、整理工作迎来了前所未有的发展机遇。

　　为了让散在民间的瑶医秘验方更好地发挥作用，李彤教授带领项目组成员于 2021 年 5—8 月赴金秀、恭城、都安、大化、巴马 5 个瑶族自治县，以及金城江、东兰、灌阳、鹿寨、百色、崇左、防城港等瑶族居住区开展瑶医秘验方的发掘整理与研究工作，其中主要对瑶医秘方和具有民间特色的瑶医验方进行登记、收集和整理，筛选出一大批对地方病、常见病及疑难杂症确有疗效的秘验方，并重点对疗效可靠的方剂进行系统整理汇编成《中国瑶医秘验方》。2021 年 9 月，项目组就瑶医秘验方数字化建设问题前往腾讯科技（深圳）有限公司进行商讨，利用互联网思维加强助力瑶医药的传承和创新性发展，加大瑶医秘验方的宣传力度，从而使更多的民众了解瑶医秘验方，提升瑶医秘验方的知晓率和利用率。

　　《中国瑶医秘验方》首次对收集的瑶医秘验方进行系统、创新地整理，对瑶医药的发展具有里程碑意义。本书从临床实用性出发，按内科、外科、妇科、儿科、五官科、皮肤科、传染病科等分科论病，以病为纲，以病统方，每方从组成、功效、方解、用法、注意事项等方面介绍，使其使用起来更明晰、方便。《中国瑶医秘验方》采用通用病名和瑶语病名（汉译音病名）相结合的形式介绍疾病名称，方解首次结合瑶医方药理论，突出了本书的创新性、民族性及学术价值。同时，精选调研有关照片进行展示，展现瑶医秘验方发掘整理工作的真实过程。

本书在编撰过程中参考了十多部收载瑶医秘方的古今书籍，摘录部分瑶医秘方、验方数据库的临床验方，收录的瑶医秘验方覆盖范围广、代表性强。本书可作为少数民族医疗单位开展科研和临床教学的重要参考书，亦是乡村医生应诊的实用工具书，更是广大人民群众防病治病的法宝。同时，本书又是一部集科学性、民族性、实用性于一体的推介瑶医秘验方的大型科普读物，具有较大的阅读参考价值和收藏价值。本书的出版，对于切实解决群众看病难、看病贵的问题，推进我国民族团结、推动民族医药事业进步、实现中华民族伟大复兴的中国梦具有重要意义。

本书能够顺利出版，离不开团队成员的倾力合作，正是他们不辞辛苦、细致严谨，才使发掘、整理及编撰工作得以顺利完成，在此对他们致以诚挚的谢意。同时，对各级部门及广大同仁的大力支持与配合，在此也一并表示衷心的感谢。由于编者水平有限，其中不足之处在所难免，望读者提出宝贵意见，以便今后进一步修订完善。

编者

2022 年 5 月

编写说明

  一、本书收录的民间秘方和临床验方，部分来自袁家勋、李珍清、赵衰民、赵进周等知名瑶医的献方，部分摘录于《富川县中医验方汇锦》《(恭城) 中草医秘验方汇集》《灌阳县验方秘方案编》《常用瑶药临床手册》等书籍，部分搜集整理自"广西壮族自治区少数民族验方、秘方、诊疗方法调查表""巴马少数民族验方、秘方、诊疗方法调查表"，部分精选自广西中医药大学瑶医药学院"瑶医药秘方、验方数据库"。

  二、在编写体例上，每首药方分列民间秘方或临床验方、功效、方解、用法、注意事项、献方者、来源、收集者与整理者、采集地等内容。

  三、在方解上，结合瑶医方药理论，采用瑶医方药"主药、配药、引路药"的组方形式进行阐释。"主药"是针对主要病证起主要治疗作用的药物，合理选择主药是瑶医对因治疗、辨病论治的重点。"配药"一是针对兼证起治疗作用；二是帮助主药加强治疗主病的作用；三是缓和方中药物的偏性，制约某些药物的毒性或烈性。"引路药"可引导方中药物到达病所，使方剂发挥最大功效。

  四、本书的病名以遵循原方为主，中医、西医、瑶医病名均使用。

  五、本书的药名以遵循原方为主，中药名、瑶药名均使用。

  六、本书所收录药方的药物剂量采用法定计量单位 (如克、千克、毫升、升)。药物凡未注明鲜用者，均为干品；药方凡用到酒的，如无说明，一般指米酒。

  七、注意不要擅自用药，请在专业医师的指导下用药。

目 录

1

6

第一章　呼吸系统疾病

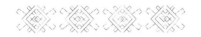

感冒 / 扑哈

【民间秘方】金银花 5 克，鱼腥草 15 克，夏枯草 15 克，狗肝菜 15 克，六月霜 15 克，朝天罐 15 克，毛冬青 20 克，半边莲 5 克，杉寄生 25 克，甘草 5 克。

【功效】清热解毒，疏散风热。

【方解】金银花，甘，寒；清热解毒，疏散风热。鱼腥草，辛，微寒；清热解毒，消痈排脓，利尿通淋。夏枯草，辛、苦，寒；清肝明目，消肿散结。狗肝菜，甘、苦，寒；清热解毒，凉血利尿。六月霜，微苦、涩，平；清热解毒，凉血止血。朝天罐，酸、涩，微温；属风药；健脾利湿，活血解毒。毛冬青，苦、甘，凉；清热解毒，生津止渴。半边莲，辛，平；清热解毒，利水消肿。杉寄生，甘、苦，平；祛风湿，补肝肾，活血止痛，止咳。甘草，甘，平；益气补中，清热解毒，祛痰止咳，缓急止痛，调和诸药。方中，金银花、鱼腥草、夏枯草、狗肝菜、六月霜、朝天罐、毛冬青、半边莲为主药，以清热解毒、疏散风热为主；杉寄生为配药，以止咳为辅；甘草为引路药，以祛痰止咳、调和诸药之效，使全方盈亏平衡，共奏清热解毒、疏散风热之功效。

【用法】水煎服。

【注意事项】忌食辛辣油腻之物。

【献方者】赵衷民。

【来源】未出版的资料。

【收集者与整理者】石泽金、李幸。

【采集地】来宾市金秀瑶族自治县三江乡大磨屯。

【民间秘方】鱼腥草 15 克，夏枯草 15 克，六月霜 15 克，金银花藤 20 克，淡竹叶 15 克，山芝麻 15 克，鸡骨草 20 克，毛冬青 20 克，甘草 3 克。

【功效】清热解毒，疏风清热。

【方解】鱼腥草，辛，微寒；清热解毒，消痈排脓，利尿通淋。夏枯草，辛、苦，寒；

清肝明目，消肿散结。六月霜，微苦、涩，平；清热解毒，凉血止血。金银花藤，甘，寒；清热解毒，疏风通络。淡竹叶，甘、淡，寒；清热除烦，利尿。山芝麻，辛、微苦，凉；有小毒；解表清热，消肿解毒。鸡骨草，甘、微苦，凉；清热利湿，散瘀止痛。毛冬青，苦、甘，凉；清热解毒，生津止渴。甘草，甘，平；益气补中，清热解毒，祛痰止咳，缓急止痛，调和诸药。方中，鱼腥草、夏枯草、六月霜为主药，主打盈以解除表邪；配药中金银花藤、淡竹叶搭配主药后，更呈打用，以解决诸多症状，而山芝麻、鸡骨草、毛冬青则为本亏之态设用，专以风药治之；甘草为引路药，引诸药入肺，专解肺系疾病。全方共奏清热解毒、疏风清热之功效。

【用法】水煎服。

【注意事项】忌食生冷、辛辣油腻之物。

【献方者】赵衷民。

【来源】未出版的资料。

【收集者与整理者】石泽金、李幸。

【采集地】来宾市金秀瑶族自治县三江乡大磨屯。

【民间秘方】紫苏、薄荷、白芷、金银花、鱼腥草、路边菊、五爪风各适量。

【功效】疏风解表。

【方解】紫苏，辛，温；发汗解表，行气宽中。薄荷，辛，凉；疏风发表，消肿止痛，清利咽喉，止痒。白芷，辛，温；祛风散寒，通窍止痛，消肿排脓。金银花，甘，寒；清热解毒，疏散风热。鱼腥草，辛，微寒；清热解毒，消痈排脓，利尿通淋。路边菊，辛，凉；凉血止血，清热利湿，解毒消肿。五爪风，甘，微温；属风药；健脾益气，化湿舒筋，行气止痛，止咳化痰。方中，紫苏、薄荷、白芷为主药，以疏风解表为主；金银花、鱼腥草、路边菊为配药，以清热解毒为辅；五爪风为引路药，健脾益气、调和诸药。全方共奏疏风解表之功效。

【用法】水煎服。

【注意事项】忌食辛辣油腻之物。

【献方者】黄允坤。

【来源】未出版的资料。

【收集者与整理者】李海强、李幸、王艺锦。

【采集地】贺州市八步区步头镇黄石村。

【民间秘方】毛冬青 25 克，鱼腥草 20 克，救必应 15 克，夏枯草 20 克，甘草 5 克。

【功效】清热解毒。

【方解】毛冬青，苦、甘，凉；清热解毒，生津止渴。鱼腥草，辛，微寒，清热解毒，消痈排脓，利尿通淋。救必应，苦，凉；属风打相兼药；清热解毒，消肿止痛。夏枯草，辛、苦，寒；清肝明目，消肿散结。甘草，甘，平；益气补中，清热解毒，祛痰止咳，缓急止痛，调和诸药。方中，毛冬青、鱼腥草、救必应为主药，以清热解毒、生津止渴为主；夏枯草为配药，以清肝泻火为辅；甘草为引路药，引领以上各药循入肺部直达病所。全方共奏清热解毒之功效。

【用法】水煎服。

【注意事项】忌食辛辣油腻之物。

【献方者】赵衷民。

【来源】未出版的资料。

【收集者与整理者】石泽金、李幸。

【采集地】来宾市金秀瑶族自治县三江乡大磨屯。

5

【民间秘方】白花蛇舌草 10 克，大青叶 15 克，地桃花 15 克，灯心草 10 克，鱼腥草 15 克，桑白皮 15 克，白芷 15 克，山莲藕 15 克，甘草 5 克。

【功效】清热解毒，补肺止咳。

【方解】白花蛇舌草，苦、甘，寒；清热解毒，消痈。大青叶，苦，大寒；清热解毒，凉血消斑。地桃花，甘、辛，凉；清热解毒，祛风利湿，活血消肿。灯心草，甘、淡，微寒；清心火，利尿。鱼腥草，辛，微寒；清热解毒，消痈排脓，利尿通淋。桑白皮，甘，寒；泻肺平喘，利水消肿。白芷，辛，温；祛风散寒，通窍止痛，消肿排脓。山莲藕，甘，平；属风药；强筋壮骨，补虚。甘草，甘，平；益气补中，清热解毒，祛痰止咳，缓急止痛，调和诸药。方中，白花蛇舌草、大青叶、地桃花为主药，以清热解毒为主；灯心草、鱼腥草、桑白皮为配药，以清热利尿、止咳平喘为辅；白芷、山莲藕、甘草为引路药，前二味为药合，祛风散寒、补益肺气以助药力，后一味引领以上各药循入脏腑直达病所。全方共奏清热解毒、补肺止咳之功效。

【用法】水煎服。

【注意事项】避寒暑，忌风寒。

【献方者】赵衷民。

【来源】未出版的资料。

【收集者与整理者】石泽金、李幸。

【采集地】来宾市金秀瑶族自治县三江乡大磨屯。

【民间秘方】毛冬青30克，夏枯草20克，桔梗15克，鱼腥草20克，排钱草20克，金银花藤20克，杉寄生20克，地桃花30克，甘草6克。

【功效】解毒利咽，止咳平喘。

【方解】毛冬青，苦、甘，凉；清热解毒，生津止渴。夏枯草，辛、苦，寒；清肝明目，消肿散结。桔梗，苦、辛，平；开宣肺气，祛痰排脓，利咽。鱼腥草，辛，微寒；清热解毒，消痈排脓，利尿通淋。排钱草，苦、淡，平；祛风利水，散瘀消肿，解毒。金银花藤，甘，寒；清热解毒，利水祛湿。杉寄生，甘、苦，平；祛风湿，补肝肾，活血止痛。地桃花，甘、辛，凉；属风药；祛风利湿，活血消肿，清热解毒。甘草，甘，平；益气补中，清热解毒，祛痰止咳，缓急止痛，调和诸药。方中，毛冬青、夏枯草、桔梗为主药，以清热利咽为主；鱼腥草、排钱草、金银花藤为配药，以清热解毒、止咳平喘为辅；杉寄生、地桃花、甘草为引路药，前二味为药合，散瘀消肿、平衡药力，后一味引领以上各药循入脏腑直达病所。全方共奏解毒利咽、止咳平喘之功效。

【用法】水煎服。

【注意事项】避寒暑，忌风寒。

【献方者】赵衷民。

【来源】未出版的资料。

【收集者与整理者】石泽金、李幸。

【采集地】来宾市金秀瑶族自治县三江乡大磨屯。

【民间秘方】鲜鸭脚风250克，鲜三叉苦200克，鲜山芝麻100克。

【功效】清热解毒。

【方解】本方为瑶医经验方。鲜鸭脚风为主药，甘、微苦，凉；属风打相兼药；清热解毒，祛痧除湿，活络消肿，凉血止痒。鲜三叉苦为配药，苦、涩，凉；属风打相兼药；清热解毒，散瘀消肿，利湿止痛。鲜山芝麻为引路药，辛、微苦，凉；有小毒；属风打相兼药；清热解毒，消肿止痛。全方共奏清热解毒之功效。

【用法】水煎外洗全身。

【注意事项】忌食辛辣油腻之物。

【来源】《富川县中医验方汇锦》。

【收集者与整理者】李幸。

【采集地】贺州市富川瑶族自治县。

【临床验方】三叶青（金线吊葫芦）30克。

【功效】清热解毒。

【方解】本方为瑶医经验单方。三叶青（金线吊葫芦），微苦，平；清热解毒，祛风化痰，活血止痛，对低烧效果佳。

【用法】水煎服或生服。

【注意事项】忌食辛辣油腻之物。

【献方者】李登勋。

【来源】未出版的资料。

【收集者与整理者】李珍清、李幸、王艺锦。

【采集地】贺州市中医医院名瑶医李珍清工作室。

9

【民间秘方】山芝麻15克，毛冬青20克，九层风15克，九节风12克。

【功效】解表清热，祛风除湿。

【方解】山芝麻，辛、微苦，凉；有小毒；解表清热，消肿解毒。毛冬青，苦、甘，凉；清热解毒，生津止渴。九层风，微苦、甘、涩，平；属风药；活血补血，通络，祛风除湿。九节风，苦、涩、辛，凉；属打药；清热解毒，祛风除湿，消肿止痛，杀菌。方中，山芝麻为主药，以解除表邪为主；毛冬青为配药，使邪气从表出；九层风、九节风为引路药，九层风为药合，平衡解表散寒药力，九节风引领以上各药循入脏腑直达病所。全方共奏解表清热、祛风除湿之功效。

【用法】水煎服。

【注意事项】忌食辛辣油腻之物。

【献方者】赵衷民。

【来源】未出版的资料。

【收集者与整理者】石泽金、李幸。

【采集地】来宾市金秀瑶族自治县三江乡大磨屯。

【民间秘方】紫苏叶 15 克，大青叶 20 克，一枝黄花 30 克，野芝麻 20 克。

【功效】解表散寒，和胃止呕。

【方解】紫苏叶，辛，温；解表散寒，行气宽中。大青叶，苦，大寒；清热解毒，凉血消斑。一枝黄花，甘、淡，凉；清热解毒，消肿止痛，疏风散寒，散瘀消肿，消炎止咳。野芝麻，微甘，平；润肺养胃，补气健脾，解毒消肿。方中，紫苏叶为主药，以解表散寒为主；大青叶为配药，以清热解毒为辅；一枝黄花、野芝麻为引路药，一枝黄花为药合，消肿抗炎，野芝麻补益肺气。全方共奏解表散寒、和胃止呕之功效。

【用法】水煎服，每日 3 次。

【注意事项】忌食辛辣油腻之物。

【献方者】袁家勋。

【来源】未出版的资料。

【收集者与整理者】李幸、邵金宝。

【采集地】桂林市灌阳县西山瑶族乡。

【临床验方】金银花 30 克，夏枯草 15 克，灯心草 15 克，车前草 15 克。

【功效】清热解表，清心除烦。

【方解】金银花，甘，寒；清热解毒，疏散风热。夏枯草，辛、苦，寒；清肝明目，消肿散结。灯心草，甘、淡，微寒；清心火，利尿。车前草，甘，寒；清热，利小便。方中，金银花为主药，清热解毒；夏枯草为配药，清热消肿；灯心草、车前草为引路药，灯心草为药合，清心除烦，车前草清热利尿。全方共奏清热解表、清心除烦之功效。解表、清热之力较强，对外感热病有较好的疗效。

【用法】水煎，每日 1 剂，分 2 次服。小儿用量酌减。

【禁忌】有虚证忌用。

【注意事项】忌食辛辣油腻之物。

【来源】瑶医药秘方、验方数据库。

【收集者与整理者】李彤、闫国跃、覃枫。

【采集地】广西中医药大学瑶医药学院。

12

【临床验方】葱白 7 根，淡豆豉 12 克，马蹄草 30 克。

【功效】发表通阳，祛风健胃。

【方解】本方为瑶医经验方。葱白为主药，辛，温；发表通阳，祛风健胃，利尿。淡豆豉为配药，甘、辛，凉；解表，除烦。马蹄草为引路药，辛、微苦，凉；祛风，解暑，活血消肿。全方共奏发表通阳、祛风健胃之功效。宜外感病初期症状不重时服用。

【用法】水煎，每日 1 剂，分 2～3 次服，每次 200 毫升。

【注意事项】忌食辛辣油腻之物。

【来源】瑶医药秘方、验方数据库。

【收集者与整理者】李彤、闫国跃、覃枫。

【采集地】广西中医药大学瑶医药学院。

⑬

【临床验方】薄荷 6 克，芫荽 10 克，生姜 4 克。

【功效】疏风解表，温胃止呕。

【方解】薄荷为主药，辛，凉；疏风发表，消肿止痛，清利咽喉，止痒。芫荽为配药，辛，温；发汗透疹，消食下气，醒脾和中。生姜为引路药，辛，微温；发汗解表，温中止呕，温肺止咳。全方共奏疏风解表、温胃止呕之功效，解表和中之力较强，适用于外感病兼脾胃不和证。

【用法】芫荽切碎，与余药共入杯中，沸水冲泡，代茶饮。

【禁忌】内有热证忌用。

【注意事项】忌食辛辣油腻之物。

【来源】瑶医药秘方、验方数据库。

【收集者与整理者】李彤、闫国跃、覃枫。

【采集地】广西中医药大学瑶医药学院。

⑭

【临床验方】紫苏叶、羌活、九层风各 9 克。

【功效】发散风寒，祛风除湿。

【方解】紫苏叶为主药，辛，温；解表散寒，行气宽中，解鱼蟹毒，主打盈以解除表邪。羌活为配药，辛、苦，温；发散风寒，胜湿止痛，搭配主药后更呈打用，以解决诸多症状。九层风，微苦、甘、涩，平；属风药；活血补血，通络，祛风除湿，为本亏之态设用，专以风药治之，适用于外感风寒引起的肌肉酸胀不适。全方共奏发散风寒、祛风除湿之功效。

【用法】上药共为粗末，每天 1 剂，沸水冲泡，频服。

【禁忌】外感热病慎用。

【注意事项】忌食辛辣油腻之物。

【来源】瑶医药秘方、验方数据库。

【收集者与整理者】李彤、闫国跃、覃枫。

【采集地】广西中医药大学瑶医药学院。

【临床验方】金银花 15 克，薄荷 9 克，五层风 9 克，山鸡米 12 克。

【功效】疏散风热，分消走泄。

【方解】金银花，甘，寒；清热解毒，疏散风热。薄荷，辛，凉；疏风发表，消肿止痛，清利咽喉，止痒。五层风，甘，平；属风打相兼药；解表退热，生津止渴，透疹，止泻。山鸡米，甘、辛、淡，寒；清心除烦，利尿渗湿。方中，金银花、薄荷为主药，主打盈以清热解毒；五层风为配药，搭配主药后更呈打用，以解决诸多症状；山鸡米为本亏之态设用，专以分消走泄，治疗风热感冒。全方共奏疏散风热、分消走泄之功效。

【用法】水煎服。

【禁忌】内有虚证忌用。

【注意事项】忌食辛辣油腻之物。

【来源】瑶医药秘方、验方数据库。

【收集者与整理者】李彤、闫国跃、覃枫。

【采集地】广西中医药大学瑶医药学院。

16

【临床验方】紫苏叶 9 克，葱白 3 根，陈皮 15 克。

【功效】解表，化痰。

【方解】本方为瑶医经验方。紫苏叶，辛，温；解表散寒，行气宽中。葱白，辛，温；发表通阳，祛风健胃，利尿。陈皮，辛，温；理气健脾，燥湿化痰。方中，紫苏叶、葱白为主药，以解表为主；陈皮为配药，以燥湿化痰为辅。全方共奏解表、化痰之功效，适用于外感病痰湿较甚者。

【用法】水煎，每日 1 剂，分 2～3 次服，每次 200 毫升。

【禁忌】内有实证忌用。

【注意事项】忌食辛辣油腻之物。

【来源】瑶医药秘方、验方数据库。

【收集者与整理者】李彤、闫国跃、覃枫。

【采集地】广西中医药大学瑶医药学院。

【临床验方】金银花 30 克，山楂 10 克，蜂蜜 25 克。

【功效】疏散风热，补中缓急。

【方解】金银花为主药，甘，寒；清热解毒，疏散风热。山楂为配药，酸、甘、微温；消食化积，行气散瘀。蜂蜜为引路药，甘，平；补中缓急，润燥，解毒。全方共奏疏散风热、补中缓急之功效，适用于风寒感冒兼有伤中。

【用法】将金银花、山楂放于锅内，加水适量煮 3 分钟，再加蜂蜜煮 3 分钟即成。可随时饮用。

【禁忌】实证、偏温热病慎用。

【注意事项】忌食辛辣油腻之物。

【来源】瑶医药秘方、验方数据库。

【收集者与整理者】李彤、闫国跃、覃枫。

【采集地】广西中医药大学瑶医药学院。

【临床验方】葱白适量。

【功效】发表通阳，祛风健胃。

【方解】本方为瑶医经验方。葱白，辛，温；发表通阳，祛风健胃。取其发表之力，善治外感。

【用法】捣成糊状，捏成黄豆大小，晚上睡前敷双脚心涌泉穴，用胶布贴牢，次日清晨揭去。

【禁忌】内有实证忌用。

【注意事项】忌食辛辣油腻之物。

【来源】瑶医药秘方、验方数据库。

【收集者与整理者】李彤、闫国跃、覃枫。

【采集地】广西中医药大学瑶医药学院。

【临床验方】鲜丝瓜适量。

【功效】清热凉血，解毒化痰。

【方解】本方为瑶医经验方。丝瓜，甘，凉；清热化痰，凉血解毒，能化解咽喉火热之毒。

【用法】洗净榨汁服，每日 3 次。

【注意事项】不宜多食，多食损命门相火；丝瓜嫩者寒滑，多食泻人。

【来源】瑶医药秘方、验方数据库。

【收集者与整理者】李彤、闫国跃、覃枫。

【采集地】广西中医药大学瑶医药学院。

【临床验方】羌活 15 克，紫苏叶 12 克，白豆蔻 5 克，生姜 9 克。

【功效】解表散寒，温中止呕。

【方解】羌活，辛、苦，温；发散风寒，胜湿止痛。紫苏叶，辛，温；解表散寒，行气宽中。白豆蔻，甘、淡，寒；化湿行气，温中止呕。生姜，辛，微温；解表散寒，温中止呕，化痰止咳。方中，羌活、紫苏叶为主药，以解表、宽中为主；白豆蔻、生姜为配药，以温中止呕为辅。主药、配药结合使全方盈亏平衡，共奏解表散寒、温中止呕之功效，对于感冒中出现呕吐的效果佳。

【用法】水煎，每日 1 剂，分 2 次服。

【禁忌】阴虚血燥慎用。

【注意事项】避寒暑，忌风寒。

【来源】瑶医药秘方、验方数据库。

【收集者与整理者】李彤、闫国跃、覃枫。

【采集地】广西中医药大学瑶医药学院。

咳嗽 / 怒哈

①

【民间秘方】鲜瓜子金全草 30 克。

【功效】祛痰止咳。

【方解】本方为瑶医经验单方。瓜子金，辛、苦，平；属风打相兼药；祛痰止咳，通经活络，活血解毒，止痛，安神。

【用法】水煎，每日 1 剂，分 2 次服。

【禁忌】孕妇禁用。

【注意事项】忌食辛辣油腻之物。

【来源】《（恭城）中草医秘验方汇集》。

【收集者与整理者】李幸、潘雪萍、付海霞。

【采集地】桂林市恭城瑶族自治县。

【民间秘方】毛冬青30克，金银花10克，夏枯草20克，六月霜30克，拦路虎30克，灯心草20克，排钱草20克，鱼腥草30克，甘草5克。

【功效】清热止咳化痰。

【方解】毛冬青，苦、甘，凉；清热解毒，生津止渴。金银花，甘，寒；清热解毒，疏散风热。夏枯草，辛、苦，寒；清肝明目，消肿散结。六月霜，微苦、涩，平；清热解毒，凉血止血。拦路虎，苦，平；解毒，清热利尿。灯心草，甘、淡，微寒；清心火，利尿。排钱草，苦、淡，平；祛风利水，散瘀消肿，解毒。鱼腥草，辛，微寒；清热解毒，消痈排脓，利尿通淋。甘草，甘，平；益气补中，清热解毒，祛痰止咳，缓急止痛，调和诸药。方中，毛冬青、金银花、夏枯草、六月霜为主药，以清热解毒为主；拦路虎、灯心草、排钱草、鱼腥草为配药，以清热化痰止咳为辅；甘草为引路药，调和诸药。全方共奏清热化痰止咳之功效。

【用法】水煎服。

【注意事项】忌食辛辣油腻之物。

【献方者】赵衷民。

【来源】未出版的资料。

【收集者与整理者】石泽金。

【采集地】来宾市金秀瑶族自治县三江乡大磨屯。

【民间秘方】山牡荆适量。

【功效】清热止咳定喘。

【方解】山牡荆，微苦、辛，温；属打药；清热解毒，止咳定喘，活血消肿，疏风通络。对寒咳、哮咳效果更佳。

【用法】炒黄研末，每次6克，每日3次，开水送服。

【注意事项】忌食辛辣油腻之物。

【来源】广西壮族自治区少数民族验方、秘方、诊疗方法调查表。

【收集者与整理者】邵金宝、李幸。

【采集地】河池市都安瑶族自治县。

【民间秘方】鱼腥草 10 克，夏枯草 10 克，灯心草 10 克，毛冬青 15 克，地桃花 20 克，朝天罐 20 克，甘草 5 克。

【功效】清热泻肺，止咳平喘。

【方解】鱼腥草，辛，微寒；清热解毒，消痈排脓，利尿通淋。夏枯草，辛、苦，寒；清肝明目，消肿散结。灯心草，甘、淡，微寒；清心火，利尿。毛冬青，苦、甘，凉，清热解毒，生津止渴。地桃花，甘、辛，凉；属风药；祛风利湿，活血消肿，清热解毒。朝天罐，酸、涩，微温；属风药；健脾利湿，活血解毒，收敛止血。甘草，甘，平；益气补中，清热解毒，祛痰止咳，缓急止痛，调和诸药。方中，鱼腥草、夏枯草、灯心草、毛冬青为主药，以清热泻肺为主；地桃花、朝天罐为配药，以祛痰止咳为辅；甘草为引路药，平衡止咳平喘之药力。全方共奏清热泻肺、止咳平喘之功效。

【用法】水煎，每日 1 剂，分 3 次服，每次 150 毫升。

【禁忌】孕妇禁用。

【注意事项】忌食辛辣油腻之物。

【献方者】赵衷民。

【来源】未出版的资料。

【收集者与整理者】付海霞。

【采集地】来宾市金秀瑶族自治县三江乡大磨屯。

【民间秘方】矮婆茶适量。

【功效】化痰止咳。

【方解】本方为瑶医经验方。矮婆茶，苦，平；化痰止咳，活血利瘀，清肺热。

【用法】水煎，每日 1 剂，分 2 次服，每次 50 毫升。

【注意事项】忌食辛辣油腻之物。

【献方者】黄士林。

【来源】《富川县中医验方汇锦》。

【收集者与整理者】石泽金、李幸。

【采集地】贺州市富川瑶族自治县。

6

【民间秘方】不出林、金樱子（果去籽）（根）、枇杷叶（去毛）各适量。

【功效】清热解毒，化痰止咳。

【方解】不出林为主药，辛，平；属风打相兼药；清热解毒，活血散结，止咳化痰。金樱子果为配药，酸、涩、平；止咳平喘。枇杷叶为引路药，苦，微寒；清肺止咳，降逆止呕，配合主药、配药增强清热解毒、化痰止咳之功效。

【用法】水煎服。

【禁忌】孕妇禁用。

【注意事项】忌食辛辣油腻之物。

【献方者】熊经忠。

【来源】未出版的资料。

【收集者与整理者】李幸、李颖。

【采集地】桂林市灌阳县西山乡。

【民间秘方】甜茶适量。

【功效】清肺止咳。

【方解】甜茶，甘、涩、平；属风药；清热解毒，利尿消肿，清肺，止咳，补益。

【用法】沸水冲泡，代茶饮。

【注意事项】忌食辛辣油腻之物。

【来源】《灌阳县验方秘方案编》。

【收集者与整理者】罗远带、李幸。

【采集地】桂林市灌阳县。

【临床验方】不出林 20 克，少年红 15 克，百部 13 克，桑白皮 15 克，陈皮 8 克，克么咪 20 克。

【功效】止咳化痰。

【方解】不出林，辛，平；属风打相兼药；清热解毒，活血散结，止咳化痰。少年红，苦、辛，平；止咳平喘，活血散瘀。百部，甘、苦，微温；润肺下气止咳。桑白皮，甘、酸，平；泻肺平喘，利水消肿。陈皮，辛，温；理气健脾，燥湿化痰。克么咪，苦，寒；清热解毒，消痈排脓，利尿通淋。方中，不出林、少年红、百部、桑白皮为主药，以化痰止咳为主；陈皮为配药，以燥湿化痰为辅；克么咪为引路药，清热解毒，平衡药力。全方共奏止咳化痰之功效。

【用法】水煎，每日 1 剂，分 3 次服。

【注意事项】忌食辛辣油腻之物。

【献方者】赵进周。

【来源】未出版的资料。

【收集者与整理者】李幸、王艺锦。

【采集地】来宾市金秀瑶族自治县瑶医医院。

9

【临床验方】五爪风 15 克，十大功劳叶 15 克，北沙参 10 克，麦冬 20 克，桑白皮 15 克，炙甘草 10 克。

【功效】止咳化痰，养阴清肺。

【方解】五爪风，甘，微温；属风药；健脾益气，化湿舒筋，行气止痛，止咳化痰。十大功劳叶，苦，寒；滋阴清热。北沙参，甘，平；养阴清肺，益胃生津。麦冬，甘、微苦，微寒；养阴润肺，益胃生津，清心除烦。桑白皮，甘，寒；泻肺平喘，利水消肿。炙甘草，甘，平；补脾和胃，益气复脉。方中，五爪风为主药，以健脾益气、止咳化痰为主；十大功劳叶、北沙参、麦冬、桑白皮为配药，以养阴清肺为辅；炙甘草为引路药，平衡药力。全方共奏止咳化痰、养阴清肺之功效。

【用法】煎水适量，日服 3 次。

【注意事项】忌食辛辣油腻之物。

【献方者】赵进周。

【来源】未出版的资料。

【收集者与整理者】李幸、王艺锦。

【采集地】来宾市金秀瑶族自治县瑶医医院。

10

【临床验方】平地木 20 克，枇杷叶 10 克，龙牙草 20 克，少年红 15 克，石仙桃 20 克，麦冬 10 克，水杨柳 10 克，水灯心 10 克，竹叶 3 克。

【功效】化痰止咳，养阴润肺。

【方解】平地木，辛、微苦，平；化痰止咳，利湿，活血。枇杷叶，苦，微寒；清肺止咳，降逆止呕。龙牙草，苦、涩，平；补虚，健胃。少年红，苦、辛，平；止咳平喘，活血散瘀。石仙桃，甘、微苦，凉；养阴润肺，清热解毒，利湿消瘀。麦冬，咸，寒；养阴润肺，益胃生津，清心除烦。水杨柳，苦，寒；利尿，清热，消炎，解毒。水灯心，苦，凉；利水通淋，清心降火，凉血止血。竹叶，甘、淡，寒；清热除烦。方中，平地木、枇杷叶、龙牙草、少年红为主药，以清肺止咳化痰为主；石仙桃、麦冬、水杨柳、水灯心、竹叶为配药，前二味养阴润肺，后三味清热利尿，引热毒经尿排出体外。全方共奏化痰止咳、养阴润肺之功效。

【用法】水煎服。

【注意事项】忌食辛辣油腻之物。

【献方者】李珍清。

【来源】未出版的资料。

【收集者与整理者】刘小梅、李幸、王艺锦。

【采集地】贺州市中医医院名瑶医李珍清工作室。

【临床验方】白及 20 克。

【功效】收敛止血止咳。

【方解】本方为瑶医经验单方。白及，苦、甘、涩；微寒，收敛止血，消肿生肌。白及涩而收，故能入肺止血，对肺虚久咳、咯血疗效较好。

【用法】研细末临睡时用糯米汤送服。

【注意事项】不宜过量服用。忌食辛辣油腻之物。

【来源】瑶医药秘方、验方数据库。

【收集者与整理者】李彤、闫国跃、覃枫、李幸。

【采集地】广西中医药大学瑶医药学院。

【临床验方】葫芦钻 20 克，石仙桃 15 克，半夏 9 克，橘红 12 克，紫苏子 9 克，知母 9 克。

【功效】清热解毒，止咳化痰。

【方解】葫芦钻，淡、涩、凉；属打药；清热解毒，凉血止血，利尿消肿。石仙桃，甘、微苦，凉；养阴润肺，清热解毒，利湿消瘀。半夏，辛，温；燥湿化痰，降逆止呕，消痞散结。橘红，辛、苦，温；散寒，燥湿，利气，化痰。紫苏子，甘，凉；降气化痰，止咳平喘，润肠通便。知母，苦、甘，寒；清热泻火，滋阴润燥。方中，葫芦钻、石仙桃为主药，以清热解毒为主，呈打效；半夏、橘红、紫苏子为配药，以燥湿、化痰、止咳为辅；知母为引路药，增强主药、配药功效。全方共奏清热解毒、止咳化痰之功效，对痰热咳嗽效果较好。

【用法】水煎，每日 1 剂，分 2～3 次服，每次 200 毫升。

【注意事项】忌食辛辣油腻之物。

【来源】瑶医药秘方、验方数据库。

【收集者与整理者】李彤、闫国跃、覃枫、李幸。

【采集地】广西中医药大学瑶医药学院。

【临床验方】竹叶风根 15 克，粳米 100 克，冰糖适量。

【功效】清肺止咳。

【方解】本方为瑶医经验方。竹叶风根为主药，苦、辛，平；属风打相兼药；清肺止咳。粳米为配药，甘，平；补气健脾，通过调和脾气化生肺气。冰糖为引路药，甘，平；调和诸药。全方共奏清肺止咳之功效。

【用法】竹叶风根水煎，滤取药液放入粳米中煮粥，粥熟后加入冰糖，早晚服食。

【禁忌】痰湿重者慎用。

【注意事项】忌食辛辣油腻之物。

【来源】瑶医药秘方、验方数据库。

【收集者与整理者】李彤、闫国跃、覃枫。

【采集地】广西中医药大学瑶医药学院。

【临床验方】干百合 30 克，假死风 25 克。

【功效】润肺止咳。

【方解】本方为瑶医经验方。干百合为主药，甘，凉；养阴润肺止咳，清心安神。假死风为配药，辛，温；属风打相兼药；祛风活络，解毒消肿，止血、止痛。全方共奏润肺止咳之功效，适用于阴虚内热型咳嗽。

【用法】研粉，每日 2 次，每次 5 克，早晚分服。

【注意事项】忌食辛辣油腻之物。

【来源】瑶医药秘方、验方数据库。

【收集者与整理者】李彤、闫国跃、覃枫、李幸。

【采集地】广西中医药大学瑶医药学院。

15

【临床验方】鲜车前草 30 克，生甘草 6 克。

【功效】祛痰止咳。

【方解】本方为瑶医经验方。鲜车前草为主药，甘，寒；祛痰。生甘草为配药，甘，平；

止咳。主药、配药结合使全方盈亏平衡，共奏祛痰止咳之功效，对外感咳嗽有较好的疗效。

【用法】水煎 2 次（第 2 次需多煎一会儿），煎取药液 1 盅，早晚分服。

【禁忌】阳气下陷、肾虚精滑者慎用。

【注意事项】忌食辛辣油腻之物。

【来源】瑶医药秘方、验方数据库。

【收集者与整理者】李彤、闫国跃、覃枫。

【采集地】广西中医药大学瑶医药学院。

【临床验方】苦杏仁 10 克，生姜 3 片，白萝卜 100 克。

【功效】止咳平喘。

【方解】本方为瑶医药膳方。苦杏仁为主药，苦，微温；有小毒；止咳平喘。白萝卜为配药，辛，温；降气止咳。生姜为引路药，辛，微温；引诸药入肺。全方共奏止咳平喘之功效，无论新旧咳嗽均可应用。

【用法】上药打碎后加水 400 毫升，文火煎至 100 毫升，可加少量白糖调味，每日 1 剂，分次服完。

【注意事项】苦杏仁有毒，不宜过量服用。

【来源】瑶医药秘方、验方数据库。

【收集者与整理者】李彤、闫国跃、覃枫。

【采集地】广西中医药大学瑶医药学院。

【临床验方】核桃仁 5 个，鲜生姜适量（约 1 个核桃仁大小）。

【功效】止咳平喘。

【方解】本方为瑶医经验方。核桃仁为主药，甘，温；活血祛瘀，润肠通便，止咳平喘。鲜生姜为配药，辛，微温；发汗解表，温中止呕，温肺止咳。全方盈亏平衡，共奏止咳平喘之功效。

【用法】同时嚼服。每日 2 次，连服 7 日。

【禁忌】脾胃虚弱且泄泻者忌服本方，痰火积热或阴虚火旺者忌服核桃仁。

【注意事项】忌食辛辣油腻之物。

【来源】瑶医药秘方、验方数据库。

【收集者与整理者】李彤、闫国跃、覃枫。

【采集地】广西中医药大学瑶医药学院。

【临床验方】冰糖适量，生黑芝麻 15 克。

【功效】润肺止咳。

【方解】本方为瑶医经验方。冰糖为主药，甘，平；补中益气，和胃润肺。生黑芝麻为配药，甘，平；补肝肾，益精血，润燥。冰糖润肺，黑芝麻润燥，主药、配药结合使全方盈亏平衡，共奏润肺止咳之功效。

【用法】共捣碎，沸水冲泡，早晨空腹食用。

【禁忌】心血管疾病患者及孕妇、儿童应少食，糖尿病、高血糖患者忌食。

【注意事项】不宜过量食用，忌食鱼腥、海鲜类食物。

【来源】瑶医药秘方、验方数据库。

【收集者与整理者】李彤、闫国跃、覃枫。

【采集地】广西中医药大学瑶医药学院。

【临床验方】鸭梨、白萝卜各 12 克。

【功效】润肺止咳，解毒化痰。

【方解】本方为瑶医经验食疗方。鸭梨为主药，甘、微酸，凉；润肺止咳。白萝卜为配药，辛、甘，平；解毒下气。主药、配药结合使全方盈亏平衡，共奏润肺止咳、解毒化痰之功效。

【用法】共切碎加水 1 碗煮熟，加适量冰糖食用，每日 2 次，连食 3 日。

【禁忌】脾虚虚弱伴大便溏泄者慎服，婴幼儿慎服，勿生服。

【注意事项】勿与补气药物同服，以免影响药效。

【来源】瑶医药秘方、验方数据库。

【收集者与整理者】李彤、闫国跃、覃枫。

【采集地】广西中医药大学瑶医药学院。

20

【临床验方】冰糖 250 克，生姜 250 克。

【功效】温肺化痰。

【方解】本方为瑶医经验方。生姜为主药，辛，微温；温肺止咳。冰糖为配药，甘，平；补气润肺。主药、配药结合使全方盈亏平衡，共奏温肺化痰之功效。

【用法】水煎，频服。

【禁忌】阴虚内热忌服。

【注意事项】忌食鱼腥、海鲜之物。

【来源】瑶医药秘方、验方数据库。

【收集者与整理者】李彤、闫国跃、覃枫。

【采集地】广西中医药大学瑶医药学院。

21

【临床验方】金银花20克，薄荷5克，蜂蜜少量。

【功效】疏散风热，润肺止咳。

【方解】金银花为主药，甘，寒；清热解毒，疏散风热。薄荷为配药，辛，凉；疏风发表，消肿止痛，清利咽喉，止痒。金银花、薄荷均为疏散风热的常用药。蜂蜜为引路药，调和润肺。全方共奏疏散风热、润肺止咳之功效。

【用法】先煎金银花，煎取药液约两小碗，药成前下薄荷煎约3分钟即得。将药液贮瓶内，分次加蜂蜜饮用。

【禁忌】脾胃虚弱者不宜常用。

【注意事项】忌食辛辣油腻之物。

【来源】瑶医药秘方、验方数据库。

【收集者与整理者】李彤、闫国跃、覃枫、李幸。

【采集地】广西中医药大学瑶医药学院。

22

【临床验方】鲜百合、枇杷、鲜藕各30克。

【功效】润肺止咳，凉血润燥。

【方解】本方为瑶医经验食疗方。鲜百合为主药，甘，凉；养阴润肺止咳，清心安神。枇杷为配药，甘，咸，寒；清肺化痰止咳，降逆止呕。鲜藕为引路药，甘，寒；凉血止血。方中，鲜百合、枇杷可润肺、化痰止咳，配合鲜藕凉血止血，能解燥热之邪，缓解燥咳。全方共奏润肺止咳、凉血润燥之功效。

【用法】枇杷去核，鲜藕切片，三味共水煎，调入适量冰糖，代茶频饮。

【禁忌】脾胃虚寒者慎用，风寒感冒者忌用。

【注意事项】不宜大量使用，不宜与猪肉、羊肉等一起煲汤，以免出现腹泻或中毒等情况。

【来源】瑶医药秘方、验方数据库。

【收集者与整理者】李彤、闫国跃、覃枫、李幸。

【采集地】广西中医药大学瑶医药学院。

23

【临床验方】橘皮 15 克（鲜品 30 克），粳米 100 克。

【功效】燥湿化痰，健脾补气。

【方解】本方为瑶医经验食疗方。橘皮为主药，辛、苦、温；燥湿，化痰。粳米为配药，甘，平；补气健脾，通过调和脾气化生肺气。主药、配药结合使全方盈亏平衡，共奏燥湿化痰、润燥止咳之功效，对寒痰和热痰的效果均佳。

【用法】橘皮煎取药汁，去渣，加入粳米煮粥；或将橘皮晒干，研细末，每次取 3 ～ 5 克调入已煮沸的稀粥中同煮食用。

【禁忌】气虚及阴虚燥咳患不宜用，吐血者慎用。

【注意事项】忌食鱼腥海鲜、牛肉、羊肉等。

【来源】瑶医药秘方、验方数据库。

【收集者与整理者】李彤、闫国跃、覃枫、李幸。

【采集地】广西中医药大学瑶医药学院。

24

【临床验方】水牛奶 30 克，保暖风 18 克，干姜 15 克，沉香 2 克，炙甘草 20 克。

【功效】健脾暖肾，补气润肺，升提阳气。

【方解】水牛奶，甘，微寒；生津止渴，滋润肠道，清热通便，补虚健脾。保暖风，甘、辛，温；属风药；舒筋活络，益肝补肾，健脾补血，消肿散寒。干姜，辛，热；温中散寒，回阳通脉，温肺化饮。沉香，辛、苦，温；行气止痛，降逆止呕，温肾纳气。炙甘草，甘，平；益气补中，清热解毒，祛痰止咳，缓急止痛，调和诸药。方中，水牛奶、保暖风为主药，以风药治之，健脾补气；干姜、沉香为配药，温肾纳气；炙甘草为引路药，调和诸药。全方共奏健脾暖肾、补气润肺、升提阳气之功效。

【用法】水煎，每日 1 剂，分 3 ～ 4 次服。

【禁忌】孕妇禁用。

【注意事项】忌食辛辣油腻之物。

【献方者】李海强。

【来源】未出版的资料。

【收集者与整理者】李幸、李颖。

【采集地】贺州市中医医院。

25

【民间秘方】地桃花 30 克，金银花 10 克，龙骨风 15 克，桑寄生 20 克，山莲藕 15 克。

【功效】止咳平喘，清热解毒。

【方解】本方为瑶医经验方。龙骨风，微苦，平；祛风除湿，活血通络，止咳平喘，清热解毒。地桃花，甘、辛，凉；清热解毒，祛风利湿，活血消肿。金银花，甘，寒；清热解毒，疏散风热。桑寄生，苦，平；祛风湿，益肝肾，强筋骨。山莲藕，甘，平；属风药；强筋壮骨，补虚。方中，龙骨风为主药，以止咳平喘为主；地桃花、金银花为配药，以清热解毒为辅；桑寄生、山莲藕为引路药，以调气补虚为功。全方共奏止咳平喘、清热解毒之功效，对咳嗽有较好的疗效。

【用法】水煎服。

【注意事项】避寒暑，忌风寒。

【献方者】赵衷民。

【来源】未出版的资料。

【收集者与整理者】石泽金、李幸。

【采集地】来宾市金秀瑶族自治县三江乡大磨屯。

哮喘 / 倒气紧

【民间秘方】鱼腥草 15 克，夏枯草 15 克，狗肝菜 15 克，六月霜 15 克，淡竹叶 15 克，毛冬青 20 克，马蹄金 15 克，金银花藤 15 克，山莲藕 15 克，五爪风 10 克，甘草 3 克。

【功效】宣肺利气，止咳化痰。

【方解】鱼腥草，辛，微寒；清热解毒，消痈排脓，利尿通淋。夏枯草，辛、苦，寒；清肝明目，消肿散结。狗肝菜，甘、苦，寒；清热解毒，凉血利尿。六月霜，微苦、涩，平；清热解毒，凉血止血。淡竹叶，甘、淡，寒；清热除烦，利尿。毛冬青，苦、甘，凉；清热解毒，生津止渴。马蹄金，苦，寒；属打药；清热解毒，利湿通淋，散瘀消肿。金银花藤，甘，寒；清热解毒，疏风通络。山莲藕，甘，平；补虚润肺，强筋活络。五爪风，甘，微温；健脾补肺，行气利湿。甘草，甘，平；益气补中，清热解毒，祛痰止咳，缓急止痛，调和诸药。方中，鱼腥草、夏枯草、狗肝菜为主药，宣利肺气；六月霜、淡竹叶、毛冬青为配药，宣降肺气；马蹄金、金银花藤、山莲藕、五爪风、甘草为引路药，前四味为药合，平衡肺气宣降、化痰止咳之力，后一味引领以上各药循入脏腑直达病所。全方共奏宣肺利气、止咳化痰之功效。

【用法】水煎服。

【注意事项】忌食生冷、辛辣油腻之物。

【献方者】赵衷民。

【来源】未出版的资料。

【收集者与整理者】石泽金。

【采集地】来宾市金秀瑶族自治县三江乡大磨屯。

2

【民间秘方】毛冬青 20 克，半枝莲 15 克，金银花藤 10 克，夏枯草 20 克，山菠萝 20 克，杉寄生 20 克，鱼腥草 20 克，五爪风 10 克，甘草 5 克。

【功效】清热解毒，止咳平喘。

【方解】毛冬青，苦、甘，凉；清热解毒，生津止渴。半枝莲，辛、苦，寒；属打药；清热解毒，散瘀止血，消肿止痛，抗癌。金银花藤，甘，寒；清热解毒，疏风通络。夏枯草，辛、苦，寒；清肝泻火，明目，散结消肿。山菠萝，甘、淡，凉；发汗解表，清热解毒，利尿。杉寄生，甘、苦，平；祛风湿，补肝肾，活血止痛。鱼腥草，辛，微寒；清热解毒，消痈排脓，利尿通淋。五爪风，甘，微温；健脾补肺，行气利湿。甘草，甘，平；益气补中，清热解毒，祛痰止咳，缓急止痛，调和诸药。方中，毛冬青、半枝莲、金银花藤、夏枯草、山菠萝为主药，以清热解毒为主；杉寄生、鱼腥草为配药，以止咳平喘为辅；五爪风、甘草为引路药，补肺止咳平喘。全方盈亏平衡，共奏清热解毒、止咳平喘之功效。

【用法】水煎服。

【注意事项】避寒暑，忌风寒。

【献方者】赵衷民。

【来源】未出版的资料。

【收集者与整理者】石泽金、李幸。

【采集地】来宾市金秀瑶族自治县三江乡大磨屯。

3

【民间秘方】倒丁风 20 克，草鞋根 15 克，过墙风 15 克，走马风 20 克。

【功效】宣肺化痰平喘。

【方解】本方为瑶医经验方。倒丁风，淡、微苦，平；属风打相兼药；宣肺化痰，祛风利湿，拔毒生肌。草鞋根，苦，寒；属打药；祛湿，清热解毒，凉血。过墙风，苦、辛，凉；属打药；祛风除湿，活血止痛，清热解毒。走马风，微苦、涩，平；属风药；活血止血，调经通络。方中，倒丁风为主药，以宣肺化痰平喘为主；草鞋根、过强风为配药，以清热祛湿为辅；走马风为引路药，调和诸药，全方盈亏平衡，共奏宣肺化痰平喘之功效。

【用法】水煎服。

【注意事项】忌食辛辣油腻之物。

【来源】《富川县中医验方汇锦》。

【收集者与整理者】李幸。

【采集地】贺州市富川瑶族自治县。

【民间秘方】五爪风 10 克，山莲藕 15 克，毛冬青 20 克，六月霜 15 克，马蹄金 15 克，狗肝菜 15 克，夏枯草 15 克，淡竹叶 15 克。

【功效】补肺益气，止咳平喘。

【方解】五爪风，甘，微温。健脾补肺，行气利湿。山莲藕，甘，平；属风药；强筋壮骨，补虚。毛冬青，苦、甘，凉；清热解毒，生津止渴。六月霜，微苦、涩，平；清热解毒，凉血止血。马蹄金，苦，寒；属打药；清热解毒，利湿通淋，散瘀消肿。狗肝菜，甘、苦，寒；清热凉血，利湿解毒。淡竹叶，甘、淡，寒；清热除烦，利尿。夏枯草，辛、苦，寒；清肝明目，消肿散结。方中，五爪风、山莲藕为主药，以补肺益气、止咳平喘为主；毛冬青、六月霜、马蹄金、狗肝菜、夏枯草为配药，以清热解毒、止咳平喘为辅；淡竹叶为引路药，祛湿清热。全方盈亏平衡，共奏补肺益气、止咳平喘之功效。

【用法】水煎服。

【注意事项】忌食辛辣油腻之物。

【献方者】赵衷民。

【来源】未出版的资料。

【收集者与整理者】石泽金、李幸。

【采集地】来宾市金秀瑶族自治县三江乡大磨屯。

【民间秘方】老虎芋 1500～2500 克。

【功效】清热解毒，化痰止咳。

【方解】本方为瑶医经验方。老虎芋，辛、微苦，寒；有大毒；属打药；解毒，化痰止咳，消肿止痛，补火通气，抗癌。

【用法】水煎 3 天 3 夜（水干续水），煎取药液 1500 毫升，加红糖适量。每日 3 次，每次约 100 毫升，5 日为 1 个疗程，连服 3 个疗程。

【禁忌】孕妇禁用。

【注意事项】老虎芋有大毒，请在医生指导下使用。

【献方者】苏景志。

【来源】巴马少数民族验方、秘方、诊疗方法调查表。

【收集者与整理者】王艺锦、唐一洲。

【采集地】河池市巴马瑶族自治县那社乡大洛村那谷屯。

【民间秘方】阿里红 9 克，麻黄 15 克，桂枝 15 克，堂愁 15 克。

【功效】宣肺平喘。

【方解】本方为瑶医经验方。阿里红，甘、苦，温；止咳平喘，祛风除湿，消肿止痛。麻黄，辛、微苦，温；发汗解表，宣肺平喘，利水消肿。桂枝，辛、甘，温；发汗解肌，温经通脉，通阳化气。堂愁，苦、辛，微寒；疏散退热，疏肝解郁，升举阳气。方中，阿里红为主药，止咳平喘；麻黄、桂枝为配药，宣利肺气；堂愁为引路药，引领以上各药循入脏腑直达病所。全方共奏宣肺平喘之功效。

【用法】水煎，每日 1 剂，分 3 次服，10 日为 1 个疗程。

【禁忌】孕妇禁用。

【注意事项】忌食辛辣油腻之物。

【献方者】袁家勋。

【来源】未出版的资料。

【收集者与整理者】李幸、邵金宝。

【采集地】桂林市灌阳县西山乡。

⑦

【临床验方】核桃仁、大枣（皮烤焦）各 2 个。

【功效】止咳平喘。

【方解】本方为瑶医食疗方。核桃仁为主药，甘，温；活血祛瘀，润肠通便，止咳平喘。大枣为配药，甘，温；可气血双补，焦大枣热，可祛寒湿，补肾，消食。主药、配药结合使全方盈亏平衡，共奏止咳平喘之功效。无论寒咳热咳，均可根据病情酌情加减使用。

【用法】每日 1 次，15 日为 1 个疗程。

【禁忌】阳虚内寒者忌服。

【注意事项】忌食辛辣油腻之物。

【来源】瑶医药秘方、验方数据库。

【收集者与整理者】李彤、闫国跃、覃枫。

【采集地】广西中医药大学瑶医药学院。

【临床验方】生石仙桃 250 克,鱼腥草 12 克。

【功效】化痰止咳,清热解毒。

【方解】生石仙桃为主药,凉,涩;属风药;化痰止咳。鱼腥草为配药,辛,微寒;清热解毒。全方共奏化痰止咳、清热解毒之功效。

【用法】水煎冲蜂蜜服,每日 1 剂。

【注意事项】忌食辛辣油腻之物。

【来源】《常用瑶药临床手册》。

【收集者与整理者】李彤、闫国跃、李幸、潘雪萍。

⑨

【临床验方】地胆草 20 克,桑白皮 15 克,鸡矢藤 15 克。

【功效】清热解毒泻肺,化痰止咳平喘。

【方解】本方为瑶医经验方。地胆草,苦、辛,寒;凉血,清热,利水,解毒。桑白皮,甘,寒;泻肺平喘,利水消肿。鸡矢藤,苦、涩,凉;消食健胃,化痰止咳,清热解毒,止痛。方中,地胆草为主药,清热解毒;桑白皮、鸡矢藤为配药,桑白皮泻肺平喘,鸡矢藤加强主药清热解毒之力,兼有化痰止咳之功效。全方共奏清热解毒泻肺,化痰止咳平喘之功效。

【用法】水煎,每日 1 剂,分 3 次服。

【禁忌】孕妇禁用。

【注意事项】忌食辛辣油腻之物。

【献方者】赵进周。

【来源】未出版的资料。

【收集者与整理者】李幸、李颖。

【采集地】来宾市金秀瑶族自治县瑶医医院。

【临床验方】过墙风 15 克,不出林 30 克,鸡矢藤 20 克,麦冬 20 克,少年红 15 克。

【功效】止咳平喘。

【方解】过墙风，苦、辛，凉；属打药；祛风除湿，活血止痛，清热解毒。不出林，辛，平；属风打相兼药；清热解毒，活血散结，止咳化痰。鸡矢藤，苦、涩，凉；消食健胃，化痰止咳，清热解毒，止痛。麦冬，甘、微苦，微寒；养阴润肺，益胃生津，清心除烦。少年红，苦、辛，平；止咳平喘，活血散瘀。方中，过墙风为主药，主打盈得以清热解毒；不出林、鸡矢藤为配药，搭配主药后更呈打用，以解决诸多症状；麦冬则为本亏之态设用，专以风药治之；少年红为引路药，引诸药入肺，专解肺系疾病。全方共奏止咳平喘之功效。

【用法】水煎服。

【禁忌】阳虚内寒者忌服。

【注意事项】忌食辛辣油腻之物。

【来源】瑶医药秘方、验方数据库。

【收集者与整理者】李彤、闫国跃、覃枫。

【采集地】广西中医药大学瑶医药学院。

【临床验方】不出林 20 克，毫公介 20 克，地胆草 20 克。

【功效】止咳化痰平喘。

【方解】本方为瑶医经验方。不出林为主药，辛，平；属风打相兼药；清热解毒，活血散结，止咳化痰。毫公介为配药，甘，平；润肺平喘止咳。地胆草为引路药，苦、辛，寒；凉血，清热，利水，解毒。全方盈亏平衡，共奏止咳化痰平喘之功效。

【用法】水煎，每日 1 剂，分 3 次服。

【禁忌】孕妇禁用。

【注意事项】忌食辛辣油腻之物。

【献方者】赵进周。

【来源】未出版的资料。

【收集者与整理者】李幸、李颖。

【采集地】来宾市金秀瑶族自治县瑶医医院。

【临床验方】木鳖子 10 克，炒桃仁 7 粒，白胡椒 7 粒。

【功效】温阳散寒平喘。

【方解】本方为瑶医经验方。木鳖子为主药，苦、微甘，凉；有毒；散结消肿，攻毒疗疮。炒桃仁为配药，苦、甘、平；活血祛瘀，润肠通便，止咳平喘。白胡椒为引路药，辛，热；温中，下气，消痰，解毒。全方盈亏平衡，共奏温阳散寒平喘之功效。

【用法】外敷，研细末，用白皮鸡蛋清调和贴双脚心。贴后要静卧 15 小时，双脚放平，一次痊愈，疗效显著。

【禁忌】阳盛内热、阴虚火旺体质者、孕妇慎服。

【注意事项】忌食鱼腥海鲜、辛辣油腻之物。

【来源】瑶医药秘方、验方数据库。

【收集者与整理者】李彤、闫国跃、覃枫。

【采集地】广西中医药大学瑶医药学院。

【民间秘方】柿饼 100 克，生姜 80 克，蜂蜜适量。

【功效】健脾益胃，润燥止咳。

【方解】本为瑶医药膳方。柿饼为主药，甘，寒；健脾润肺。生姜为配药，辛，微温；止咳。蜂蜜为引路药，甘，平；补中润燥，调和诸药。全方盈亏平衡，共奏健脾益胃、润燥止咳之功效。

【用法】柿饼和鲜生姜捣成末，放入瓷碗内加蜂蜜调匀，放到蒸笼里蒸 2 小时即可，早、中、晚各服 1 茶勺，7 日为 1 个疗程，连服 2 ~ 3 个疗程。

【禁忌】孕妇禁用。

【注意事项】忌食辛辣油腻之物。

【献方者】袁家勋。

【来源】未出版的资料。

【收集者与整理者】李幸、邵金宝。

【采集地】桂林市灌阳县西山乡。

肺炎 / 泵虾

【民间秘方】鱼腥草 35 克，大青叶 35 克，花斑竹 60 克，五指风根 10 克，瓜蒌仁 15 克，甘草 6 克。

【功效】清热解毒，化痰止咳。

【方解】鱼腥草，辛，微寒；清热解毒，消痈排脓，利尿通淋。大青叶，苦，大寒；

清热解毒，凉血消斑。花斑竹，苦，凉；属风打相兼药；清热利湿，止咳化痰，凉血止血，散瘀定痛。五指风根，微苦、辛，温；属风打相兼药；清热解毒，祛风解表，行气止血，消肿，镇咳。瓜蒌仁，辛，凉；清热化痰，利气宽胸，散结消痈，润燥滑肠。甘草，甘，平；益气补中，清热解毒，祛痰止咳，缓急止痛，调和诸药。方中，鱼腥草、大青叶为主药，以清热解毒为主；花斑竹、五指风根，瓜蒌仁为配药，以化痰止咳为辅；甘草为引路药，引领以上各药循入脏腑直达病所。全方共奏清热解毒、化痰止咳之功效。

【用法】水煎，每日 1 剂，分 3 次服。

【禁忌】孕妇禁用。

【注意事项】忌食辛辣油腻之物。

【献方者】袁家勋。

【来源】未出版的资料。

【收集者与整理者】李幸、邵金宝。

【采集地】桂林市灌阳县西山乡。

②

【民间秘方】千里光 35 克，鱼腥草 35 克，穿心莲 35 克，白花蛇舌草 20 克，花斑竹 25 克，黄芩 15 克，毛冬青 15 克，赤芍 8 克，当归 25 克，生地黄 25 克，川芎 10 克，桃仁 10 克，甘草 6 克。

【功效】清热解毒，化痰止咳。

【方解】千里光，苦、涩，寒；清热解毒，清肝明目。鱼腥草，辛，微寒；清热解毒，消痈排脓，利尿通淋。穿心莲，辛、苦，寒；清热解毒，燥湿。白花蛇舌草，辛、苦，微寒；清热解毒消痈，利湿通淋。花斑竹，苦，凉；属风打相兼药；清热利湿，止咳化痰，凉血止血，散瘀定痛。黄芩，苦，寒；清热燥湿，泻火解毒，止血。毛冬青，苦、甘，凉，清热解毒，生津止渴。赤芍，苦，微寒；清热凉血，祛瘀止痛。当归，甘、辛，温；补血，活血，止痛，润肠。生地黄，甘、苦，寒；清热凉血，养阴生津。川芎，辛，温；活血，行气，止痛。桃仁，苦、甘，平；活血祛瘀，润肠通便，止咳平喘。甘草，甘，平；益气补中，清热解毒，祛痰止咳，缓急止痛，调和诸药。方中，千里光、鱼腥草、穿心莲为主药，以清热解毒、消痈排脓为主；白花蛇舌草、花斑竹、黄芩、毛冬青为配药，以燥湿、散瘀为辅；赤芍、当归、生地黄、川芎、桃仁、甘草为引路药，前五味为药合，平衡清热解毒、行气活血之功效，后一味引领以上各药循入脏腑直达病所。全方共奏清热解毒、化痰止咳之功效。

【用法】水煎服，每日 1 剂，分 3 次服。

【禁忌】孕妇禁用。

【注意事项】忌食辛辣油腻之物。

【献方者】袁家勋。

【来源】未出版的资料。

【收集者与整理者】邵金宝。

【采集地】桂林市灌阳县西山乡。

【民间秘方】大白背风 30 克。

【功效】清热解毒。

【方解】大白背风，微苦、涩，温；属打药；清热解毒，消肿止痛。

【用法】捣烂取汁服。

【注意事项】忌食辛辣油腻之物。

【来源】《灌阳县验方秘方案编》。

【收集者与整理者】罗远带、李幸。

【采集地】桂林市灌阳县。

【民间秘方】小叶金花草 30 克，猪肺适量。

【功效】清热解毒，润肺止咳。

【方解】小叶金花草为主药，苦，寒；属打药；解毒，消肿，清热利湿，活血。猪肺为配药，甘，微寒；为血肉有情之品，补虚、补肺。主药、配药结合使全方盈亏平衡，共奏清热解毒、润肺止咳之功效。

【用法】猪肺切成小块，同小叶金花草加水适量炖汤，加盐适量调味，食猪肺、饮汤，1 日内分 2 次服。

【注意事项】忌食辛辣油腻之物。

【来源】《常用瑶药临床手册》。

【收集者与整理者】李彤、闫国跃、李幸、潘雪萍。

【民间秘方】穿心莲 15 克，橘皮 10 克，十大功劳 15 克，甘草 5 克。

【功效】清热解毒，化痰止咳。

【方解】本方为瑶医经验方。穿心莲，辛、苦，寒；清热解毒，燥湿。橘皮，辛，温，理气健脾，燥湿化痰。十大功劳，苦，寒；清热补虚，止咳化痰。甘草，甘，平；益气补中，清热解毒，祛痰止咳，缓急止痛，调和诸药。方中，穿心莲、橘皮为主药，以清热燥湿化痰为主；十大功劳为配药，以益气补虚为辅；甘草为引路药，引领以上各药循入脏腑直达病所。全方共奏清热解毒、化痰止咳之功效。

【用法】水煎，每日1剂，分3次服。

【禁忌】孕妇禁用。

【注意事项】忌食辛辣油腻之物。

【献方者】袁家勋。

【来源】未出版的资料。

【收集者与整理者】李幸、邵金宝。

【采集地】桂林市灌阳县西山乡。

6

【民间秘方】不出林25克，入山虎5克，绣花针5克。

【功效】清热解毒，化痰散结。

【方解】本方为瑶医经验方。不出林为主药，辛，平；属风打相兼药；清热解毒，活血散结，止咳化痰。入山虎为配药，苦，微寒；祛风通络，活血散瘀，行气止痛。绣花针为引路药，辣，温；属打药；清热解毒，祛风利湿，活血，止痛，化瘀。全方盈亏平衡，共奏清热解毒、化痰散结之功效。

【用法】水煎，每日1剂，分3次服。

【禁忌】孕妇禁用。

【注意事项】忌食辛辣油腻之物。

【献方者】袁家勋。

【来源】未出版的资料。

【收集者与整理者】李幸、邵金宝。

【采集地】桂林市灌阳县西山乡。

7

【民间秘方】金银花10克，金银花藤20克，鸡骨草15克，夏枯草15克，马蹄金15克，鱼腥草15克，毛冬青20克，杉寄生20克，拦路虎20克，甘草6克。

【功效】清热解毒，化痰止咳。

【方解】金银花，甘，寒；清热解毒，疏散风热。金银花藤，甘，寒；清热解毒，疏风通络。鸡骨草，甘、苦，凉；清热解毒，活血散瘀。夏枯草，辛、苦，寒；清肝泻火，明目，散结消肿。马蹄金，苦，寒；属打药；清热解毒，利湿通淋，散瘀消肿。鱼腥草，辛，微寒；清热解毒，消痈排脓，利尿通淋。毛冬青，苦、甘，凉；清热解毒，生津止渴。杉寄生，甘、苦，平；祛风湿，补肝肾，活血止痛。拦路虎，苦，平；解毒，清热利尿。甘草，甘，平；益气补中，清热解毒，祛痰止咳，缓急止痛，调和诸药。方中，金银花、金银花藤、鸡骨草、夏枯草为主药，以清热解毒为主；马蹄金、鱼腥草、毛冬青、杉寄生、拦路虎为配药，以清热、利湿、止咳为辅；甘草为引路药，止咳化痰。全方盈亏平衡，共奏清热解毒、化痰止咳之功效。

【用法】水煎服。

【注意事项】避寒暑，忌风寒。

【献方者】赵衷民。

【来源】未出版的资料。

【收集者与整理者】石泽金、李幸。

【采集地】来宾市金秀瑶族自治县三江乡大磨屯。

【民间秘方】金银花 10 克，白花蛇舌草 15 克，半枝莲 15 克，鱼腥草 15 克，毛冬青 15 克，夏枯草 15 克，淡竹叶 15 克，山菠萝 15 克，朝天罐 15 克，甘草 3 克。

【功效】清热解毒，化痰止咳。

【方解】金银花，甘，寒；清热解毒，疏散风热。白花蛇舌草，辛、苦，微寒；清热解毒消痈，利湿通淋。半枝莲，辛、苦，寒；清热解毒，散瘀止血，利水消肿。鱼腥草，辛，微寒；清热解毒，消痈排脓，利尿通淋。毛冬青，苦、甘，凉；清热解毒，生津止渴。夏枯草，辛、苦，寒；清肝明目，消肿散结。淡竹叶，甘、淡，寒；清热除烦，利尿。山菠萝，甘、淡，凉；发汗解表，清热解毒，利尿。朝天罐，酸、涩，微温；属风药；健脾利湿，活血解毒，收敛止血。甘草，甘，平；益气补中，清热解毒，祛痰止咳，缓急止痛，调和诸药。方中，金银花、白花蛇舌草、半枝莲、鱼腥草、毛冬青、夏枯草为主药，以清热解毒为主；淡竹叶、山菠萝、朝天罐为配药，以清热、祛湿为辅；甘草为引路药，止咳化痰。全方盈亏平衡，共奏清热解毒、化痰止咳之功效。

【用法】水煎服。

【注意事项】避寒暑，忌风寒。

【献方者】赵衷民。

【来源】未出版的资料。

【收集者与整理者】石泽金。

9

【民间秘方】一枝黄花 15 克，金银花 5 克，鱼腥草 20 克，地桃花 20 克。

【功效】清热解毒，化痰止咳。

【方解】一枝黄花，甘、淡，凉；清热解毒，消肿止痛，散瘀消肿，消炎止咳。金银花，甘，寒；清热解毒，疏散风热。鱼腥草，辛，微寒；清热解毒，消痈排脓，利尿通淋。地桃花，甘、辛，凉；属风药；祛风利湿，活血消肿，清热解毒。方中，一枝黄花、金银花为主药，以清热解毒、消炎止咳为主；鱼腥草为配药，以消痈排脓为辅；地桃花为引路药，平衡清肺止咳之药力。全方共奏清热解毒、化痰止咳之功效。

【用法】水煎服。

【注意事项】避寒暑，忌风寒。

【献方者】赵衷民。

【来源】未出版的资料。

【收集者与整理者】石泽金、李幸。

【采集地】来宾市金秀瑶族自治县三江乡大磨屯。

肺脓肿 / 泵翁

1

【民间秘方】鱼腥草、三叉苦、土红参各 50 克。

【功效】消痈排脓，益气补虚。

【方解】鱼腥草为主药，辛，微寒；清热解毒，消痈排脓。三叉苦为配药，苦、涩，凉；属风打相兼药；清热解毒，散瘀消肿，利湿止痛。土红参为引路药，甘、微苦，温；大补元气，益气摄血。全方盈亏平衡，共奏消痈排脓、益气补虚之功效。

【用法】将药切碎，加水 2500 毫升，煎至 150 毫升，加入防腐剂适量，装瓶备用。成人：每日 3 次，每次 50 毫升。小儿：1 ～ 5 岁，每日 3 次，每次 2 ～ 5 毫升；5 岁以上，每次 10 ～ 15 毫升。

【禁忌】孕妇禁用。

【注意事项】忌食辛辣油腻之物。

【献方者】袁家勋。

【来源】未出版的资料。

【收集者与整理者】李幸、邵金宝。

【采集地】桂林市灌阳县西山乡。

【民间秘方】苦地胆 12 ～ 15 克。

【功效】清热解毒，化痰止咳。

【方解】本方为瑶医经验单方，药专力宏。苦地胆，苦、辛，寒；清热解毒，化痰止咳，能清在肺之热邪。

【用法】水煎，每日 1 剂，分 3 次服。

【禁忌】寒证勿用，体虚者忌用，孕妇慎用。

【注意事项】忌食辛辣油腻之物。

【献方者】袁家勋。

【来源】未出版的资料。

【收集者与整理者】李幸、邵金宝。

【采集地】桂林市灌阳县西山乡。

肺气肿 / 泵气蕹

【民间秘方】半枝莲 15 克，夏枯草 15 克，朝天罐 15 克，鱼腥草 15 克，金银花 10 克，六月霜 15 克，枸杞子 15 克，五爪风 10 克，甘草 5 克。

【功效】清热散瘀，化痰止咳。

【方解】半枝莲，辛、苦，寒；清热解毒，散瘀止血，利水消肿。夏枯草，辛、苦，寒；清肝明目，消肿散结。朝天罐，酸、涩，微温；属风药；健脾利湿，活血解毒，收敛止血。鱼腥草，辛，微寒；清热解毒，消痈排脓，利尿通淋。金银花，甘，寒；清热解毒，疏散风热。六月霜，微苦、涩，平；清热解毒，凉血止血。枸杞子，甘，平；补肝肾，明目。五爪风，甘，微温；健脾补肺，行气利湿。甘草，甘，平；益气补中，清热解毒，祛痰止咳，缓急止痛，调和诸药。方中，半枝莲、夏枯草、朝天罐为主药，以清热散瘀为主；鱼腥草、金银花、六月霜为配药，以止咳化痰为辅；枸杞子、五爪风、甘草为引路药，益气补肺，引领以上各药循入脏腑直达病所。全方共奏清热散瘀、化痰止咳之功效。

【用法】水煎服。

【注意事项】避寒暑，忌风寒。

【献方者】赵衷民。

【来源】未出版的资料。

【收集者与整理者】石泽金、李幸。

【采集地】来宾市金秀瑶族自治县三江乡大磨屯。

【临床验方】荷叶（干品或鲜品均可）适量。

【功效】清热解暑，升发清阳。

【方解】本方为瑶医经验方。荷叶，苦、涩，平；清热解暑，升发清阳，散瘀止血，止渴。可用于治疗痰热郁肺之肺胀，及产后口干、心肺燥、烦闷。

【用法】水煎，代茶饮，连饮 20 日。

【禁忌】体虚者禁用。

【注意事项】忌食辛辣油腻之物。

【来源】瑶医药秘方、验方数据库。

【收集者与整理者】李彤、闫国跃、覃枫。

【采集地】广西中医药大学瑶医药学院。

胸腔积液 / 泵遮温

【民间秘方】鱼腥草 15 克，夏枯草 15 克，马蹄金 15 克，灯心草 10 克，鸡骨草 30 克，金银花 10 克，朝天罐 15 克，山莲藕 15 克，甘草 6 克。

【功效】清热解毒，利水消肿。

【方解】鱼腥草，辛，微温；清热解毒，消痈排脓，利尿通淋。夏枯草，辛、苦，寒；清肝明目，消肿散结。马蹄金，苦，寒；属打药；清热解毒，利湿通淋，散瘀消肿。灯心草，甘、淡，微寒；清心火，利尿。鸡骨草，甘、微苦，凉；清热利湿，散瘀止痛。金银花，甘，寒；清热解毒，疏散风热。朝天罐，酸、涩，微温；属风药；健脾利湿，活血解毒，收敛止血。山莲藕，甘，平；属风药；强筋壮骨，补虚。甘草，甘，平；益气补中，清热解毒，祛痰止咳，缓急止痛，调和诸药。方中，鱼腥草、夏枯草、马蹄金、灯心草为主药，以清热利湿、利水消肿为主；鸡骨草、金银花、朝天罐为配药，以解毒、活血、散瘀为辅；山莲藕、甘草为引路药，调中补虚，引领以上各药循入脏腑直达病所。全方共奏利水消肿之功效。

【用法】水煎服，每日 1 剂，每日 3 次，每次 150 毫升。

【禁忌】孕妇禁用。

【注意事项】忌食辛辣油腻之物。

【献方者】赵衷民。

【来源】未出版的资料。

【收集者与整理者】付海霞。

【采集地】来宾市金秀瑶族自治县三江乡大磨屯。

胸膜炎 / 辣闷

【民间秘方】鱼腥草 20 克，白花蛇舌草 15 克，香白芷 30 克，金银花 30 克，金银花藤 15 克，朝天罐 20 克，过塘藕 20 克，灯心草 10 克，甘草 5 克。

【功效】清热解毒，消炎止痛。

【方解】鱼腥草，辛，微寒；清热解毒，消痈排脓，利尿通淋。白花蛇舌草，苦、甘，寒；清热解毒消痈，利湿通淋。香白芷，辛，温；祛风散寒，消肿排脓。金银花，甘，寒；清热解毒，疏散风热。金银花藤，甘，寒；清热解毒，利水祛湿。朝天罐，酸、涩，微温；属风药；健脾利湿，活血解毒，收敛止血。过塘藕，甘、辛，寒；属风药；清热解毒，利尿通淋，祛腐生肌，涩肠固脱。灯心草，甘、淡，微寒；清心火，利尿。甘草，甘，平；益气补中，清热解毒，祛痰止咳，缓急止痛，调和诸药。方中，鱼腥草、白花蛇舌草、香白芷为主药，以清热解毒、消肿排脓为主；金银花、金银花藤、朝天罐、过塘藕、灯心草为配药，前三味清热解毒，后二味清热祛湿，以降为辅；甘草为引路药，引领以上各药循入脏腑直达病所。全方共奏清热解毒，消炎止痛之功效。

【用法】水煎服。

【注意事项】避寒暑，忌风寒。

【献方者】赵衷民。

【来源】未出版的资料。

【收集者与整理者】石泽金、李幸。

【采集地】来宾市金秀瑶族自治县三江乡大磨屯。

【民间秘方】鱼腥草 20 克，夏枯草 20 克，杉寄生 30 克，金银花 5 克，白花蛇舌草 20 克，朝天罐 20 克，毛冬青 30 克，鸡骨草 20 克，拦路虎 30 克，草鞋根 20 克，甘草 5 克。

【功效】清热解毒，祛湿止痛。

【方解】鱼腥草，辛，微寒；清热解毒，消痈排脓，利尿通淋。夏枯草，辛、苦，寒；清肝明目，消肿散结。杉寄生，甘、苦，平；祛风湿，补肝肾，活血止痛。金银花，甘，寒；清热解毒，疏散风热。白花蛇舌草，苦、甘，寒；清热解毒消痈，利湿通淋。朝天罐，酸、涩，微温；属风药；健脾利湿，活血解毒。毛冬青，苦、甘，凉；清热解毒，生津止渴。鸡骨草，甘、微苦，凉；清热利湿，散瘀止痛。拦路虎，苦，平；解毒，清热利尿。草鞋根，苦，寒；属打药；祛湿，清热解毒，凉血。甘草，甘，平；益气补中，清热解毒，祛痰止咳，缓急止痛，调和诸药。方中，鱼腥草、夏枯草、杉寄生、金银花为主药，以清热解毒、活血化瘀为主；白花蛇舌草、朝天罐、毛冬青、鸡骨草、拦路虎、草鞋根为配药，以清热祛湿为辅；甘草为引路药，引领以上各药循入脏腑直达病所。全方共奏清热解毒、祛湿止痛之功效。

【用法】水煎服。

【禁忌】孕妇禁用。

【注意事项】忌食辛辣油腻之物。

【献方者】赵衷民。

【来源】未出版的资料。

【收集者与整理者】石泽金、李幸。

【采集地】来宾市金秀瑶族自治县三江乡大磨屯。

第二章　循环系统疾病

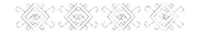

高血压病 / 蔑晾

【民间秘方】鹰爪风 30 克，夏枯草 15 克，鸡骨草 20 克，六月霜 20 克，马蹄金 10 克，淡竹叶 15 克，毛冬青 20 克，田基黄 15 克，山枝根 30 克，甘草 3 克。

【功效】清热平肝，利尿降压。

【方解】鹰爪风，苦、涩，平；属风药；清热平肝，息风定惊。夏枯草，辛、苦，寒；清肝明目，消肿散结。鸡骨草，甘、微苦，凉；清热利湿，散瘀止痛。六月霜，微苦、涩，平；清热解毒，凉血止血。马蹄金，苦，寒；属打药；清热解毒，利湿通淋，散瘀消肿。淡竹叶，甘、淡，寒；清热除烦，利尿。毛冬青，苦、甘，凉；清热解毒，生津止渴。田基黄，甘、微苦，凉；属风打相兼药；清热解毒，通淋利湿。山枝根，甘、苦，平、凉；补肺肾，祛风湿，活血通络。甘草，甘，平；益气补中，清热解毒，祛痰止咳，缓急止痛，调和诸药。方中，鹰爪风、夏枯草、鸡骨草为主药，以清热平肝为主；马蹄金、淡竹叶、毛冬青、田基黄、六月霜为配药，以清热解毒、利尿降压为辅；山枝根、甘草为引路药，引领以上各药循入脏腑直达病所。全方共奏清热平肝、祛湿利尿之功效。

【用法】水煎服。

【注意事项】忌食辛辣油腻之物。

【献方者】赵衷民。

【来源】未出版的资料。

【收集者与整理者】石泽金、李幸。

【采集地】来宾市金秀瑶族自治县三江乡大磨屯。

2

【民间秘方】鹰爪风 20 克，夏枯草 15 克，水石榴 15 克，金银花 5 克，鸡骨草 20 克，金钱风 15 克，过塘藕 10 克，山枝根 20 克，甘草 3 克。

【功效】平肝息风，利尿降压。

【方解】鹰爪风，苦、涩，平；属风药；清热平肝，息风定惊。夏枯草，辛、苦，寒；

清肝明目，消肿散结。水石榴，涩，凉；属打药；清热利水，平肝。金银花，甘，寒；清热解毒，疏散风热。鸡骨草，甘、微苦，凉；清热利湿，散瘀止痛。金钱风，淡、涩，平；属风打相兼药；清热解毒，祛风除湿，活血散瘀，止痛，利水。过塘藕，甘、辛，寒；属风药；清热解毒，利尿通淋。山枝根，甘、苦，平、凉；补肺肾，祛风湿，活血通络。甘草，甘，平；益气补中，清热解毒，祛痰止咳，缓急止痛，调和诸药。方中，鹰爪风、夏枯草、水石榴为主药，以平肝息风为主；金银花、鸡骨草、金钱风、过塘藕为配药，以清热解毒、祛湿利尿为辅；山枝根、甘草为引路药，引领以上各药循入脏腑直达病所。全方共奏平肝息风、利尿降压之功效。

【用法】水煎服。

【注意事项】忌情绪激动，忌食辛辣油腻之物。

【献方者】赵衷民。

【来源】未出版的资料。

【收集者与整理者】石泽金、李幸。

【采集地】来宾市金秀瑶族自治县三江乡大磨屯。

3

【民间秘方】鹰爪风 30 克，田基黄 20 克，鸡骨草 20 克，狗肝菜 20 克，白花蛇舌草 20 克。

【功效】清热利湿，平肝降压。

【方解】鹰爪风，苦、涩，平；属风药；清热平肝，息风定惊。田基黄，甘、微苦，凉；属风打相兼药；清热解毒，通淋利湿。鸡骨草，甘、微苦，凉；清热利湿，散瘀止痛。狗肝菜，甘、苦，寒；清热解毒，凉血利尿。白花蛇舌草，苦、甘，寒；清热解毒消痈，利湿通淋。方中，鹰爪风为主药，以清热平肝降压为主；田基黄、鸡骨草、狗肝菜、白花蛇舌草为配药，以清热利湿为辅。全方共奏清热利湿、平肝降压之功效。

【用法】水煎服。

【注意事项】忌食辛辣油腻之物。

【献方者】赵衷民。

【来源】未出版的资料。

【收集者与整理者】石泽金、李幸。

【采集地】来宾市金秀瑶族自治县三江乡大磨屯。

4

【民间秘方】南非叶 6 克，五气朝阳草 8 克，玉米须 40 克，车前草 15 克，牛蒡子 15 克。

【功效】清热解毒，利尿降压。

【方解】本方为瑶医经验方。南非叶，苦，寒；清热解毒，降血压。五气朝阳草，苦、辛，微寒；清热解毒，活血止痛。玉米须，甘，寒；利水消肿，利湿退黄。车前草，甘，寒；清热利尿通淋，祛痰，凉血，解毒。牛蒡子，辛、苦，寒；发散风热，解毒消肿。方中，南非叶、五气朝阳草为主药，以清热解毒、降压为主；玉米须、车前草为配药，以清热利湿为辅；牛蒡子为引路药，引领以上各药循入脏腑直达病所。全方共奏清热解毒、利尿降压之功效。

【用法】水煎，代茶饮，饮 1 个月后停 7 日，血压正常后再饮 2 个月巩固疗效。

【禁忌】孕妇禁用。

【注意事项】忌食辛辣油腻之物。

【献方者】谭雪征。

【来源】未出版的资料。

【收集者与整理者】李幸、李颖。

【采集地】广西都安振泉制药有限公司。

【民间秘方】菊花 15 克，夏枯草 25 克，玉米须 50 克。

【功效】清热平肝，利尿解毒。

【方解】本方为瑶医经验方。菊花为主药，苦，寒；清热解毒，平肝明目，疏风清热。夏枯草为配药，辛、苦，寒；清肝明目，消肿散结。玉米须为引路药，甘，寒；利水消肿，利湿退黄。三药合用，共奏清热平肝、利尿解毒之功效。

【用法】沸水冲泡，代茶饮。

【禁忌】孕妇禁用。

【注意事项】忌食辛辣油腻之物。

【献方者】袁家勋。

【来源】未出版的资料。

【收集者与整理者】李幸、邵金宝。

【采集地】桂林市灌阳县西山乡。

【临床验方】蚕豆花、夏枯草、昆布、杜仲各 15 克。

【功效】清肝降压，利水消肿。

【方解】蚕豆花，甘，平；凉血止血，降血压。夏枯草，辛、苦，寒；清肝明目，消肿散结。昆布，辛，温；消痰散结，利水消肿。杜仲，甘，温；补肝肾，强筋骨。方中，蚕豆花、夏枯草为主药，以清肝降压为主；昆布为配药，以利水消肿为辅；杜仲为引路药，补益肝肾，引领以上各药循入脏腑直达病所。全方共奏清肝降压、利水消肿之功效。

【用法】水煎 2 次，合并药液服；或用开水冲泡代茶饮。每日 1 剂，10 日为 1 个疗程，有效率为 95%。

【禁忌】脾胃虚寒、寒湿凝滞、消化不良者忌用，甲状腺功能亢进者慎用，低血压者慎用。

【注意事项】忌食辛辣油腻之物。

【来源】瑶医药秘方、验方数据库。

【收集者与整理者】李彤、闫国跃、覃枫、李幸。

【采集地】广西中医药大学瑶医药学院。

【临床验方】臭梧桐（海州常山）适量。

【功效】祛风降压。

【方解】本方为瑶医经验方。臭梧桐（海州常山），辛、苦、平；祛风除湿，通络止痛，降血压。有和缓而持久的降压效果。

【用法】鲜品 30 克，榨汁饮，或水煎代茶饮；或干品磨细粉，每次服 2～4 克，每日 3 次。

【禁忌】孕妇禁用。

【注意事项】臭梧桐经高热煎煮后，降血压作用减弱。

【来源】瑶医药秘方、验方数据库。

【收集者与整理者】李彤、闫国跃、覃枫。

【采集地】广西中医药大学瑶医药学院。

【临床验方】双钩钻 20 克，野菊花 10 克，白九牛 30 克，毛冬青 30 克。

【功效】清热平肝降压。

【方解】双钩钻，苦，微寒；属风打相兼药；祛风，镇静，降压，消炎。白九牛，微苦、涩，平；属风打相兼；祛风止痛，舒筋活络，消肿散毒，清热利尿。毛冬青，苦、甘，凉；清热解毒，生津止渴。方中，双钩钻、野菊花为主药，以清热、祛风、降压为主；白九牛、毛冬青为配药，以舒筋活络、清热利尿为辅。全方盈亏平衡，共奏清热平肝降压之功效。

【用法】水煎服。

中国瑶医秘验方

【禁忌】孕妇禁用。

【注意事项】忌食辛辣油腻之物。

【来源】瑶医药秘方、验方数据库。

【收集者与整理者】李彤、闫国跃、李幸。

【采集地】广西中医药大学瑶医药学院。

【临床验方】望江南 15 克，臭茉莉根 30 克，鹰不扑根 30 克，淡竹叶 15 克。

【功效】清热平肝，利尿解毒。

【方解】本方为瑶医经验方。望江南，苦，寒；清肝，利尿，通便，解毒消肿。臭茉莉根，苦，平；祛风除湿，活血消肿。鹰不扑根，辛，温；散瘀消肿，祛风利湿。淡竹叶，甘、淡，寒；清热泻火，除烦，利尿。方中，望江南为主药，以清肝利尿为主；臭茉莉根、鹰不扑根为配药，以清热祛湿为辅；淡竹叶为引路药，使全方共奏清热平肝、利尿解毒之功效。

【用法】水煎，煎取药液 450 毫升，分 3 次温服。

【注意事项】忌食辛辣油腻之物。

【来源】瑶医药秘方、验方数据库。

【收集者与整理者】李彤、闫国跃、李幸。

【采集地】广西中医药大学瑶医药学院。

⑩

【临床验方】多穗柯 30 克，水石榴 10 克，野菊花 15 克，车前子 30 克。

【功效】清热平肝降压。

【方解】本方为瑶医经验方。多穗柯，甜，微凉；属风打相兼药；清热解毒，化痰，祛风。水石榴，涩，凉；属打药；清热利水，平肝。野菊花，甘、苦，微寒；清热解毒，泻火平肝。车前子，甘，微寒；利尿通淋，清肝明目。方中，多穗柯、水石榴、野菊花为主药，以平抑肝阳为主；车前子为配药，以清热利尿为辅；主药、配药结合使全方盈亏平衡，共奏清热平肝降压之功效。

【用法】水煎服。

【注意事项】忌食辛辣油腻之物。

【来源】瑶医药秘方、验方数据库。

【收集者与整理者】李彤、闫国跃、李幸。

【采集地】广西中医药大学瑶医药学院。

11

【临床验方】双钩钻 20 克，野菊花 15 克，夏枯草 25 克，毛冬青 20 克，白纸扇 20 克，五层风 20 克，野山蕉 20 克。

【功效】清热平肝，利尿降压。

【方解】双钩钻，苦，微寒；属风打相兼药；祛风，镇静，降压，消炎。野菊花，甘、苦，微寒；清肝明目，平抑肝阳，清热解毒。夏枯草，辛、苦，寒；清肝泻火，明目，散结消肿。毛冬青，苦、甘，凉；清热解毒，生津止渴。白纸扇，甘，凉；属风打相兼药；清热解毒，生津，利湿消肿。五层风，甘，平；属风打相兼药；解表退热，生津止渴。野山蕉，甘，寒；疏肝理气，活血止痛，除烦利尿。方中，双钩钻、野菊花、夏枯草为主药，以清热解毒、平抑肝阳为主；毛冬青、白纸扇、五层风、野山蕉为配药，以清热、利尿、降压为辅。全方共奏清热平肝、利尿降压之功效。

【用法】水煎服。

【禁忌】孕妇禁用。

【注意事项】忌食辛辣油腻之物。

【来源】瑶医药秘方、验方数据库。

【收集者与整理者】李彤、闫国跃、李幸。

【采集地】广西中医药大学瑶医药学院。

12

【临床验方】干柿叶 30 ～ 60 克。

【功效】利尿降压。

【方解】本方为瑶医经验单方。干柿叶，涩，平；生津止渴，清热解毒，润肺强心，软化血管，利尿降压。

【用法】水煎 2 次，混合药液后分为 3 份，每次温服 1 份，每日 3 次。或将柿叶阴干后研粉，每次服 3 ～ 6 克，每日 3 次。

【禁忌】体质虚弱、外感发热者慎用。

【注意事项】忌食辛辣油腻之物。

【来源】瑶医药秘方、验方数据库。

【收集者与整理者】李彤、闫国跃、覃枫。

【采集地】广西中医药大学瑶医药学院。

【临床验方】蓖麻仁 50 克，冰片 10 克。

【功效】泻下通便，开窍醒神，降压。

【方解】本方为瑶医经验方。蓖麻仁为主药，甘、辛，平；有毒；消肿拔毒，泻下通滞。冰片为配药，辛、苦，微寒；开窍醒神，清热止痛。二者外用可引火下行、开窍醒神，有降压之功效。

【用法】共捣成膏，每晚临睡前贴双脚底涌泉穴，晨起除去，7 日为 1 个疗程。

【禁忌】孕妇及便滑者忌用。

【注意事项】忌食辛辣油腻之物。

【来源】瑶医药秘方、验方数据库。

【收集者与整理者】李彤、闫国跃、覃枫。

【采集地】广西中医药大学瑶医药学院。

【临床验方】槐花 10 克，月季花 15 朵。

【功效】清肝泻火，疏肝解郁，降压。

【方解】本方为瑶医经验方。槐花为主药，苦，微寒；清肝泻火，凉血止血。月季花为配药，甘，温；祛瘀，行气，止痛，活血，疏肝解郁。主药、配药结合使全方盈亏平衡，共奏清肝泻火、疏肝解郁、降压之功效。

【用法】开水冲泡，代茶常饮。

【禁忌】儿童不宜服，脾胃虚寒者、孕妇慎服。

【注意事项】不宜久服。

【来源】瑶医药秘方、验方数据库。

【收集者与整理者】李彤、闫国跃、覃枫。

【采集地】广西中医药大学瑶医药学院。

15

【临床验方】桑枝 30 克，双亮 30 克，芹菜 50 克。

【功效】清肝平肝。

【方解】本方为瑶医经验方。桑枝为主药，辛、苦，微温；祛风通络，行水消肿，清肝平肝。双亮为配药，甘、苦，寒；发散风热，润肺止咳，平肝明目。芹菜为引路药，甘、辛、微苦，凉；平肝清热，祛风利湿。全方共奏清肝平肝之功效，适用于各类高血压。

【用法】水煎 4000 毫升，先熏足后浴足，每日 1 次，发作时每日 2 次，1 剂可用 2 ～ 3 次，10 日为 1 个疗程。

【注意事项】水温不宜过高，避免烫伤皮肤。

【来源】瑶医药秘方、验方数据库。

【收集者与整理者】李彤、闫国跃、覃枫、李幸。

【采集地】广西中医药大学瑶医药学院。

【临床验方】鹰爪风 60 克。

【功效】清热平肝。

【方解】本方为瑶医经验单方。鹰爪风，苦、涩，平；属风药；清热平肝，息风定惊。

【用法】水煎 15 ～ 20 分钟，取煎药液 200 毫升，分早晚 2 次服, 4 ～ 6 日为 1 个疗程。

【注意事项】不宜久煎，久煎影响降压效果。

【来源】瑶医药秘方、验方数据库。

【收集者与整理者】李彤、闫国跃、覃枫、李幸。

【采集地】广西中医药大学瑶医药学院。

【临床验方】黄痧药（仙鹤草）25 ～ 50 克。

【功效】降压。

【方解】本方为瑶医经验单方。黄痧药（仙鹤草），苦、涩，平；收敛止血，补虚，对高血压引起的头痛有特效。

【用法】水煎服，每日 1 剂。

【注意事项】忌食辛辣油腻之物。

【献方者】周良孝。

【来源】未出版的资料。

【收集者与整理者】李珍清、李幸、王艺锦。

【采集地】贺州市中医医院名瑶医李珍清工作室。

18

【临床验方】鹰爪风 15 克，天麻 18 克，白芍 24 克。

【功效】平肝潜阳，祛风通络。

【方解】鹰爪风为主药，辛、苦，平；息风止痉，清热平肝。天麻为配药，甘、微苦，微温；息风止痉，平抑肝阳，祛风通络。白芍为引路药，苦、酸，微寒；平抑肝阳，柔肝止痛。全方盈亏平衡，共奏平肝潜阳、祛风通络之功效，对高血压引起的头痛有特效。

【用法】水煎服，每日1剂，分2～3次服，每次200毫升。

【禁忌】血虚生风、口干舌燥、便秘、头晕及阴液亏损者慎服。

【注意事项】忌情绪激动，忌食辛辣油腻之物。

【来源】瑶医药秘方、验方数据库。

【收集者与整理者】李彤、闫国跃、覃枫。

【采集地】广西中医药大学瑶医药学院。

【临床验方】生石膏、荞麦粉各30克。

【功效】清热泻火，降压止痛。

【方解】本方为瑶医药膳方。生石膏为主药，辛、甘，大寒；清热泻火，除烦止渴。荞麦粉为配药，甘，平；健脾益气，开胃宽肠，消食化滞。主药、配药结合使全方盈亏平衡，对高血压引起的头痛有良效。

【用法】共研细末，用少许醋调成糊状，敷患处，药糊干后再加醋调敷。一般2日为1个疗程。

【禁忌】过敏者慎用。

【注意事项】避寒暑，忌风寒。

【来源】瑶医药秘方、验方数据库。

【收集者与整理者】李彤、闫国跃、覃枫。

【采集地】广西中医药大学瑶医药学院。

【临床验方】红糖30克，苍耳子15克。

【功效】补中和血，祛风通窍。

【方解】本方为瑶医经验方。红糖为主药，甘，温；补中缓急，和血止痛，化瘀。苍耳子为配药，辛、苦，温；有小毒；祛风解表，宣通鼻窍，除湿止痛。主药、配药结合使全方盈亏平衡，风打相兼，共奏补中和血、祛风通窍之功效。

【用法】水煎服，每日1剂。

【注意事项】忌与猪肉、马肉、淘米水同服。

【来源】瑶医药秘方、验方数据库。

【收集者与整理者】李彤、闫国跃、覃枫。

21

【民间秘方】鹰爪风 50 克，夏枯草 30 克，田基黄 20 克，毛冬青 50 克，鸡骨草 20 克，白花蛇舌草 15 克，金钱风 15 克，马蹄金 10 克，山枝根 50 克，甘草 5 克。

【功效】清热解毒，平肝降压。

【方解】鹰爪风，苦、涩，平；属风药；清热平肝，息风定惊。夏枯草，辛、苦，寒；清肝明目，消肿散结。田基黄，甘、微苦，凉；属风打相兼药；清热解毒，通淋利湿。毛冬青，苦、甘，凉；清热解毒，生津止渴。鸡骨草，甘、苦，凉；清热利湿，散瘀止痛。白花蛇舌草，辛、苦，微寒；清热解毒消痈，利湿通淋。金钱风，淡、涩，平；属风打相兼药；清热解毒，祛风除湿，活血散瘀，止痛，利水。马蹄金，苦，寒；属打药；清热解毒，利湿通淋，散瘀消肿。山枝根，甘、苦，平、凉；补肺肾，祛风湿，活血通络。甘草，甘，平；益气补中，清热解毒，缓急止痛，调和诸药。方中，鹰爪风、夏枯草为主药，以清肝降压为主；田基黄、毛冬青、鸡骨草、白花蛇舌草、金钱风、马蹄金为配药，以清热解毒、生津利尿为辅；山枝根、甘草为引路药，以补虚之力调和诸药，使全方盈亏平衡，共奏清热解毒、平肝降压之功效。

【用法】水煎服。

【注意事项】忌食辛辣油腻之物。

【献方者】赵衷民。

【来源】未出版的资料。

【收集者与整理者】石泽金、李幸。

【采集地】来宾市金秀瑶族自治县三江乡大磨屯。

22

【临床验方】芹菜根 60 克，大枣 10 枚。

【功效】补中益气，利尿降压。

【方解】本方为瑶医食疗方。芹菜为主药，甘，平；利尿、镇静、降血压。大枣为配药，甘，温；补中益气，养血安神，缓和药力。主药、配药结合使全方盈亏平衡，共奏补中益气、利尿降压之功效。

【用法】水煎服。

【注意事项】忌食辛辣油腻之物。

【来源】瑶医药秘方、验方数据库。

【收集者与整理者】李彤、闫国跃、覃枫。

低血压病 / 蒋脉矮

【民间秘方】黄芪 20 克，金樱根 30 克，九层风 15 克，牛膝 10 克，杜仲 15 克，桑寄生 20 克，木姜树 20 克，拦路虎 20 克，五加皮 20 克，吊水莲 20 克。

【功效】补气养血，补益肝肾。

【方解】黄芪，甘，温；补气升阳，益卫固表。金樱根，酸、涩、甘，平；属风药；涩肠固精，益肾补血，强筋。九层风，微苦、甘、涩，平；属风药；活血补血，通络，祛风除湿。牛膝，苦、酸、甘，平；活血通经，补肝肾，强筋骨，引火（血）下行，利尿通淋。杜仲，甘，温；补肝肾，强筋骨。桑寄生，苦、甘，平；祛风湿，益肝肾，强筋骨。木姜树，辛，温；祛风散寒止痛。拦路虎，苦，平；解毒，清热利尿。五加皮，微苦、甘，温；祛风湿，强筋骨，利尿。吊水莲，甘、微苦，平；属风药；滋补肝肾，养血健脾利湿。方中，黄芪、金樱根、九层风为主药，以补气养血为主；牛膝、杜仲、桑寄生为配药，以补益肝肾为辅；木姜树、拦路虎、五加皮、吊水莲为引路药，祛风养血，引领以上各药循入脏腑直达病所。全方共奏补气养血、补益肝肾之功效。

【用法】水煎服。

【注意事项】忌食辛辣油腻之物。

【献方者】赵衷民。

【来源】未出版的资料。

【收集者与整理者】石泽金、李幸。

【采集地】来宾市金秀瑶族自治县三江乡大磨屯。

动脉粥样硬化 / 拔召蒋扬买云

【民间秘方】水蛭 3 克，土鳖虫 3 克，郁金 9 克，茵陈 30 克，九香虫 3 克。

【功效】活血行气，通络止痛。

【方解】水蛭，咸、苦，平；有小毒；破血逐瘀消癥。土鳖虫，辛，寒；有大毒；破血逐瘀，续筋接骨。郁金，辛、苦，寒；活血止痛，行气解郁，凉血清心，利胆退黄。茵陈，苦、辛，寒；清利湿热，利胆退黄。九香虫，甘、苦，微寒；理气止痛，温肾助阳。方中，水蛭、土鳖虫为主药，以破血行气、活血化瘀为主；郁金、茵陈为配药，以活血行气、清利湿热为辅。九香虫为引路药，引领以上各药循入脏腑直达病所。全方共奏活血行气、通络止痛之功效。

【用法】水煎服。

【禁忌】孕妇禁用。

【注意事项】忌食辛辣油腻之物。

【献方者】袁家勋。

【来源】未出版的资料。

【收集者与整理者】李幸、邵金宝。

【采集地】桂林市灌阳县西山乡。

②

【临床验方】山楂 30 克，益母草 10 克，绿茶 5 克。

【功效】行气活血散瘀。

【方解】本方为瑶医食疗方。山楂为主药，甘，平；消食化积，行气散瘀。益母草为配药，苦、辛，微寒；活血祛瘀，利水消肿，清热解毒。绿茶为引路药，苦、甘，凉；生津止渴，清心除烦，清利头目，清热解毒，利尿。全方共奏行气活血散瘀之功效。

【用法】开水冲泡，代茶饮，上午、下午各 1 杯。

【禁忌】失眠、甲状腺功能亢进者不建议饮用绿茶。

【注意事项】忌食辛辣油腻之物。

【来源】瑶医药秘方、验方数据库。

【收集者与整理者】李彤、闫国跃、覃枫。

【采集地】广西中医药大学瑶医药学院。

风湿性心脏病 / 崩毕扭其他

【民间秘方】堂愁 10 克，枳壳 10 克，瓜蒌皮 30 克，丹参 20 克，党参 10 克，车前子 10 克，五加皮 10 克。

【功效】行气化瘀。

【方解】堂愁，苦、辛，微寒；疏散退热，疏肝解郁，升举阳气，清胆截疟。枳壳，苦、辛、酸，微寒；理气宽中，行滞消胀。瓜蒌皮，辛，凉；清热化痰，利气宽胸，散结消痈，润燥滑肠。丹参，苦，微寒；活血凉血，清心安神。党参，甘，平；健脾益肺，养血生津。车前子，甘，寒；清热利尿通淋，渗湿止泻。祛痰。五加皮，微苦、甘，温；祛风湿，强筋骨，利尿。方中，堂愁、枳壳、瓜蒌皮、丹参为主药，以行气宽胸、活血化瘀为主；党参为配药，以补中益气养血为辅；车前子、五加皮为引路药，清热祛湿，引领以上各药循入脏腑直达病所。全方共奏行气化瘀之功效。

【用法】水煎服。

【禁忌】孕妇禁用。

【注意事项】忌食辛辣油腻之物。

【献方者】袁家勋。

【来源】未出版的资料。

【收集者与整理者】李幸、邵金宝。

【采集地】桂林市灌阳县西山乡。

心悸 / 缄调

【临床验方】心脏木 10 克。

【功效】稳心定悸。

【方解】心脏木，苦，平；稳心定悸。

【用法】煎水煮蛋食用。

【注意事项】忌食辛辣油腻之物。

【献方者】李海艳。

【来源】未出版的资料。

【收集者与整理者】李珍清、李幸、王艺锦。

【采集地】贺州市中医医院名瑶医李珍清工作室。

【临床验方】莲子心 2 克，绿豆皮 3 克，猪心 1 个。

【功效】宁心安神。

【方解】本方为瑶医食疗方。莲子心，苦，寒；清热，固精，安神，强心，降压。绿豆皮，苦，寒；清热解毒，消暑，利尿。猪心，甘、咸，平；养心安神，镇惊。方中，莲子心、绿豆皮为主药，以清心安神、交通心肾为主；猪心为配药，以养心安神为辅；主药、配药结合使全方盈亏平衡，共奏宁心安神之功效，可治疗早搏、心律不齐。

【用法】猪心切开，放入莲子心、绿豆皮，煮熟后切片，蘸调料食用。分早晚食完，隔日 1 个，连食 5 个猪心。

【禁忌】不宜久服。

【注意事项】忌食生冷油腻之物，忌激烈运动。

【来源】瑶医药秘方、验方数据库。

【收集者与整理者】李彤、闫国跃、覃枫。

【采集地】广西中医药大学瑶医药学院。

【临床验方】莲子心、莲藕各等量。

【功效】清心安神。

【方解】本方为瑶医食疗方。莲子心为主药，苦，寒；清心安神。莲藕为配药，甘，寒；清热凉血，健脾开胃。主药、配药结合使全方盈亏平衡，共奏清心安神之功效。

【用法】磨粉后水煎，代茶饮。

【注意事项】忌食生冷油腻之物，忌激烈运动。

【来源】瑶医药秘方、验方数据库。

【收集者与整理者】李彤、闫国跃、覃枫。

【采集地】广西中医药大学瑶医药学院。

4

【民间秘方】安心草根 15 克。

【功效】补心血，益心气，安心神。

【方解】本方为瑶医经验单方。安心草根甘、辛，温；补心血、益心气、安心神。

【用法】与猪心 1 个同蒸，连猪心一同服用，每日 1 次，7 日为 1 个疗程。

【禁忌】孕妇禁用。

【注意事项】忌食辛辣油腻之物。

【献方者】覃世荣。

【来源】巴马少数民族验方、秘方、诊疗方法调查表。

【收集者与整理者】王艺锦、唐一洲。

【采集地】河池市巴马瑶族自治县皮肤疾病防预治疗卫生站。

胸痹心痛 / 拔召闷

【临床验方】丹参 20 克，当归 10 克，川芎 7 克，穿心草 20 克，千年竹 15 克，五爪风 13 克。

【功效】理气宽胸，活血化瘀。

【方解】丹参，苦，微寒；活血凉血，清心安神。当归，甘、辛，温；补血，活血，止痛。川芎，辛，温；活血行气。穿心草，微甘、微苦，平；清热解毒，止痛。千年竹，甘，微寒；祛风除湿，通痹止痛。五爪风，甘，微温；属风药；健脾益气，化湿舒筋，行气止痛。方中，丹参、当归、川芎为主药，以理气宽胸、活血化瘀为主；穿心草、千年竹为配药，以活血止痛为辅；五爪风为引路药，行气止痛。全方共奏理气宽胸、活血化瘀之功效。

【用法】水煎，分 3 次服。

【禁忌】孕妇禁用。

【注意事项】忌食辛辣油腻之物。

【献方者】赵进周。

【来源】未出版的资料。

【收集者与整理者】李幸、李颖。

【采集地】来宾市金秀瑶族自治县瑶医医院。

【临床验方】鲜芭蕉蕾 1 个，柚子树刺 7 颗，猪心 1 个，芭蕉心 1 个。

【功效】散瘀止痛，养心安神。

【方解】本方为瑶医药膳方。鲜芭蕉蕾，甘、微辛，凉；化痰，散瘀，止痛。柚子树刺，宽中，解毒，消肿。猪心，甘、咸，平；补虚，安神定惊，养心补血。芭蕉心，甘，寒；清热，生津止渴。方中，鲜芭蕉蕾、柚子树刺为主药，以散瘀止痛为主；猪心为配药，以养心安神为辅；芭蕉心为引路药，清热生津。全方共奏散瘀止痛、养心安神之功效。

【用法】柚子树刺插在芭蕉蕾上，放入水中；猪心洗净切片，与芭蕉心架在水上蒸熟。喝汤吃猪心，早晚各 1 次。

【禁忌】孕妇禁用。

【注意事项】忌食辛辣油腻之物。

【献方者】赵进周。

【来源】未出版的资料。

【收集者与整理者】李幸、李颖。

【采集地】来宾市金秀瑶族自治县瑶医医院。

3

【临床验方】八角茴香 6 克，小茴香 6 克（烧灰），乌头 6 克。

【功效】散寒止痛。

【方解】本方为瑶医经验方。八角茴香，辛，温；理气散寒止痛。小茴香，辛，温；散寒止痛，理气和中。乌头，辛、苦，热；有大毒；搜风胜湿，散寒止痛，温心阳，除寒邪。方中，八角茴香、小茴香为主药，以散寒止痛为主；乌头为配药，以温阳止痛为辅。全方盈亏平衡，共奏散寒止痛之功效。

【用法】水煎一茶杯服，立即止痛。

【禁忌】虚人、孕妇、阴虚火旺及热证疼痛者禁用乌头。

【注意事项】适量服用，生乌头慎用，在医生指导下服用。

【来源】瑶医药秘方、验方数据库。

【收集者与整理者】李彤、闫国跃、覃枫。

【采集地】广西中医药大学瑶医药学院。

4

【临床验方】山楂（去核）、蜂蜜各适量。

【功效】行气止痛。

【方解】本方为瑶医食疗方。山楂为主药，甘，平；消食化积，行气散瘀。蜂蜜为配药，甘，平；补中缓急，润燥，解毒。主药、配药结合使全方盈亏平衡，共奏行气止痛之功效。

【用法】山楂先放水中煮熟，然后加蜂蜜适量继续煎煮，煮至山楂烂后服食，每次 1～2 匙，每日 3～4 次。

【禁忌】脾胃虚弱者不宜多食。

【注意事项】忌食辛辣油腻之物。

【来源】瑶医药秘方、验方数据库。

【收集者与整理者】李彤、闫国跃、覃枫。

【采集地】广西中医药大学瑶医药学院。

【临床验方】仙人掌 60 克，桃仁 30 克，白木耳 15 克。

【功效】补肾益肺，行气活血。

【方解】本方为瑶医经验方。仙人掌为主药，苦、涩，寒；消炎止痛，行气活血，清热解毒。桃仁为配药，苦、甘，平；补肾益肺，纳气定喘。白木耳为引路药，甘、淡，平；滋补生津，润肺养胃。全方盈亏平衡，共奏补肾益肺、行气活血之功效。

【用法】水煎服，每日 2 次。

【注意事项】忌食辛辣油腻之物。

【来源】瑶医药秘方、验方数据库。

【收集者与整理者】李彤、闫国跃、覃枫、李幸。

【采集地】广西中医药大学瑶医药学院。

【临床验方】何首乌 100 克，玉米面 50 克（炒黄），山楂 60 克（去核焙干）。

【功效】行气止痛，健脾开胃。

【方解】本方为瑶医经验方。重用何首乌为主药，苦、甘、涩，微温；解毒，润肠通便。山楂为配药，酸、甘，微温；行气散瘀，消食化积。玉米面为引路药，甘，平；益肺宁心，健脾开胃。全方盈亏平衡，共奏理气止痛、健脾开胃之功效。

【用法】共研细末，每次服 2～3 克，每日 3 次。

【禁忌】大便溏烂及湿痰较重者忌服。

【注意事项】忌食辛辣油腻之物。

【来源】瑶医药秘方、验方数据库。

【收集者与整理者】李彤、闫国跃、覃枫、李幸。

【采集地】广西中医药大学瑶医药学院。

7

【临床验方】鲜鲫鱼 1 条（约 150 克，去内脏），三七 150 克，陈皮 5 克，大枣 15 枚（去核）。

【功效】益气健脾，理气化瘀。

【方解】本方为瑶医食疗方。鲜鲫鱼为主药，甘，平；利水消肿，益气健脾，解毒。三七为配药，甘、微苦，温；化瘀止血，消肿定痛。陈皮为引路药，辛，温；理气健脾，燥湿化痰。大枣同为引路药，甘、咸，温；补中益气，养血安神，调和诸药。全方共奏益气健脾、理气化瘀之功效。

【用法】加水 2 碗，煲 2 小时，加食盐少许佐餐食用。

【禁忌】经期慎服，妊娠忌服。

【注意事项】忌食辛辣油腻之物。

【来源】瑶医药秘方、验方数据库。

【收集者与整理者】李彤、闫国跃、覃枫。

【采集地】广西中医药大学瑶医药学院。

8

【临床验方】蒲黄 6 克，五灵脂 6 克（布包），丹参 5 克，五层风 10 克。

【功效】活血止痛，宁心安神。

【方解】本方为瑶医经验方。蒲黄，苦、涩、平；化瘀，止血，利尿。五灵脂，苦、咸、甘，温；化瘀止血，活血止痛。丹参，苦，微寒；活血，凉血消痈，清心安神。五层风，甘，平；属风打相兼药；解表退热，生津止渴。方中，蒲黄、五灵脂、丹参为主药，以活血止痛为主；五层风为配药，以生津止渴为辅。全方共奏活血止痛、宁心安神之功效。

【用法】水煎服，每日 1 剂，服时加研末降香 3 克。

【禁忌】孕妇及阴虚内热者禁用。

【注意事项】五灵脂畏人参，二者不宜同用。

【来源】瑶医药秘方、验方数据库。

【收集者与整理者】李彤、闫国跃、覃枫。

【采集地】广西中医药大学瑶医药学院。

第三章 消化系统疾病

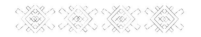

食道炎/港壶哥

【民间秘方】仙鹤草 15 克，小钻 15 克，杉寄生 15 克，过塘藕 15 克，地桃花 15 克，救必应 15 克，朝天罐 15 克，草鞋根 15 克，黑老虎 15 克，饿蚂蝗 15 克，香白芷 20 克。

【功效】健脾益胃，活血化瘀。

【方解】仙鹤草，苦、涩、平；收敛止血，补虚，止痢。小钻，甘、苦、辛，温；属风打相兼药；健脾补肾，理气活血，祛风通络，消肿止痛。杉寄生，甘、苦、平；祛风湿，补肝肾，活血止痛，止痢。过塘藕，甘、辛，寒；属风药；清热解毒，利尿通淋，祛腐生肌，涩肠固脱。地桃花，甘、辛，凉；属风药；祛风利湿，活血消肿，清热解毒。救必应，苦、凉；属风打相兼药；清热解毒，消肿止痛，止血生肌。朝天罐，酸、涩、微温；属风药；健脾利湿，活血解毒，收敛止血。草鞋根，苦、寒；属打药；祛湿，清热解毒，凉血。黑老虎，苦、辛、涩，温；属打药；行气活血，祛风活络，散瘀止痛。饿蚂蝗，苦、凉；属风药；清热解毒，健脾开胃，消积，利湿。香白芷，辛，温；祛风散寒，燥湿。方中，仙鹤草、小钻、杉寄生、过塘藕为主药，以健脾益胃为主；地桃花、救必应、朝天罐为配药，以活血化瘀为辅；草鞋根、黑老虎、饿蚂蝗、香白芷为引路药，前二味为药合，平衡健脾益胃、活血化瘀之药力，后二味引领以上各药循入脏腑直达病所。全方共奏健脾益胃、活血化瘀之功效。

【用法】水煎服。

【注意事项】忌食辛辣油腻之物。

【献方者】赵衷民。

【来源】未出版的资料。

【收集者与整理者】石泽金。

【采集地】来宾市金秀瑶族自治县三江乡大磨屯。

【民间秘方】黑老虎 15 克，杉寄生 15 克，朝天罐 15 克，救必应 15 克，六月霜 15 克，仙鹤草 15 克，灯心草 15 克，拦路虎 20 克，饿蚂蟥 15 克。

【功效】行气活血止痛。

【方解】黑老虎，苦、辛、涩，温；属打药；行气活血，祛风活络，散瘀止痛。杉寄生，甘、苦，平；理气止痛，活血化瘀。朝天罐，酸、涩，微温；属风药；健脾利湿，活血解毒，收敛止血。救必应，苦，凉；属风打相兼药；清热解毒，消肿止痛，止血生肌。六月霜，微苦、涩，平；清热解毒，凉血止血。仙鹤草，苦、涩，平；收敛止血，补虚，止痢。灯心草，甘、淡，微寒；清心火，利尿。拦路虎，苦，平；解毒，清热利尿。饿蚂蟥，苦，凉；属风药；清热解毒，健脾开胃，消积，利湿。方中，黑老虎、杉寄生为主药，以行气活血止痛为主；朝天罐、救必应、六月霜、仙鹤草为配药，以清热凉血为辅；灯心草、拦路虎、饿蚂蟥为引路药，清热解毒、健脾开胃，引领以上各药循入脏腑直达病所。全方共奏行气活血止痛之功效。

【用法】水煎服。

【注意事项】忌食辛辣油腻之物。

【献方者】赵衷民。

【来源】未出版的资料。

【收集者与整理者】石泽金。

【采集地】来宾市金秀瑶族自治县三江乡大磨屯。

腹痛 / 补歌虎

【临床验方】乌梅 2 个，胡椒 13 粒，饿蚂蟥 5 克，大枣 3 枚。

【功效】温中止痛。

【方解】本方为瑶医经验方。乌梅，酸、涩，平；涩肠止泻，生津止渴，安蛔止痛。胡椒，辛，热；温中，下气，消痰，解毒。饿蚂蟥，苦，凉；清热解毒，健脾开胃，消积，利湿。大枣，甘，温；补中益气，养血安神，缓和药性。方中，乌梅为主药，以止痛为主；胡椒为配药，以温中为辅；饿蚂蟥、大枣为引路药，平衡风打之力。全方共奏温中止痛之功效。

【用法】共研末制成药丸，用白酒吞服，每日 1 次，每次 1 丸；年久胃病每次 2 丸。

【禁忌】儿童慎服。

【注意事项】忌食生冷、辛辣油腻之物。

【来源】瑶医药秘方、验方数据库。

【收集者与整理者】李彤、闫国跃、覃枫。

【采集地】广西中医药大学瑶医药学院。

【临床验方】丁香40粒（研末），大枣7枚（去核）。

【功效】补中益气，散寒止痛。

【方解】本方为瑶医经验方。丁香为主药，辛，温；散寒止痛，理气和中。大枣为配药，甘、咸，温；补中益气，养血安神，缓和药性。二者风打相兼，共奏补中益气、散寒止痛之功效，善治胃脘痛及腹痛。

【用法】丁香末装入枣内，焙炒焦后研末，分7份，每次服1份，每日2次，温开水冲服。7日为1个疗程，轻者服1个疗程，重者服2个疗程。

【禁忌】热病及阴虚火旺者禁用。

【注意事项】忌食生冷、辛辣油腻之物。

【来源】瑶医药秘方、验方数据库。

【收集者与整理者】李彤、闫国跃、覃枫。

【采集地】广西中医药大学瑶医药学院。

【临床验方】鲜香茅根50克，益母草20克。

【功效】温中止痛。

【方解】鲜香茅根为主药，辛，温；祛风通络，温中止痛，止泻。益母草为配药，苦、辛，微寒；活血祛瘀，清热解毒。主药、配药结合使全方盈亏平衡，共奏温中止痛之功效。

【用法】水煎服。

【禁忌】对香茅过敏者忌服。

【注意事项】忌食生冷、辛辣油腻之物。

【来源】瑶医药秘方、验方数据库。

【收集者与整理者】李彤、闫国跃、覃枫。

【采集地】广西中医药大学瑶医药学院。

4

【临床验方】车前子30克，鲜香茅根30克，熟地黄20克。

【功效】渗湿止泻，温中补虚。

【方解】车前子为主药，甘，寒；清热利尿通淋，渗湿止泻。鲜香茅根为配药，辛，温；祛风通络，温中止痛，止泻。熟地黄为引路药，甘，微温；补血滋阴，益精填髓。全方盈亏平衡，共奏渗湿止泻、温中补虚之功效。

【用法】水煎服。

【禁忌】对香茅过敏者、脾胃虚弱者忌服。

【注意事项】忌食生冷、辛辣油腻之物。

【来源】瑶医药秘方、验方数据库。

【收集者与整理者】李彤、闫国跃、覃枫。

【采集地】广西中医药大学瑶医药学院。

【临床验方】刺儿菜 10～20 克。

【功效】祛瘀止痛。

【方解】刺儿菜，甘，凉；凉血止血，祛瘀消肿，善治胃热血瘀型胃痛。

【用法】洗净去根，水煎服，每日 1 剂，长期服用。

【禁忌】气血虚者禁用。

【注意事项】忌食生冷、辛辣油腻之物。

【来源】瑶医药秘方、验方数据库。

【收集者与整理者】李彤、闫国跃、覃枫。

【采集地】广西中医药大学瑶医药学院。

⑥

【临床验方】肉桂叶 15 克，川椒 10 克。

【功效】温中散寒止痛。

【方解】本方为瑶医经验方。肉桂叶为主药，辛、甘，热；属风药；温中补阳，散寒止痛，化湿健脾。川椒为配药，辛，温；温中散寒，止痛，燥湿。主药、配药结合使全方盈亏平衡，共奏温中散寒止痛之功效，善治寒邪中阻型腹痛。

【用法】水煎顿服。

【禁忌】胃热及大肠积热者禁用，黄疸腹水、孕妇忌服。

【注意事项】一次不宜服用过多。

【来源】瑶医药秘方、验方数据库。

【收集者与整理者】李彤、闫国跃、覃枫。

【采集地】广西中医药大学瑶医药学院。

7

【临床验方】鲜桃树根（五爪龙）3 个或 5 个。

【功效】祛瘀止痛。

【方解】本方为瑶医经验单方。鲜桃树根，甘、微苦，平；祛风除湿，祛瘀消肿，善治瘀血内阻型腹痛。

【用法】洗净，水煎，空腹温服，早晚各服 1 次。轻者 1 剂即愈，重者 2～3 剂痊愈。

【禁忌】脾胃虚寒者禁用。

【注意事项】忌食生冷、辛辣油腻之物。

【来源】瑶医药秘方、验方数据库。

【收集者与整理者】李彤、闫国跃、覃枫。

【采集地】广西中医药大学瑶医药学院。

8

【临床验方】木香 10 克，小茴香 10 克，八角茴香 10 克，川楝子 10 克。

【功效】暖肝理气。

【方解】本方为瑶医酿酒方。木香，辛、微苦，温；行气，调中，止痛。小茴香，辛，温；散寒止痛，理气和中。八角茴香，辛，温；理气散寒止痛。川楝子，辛，微温；行气止痛，疏肝泻热。方中，木香为主药，以辛温行气止痛为主；小茴香、八角茴香为配药，以散寒理气为辅；川楝子为引路药，引领药力入病所以祛邪外出。全方共奏暖肝理气之功效。

【用法】米酒浸泡 15 日，每日饮药酒适量。

【禁忌】酒精过敏者禁用。

【注意事项】忌食辛辣油腻之物。

【来源】瑶医药秘方、验方数据库。

【收集者与整理者】李彤、闫国跃、覃枫。

【采集地】广西中医药大学瑶医药学院。

9

【临床验方】黄芪 30 克，红参 15 克，未下蛋母鸡 1 只。

【功效】温中止痛。

【方解】本方为瑶医食疗经验方。黄芪，甘，温；补气升阳，益卫固表，利水消肿，托疮生肌。红参，甘、微苦，温；大补元气，益气摄血。母鸡，甘，平；健脾和胃。方中，黄芪为主药，以补气升阳为主；红参、母鸡为配药，红参辅以温中，母鸡为血肉有情之品，可缓和药力。全方共奏温中止痛之功效。

【用法】将上述两药与母鸡同煨至熟烂，加少量盐调味，每周服 1 次，连服 4～5 次为 1 个疗程。

【注意事项】忌食辛辣油腻之物。

【来源】瑶医药秘方、验方数据库。

【收集者与整理者】李彤、闫国跃、覃枫。

【采集地】广西中医药大学瑶医药学院。

【临床验方】荔枝 5 克（去皮），米酒 50 毫升。

【功效】理气止痛。

【方解】本方为瑶医经验方。荔枝为主药，甘、酸，温；生津，益血，理气，止痛。米酒为配药，甘、苦、辛，大热；祛风除湿，健脾养胃，补血活血。主药、配药结合使全方盈亏平衡，共奏理气止痛之功效。

【用法】加水 1 碗，煮开 10 分钟即食。

【注意事项】不宜空腹食用，忌食生冷、辛辣油腻之物。

【来源】瑶医药秘方、验方数据库。

【收集者与整理者】李彤、闫国跃、覃枫。

【采集地】广西中医药大学瑶医药学院。

腹泻 / 碰改瓢

1

【民间秘方】铁扫帚、黄柏各 20 克。

【功效】清热利湿，泻火解毒。

【方解】本方为瑶医经验方。铁扫帚为主药，甘、微苦，平；属风打相兼药；清热解毒，利湿，消食化积，散瘀消肿，止痛。黄柏为配药，苦，寒；清热燥湿，主药、配药结合使全方盈亏平衡，共奏清热利湿、泻火解毒之功效。

【用法】水煎，每日 1 剂，分 2 次服，每次 150 毫升。

【注意事项】忌食辛辣油腻之物。

【献方者】唐奇福。

【来源】广西壮族自治区少数民族验方、秘方、诊疗方法调查表。

【收集者与整理者】邵金宝、唐一洲、李幸。

【采集地】河池市都安瑶族自治县地苏乡上江街。

【民间秘方】仙鹤草、火炭母、山楂、防风、六月雪、龙虾草各适量。

【功效】补虚，消食，止泻，祛湿。

【方解】本方为瑶医经验方。仙鹤草，苦、涩、平；收敛止血，补虚，止痢。火炭母，酸、涩、凉；属风打相兼药；清热解毒，消食除滞。山楂，甘、平；消食化积，行气散瘀。防风，辛、甘、微温；祛风解表，胜湿止痛，止痉。六月雪，淡、微辛，凉。健脾利湿，疏肝活血。龙虾草，苦，寒；消肿止痛，清热解毒，利水通淋。方中，仙鹤草为主药，以补虚、止泻为主；火炭母、山楂为配药，以消食除滞为辅；防风、六月雪、龙虾草为引路药，利湿。全方共奏补虚、消食、止泻、祛湿之功效。

【用法】水煎，每日1剂，分3～4次服。

【禁忌】孕妇禁用。

【注意事项】忌食辛辣油腻之物。

【献方者】黄允坤。

【来源】未出版的资料。

【收集者与整理者】李海强、李幸、李颖。

【采集地】贺州市八步区步头镇黄石村。

【民间秘方】地桃花、野牡丹各30克。

【功效】清热解毒，祛湿止泻。

【方解】地桃花为主药，甘、辛、凉；清热解毒，祛湿止泻。野牡丹为配药，甘、酸、涩，微温；属风打相兼药；活血化瘀，祛瘀生新。主药、配药结合使全方盈亏平衡，共奏清热解毒、祛湿止泻之功效。

【用法】水煎服。

【注意事项】忌食辛辣油腻之物。

【来源】《灌阳县验方秘方案编》。

【收集者与整理者】罗远带、李幸。

【采集地】桂林市灌阳县。

【民间秘方】火炭母、山楂、辣蓼、算盘子、凤尾草、仙鹤草各适量。

【功效】消食化积，解毒止痢。

【方解】火炭母，酸、涩、凉；属风打相兼药；清热解毒，消食除滞。山楂，酸、甘，微温；消食化积，活血散瘀。辣蓼，辛，温；祛风利湿，散瘀止痛，解毒消肿。算盘子，微苦、涩、凉；属风打相兼药；清热解毒，消滞止痛，祛风除湿，活血散瘀。凤尾草，淡、微苦，凉；清热利湿，解毒止痢，凉血止血。仙鹤草，苦、涩，平；收敛止血，补虚，止痢。方中，火炭母、山楂为主药，以清热解毒、消食除滞为主；辣蓼、算盘子、凤尾草为配药，以清热祛湿为辅；仙鹤草为引路药，补虚止痢，平衡盈亏。全方共奏消食化积、解毒止痢之功效，对急慢腹泻病具有较好疗效。

【用法】水煎服。

【禁忌】孕妇禁用。

【注意事项】忌食辛辣油腻之物。

【献方者】盘金。

【来源】未出版的资料。

【收集者与整理者】李海强、李幸、王艺锦。

【采集地】贺州市八步区黄洞都江村。

【民间秘方】小槐花根 30 克。

【功效】清热解毒利湿。

【方解】小槐花根，苦，凉；属风药；清热解毒，消积，祛风，消肿，利湿。

【用法】水煎，每日 1 剂，分 2 次服。

【注意事项】忌食辛辣油腻之物。

【来源】《灌阳县验方秘方案编》。

【收集者与整理者】罗远带、李幸。

【采集地】桂林市灌阳县。

【民间秘方】灶心土、老米各适量。

【功效】温中止泻。

【方解】本方为瑶医药膳方。灶心土为主药，辛，温；温中止血，温脾止泻。老米为配药，补中益气，调和气血。主药、配药结合使全方盈亏平衡，共奏温中止泻之功效。

【用法】水煎服。

【禁忌】孕妇禁用。

【注意事项】忌食辛辣油腻之物。

【献方者】唐政。

【来源】《灌阳县验方秘方案编》。

【收集者与整理者】潘雪萍、付海霞。

【采集地】桂林市灌阳县。

【临床验方】山莲藕 10 克，山药 5 克，炒山楂 15 克，高粱米 50 克。

【功效】健脾和胃，益气补虚。

【方解】山莲藕，甘，平；属风药；强筋壮骨，补虚。山药，甘，平；补脾养胃，生津益肺，补肾涩精。炒山楂，酸、甘，微温；消食化积，行气散瘀。高粱米，甘、涩，温；温中和胃，消积，涩肠胃。方中，山莲藕、山药为主药，以益气补虚、补肺脾肾为主；山楂为配药，辅以行气消食，炒用增强消食效果；高粱米为引路药，引领以上各药循入脏腑直达病所。全方共奏健脾和胃、益气补虚之功效。

【用法】开水冲泡，代茶饮，每日 3 次，7 日为 1 个疗程。

【禁忌】糖尿病患者禁食高粱，大便燥结及便秘者少食或不食高粱。

【注意事项】忌食生冷、辛辣油腻之物。

【来源】瑶医药秘方、验方数据库。

【收集者与整理者】李彤、闫国跃、覃枫。

【采集地】广西中医药大学瑶医药学院。

【临床验方】臭椿树根适量。

【功效】涩肠止泻。

【方解】本方为瑶医经验单方。臭椿树根，苦、涩，寒；有毒；清热燥湿，涩肠止泻。善治泄泻，炭烧止血效强，可治泄泻日久、黏膜出血。

【用法】烧炭研末，同粥温服。

【注意事项】本品有毒，切勿过量服用；忌食生冷、辛辣油腻之物。

【来源】瑶医药秘方、验方数据库。

【收集者与整理者】李彤、闫国跃、覃枫。

【采集地】广西中医药大学瑶医药学院。

⑨

【临床验方】籁苋菜 60 克，马鞭草全草 100 克，倒扣草 15 克。

【功效】涩肠止泻。

【方解】本方为瑶医经验方。籁苋菜，淡，凉；属打药；止泻，止痢。马鞭草全草，苦，凉；属打药；化石，通络。倒扣草，苦、酸，平；属风打相兼药；活血散瘀，清热利湿。方中，籁苋菜、马鞭草为主药，涩肠止泻；倒扣草为配药，平衡风打之功效。主药、配药结合使全方盈亏平衡，共奏涩肠止泻之功效。

【用法】水煎代茶饮，每日 1 剂，连服 5 剂。

【注意事项】忌与海鲜类食物同服。

【来源】瑶医药秘方、验方数据库。

【收集者与整理者】李彤、闫国跃、李幸。

【采集地】广西中医药大学瑶医药学院。

⑩

【临床验方】枣树皮 100 ～ 150 克。

【功效】补肾固脱。

【方解】本方为瑶医经验单方。枣树皮，酸，微温；补肝肾，涩精气，固虚脱。取其补肾固脱之功效，善治各种腹泻。

【用法】洗净，水煎 30 分钟，顿服，每次 200 ～ 300 毫升，连服 2 ～ 3 次即痊愈。

【注意事项】忌食生冷、辛辣油腻之物。

【来源】瑶医药秘方、验方数据库。

【收集者与整理者】李彤、闫国跃、覃枫。

【采集地】广西中医药大学瑶医药学院。

⑪

【临床验方】梧桐叶适量。

【功效】祛风除湿止泻。

【方解】本方为瑶医经验单方。梧桐叶，苦，寒；祛风除湿，解毒消肿。取其祛风除湿之功效，以治泄泻。

【用法】水煎浴足。

【禁忌】足部有溃疡者禁用。

【注意事项】忌食辛辣油腻之物。

【来源】瑶医药秘方、验方数据库。

【收集者与整理者】李彤、闫国跃、覃枫。

【采集地】广西中医药大学瑶医药学院。

【临床验方】石榴皮9克。

【功效】涩肠止泻。

【方解】本方为瑶医经验单方。石榴皮，酸、涩、辛，寒；有毒；涩肠止泻，可治久泄。

【用法】研末，每次9克，米汤送服。

【禁忌】本品有毒，切勿过量服用。

【注意事项】忌食生冷、辛辣油腻之物。

【来源】瑶医药秘方、验方数据库。

【收集者与整理者】李彤、闫国跃、覃枫。

【采集地】广西中医药大学瑶医药学院。

【临床验方】白矾500克（一半生用，一半煅枯），荷叶汁适量。

【功效】燥湿止泻，健脾升阳。

【方解】本方为瑶医经验方。白矾为主药，酸、涩、寒；收敛燥湿，止泻。荷叶为配药，苦，平；清香升散，健脾利湿。主药、配药结合使全方盈亏平衡，共奏燥湿止泻、健脾升阳之功效。

【用法】白矾研末，加适量糯米粉、荷叶汁，和丸如黄豆大，每次3丸，无根水送服。

【禁忌】忌醋调。

【注意事项】忌食生冷、辛辣油腻之物。

【来源】瑶医药秘方、验方数据库。

【收集者与整理者】李彤、闫国跃、覃枫。

【采集地】广西中医药大学瑶医药学院。

14

【临床验方】核桃壳适量。

【功效】养胃健胃，养身补气。

【方解】本方为瑶医经验单方。核桃壳，苦、辛，温；养胃健胃，养身补气，润通肠胃。取其养胃健胃、养身补气之功效，可治泄泻。

【用法】烧灰存性，研细，每次服 3 克，每日 2 次。

【注意事项】不宜过量服用。忌食生冷、辛辣油腻之物。

【来源】瑶医药秘方、验方数据库。

【收集者与整理者】李彤、闫国跃、覃枫。

【采集地】广西中医药大学瑶医药学院。

⑮

【临床验方】石楠藤 15 克。

【功效】祛风除湿，健脾止泻。

【方解】本方为瑶医经验单方。石楠藤，辛、苦，平；祛风除湿，健脾止泻。

【用法】加水 1 碗，煎至半碗服。

【禁忌】阴虚火旺者慎服。

【注意事项】忌食辛辣油腻之物。

【来源】瑶医药秘方、验方数据库。

【收集者与整理者】李彤、闫国跃、覃枫。

【采集地】广西中医药大学瑶医药学院。

⑯

【临床验方】凤尾草 30 克～ 60 克。

【功效】清热利湿止泻。

【方解】本方为瑶医经验单方，药专力宏。凤尾草，苦，寒；清热利湿，消肿解毒，凉血止血。取其清热利湿之功效，善治湿热泄泻。

【用法】水煎服，或加冰糖适量冲顿服。

【禁忌】虚寒证忌服。

【注意事项】忌食生冷、辛辣油腻之物。

【来源】瑶医药秘方、验方数据库。

【收集者与整理者】李彤、闫国跃、覃枫。

【采集地】广西中医药大学瑶医药学院。

⑰

【临床验方】山姜籽 4 ～ 6 粒。

【功效】理气止泻。

【方解】本方为瑶医经验单方。山姜籽，辛，温；祛风通络，理气止痛。取其理气止痛之功效，善治气滞型泄泻。

【用法】研碎，用米汤或开水 1 碗调匀，连渣一起服下，0.5 ～ 1.0 小时即见效。

【禁忌】胃胀腹胀、气滞饱闷者及阴虚燥渴者忌服。

【注意事项】忌与桃李、菰菜、雀肉、青鱼同服。

【来源】瑶医药秘方、验方数据库。

【收集者与整理者】李彤、闫国跃、覃枫。

【采集地】广西中医药大学瑶医药学院。

18

【临床验方】大飞扬 15 克，骨碎补 20 克，猪腰子 2 个。

【功效】补肾止泻。

【方解】本方为瑶医食疗方。大飞扬，涩，凉；属打药；收敛止血，止泻。骨碎补，苦，温；活血续筋，补肾强骨。猪腰子，甘、咸，平；补肾气，通膀胱，和肾理气。方中，大飞扬为主药，以收敛止泻为主；骨碎补为配药，辅以补肾强骨；猪腰子为引路药，为血肉有情之品，以形补形。全方盈亏平衡，共奏补肾止泻之功效，可治疗老年泄泻。

【用法】猪腰子洗净切片，加水 1000 毫升共煮至熟，捞出骨碎补，调味，饮汤吃猪腰子。每日 1 剂，连吃 10 剂。

【禁忌】阴虚者慎服。

【注意事项】忌食生冷、辛辣油腻之物。

【来源】瑶医药秘方、验方数据库。

【收集者与整理者】李彤、闫国跃、覃枫。

【采集地】广西中医药大学瑶医药学院。

急性胃炎 / 补歌虎

【民间秘方】水田七 12 克，十大功劳 10 克，山乌龟 6 克。

【功效】清热解毒，消肿止痛。

【方解】水田七，苦，寒；有小毒；清热解毒，消肿止痛，收敛止血。十大功劳，苦，寒；清热燥湿，泻火解毒。山乌龟，苦，微寒；属风打相兼药；清热解毒，散瘀消肿，止痛。方中，水田七为主药，以清热解毒、消肿止痛为主；十大功劳、山乌龟为配药，以清热解毒为辅；全方共奏清热解毒、消肿止痛之功效。

【用法】水煎，每日 1 剂，分 2 次服，每次 150 毫升。

【注意事项】忌食辛辣油腻之物。

【献方者】黄富昌。

【来源】广西壮族自治区少数民族验方、秘方、诊疗方法调查表。

【收集者与整理者】邵金宝、唐一洲、李幸。

【采集地】河池市都安瑶族自治县都阳乡都阳村。

2

【民间秘方】山芝麻根、水田七、葫芦茶、十大功劳、走血风、陈皮、鸡内金、达卡扎各 15 克。

【功效】清热祛湿，行气止痛。

【方解】山芝麻根，辛、微苦，凉；有小毒；属风打相兼药；清热解毒，消肿止痛。水田七，苦，寒；有小毒；属风打相兼药；清热解毒，消肿止痛，收敛止血，止泻。葫芦茶，微涩，凉；属打药；清解热毒，利湿。十大功劳，苦，寒；清热燥湿，泻火解毒。走血风，苦、辛、涩，温；有小毒；属打药；祛风除湿，活血散瘀，止血，止痛。陈皮，辛，温；理气健脾，燥湿化痰。鸡内金，甘，平；消食健胃。达卡扎，辛、苦，温；疏肝理气。方中，山芝麻根、水田七为主药，以清热解毒、消肿止痛为主；葫芦茶、十大功劳、走血风为配药，以清热祛湿为辅；陈皮、鸡内金、达卡扎为引路药，健脾理气，引领以上各药循入脏腑直达病所。全方共奏清热祛湿、行气止痛之功效。

【用法】水煎，每日 1 剂，分 2 次服，每次 150 毫升。

【注意事项】忌食辛辣油腻之物。

【献方者】韦景春。

【来源】广西壮族自治区少数民族验方、秘方、诊疗方法调查表。

【收集者与整理者】邵金宝、唐一洲、李幸。

【采集地】河池市都安瑶族自治县六也乡华善村。

3

【民间秘方】茅莓根 10 ～ 15 克。

【功效】清热解毒，活血止痛。

【方解】茅莓根，苦、涩，凉；属风药；清热解毒，活血止痛，消肿，祛风除湿，凉血止血。

【用法】洗净，嚼汁服，每日 2 ～ 3 次。

【禁忌】孕妇禁用。

【注意事项】忌食辛辣油腻之物。

【来源】《（恭城）中草医秘验方汇集》。

【收集者与整理者】李幸、潘雪萍、付海霞。

【采集地】桂林市恭城瑶族自治县。

【民间秘方】荔枝核 30 克，陈皮 15 克。

【功效】理气消滞，化瘀止痛。

【方解】荔枝核为主药，苦，平；理气止痛，祛寒散结。陈皮为配药，辛，温；理气健脾，燥湿化痰。主药、配药结合使全方盈亏平衡，共奏理气消滞、化瘀止痛之功效。

【用法】水煎，每日 1 剂，分 3 次服，每次 150 毫升。

【注意事项】忌食辛辣油腻之物。

【献方者】妈源滚。

【来源】广西壮族自治区少数民族验方、秘方、诊疗方法调查表。

【收集者与整理者】邵金宝、唐一洲、李幸。

【采集地】河池市都安瑶族自治县百马乡百马村。

【民间秘方】黄皮果树根须 20 克，瘦猪肉 60 克。

【功效】行气止痛，补虚和胃。

【方解】本方为瑶医药膳方。黄皮果树根须为主药，辛、微苦，温；行气和胃止痛。瘦猪肉为配药，为血肉有情之品，调气补虚。主药、配药结合使全方盈亏平衡，共奏行气止痛、补虚和胃之功效。

【用法】水煎服。

【注意事项】忌食辛辣油腻之物。

【献方者】秦乃华。

【来源】广西壮族自治区少数民族验方、秘方、诊疗方法调查表。

【收集者与整理者】邵金宝、唐一洲、李幸。

【采集地】河池市都安瑶族自治县公安局大化派出所。

【民间秘方】八角莲 15 克，一支箭 15 克，黑老虎 15 克，圆叶马兜铃 10 克，三叶人字草 15 克，铺地稔 15 克。

【功效】化瘀止痛。

【方解】八角莲，甘、苦，凉；有小毒；属打药；清热解毒，消肿止痛，散结。一支箭，苦、甘，微寒；清热解毒，活血散瘀。黑老虎，苦、辛、涩，温；属打药；行气活血，祛风活络，散瘀止痛。圆叶马兜铃，苦，寒；有小毒；属打药；清热解毒；利水消肿，止痛。三叶人字草，苦、涩、微辛，温；属风打相兼药；祛风除湿，理气止痛，止血散瘀。铺地稔，甘、涩，凉；活血止血，消肿祛瘀，清热解毒。方中，八角莲、一支箭、黑老虎、三叶人字草为主药，以清热解毒、消肿止痛为主；圆叶马兜铃、铺地稔为配药，以清热解毒、活血止血为辅。主药、配药结合使全方盈亏平衡，共奏化瘀止痛之功效。

【用法】水煎服，每日 1 剂，每日 2 次，每次 150 毫升。

【注意事项】忌食辛辣油腻之物。

【献方者】田应国。

【来源】广西壮族自治区少数民族验方、秘方、诊疗方法调查表。

【收集者与整理者】邵金宝、唐一洲、李幸。

【采集地】河池市都安瑶族自治县下坳乡下坳村。

【民间秘方】石吊兰 30 ～ 60 克。

【功效】祛湿止痛。

【方解】本方为瑶医经验单方。石吊兰，苦、辛，平；祛风除湿，通络止痛。

【用法】水煎，每日 1 剂，分 2 次服，每次 150 毫升。

【注意事项】忌食辛辣油腻之物。

【献方者】周尚斌。

【来源】广西壮族自治区少数民族验方、秘方、诊疗方法调查表。

【收集者与整理者】邵金宝、唐一洲、李幸。

【采集地】河池市都安瑶族自治县都阳乡都阳村。

【民间秘方】入山虎 6 克，猪屎豆 10 克，七叶莲 15 克。

【功效】清热解毒止痛。

【方解】本方为瑶医经验方。入山虎为主药，辛、苦，温；有小毒；属打药；清热解毒，消肿止痛，活血散瘀。猪屎豆为配药，辣，平；属打药；清热利湿，解毒散结。七叶莲为引路药，甘、辛，温；属风打相兼药；祛风通络，消肿止痛。全方风打相配，盈亏平衡，共奏清热解毒止痛之功效。

【用法】水煎，每日 1 剂，分 2 次服，每次 150 毫升。

【注意事项】忌食辛辣油腻之物。

【献方者】杨冬青。

【来源】广西壮族自治区少数民族验方、秘方、诊疗方法调查表。

【收集者与整理者】邵金宝、唐一洲、李幸。

【采集地】河池市都安瑶族自治县板升村。

【民间秘方】入山虎 10 克，山芝麻 10 克，金不换 10 克，白花蛇舌草 10 克，陈皮 10 克，卜莲子 10 克，达卡扎 10 克。

【功效】清热祛湿，理气止痛。

【方解】入山虎，辛、苦，温；有小毒；属打药；清热解毒，消肿止痛，活血散瘀。山芝麻，辛、微苦，凉；有小毒；属风打相兼药；清热解毒，消肿止痛。金不换，甘、微苦，凉；清热解毒，健脾消食。白花蛇舌草，苦、甘，寒；清热解毒消痈，利湿通淋。陈皮，辛，温；理气健脾，燥湿化痰。卜莲子，甘，平；补脾止泻，益肾固精，养心安神。达卡扎，辛、苦，温；疏肝理气。方中，入山虎、山芝麻、金不换为主药，以清热解毒、消肿止痛为主；白花蛇舌草、陈皮、卜莲子为配药，以健脾祛湿为辅；达卡扎为引路药，疏肝理气，引领以上各药循入脏腑直达病所。全方共奏清热祛湿、理气止痛之功效。

【用法】水煎服，每日 1 剂，分 2 次服，每次 150 毫升。

【注意事项】忌食辛辣油腻之物。

【献方者】韦家源。

【来源】广西壮族自治区少数民族验方、秘方、诊疗方法调查表。

【收集者与整理者】邵金宝、唐一洲、李幸。

【采集地】河池市都安瑶族自治县百马乡梁美村。

【民间秘方】广藿香 12 克，当归 12 克，达卡扎 12 克，蛤粉 10 克。

【功效】清热祛湿，行气活血。

【方解】本方为瑶医经验方。广藿香，辛，温；化湿醒脾，辟秽和中。当归，甘、辛，温；补血，活血，止痛。达卡扎，辛、苦，温；疏肝理气。蛤粉，咸，寒；清热，利湿，化痰。方中，广藿香、蛤粉为主药，以清热祛湿、化湿醒脾为主；当归为配药，以活血止痛为辅；达卡扎疏肝理气，引领诸药直达病所。全方共奏清热祛湿、行气活血之功效。

【用法】水煎连服数剂。

【注意事项】忌食辛辣油腻之物。

【献方者】何中民。

【来源】《富川县中医验方汇锦》。

【收集者与整理者】石泽金、李幸。

【采集地】贺州市富川瑶族自治县。

⑪

【民间秘方】砂仁 6 克，苍术 10 克，陈皮 12 克，川芎 15 克，达卡扎 12 克，神曲 10 克。

【功效】健脾祛湿，和胃止痛。

【方解】砂仁，甘、淡，平；化湿开胃，温脾止泻。苍术，辛、苦，温；燥湿健脾，祛风散寒。陈皮，辛，温；理气健脾。川芎，辛，温；活血行气。达卡扎，辛、苦，温；疏肝理气。神曲，甘，温；消食和胃。方中，砂仁、苍术、陈皮为主药，以燥湿、健脾、理气为主；川芎、达卡扎为配药，以活血行气为辅；神曲为引路药，消食和胃，引领以上各药循入脏腑直达病所。全方共奏健脾祛湿、和胃止痛之功效。

【用法】水煎，每日 1 剂，分 2 次服，每次 50 毫升。

【注意事项】忌食辛辣油腻之物。

【献方者】潘宗超。

【来源】《富川县中医验方汇锦》。

【收集者与整理者】石泽金、李幸。

【采集地】贺州市富川瑶族自治县。

⑫

【临床验方】九龙藤 20 克，九层皮 13 克，山菠萝 10 克，铜亮 10 克，黑老虎 13 克，达卡扎 10 克，鸡穿裤 20 克。

【功效】理气和胃。

【方解】九龙藤，苦、涩，平；属风打相兼药；舒筋活络，活血散瘀，祛风止痛，健脾胃。九层皮，苦，凉；属风打相兼药；清热解毒，消肿止痛，止血生肌。山菠萝，甘、淡，凉；发汗解表，清热解毒，利尿。铜亮，甘、淡，平；燥湿，行气，消积，平喘。黑老虎，苦、辛、涩，温；属打药；行气活血，祛风活络，散瘀止痛。达卡扎，辛、苦，温；疏肝理气。鸡穿裤，苦、涩，温；收敛止血，补虚，止痢。方中，九龙藤、黑老虎为主药，主打盈以散瘀活络；九层皮、山菠萝为配药，以清热解毒为辅；铜亮、达卡扎、鸡穿裤为引路药，行气。全方共奏理气和胃之功效。

【用法】水煎，每日 1 剂，分 3 次服。

【禁忌】孕妇禁用。

【注意事项】忌食辛辣油腻之物。

【献方者】赵进周。

【来源】未出版的资料。

【收集者与整理者】李幸、李颖。

【采集地】来宾市金秀瑶族自治县瑶医医院。

【临床验方】鸡矢藤 20 克，牛皮藤 10 克，救必应 40 克，臭牡丹皮 15 克，水虾公 10 克。

【功效】健胃，理气，止痛。

【方解】鸡矢藤，苦、涩、凉；消食健胃，清热解毒，止痛。牛皮藤，苦、涩、凉；消食健胃，清热解毒，止痛。救必应，苦，凉；属风打相兼药；清热解毒，消肿止痛，止血生肌。臭牡丹，辛、苦，平；解毒消肿，祛风除湿，平肝潜阳。水虾公，苦，寒；有毒；清热解毒，散瘀消肿，理气止痛，截疟。方中，鸡矢藤、牛皮藤、救必应为主药，以清热解毒止痛为主；臭牡丹、水虾公为配药，以健胃理气为辅。全方共奏健胃、理气、止痛之功效。

【用法】水煎服。

【注意事项】水虾公有毒，建议先煎。

【献方者】李珍清。

【来源】未出版的资料。

【收集者与整理者】刘小梅、李幸、王艺锦。

【采集地】贺州市中医医院名瑶医李珍清工作室。

【临床验方】广木香、地雷、吊风根、盘龙草根各适量。

【功效】行气止痛，祛风除湿。

【方解】广木香，辛、苦，温；温中行气止痛，健脾消食导滞；地雷，辛、苦，温；行气止痛、活血消肿。吊风根，辛，平；祛风除湿，消肿止痛，解毒散瘀。盘龙草根，甘、淡，平；滋阴益气，凉血解毒。方中，广木香、地雷为主药，以行气止痛为主；吊风根为配药，以祛风除湿为辅；盘龙草根为引路药，滋阴益气。全方共奏行气止痛、祛风除湿之功效。

【用法】水煎服。

【注意事项】忌食辛辣油腻之物。

【献方者】李珍清。

【来源】未出版的资料。

【收集者与整理者】刘小梅、李幸、王艺锦。

【采集地】贺州市中医医院名瑶医李珍清工作室。

慢性胃炎 / 革施扣

①

【民间秘方】杉寄生 15 克，红痧草 15 克，黑老虎 15 克，六月霜 15 克，救必应 15 克，山菠萝 15 克，淡竹叶 15 克，石榴根 20 克，仙鹤草 15 克。

【功效】清热解毒，凉血止痛。

【方解】杉寄生，甘、苦，平；理气止痛，活血化瘀。红痧草，辛、苦，凉；利湿消肿，凉血解毒。黑老虎，苦、辛、涩，温；属打药；行气活血，祛风活络，散瘀止痛。六月霜，微苦、涩，平；清热解毒，凉血止血。救必应，苦，凉；属风打相兼药；清热解毒，消肿止痛，止血生肌。山菠萝，甘、淡，凉；发汗解表，清热解毒，利尿。淡竹叶，甘、淡，寒；清热除烦，利尿。石榴根，酸、涩，温；涩肠；仙鹤草，苦、涩，平；收敛止血，补虚，止痢。方中，杉寄生、红痧草、黑老虎、六月霜、救必应为主药，以清热解毒、凉血止痛为主；山菠萝、淡竹叶为配药，以清热生津为辅；石榴根、仙鹤草为引路药，益气补虚，引诸药入脾胃。全方共奏清热解毒、凉血止痛之功效。

【用法】水煎服。

【注意事项】忌食辛辣油腻之物。

【献方者】赵衷民。

【来源】未出版的资料。

【收集者与整理者】石泽金、李幸。

【采集地】来宾市金秀瑶族自治县三江乡大磨屯。

②

【民间秘方】蓝九牛果实 10 克，山苍子根 15 克。

【功效】通络止痛。

【方解】山苍子根为主药，辛、微苦，温；消肿止痛。蓝九牛果实为配药，苦、辛、涩，微温；属风药；通经活络，辅助主药加强止痛之效。全方共奏通络止痛之功效。

【用法】水煎服。

【注意事项】忌食辛辣油腻之物。

【来源】《（恭城）中草医秘验方汇集》。

【收集者与整理者】李幸、潘雪萍、付海霞。

【采集地】桂林市恭城瑶族自治县。

【民间秘方】黄荆寄生 15 克，地桃花 15 克，山芝麻 15 克，六月霜 15 克，救必应 15 克，水田七 3 克，杉寄生 15 克。

【功效】祛风解表，消肿止痛。

【方解】黄荆寄生，辛、苦，温；祛风解表，理气消食止痛。地桃花，甘、辛，凉；属风药；祛风利湿，活血消肿，清热解毒。山芝麻，辛、微苦，凉；有小毒；属风打相兼药；清热解毒，消肿止痛。六月霜，微苦、涩，平；清热解毒，凉血止血。救必应，苦，凉；属风打相兼药；清热解毒，消肿止痛，止血生肌。水田七，苦，寒；有小毒；属风打相兼药；清热解毒，消肿止痛，收敛止血。杉寄生，甘、苦，平；祛风湿，补肝肾，活血止痛。方中，黄荆寄生、地桃花为主药，以清热解毒、祛风解表为主；山芝麻、六月霜、救必应、水田七为配药，以清热解毒、凉血止血为辅；杉寄生为引路药，补益肝肾，引领以上各药循入脏腑直达病所。全方共奏祛风解表、消肿止痛之功效。

【用法】水煎服。

【注意事项】忌食辛辣油腻之物。

【献方者】赵衷民。

【来源】未出版的资料。

【收集者与整理者】石泽金、李幸。

【采集地】来宾市金秀瑶族自治县三江乡大磨屯。

【民间秘方】饿蚂蝗、黄荆寄生、朝天罐、仙鹤草、麻灵安、小钻、救必应、白花蛇舌草、山菠萝、草鞋根、地桃花各 15 克。

【功效】健脾祛湿，清热解毒。

【方解】饿蚂蝗，苦，凉；属风药；清热解毒，健脾开胃，消积，祛风，消肿，利湿。黄荆寄生，辛、苦，温；祛风解表，理气消食止痛。朝天罐，酸、涩，微温；属风药；健脾利湿，活血解毒，收敛止血。仙鹤草，苦、涩，平；收敛止血，补虚。麻灵安，苦，寒；凉血止血，解毒敛疮。小钻，甘、苦、辛，温；属风打相兼药；健脾补肾，理气活血，祛风通络，消肿止痛。救必应，苦，凉；属风打相兼药；清热解毒，消肿止痛，止血生肌。白花蛇舌草，苦、甘，寒；清热解毒消痈，利湿通淋。山菠萝，甘、淡，凉；发汗解表，清热解毒，利尿。草鞋根，苦，寒；属打药；祛湿，清热解毒，凉血。地桃花，甘、辛，凉；属风药；祛风利湿，活血消肿，清热解毒。方中，饿蚂蝗、黄荆寄生、朝天罐、仙鹤草为主药，以健脾祛湿为主；麻灵安、小钻、救必应为配药，以凉血解毒为辅；白花蛇舌草、山菠萝、草鞋根、地桃花为引路药，清利湿热，引领以上各药循入脏腑直达病所。全方共奏健脾祛湿、清热解毒之功效。

【用法】水煎服。

【注意事项】忌食辛辣油腻之物。

【献方者】赵衷民。

【来源】未出版的资料。

【收集者与整理者】石泽金、李幸。

【采集地】来宾市金秀瑶族自治县三江乡大磨屯。

【民间秘方】花斑竹、半枝莲、朝天罐、地桃花、山菠萝、鱼腥草、过塘藕、淡竹叶、水东哥各 15 克。

【功效】清热利湿，散瘀止痛。

【方解】花斑竹，苦，凉；属风打相兼药；清热利湿，凉血止血，散瘀定痛。半枝莲，辛、苦，寒；属打药；清热解毒，散瘀止血，消肿止痛，抗癌。朝天罐，酸、涩，微温；属风药；健脾利湿，活血解毒，收敛止血。地桃花，甘、辛，凉；属风药；祛风利湿，活血消肿，清热解毒。山菠萝，甘、淡，凉；发汗解表，清热解毒，利尿。鱼腥草，辛，微寒；清热解毒，消痈排脓，利尿通淋。过塘藕，甘、辛，寒；属风药；清热解毒，利尿通淋。淡竹叶，甘、淡，寒；清热除烦，利尿。水东哥，甘，平；清热解毒，疏风止痛，生肌。方中，花斑竹、半枝莲为主药，以清热解毒、散瘀止痛为主；朝天罐、地桃花、山菠萝、鱼腥草、过塘藕、淡竹叶为配药，以清热利湿为辅；水东哥为引路药，疏风止痛，引领以上各药循入脏腑直达病所。全方共奏清热利湿、散瘀止痛之功效。

【用法】水煎服。

【注意事项】忌食辛辣油腻之物。

【献方者】赵衷民。

【来源】未出版的资料。

【收集者与整理者】石泽金、李幸。

【采集地】来宾市金秀瑶族自治县三江乡大磨屯。

【民间秘方】杉寄生 30 克，钻骨风 30 克，夏枯草 20 克，救必应 20 克，鸡骨草 20 克朝天罐 20 克，白花蛇舌草 20 克，拦路虎 30 克。

【功效】健脾益胃，和胃止痛。

【方解】杉寄生，甘、苦，平；理气止痛，活血化瘀。钻骨风，甘、苦、辛，温；属风打相兼药；健脾补肾，理气活血，祛风通络，消肿止痛。夏枯草，辛、苦，寒；清肝明目，消肿散结。救必应，苦，凉；属风打相兼药；清热解毒，消肿止痛，止血生肌。鸡骨草，甘、微苦，凉；清热利湿，散瘀止痛。朝天罐，酸、涩，微温；属风药；健脾利湿，活血解毒，收敛止血。白花蛇舌草，苦、甘，寒；清热解毒消痈，利湿通淋。拦路虎，苦，平；解毒，清热利尿。方中，杉寄生、钻骨风、夏枯草、救必应、鸡骨草为主药，以理气散瘀止痛为主；朝天罐、白花蛇舌草为配药，以祛湿止痛为辅；拦路虎为引路药，清热利尿，引领以上各药循入脏腑直达病所。全方共奏健脾益胃、和胃止痛之功效。

【用法】水煎服。

【注意事项】忌食辛辣油腻之物。

【献方者】赵衷民。

【来源】未出版的资料。

【收集者与整理者】石泽金、李幸。

【采集地】来宾市金秀瑶族自治县三江乡大磨屯。

【民间秘方】黑老虎、九层风、金樱根、地钻、五爪风、黄芪、木姜树、牛尾菜、仙鹤草各 15 克。

【功效】行气活血，散瘀止痛。

【方解】黑老虎，苦、辛、涩，温；行气活血，祛风活络，散瘀止痛。九层风，微苦、甘、涩，平；活血补血，通络，祛风除湿。金樱根，酸、涩、甘，平；益肾补血。地钻，甘、微涩，温，强筋壮骨，壮腰补肾，助阳道，健脾消食，祛风除湿。五爪风，甘，微温；属风药；疏风清热，消积化痰，健脾除湿，行气散瘀。黄芪，甘，温；补气升阳，益卫固表，利水消肿。木姜树，辛，温；健脾，燥湿，调气，消食。牛尾菜，甘、微苦，平；活血止血，消炎，镇痛，仙鹤草，苦、涩，平；收敛止血，补虚。方中，黑老虎为主药，属打药，以行气活血、散瘀止痛为主；九层风、金樱根、地钻、五爪风、黄芪为配药，属风药，以益气补血、健脾祛湿为辅；木姜树、牛尾菜、仙鹤草为引路药，引领以上各药循入脏腑直达病所。全方共奏行气活血、散瘀止痛之功效。

【用法】水煎，每日 1 剂，分 3 次服，每次 150 毫升。

【注意事项】忌食辛辣油腻之物。

【献方者】赵衷民。

【来源】未出版的资料。

【收集者与整理者】付海霞、李幸。

【采集地】来宾市金秀瑶族自治县三江乡大磨屯。

【民间秘方】水田七 15 克，海螵蛸 10 克，金不换 10 克，十大功劳 10 克。

【功效】清热止痛，健脾养胃。

【方解】水田七，苦，寒；有小毒；属风打相兼药；清热解毒，消肿止痛，收敛止血。海螵蛸，咸、涩，温；收敛止血，制酸止痛，收湿敛疮。金不换，甘、微苦，凉；清热解毒，健脾消食。十大功劳，苦，寒；滋阴清热，清热解毒。方中，水田七、海螵蛸为主药，以清热止痛为主；金不换、十大功劳为配药，以滋阴健脾为辅。主药、配药结合使全方盈亏平衡，共奏清热止痛、健脾益胃之功效。

【用法】研末冲服。

【注意事项】禁酒，忌辣椒。

【献方者】黄富昌。

【来源】广西壮族自治区少数民族医医案医话调查表。

【收集者与整理者】覃理标、潘雪萍、付海霞、李幸。

【采集地】河池市都安瑶族自治县都阳乡都阳村旧街屯。

【民间秘方】黑老虎藤 7 克，九龙藤 15 克，独角莲 2 克。

【功效】清热活血，散瘀止痛。

【方解】本方为瑶医经验方。黑老虎藤，苦、辛、涩，温；属打药；行气活血，祛风活络，散瘀止痛。九龙藤，苦、涩，平；属风打相兼药；舒筋活络，活血散瘀，祛风止痛，健脾胃。独角莲，苦，寒；有毒；清热解毒。方中，黑老虎藤、九龙藤为主药，以活血散瘀止痛为主；独角莲为配药，以清热解毒为辅。全方盈亏平衡，共奏清热活血、散瘀止痛之功效。

【用法】水煎服，5 ～ 10 分钟止痛。

【禁忌】孕妇禁用。

【注意事项】忌食辛辣油腻之物。

【献方者】谭雪征。

【来源】未出版的资料。

【收集者与整理者】李幸、李颖。

【采集地】广西都安振泉制药有限公司。

【临床验方】五灵脂、艳山姜各 6 克。

【功效】健脾暖胃止痛。

【方解】五灵脂为主药，苦、咸、甘，温；化瘀止血，活血止痛。艳山姜为配药，辣、苦，温；属打药；健脾暖胃。主药、配药结合使全方盈亏平衡，共奏健脾暖胃止痛之功效。

【用法】共研末，每次 3 克，温开水送服。

【注意事项】忌食辛辣油腻之物。

【来源】《常用瑶药临床手册》。

【收集者与整理者】李彤、闫国跃、李幸、潘雪萍。

11

【临床验方】小钻、大钻、金锁匙、六月雪各 6 克。

【功效】清热解毒，消肿止痛。

【方解】小钻，甘、苦、辛，温；属风打相兼药；健脾补肾，理气活血，祛风通络，消肿止痛。大钻，苦、辛、涩，温；属打药；行气活血，祛风活络，散瘀止痛。金锁匙，苦，寒；属打药；清热解毒，祛风止痛。六月雪，淡、微辛，凉；健脾利湿，疏肝活血。方中，小钻、大钻为主药，以消肿止痛为主；金锁匙、六月雪为配药，金锁匙清热解毒，六月雪活血，二者助主药增强止痛之效。全方共奏清热解毒、消肿止痛之功效。

【用法】水煎服。

【注意事项】忌食辛辣油腻之物。

【来源】《常用瑶药临床手册》。

【收集者与整理者】李彤、闫国跃、李幸、潘雪萍。

胃食管反流病 / 嗯瑞

【临床验方】生花生米 30 粒，花椒 3 粒。

【功效】温中降逆，健脾养胃。

【方解】本方为瑶医食疗方。花生为主药，甘，平；健脾养胃，润肺化痰。花椒为配药，辛、苦，温；温中止痛。全方共奏温中降逆、健脾养胃之功效，善治反酸。

【用法】嚼服。

【禁忌】糖尿病患者或肥胖者忌用。

【注意事项】忌食生冷、辛辣油腻之物。

【来源】瑶医药秘方、验方数据库。

【收集者与整理者】李彤、闫国跃、覃枫。

【采集地】广西中医药大学瑶医药学院。

急性肠胃炎 / 港扑歌闷

1

【民间秘方】牛筋草 50 克。

【功效】清热利湿，凉血解毒。

【方解】牛筋草，甘、淡，凉；清热利湿，凉血解毒。

【用法】捣烂，开水泡服。

【禁忌】孕妇禁用。

【注意事项】忌食辛辣油腻之物。

【献方者】唐秀仁。

【来源】广西壮族自治区少数民族医医案医话调查表。

【收集者与整理者】覃理标、潘雪萍、付海霞。

【采集地】河池市都安瑶族自治县白马乡永靖村万能屯。

2

【民间秘方】金钱风、金不换各 20 克。

【功效】清热解毒，健脾止泻。

【方解】金钱风为主药，淡、涩，平；属风打相兼药；清热解毒，祛风除湿，活血散瘀，止痛。金不换为配药，甘、微苦，凉；清热解毒，健脾消食。主药、配药结合使全方盈亏平衡，共奏清热解毒、健脾止泻之功效。

【用法】水煎，每日 1 剂，分 2 次服，每次 150 毫升。

【注意事项】忌食辛辣油腻之物。

【献方者】廖启坤。

【来源】广西壮族自治区少数民族验方、秘方、诊疗方法调查表。

【收集者与整理者】邵金宝、唐一洲、李幸。

【采集地】河池市都安瑶族自治县福龙乡福龙街。

【民间秘方】凤凰衣、白米各30克。

【功效】健脾养胃。

【方解】凤凰衣为主药，甘、淡，平；养阴清肺，益胃。白米为配药，甘，平；补中益气，健脾养胃，和五脏，止渴，止泄，治诸虚百损。全方共奏健脾养胃之功效。

【用法】置锅内炒至米黄色，再加米醋100毫升，煎数沸，取汁服。

【禁忌】孕妇禁用。

【注意事项】忌食辛辣油腻之物。

【献方者】刘扬建。

【来源】《瑶族民间痧证综述》。

【收集者与整理者】王艺锦、唐一洲。

【采集地】来宾市金秀瑶族自治县瑶医门诊部。

【民间秘方】鸭跖草须、根15～30克。

【功效】清热解毒。

【方解】本方为瑶医经验单方，药专力宏。鸭跖草，甘、淡，寒；清热泻火，解毒，利水消肿。

【用法】水煎服。

【禁忌】孕妇禁用。

【注意事项】忌食辛辣油腻之物。

【献方者】刘扬建。

【来源】《瑶族民间痧证综述》。

【收集者与整理者】王艺锦、唐一洲。

【采集地】来宾市金秀瑶族自治县瑶医门诊部。

【民间秘方】枫树皮、地桃花、马连鞍、仙鹤草各15克。

【功效】行气止痛，凉血止泻。

【方解】枫树皮，辛、微苦，平；祛风行气止痛。地桃花，甘、辛，凉；属风药；祛风利湿，止血止痛，清热解毒。马连鞍，苦、微甘，凉。清热解毒，散瘀止痛。仙鹤草，苦、涩，平；收敛止血，补虚，止痢。方中，枫树皮为主药，以行气止痛为主；地桃花、马连鞍为配药，以清热解毒为辅；仙鹤草为引路药，调气补虚，引领以上各药循入脏腑直达病所。全方共奏清热解毒、凉血止泻之功效。

【用法】水煎服。

【禁忌】孕妇禁用。

【注意事项】忌食辛辣油腻之物。

【献方者】刘扬建。

【来源】《瑶族民间痧证综述》。

【收集者与整理者】王艺锦、唐一洲。

【采集地】来宾市金秀瑶族自治县瑶医门诊部。

【民间秘方】苎麻根、板蓝根、谷樟亮各 30 克。

【功效】清热解毒，暖胃和中。

【方解】苎麻根，甘，寒；凉血止血，清热解毒。板蓝根，苦，寒；清热解毒，凉血，利咽。谷樟亮，辛、苦，温；祛风除湿，暖胃和中。方中，苎麻根、板蓝根为主药，以清热解毒凉血为主；谷樟亮为配药，以暖胃和中为辅。全方共奏清热解毒、暖胃和中之功效。

【用法】先用锅炒，后水煎服。

【禁忌】孕妇禁用。

【注意事项】忌食辛辣油腻之物。

【献方者】刘扬建。

【来源】《瑶族民间痧证综述》。

【收集者与整理者】王艺锦、唐一洲。

【采集地】来宾市金秀瑶族自治县瑶医门诊部。

【民间秘方】算盘子根 25 克，大田基黄 20 克，鸟不站 15 克。

【功效】清热祛湿，活血止痛。

【方解】算盘子根，微苦、涩，凉；清热解毒，消滞止痛，祛风除湿，活血散瘀。大田基黄，甘、微苦，凉；清热解毒，通淋利湿。鸟不站，苦、辛，平；活血止痛，祛风除湿。方中，算盘子根、大田基黄为主药，均属风打相兼药，以清热解毒、祛风除湿为主；鸟不站为配药，属打药，以活血止痛为辅。全方共奏清热祛湿、活血止痛之功效。

【用法】水煎服。

【注意事项】忌食辛辣油腻之物。

【献方者】袁家勋。

【来源】未出版的资料。

【收集者与整理者】李幸、王艺锦。

【采集地】桂林市灌阳县西山乡。

8

【民间秘方】毛大丁林 20 克，金锦鱼 1 条。

【功效】健脾益胃，补益气血。

【方解】本方为瑶医食疗方。毛大丁林为主药，苦、辛，凉；清热解毒，行气活血。金锦鱼为配药，甘、平；为血肉有情之品，健脾益胃，调气补虚。主药、配药结合使全方盈亏平衡，共奏健脾益胃、补益气血之功效。

【用法】蒸煮吃鱼，1 周 1 次。

【禁忌】孕妇禁用。

【注意事项】忌食辛辣油腻之物。

【献方者】袁家勋。

【来源】未出版的资料。

【收集者与整理者】李幸、王艺锦。

【采集地】桂林市灌阳县西山乡。

9

【民间秘方】苎麻叶适量。

【功效】清热解毒，散瘀止痛。

【方解】本方为瑶医经验单方。苎麻叶，甘、涩，平；清热解毒，散瘀消肿，凉血止血。

【用法】洗净捣烂，用碗装好，开水冲泡，待温凉时一次服完。

【禁忌】孕妇禁用。

【注意事项】忌食辛辣油腻之物。

【献方者】冯旭。

【收集者与整理者】李幸、李颖。

【采集地】来宾市金秀瑶族自治县瑶医医院。

慢性肠胃炎 / 补歌虎

【民间秘方】九龙藤 30 克，黄荆子 20 克。

【功效】理气和胃止痛。

【方解】本方为瑶医经验方。九龙藤为主药，苦、涩，平；属风打相兼药；活血散瘀，祛风止痛，健脾胃。黄荆子为配药，辛、苦，温；祛风解表，理气消食，止痛。主药、配药结合使全方盈亏平衡，共奏理气和胃止痛之功效。

【用法】水煎代茶饮，每日 1 剂，1 个月肠炎见好。

【禁忌】孕妇禁用。

【注意事项】忌食辛辣油腻之物。

【献方者】谭雪征。

【来源】未出版的资料。

【收集者与整理者】李幸、李颖。

【采集地】广西都安振泉制药有限公司。

十二指肠炎 / 补歌虎

【民间秘方】小叶金花草 60 克，猪脚骨适量。

【功效】清热解毒，健脾益胃。

【方解】本方为瑶医药膳方。小叶金花草为主药，苦，寒；属打药；解毒，消肿，清热利湿，活血，止血。猪脚骨为配药，甘，温；温中益气，补虚填精，健脾胃，活血脉，强筋骨。主药、配药结合使全方盈亏平衡，共奏清热解毒、健脾益胃之功效。

【用法】加水适量炖汤，1 日分 3 次于饭前服。

【注意事项】忌食辛辣油腻之物。

【来源】《富川县中医验方汇锦》。

【收集者与整理者】李幸。

【采集地】贺州市富川瑶族自治县。

2

【临床验方】金不换 15 克，鸡蛋 1 个。

【功效】健脾益胃，清热止痛。

【方解】本方为瑶医药膳方。金不换为主药，苦，微寒；属风打相兼药；清热解毒，散瘀消肿，止痛。鸡蛋为配药，甘，平；补气养血，健脾益胃，滋阴润燥。主药、配药结合使全方盈亏平衡，共奏健脾益胃、清热止痛之功效。

【用法】将金不换研末，与鸡蛋调匀，用植物油炒熟，饭后服，每日 1 剂。

【注意事项】日常忌食酸、辣、酒、魔芋、凉粉等食物。

【来源】瑶医药秘方、验方数据库。

【收集者与整理者】李彤、闫国跃、李幸。

【采集地】广西中医药大学瑶医药学院。

3

【临床验方】磨盘草 15 克，灯笼泡 10 克，水田七 10 克，山乌龟 10 克，紫花茄根 6 克，甘草 6 克。

【功效】清热祛湿，消肿止痛。

【方解】磨盘草，淡，平；属打药；祛瘀，祛风除湿，清热解毒。灯笼泡，苦，凉；清热利湿，软坚散结。水田七，苦，寒；有小毒；属风打相兼药；清热解毒，消肿止痛，收敛止血。山乌龟，苦，微寒；属风打相兼药；清热解毒，散瘀消肿，止痛。紫花茄根，苦，寒；祛风，清热，解毒，止痛。甘草，甘，平；益气补中，清热解毒，缓急止痛，调和诸药。方中，磨盘草、灯笼泡为主药，以清热祛湿为主；水田七、山乌龟、紫花茄根为配药，以清热止痛为辅；甘草为引路药，使诸药盈亏平衡。全方共奏清热祛湿、消肿止痛之功效。

【用法】水煎服。

【注意事项】忌食辛辣油腻之物。

【来源】瑶医药秘方、验方数据库。

【收集者与整理者】李彤、闫国跃、李幸。

【采集地】广西中医药大学瑶医药学院。

4

【临床验方】九龙钻、小钻、大钻、小肠风各 10 克。

【功效】祛风止痛，健脾益胃。

【方解】九龙钻，苦、涩，平；属风打相兼药；活血散瘀，祛风止痛，健脾益胃。小钻，甘、苦、辛，温；属风打相兼药；健脾补肾，理气活血，祛风通络，消肿止痛。大钻，苦、辛、涩，温；属打药；行气活血，祛风活络，散瘀止痛。小肠风，辛，温；属风打相兼药；祛风散寒，消肿止痛。方中，九龙钻、小钻为主药，以祛风止痛、健脾益胃为主；大钻、小肠风为配药，以散瘀止痛为辅。主药、配药结合使全方盈亏平衡，共奏祛风止痛、健脾益胃之功效。

【用法】水煎服。

【禁忌】阴虚者忌服。

【注意事项】忌食辛辣油腻之物。

【来源】瑶医药秘方、验方数据库。

【收集者与整理者】李彤、闫国跃、李幸。

【采集地】广西中医药大学瑶医药学院。

胰腺炎 / 坳扭闷

【民间秘方】生大黄 10 克，玄明粉 15 克。

【功效】清热泻火，活血祛瘀，消肿解毒。

【方解】大黄为主药，苦，寒；泻下攻积，清热泻火，止血，解毒，活血祛瘀，清泻湿热。玄明粉为配药，辛、咸，寒；消肿解毒，泄热通便。主药、配药结合使全方盈亏平衡，共奏清热泻火、活血祛瘀、消肿解毒之功效。

【用法】将两味药混合加入 200 毫升温开水中，6 小时内分 2 次服用。若约 6 小时后仍腹泻，再冲兑 200 毫升，100 毫升口服，剩下的 100 毫升灌肠，以求腹泻停止，待症状减轻，可用大堂愁汤加减剂量治疗。

【注意事项】忌食辛辣油腻之物。

【献方者】袁家勋。

【来源】未出版的资料。

【收集者与整理者】李幸、王艺锦。

【采集地】桂林市灌阳县西山乡。

中国瑶医秘验方

阑尾炎 / 港叉闷

【民间秘方】白花蛇舌草 50 克，一点红 50 克，金盏银盘 50 克，入山虎 10 克。

【功效】清热利湿，透脓止痛。

【方解】白花蛇舌草，苦、甘，寒；清热解毒消痈，利湿通淋。一点红，微苦，凉；属打药；清热利湿，祛风，消肿，杀菌。金盏银盘，苦，平；属打药；祛湿，利尿消肿，清热解毒，祛瘀。入山虎，辛、苦，温；有小毒；属打药；清热解毒，消肿止痛，活血散瘀。方中，白花蛇舌草为主药，以清热解毒消痈为主；一点红、金盏银盘为配药，以祛湿止痛为辅；入山虎为引路药，引领以上各药循入脏腑直达病所。全方共奏清热利湿、透脓止痛之功效。

【用法】水煎，每日 1 剂，分 2 次服，每次 150 毫升。

【注意事项】忌食辛辣油腻之物。

【献方者】韦胜利。

【来源】广西壮族自治区少数民族验方、秘方、诊疗方法调查表。

【收集者与整理者】邵金宝、唐一洲、李幸。

【采集地】河池市都安瑶族自治县江南乡发瑞村。

【民间秘方】鱼腥草 40 克，花斑竹 40 克，白花蛇舌草 5 克，田基黄 5 克，虾钳菜 15 克，笔管草 15 克。

【功效】清热利湿，透脓止痛。

【方解】鱼腥草，辛，微寒；清热解毒，消痈排脓，利尿通淋。花斑竹，苦，凉；属风打相兼药；清热利湿，止咳化痰，凉血止血，散瘀定痛。白花蛇舌草，辛、苦，微寒；清热解毒消痈，利湿通淋。田基黄，甘、微苦，凉；属风打相兼药；清热解毒，拔毒消肿，通淋利湿。虾钳菜，清热解毒，祛风活血。笔管草，淡，平；属打药；利尿消肿。方中，鱼腥草、花斑竹为主药，以消痈排脓、散瘀定痛为主；白花蛇舌草、田基黄、虾钳菜为配药，以清热利湿为辅；笔管草为引路药，利尿消肿，引毒邪从小便排出体外。全方共奏清热利湿、透脓止痛之功效。

【用法】水煎，每日 1 剂，分 2 次服，每次 150 毫升。

【注意事项】忌食辛辣油腻之物。

【献方者】田应国。

【来源】广西壮族自治区少数民族验方、秘方、诊疗方法调查表。

【收集者与整理者】邵金宝、唐一洲、李幸。

【采集地】河池市都安瑶族自治县下坳乡下坳村。

【民间秘方】九节风 30 克，木芙蓉 20 克，鬼针草 30 克。

【功效】清热解毒。

【方解】本方为瑶医经验方。九节风，苦、涩、辛，凉；属打药；清热解毒，祛风除湿，消肿止痛，杀菌。木芙蓉，辛，平，清热解毒，消肿止痛，凉血止血。鬼针草，苦，平；属打药；祛湿，利尿消肿，清热解毒，祛瘀，祛瘀。方中，九节风、木芙蓉为主药，以清热解毒、消肿止痛为主；鬼针草为配药，以祛瘀为辅，助主药加强止痛之效。全方共奏清热解毒之功效。

【用法】水煎服。

【注意事项】忌食辛辣油腻之物。

【来源】《富川县中医验方汇锦》。

【收集者与整理者】李幸。

【采集地】贺州市富川瑶族自治县。

【临床验方】败酱草 30 克，大血藤 30 克，蒲公英 20 克。

【功效】清热解毒，消痈止痛。

【方解】败酱草，苦、辛，微寒；清热解毒，消痈排脓，祛瘀止痛。大血藤，涩、苦，平；属打药；活血祛瘀，消肿止痛，通经活络。蒲公英，苦、甘，寒；清热解毒，消肿散结。方中，败酱草为主药，以清热解毒为主；大血藤、蒲公英为配药，以活血消痈、止痛为辅。全方共奏清热解毒、消痈止痛之功效。

【用法】水煎服。

【注意事项】忌食辛辣油腻之物。

【献方者】蒋涛。

【来源】未出版的资料。

【收集者与整理者】李珍清、李幸、王艺锦。

【采集地】贺州市中医医院名瑶医李珍清工作室。

【民间秘方】白花蛇舌草 50 克，山苦荬 30 克，一点红 50 克，金盏银盘 50 克。

【功效】清热解毒，散瘀排脓。

【方解】白花蛇舌草，苦、甘，寒；清热解毒消痈，利湿通淋。山苦荬，苦，寒；清热解毒，排脓消痈，化瘀止痛，凉血止血。一点红，微苦，凉；属打药；清热利湿，祛风，消肿，止痢，杀菌，杀虫。金盏银盘，苦，平；属打药；祛湿，利尿消肿，清热解毒，祛瘀。方中，白花蛇舌草、山苦荬为主药，以清热解毒消痈为主；一点红为配药，以清热解毒为辅；金盏银盘为引路药，散瘀消肿，引领以上各药循入脏腑直达病所。全方共奏清热解毒、散瘀排脓之功效。

【用法】水煎，每日 1 剂，分 2 次服，每次 150 毫升。

【注意事项】忌食辛辣油腻之物。

【献方者】李育宽。

【来源】广西壮族自治区少数民族验方、秘方、诊疗方法调查表。

【收集者与整理者】邵金宝、唐一洲、李幸。

【采集地】河池市都安瑶族自治县江南乡江洲村。

消化道出血 / 补歌虎

【民间秘方】羊开口根 20 克，桃金娘根 20 克，地榆 10 克。

【功效】收敛止血，祛瘀生新。

【方解】羊开口根为主药，甘、酸、涩，微温；属风打相兼药；收敛止血，活血化瘀，解毒，祛瘀生新。桃金娘根为配药，涩，温；属风药；收敛，固脱。地榆为引路药，苦，寒；凉血止血，解毒敛疮，引领以上各药循入脏腑直达病所。全方共奏收敛止血、祛瘀生新之功效。

【用法】水煎至 450 毫升，分 3 次温服。

【注意事项】忌食辛辣油腻之物。

【来源】瑶医药秘方、验方数据库。

【收集者与整理者】李彤、闫国跃、李幸。

【采集地】广西中医药大学瑶医药学院。

【民间秘方】穿骨风 30 克，红毛毡 15 克，地榆 20 克，九层皮 10 克，十大功劳 15 克，饿蚂蝗 15 克，仙鹤草 15 克，甘草 6 克。

【功效】清热解毒，止血消炎。

【方解】穿骨风，苦、淡、平；属风打相兼药；止血消炎，祛风除湿，消肿止痛。红毛毡，苦、辛，微凉；清热利湿，散瘀止血。地榆，苦，寒；凉血止血，解毒敛疮。九层皮，苦，凉；清热解毒，消肿止痛，止血生肌。十大功劳，苦，寒；属风打相兼药；滋阴清热，清热解毒。饿蚂蝗，苦，凉；属风药；清热解毒，健脾开胃，消积，祛风，消肿，利湿。仙鹤草，苦、涩，平；收敛止血，补虚，止痢。甘草，甘，平；益气补中，清热解毒，缓急止痛，调和诸药。方中，穿骨风、红毛毡为主药，以祛风除湿、止血消炎为主；地榆、九层皮、十大功劳为配药，以清热解毒为辅；饿蚂蝗、仙鹤草、甘草为引路药，补虚收敛，引领以上各药循入脏腑直达病所。全方共奏清热解毒、止血消炎之功效。

【用法】水煎至 450 毫升，分 3 次温服。

【注意事项】忌食辛辣油腻之物。

【来源】瑶医药秘方、验方数据库。

【收集者与整理者】李彤、闫国跃、李幸。

【采集地】广西中医药大学瑶医药学院。

消化性溃疡 / 扑结虎

①

【民间秘方】入山虎 10 克，救必应 20 克，水田七 20 克，龙须草 20 克，鸡骨草 20 克，海螵蛸 15 克，元林咪 15 克，葫芦茶 10 克，九层风 20 克，大蓟 15 克，金不换 10 克，五指毛桃 20 克，墨旱莲 10 克，山药 15 克。

【功效】收敛止血，和胃止痛。

【方解】入山虎，辛、苦，温；有小毒；属打药；清热解毒，消肿止痛，活血散瘀。救必应，苦，凉；属风打相兼药；清热解毒，消肿止痛，止血生肌。水田七，苦，寒；有小毒；属风打相兼药；清热解毒，消肿止痛，收敛止血，祛腐生肌，调经。龙须草，苦，凉；属打药；舒筋活络，活血化瘀，消肿解毒，收敛止血。鸡骨草，甘、微苦，凉；清热利湿，散瘀止痛。海螵蛸，咸、涩，温；收敛止血，制酸止痛，收湿敛疮。元林咪，苦，寒；清热燥湿，泻火解毒。葫芦茶，微涩，凉；属打药；清解热毒，利湿。九层风，微苦、甘、涩，平；属风药；活血补血，通络，祛风除湿。大蓟，甘、苦、凉；凉血止血，散瘀解毒消痈。金不换，甘、微苦，凉；清热解毒，健脾消食。五指毛桃，甘，微温；属风药；健脾益气，行气止痛。墨旱莲，甘、酸，寒；补肝肾阴，凉血止血。山药，甘，平；益气养阴，补脾肺肾。方中，入山虎、救必应、水田七、龙须草、鸡骨草、海螵蛸为主药，以清热解毒、收敛止血为主；元林咪、葫芦茶、九层风、大蓟为配药，以清热祛湿为辅；金不换、五指毛桃、墨旱莲、山药为引路药，健脾益气、和胃止痛，引领以上各药循入脏腑直达病所。全方共奏收敛止血、和胃止痛之功效。

【用法】水煎，每日1剂，分2次服，每次150毫升。

【注意事项】忌食辛辣油腻之物。

【献方者】韦贞季。

【来源】广西壮族自治区少数民族验方、秘方、诊疗方法调查表。

【收集者与整理者】邵金宝、唐一洲、李幸。

【采集地】河池市都安瑶族自治县安阳镇北才街。

【民间秘方】白狗肠10克，猪排骨适量。

【功效】清热解毒，养胃止痛。

【方解】本方为瑶医经验方。白狗肠为主药，苦、甘，微寒；属打药；清热解毒，凉血止血。猪排骨为配药，甘，温；温中益气，补虚养胃。主药、配药结合使全方盈亏平衡，共奏清热解毒、养胃止痛之功效。

【用法】炖熟，一次服完，每日2剂。

【注意事项】忌食辛辣油腻之物。

【来源】《富川县中医验方汇锦》。

【收集者与整理者】李幸。

【采集地】贺州市富川瑶族自治县。

【民间秘方】山乌龟5克，南五味子叶15克。

【功效】和胃止痛。

【方解】本方为瑶医经验方。山乌龟为主药，苦，微寒；属风打相兼药；清热解毒，散瘀消肿，止痛。南五味子叶为配药，酸、甘，温；益胃生津，宁心安神。主药、配药结合使全方盈亏平衡，共奏和胃止痛之功效。

【用法】水煎，每日1剂，分2次服，每次150毫升。

【注意事项】忌食辛辣油腻之物。

【献方者】田应国。

【来源】广西壮族自治区少数民族验方、秘方、诊疗方法调查表。

【收集者与整理者】邵金宝、唐一洲、李幸。

【采集地】河池市都安瑶族自治县下坳乡下坳村。

④

【民间秘方】仙鹤草 100 克，白及 10 克，七叶莲 35 克，炙甘草 10 克。

【功效】收敛止血，消肿生肌。

【方解】仙鹤草，苦、涩，平；收敛止血，补虚，杀虫。白及，辛、苦，温；收敛止血，消肿生肌。七叶莲，甘、辛，温；属风打相兼药；祛风通络，消肿止痛。炙甘草，甘，平；补脾和胃，益气复脉。方中，仙鹤草、白及为主药，以收敛止血生肌为主；七叶莲为配药，以消肿止痛为辅；炙甘草为引路药，引领以上各药循入脾胃。全方共奏收敛止血、消肿生肌之功效。

【用法】水煎服。

【注意事项】忌食辛辣油腻之物。

【献方者】袁家勋。

【来源】未出版的资料。

【收集者与整理者】李幸、王艺锦。

【采集地】桂林市灌阳县西山乡。

⑤

【民间秘方】水田七 10 克，入山虎 10 克，路边菊 60 克，穿心草 10 克，土黄柏 12 克，金不换 10 克。

【功效】清热解毒，消肿止痛，收敛止血，祛腐生肌。

【方解】水田七，苦，寒；有小毒；属风打相兼药；清热解毒，消肿止痛，收敛止血，祛腐生肌。入山虎，辛、苦，温；有小毒；属打药；清热解毒，消肿止痛，活血散瘀。路边菊，辛，凉；凉血止血，清热利湿，解毒消肿。穿心草，微甘、微苦，平；清热解毒，止痛。土黄柏，苦，寒；清热燥湿，泻火解毒。金不换，甘、微苦，凉；清热解毒，健脾消食。方中，水田七为主药，以收敛止血为主；入山虎、路边菊、穿心草、土黄柏为配药，以清热解毒消肿为辅；金不换为引路药，引领以上各药循入脏腑直达病所。全方共奏清热解毒、消肿止痛、收敛止血、祛腐生肌之功效，对十二指肠溃疡疗效佳。

【用法】水煎，每日 1 剂，分 2～3 次服，每次 150 毫升。

【禁忌】孕妇禁用。

【注意事项】忌食辛辣油腻之物。

【献方者】黄啟安。

【来源】广西壮族自治区少数民族医医案医话调查表。

【收集者与整理者】周佩鸾、覃理标、潘雪萍、付海霞。

【采集地】河池市都安瑶族自治县古山乡四城村弄现屯。

【临床验方】鲜铁树叶 150 ～ 200 克。

【功效】行气止痛，散瘀止血。

【方解】本方为瑶医经验单方，药专力宏。铁树叶，甘、淡，平，有小毒；行气止痛，散瘀止血。

【用法】加水适量，文火煎汤至 250 毫升左右，每日 1 剂，分 3 ～ 4 次温凉服。4 ～ 5 日可止血。

【禁忌】孕妇慎用。

【注意事项】忌食生冷、辛辣油腻之物。

【来源】瑶医药秘方、验方数据库。

【收集者与整理者】李彤、闫国跃、覃枫。

【采集地】广西中医药大学瑶医药学院。

便秘 / 凯捏

①

【临床验方】银耳 10 克，菠菜根 100 克。

【功效】润肠通便。

【方解】本方为瑶医药膳方。银耳为主药，酸、涩，温；滋阴，润肠通便。菠菜根为配药，甘，平；补血以加强主药滋阴之效。主药、配药结合使全方盈亏平衡，共奏润肠通便之功效。

【用法】菠菜根洗净切段，银耳浸泡后与菠菜根一同煮，吃银耳喝汤，分早晚 2 次服。

【禁忌】体弱者及孕妇忌服。

【注意事项】忌食辛辣油腻之物。

【来源】瑶医药秘方、验方数据库。

【收集者与整理者】李彤、闫国跃、覃枫。

【采集地】广西中医药大学瑶医药学院。

2

【临床验方】番泻叶 6 克，蜂蜜 100 克。

【功效】润肠通便。

【方解】本方为瑶医经验方。番泻叶为主药，甘，温；泻下导滞。蜂蜜为配药，甘，平，补中缓急，润燥，解毒。主药、配药结合使全方盈亏平衡，共奏润肠通便之功效。

【用法】开水泡番泻叶，调入蜂蜜，代茶饮，空腹一次服用。

【禁忌】体弱者及孕妇忌服。

【注意事项】勿过量服用。

【来源】瑶医药秘方、验方数据库。

【收集者与整理者】李彤、闫国跃、覃枫。

【采集地】广西中医药大学瑶医药学院。

3

【临床验方】枇杷核 15 克，蜂蜜 30 克。

【功效】润肠通便。

【方解】本方为瑶医经验方。枇杷核为主药，苦，平；化痰止咳，疏肝理气，润肠。蜂蜜为配药，甘，平；补中缓急，润燥，解毒。主药、配药结合使全方盈亏平衡，共奏润肠通便之功效。

【用法】枇杷核捣烂，水煎取液，调入蜂蜜服，每日 1 剂。

【注意事项】枇杷核有毒，勿直接服用。忌食生冷、辛辣油腻之物。

【来源】瑶医药秘方、验方数据库。

【收集者与整理者】李彤、闫国跃、覃枫。

【采集地】广西中医药大学瑶医药学院。

4

【临床验方】火麻仁 10 克，粳米 50 克。

【功效】润肠通便。

【方解】本方为瑶医食疗方。火麻仁为主药，苦、辛，寒；有毒；健脾益气，润肠通便。粳米为配药，甘，平；补中益气，健脾和胃，除烦渴。主药、配药结合使全方盈亏平衡，共奏润肠通便之功效，善治肠燥便秘。

【用法】捣烂，滤汁与粳米共煮粥食。

【禁忌】脾虚泄泻者慎用。

【注意事项】勿过量服用。

【来源】瑶医药秘方、验方数据库。

【收集者与整理者】李彤、闫国跃、覃枫、李幸。

【临床验方】柏子仁 20 克，松子仁 15 克，杏仁 15 克，粳米 100 克。

【功效】补中益气，润肠通便。

【方解】柏子仁，咸，平；养心安神，润肠通便。松子仁，苦，寒；有毒；润燥滑肠。杏仁，苦，微温；有小毒；润肠通便。粳米，甘，平；补中益气，健脾和胃，除烦渴。方中，柏子仁、杏仁为主药，以润肠通便为主；松子仁为配药，以润燥滑肠为辅；粳米为引路药，补中益气、健脾和胃，引领药力直达病所。全方共奏补中益气、润肠通便之功效，对气秘有较好疗效。

【用法】先煮粳米，将熟时加柏子仁、松子仁、杏仁做成三仁粥，加白糖适量，饭后服一小碗。

【禁忌】脾虚腹泻者慎用。

【注意事项】部分药有毒，勿过量食用。

【来源】瑶医药秘方、验方数据库。

【收集者与整理者】李彤、闫国跃、覃枫。

【采集地】广西中医药大学瑶医药学院。

【临床验方】荷叶 10 克。

【功效】清热通便。

【方解】本方为瑶医经验单方。荷叶，苦、涩，平；清热解暑，升发清阳，散瘀止血。取其苦涩清热之力，善治热秘。

【用法】水煎代茶饮。

【禁忌】脾胃虚寒者慎服。

【注意事项】荷叶畏桐油、茯苓，勿同服。

【来源】瑶医药秘方、验方数据库。

【收集者与整理者】李彤、闫国跃、覃枫。

【采集地】广西中医药大学瑶医药学院。

【临床验方】鲜丹参 30 克。

【功效】活血祛瘀通便。

【方解】本方为瑶医经验单方。鲜丹参，苦，微寒；活血祛瘀，通经止痛，善治热秘。

【用法】水煎代茶饮，连服 1 周后胸闷消失，便秘亦随之而解。

【禁忌】出血者慎服。

【注意事项】不能与藜芦同用。

【来源】瑶医药秘方、验方数据库。

【收集者与整理者】李彤、闫国跃、覃枫。

【采集地】广西中医药大学瑶医药学院。

便血 / 奉改蒋

1

【临床验方】紫珠草 30 克，三七 10 克，大黄 10 克。

【功效】活血化瘀，凉血止血。

【方解】本方为瑶医经验方。紫珠草，辛，温；凉血收敛，清热解毒。三七，甘、微苦，温；散瘀止血，消肿定痛。大黄，苦，寒；泻下攻积，清热泻火，止血，解毒，活血祛瘀，清泻湿热。方中，紫珠草为主药，以凉血收敛为主；三七、大黄为配药，以散瘀止血为辅。全方共奏活血化瘀、凉血止血之功效，善治瘀血内阻之出血。

【用法】水煎，每日 1 剂，分 2 ～ 3 次冷服，每次 200 毫升。

【禁忌】便溏者慎用。

【注意事项】忌食生冷、辛辣油腻之物。

【来源】瑶医药秘方、验方数据库。

【收集者与整理者】李彤、闫国跃、覃枫。

【采集地】广西中医药大学瑶医药学院。

2

【临床验方】地骨皮 50 克，陈醋 250 克。

【功效】清热止血。

【方解】本方为瑶医药膳方。地骨皮为主药，甘，寒；凉血除蒸，清肺降火。陈醋为配药，酸，平；解毒，散瘀，止血。主药、配药结合使全方盈亏平衡，共奏清热止血之功效，善治肠道实热便血。

【用法】少量水煎汤，服 2 ～ 3 次可去根。

【注意事项】忌食生冷、辛辣油腻之物。

【来源】瑶医药秘方、验方数据库。

【收集者与整理者】李彤、闫国跃、覃枫。

【采集地】广西中医药大学瑶医药学院。

腹膜炎 / 革席豆闷

【民间秘方】钻地风 30 克，田基黄 30 克，蛇利草 30 克，九层风 40 克。

【功效】活血散瘀，消肿止痛，清热利湿。

【方解】钻地风，苦、淡、凉；属风打相兼药；活血散瘀，消肿止痛。田基黄，甘、微苦，凉；属风打相兼药；清热解毒，拔毒消肿，利湿通淋。蛇利草，辛、苦，微寒；清热解毒消痈，利湿通淋。九层风，微苦、甘、涩，平；属风药；活血补血，通络，祛风除湿。方中，钻地风为主药，以活血散瘀、消肿止痛为主；田基黄、蛇利草、九层风为配药，以清热利湿为辅。全方共奏活血散瘀、消肿止痛、清热利湿之功效。

【用法】水煎，每日 1 剂，分 2 次服，每次 150 毫升。

【注意事项】忌食辛辣油腻之物。

【献方者】田应国。

【来源】广西壮族自治区少数民族验方、秘方、诊疗方法调查表。

【收集者与整理者】邵金宝、唐一洲、李幸。

【采集地】河池市都安瑶族自治县下坳乡下坳村。

急性肝炎 / 篮哥紧

【民间秘方】金钱风 12 克，小田基黄 15 克，葫芦茶 12 克，无娘藤 12 克，人字草 12 克，穿心草 15 克，车前草 12 克。

【功效】清热解毒，祛风除湿。

【方解】金钱风，淡、涩，平；属风打相兼药；清热解毒，祛风除湿，活血散瘀，止痛，利水。小田基黄，甘、微苦，凉；属风打相兼药；清热解毒，通淋利湿。葫芦茶，微涩，凉；属打药；清解热毒，利湿。无娘藤，甘、微苦，凉；有小毒；清热利湿，凉血止血。人字草，苦、涩、微辛，温；属风打相兼药；祛风除湿，理气止痛，止血散瘀。穿心草，微甘、微苦，平；清热解毒，止痛。车前草，甘，寒；清热利尿通淋，祛痰，凉血，解毒。方中，金钱风、小田基黄、葫芦茶、无娘藤为主药，以清热利湿、疏肝利胆为主；人字草、穿心草为配药，以祛风除湿、理气止痛为辅；车前草为引路药，增强主药、配药清热利湿之功效，引领以上各药循入脏腑直达病所。全方共奏清热解毒、祛风除湿之功效。

【用法】水煎，每日 1 剂，分 2 次服，每次 200 毫升。

【注意事项】忌食辛辣油腻之物。

【献方者】唐奇贤。

【来源】广西壮族自治区少数民族验方、秘方、诊疗方法调查表。

【收集者与整理者】邵金宝、唐一洲、李幸。

【采集地】河池市都安瑶族自治县拉烈乡拉烈村。

2

【民间秘方】熊胆草 15 克，金银花藤 15 克，车前草 60 克，十大功劳 15 克，凤尾草 15 克。

【功效】清热祛湿，滋阴凉血。

【方解】本方为瑶医经验方。熊胆草，苦，寒；属风打相兼药。清热解毒，利湿退黄，凉血散瘀。金银花藤，甘，寒；清热解毒，利水祛湿。车前草，甘，寒；清热利尿通淋，祛痰，凉血，解毒。十大功劳，苦，寒；滋阴清热，清热解毒。凤尾草，苦，寒；清热利湿，消肿解毒，凉血止血。方中，熊胆草、金银花藤、车前草为主药，以清热解毒、利水祛湿为主；十大功劳、凤尾草为配药，以滋阴凉血为辅。全方共奏清热祛湿、滋阴凉血之功效。

【用法】水煎，每日 1 剂，分 2 次服，每次 200 毫升。

【注意事项】忌食辛辣油腻之物。

【献方者】卢松涛。

【来源】广西壮族自治区少数民族验方、秘方、诊疗方法调查表。

【收集者与整理者】邵金宝、唐一洲、李幸。

【采集地】河池市都安瑶族自治县高岑乡弄池村。

3

【民间秘方】大田基黄 20 克，穿破石 15 克，元林咪 15 克，无娘藤 30 克，花斑竹 20 克，了哥王 10 克，元双 10 克，十大功劳 20 克。

【功效】清热祛湿，解毒止痛。

【方解】大田基黄，甘、微苦，凉；属风打相兼药；清热解毒，通淋利湿。穿破石，微苦，平；属风打相兼药；清热，利水，祛风除湿，消肿止痛，活血通络。元林咪，苦，寒；清热燥湿，泻火解毒。无娘藤，甘、微苦，凉；有小毒；清热利湿，凉血止血。花斑竹，苦，凉；属风打相兼药；清热利湿，凉血止血，散瘀定痛。了哥王，苦、辛，寒；有毒；清热解毒，散结逐瘀。元双，苦、甘，温；破血行气，通络止痛。十大功劳，苦，寒；滋阴清热，清热解毒。方中，大田基黄、穿破石、元林咪、无娘藤、花斑竹为主药，以清热祛湿为主；了哥王、元双为配药，以清热解毒止痛为辅；十大功劳为引路药，滋阴清热，引领以上各药循入脏腑直达病所。全方共奏清热祛湿、解毒止痛之功效。

【用法】水煎，每日1剂，分2次服，每次200毫升。

【注意事项】忌食辛辣油腻之物。

【献方者】苏建利。

【来源】广西壮族自治区少数民族验方、秘方、诊疗方法调查表。

【收集者与整理者】邵金宝、唐一洲、李幸。

【采集地】河池市都安瑶族自治县澄江乡六柱村。

【民间秘方】花斑竹15克，半枝莲15克，鹰不扑15克，栀子5克，半边莲15克，蛇利草15克，石油菜20克，石仙桃20克，北堂愁16克。

【功效】清热祛湿，消肿止痛。

【方解】花斑竹，苦，凉；属风打相兼药；清热利湿，凉血止血，散瘀定痛。半枝莲，辛、苦，寒；属打药；清热解毒，散瘀止血，消肿止痛，抗癌。鹰不扑，辛，温；散瘀消肿，祛风利湿。栀子，苦，寒；泻火除烦，清热利湿，凉血解毒。半边莲，辛，平；清热解毒，利尿消肿。蛇利草，辛、苦，微寒；清热解毒消痈，利湿通淋。石油菜，酸、涩，平；属风打相兼药；清热解毒，利尿消肿。石仙桃，甘、淡，凉；清热凉血，止痛。北堂愁，苦，微寒；清热解毒，疏肝解郁，升阳，除烦。方中，花斑竹、半枝莲、鹰不扑、栀子为主药，以清热消肿止痛为主；半边莲、蛇利草、石油菜、石仙桃为配药，以清热利尿为辅；北堂愁为引路药，疏肝，升阳，引领诸药直达病所。全方共奏清热祛湿、消肿止痛之功效。

【用法】水煎，每日1剂，分2次服，每次200毫升。

【注意事项】忌食辛辣油腻之物。

【献方者】甘桂荣。

【来源】广西壮族自治区少数民族验方、秘方、诊疗方法调查表。

【收集者与整理者】邵金宝、唐一洲、李幸。

【采集地】河池市都安瑶族自治县都阳乡棉山村。

5

【民间秘方】三叉虎10克，金钱风15克，鸡骨草15克，人字草15克，十大功劳15克，笔管草10克，九头狮15克，淡竹叶10克，玉米须20克，茵陈20克，葫芦茶15克，田基黄10克，花斑竹20克，郁金15克，达卡扎15克。

【功效】清热解毒，活血散瘀，理气止痛。

【方解】三叉虎，苦、涩、凉；属风打相兼药；清热解毒，散瘀消肿，利湿止痛。金钱风，淡、涩、平；属风打相兼药；清热解毒，祛风除湿，活血散瘀，止痛，利水。鸡骨草，甘、微苦、凉；清热利湿，散瘀止痛。人字草，苦、涩、微辛、温；属风打相兼药；祛风除湿，理气止痛，止血散瘀。十大功劳，苦，寒；清热解毒。笔管草，淡，平；属打药；利尿消肿。九头狮，辛，凉；祛风，清热，解毒。淡竹叶，甘、淡，寒；清热除烦，利尿。玉米须，甘，寒；利水消肿，利湿退黄。茵陈，苦、辛，寒；清利湿热，利胆退黄。葫芦茶，微涩，凉；属打药；清解热毒，利湿。田基黄，甘、微苦，凉；属风打相兼药；清热解毒，通淋利湿。花斑竹，苦，凉；属风打相兼药；清热利湿，凉血止血，散瘀定痛。郁金，辛、苦，寒；活血止痛，行气解郁，凉血清心，利胆退黄。达卡扎，辛、苦，温；疏肝理气，调经止痛。方中，三叉虎、金钱风、鸡骨草、人字草、十大功劳为主药，以清热解毒、活血散瘀、理气止痛为主；笔管草、九头狮、淡竹叶、玉米须、茵陈、葫芦茶、田基黄、花斑竹为配药，以清热祛湿退黄为辅；郁金、达卡扎为引路药，疏肝理气，引领诸药直达病所。全方共奏清热解毒、活血散瘀、理气止痛之功效。

【用法】水煎，每日1剂，分2次服，每次200毫升。

【注意事项】忌食辛辣油腻之物。

【献方者】陈瑞祥。

【来源】广西壮族自治区少数民族验方、秘方、诊疗方法调查表。

【收集者与整理者】邵金宝、唐一洲、李幸。

【采集地】河池市都安瑶族自治县百旺乡八甫村。

6

【临床验方】三姐妹15克，山栀子15克，绣花针15克，白纸扇20克，土茵陈20克，烈巧10克，十大功劳15克。

【功效】清热解毒，疏肝止痛。

【方解】三姐妹，甘、微苦，凉；属风打相兼药；清热解毒，利湿疏肝。山栀子，苦，寒；清热泻火，凉血，解毒，利湿。绣花针，辣，温；属打药；清热解毒，祛风利湿，活血，止痛，化瘀。白纸扇，甘，凉；属风打相兼药；清热解毒，生津，利湿消肿。土茵陈，辛，微温；清暑解表，利水消肿。烈巧，甘、酸，平；清热解毒。十大功劳，苦，寒；滋阴清热。方中，三姐妹、山栀子、绣花针、十大功劳为主药，以清热解毒、利湿疏肝为主；白纸扇、土茵陈、烈巧为配药，以清热祛湿利尿为辅。主药、配药结合使全方盈亏平衡，共奏清热解毒、疏肝止痛之功效。

【**用法**】水煎至 600 毫升，分 3 次温服。

【**注意事项**】忌食辛辣油腻之物。

【**献方者**】赵进周。

【**来源**】未出版的资料。

【**收集者与整理者**】李幸、王艺锦。

【**采集地**】来宾市金秀瑶族自治县瑶医医院。

【**临床验方**】鲜三叉虎 250 克，鲜花斑竹 100 克，鲜山栀子 250 克，鲜金银花藤 250克，鲜白纸扇 250 克。

【**功效**】清热祛湿解毒。

【**方解**】鲜三叉虎，苦、涩，凉；属风打相兼药；清热解毒，散瘀消肿，利湿止痛。鲜花斑竹，苦，凉；属风打相兼药；清热利湿，凉血止血，散瘀定痛。鲜山栀子，苦，寒；清热泻火，凉血，解毒，利湿。鲜金银花藤，甘，寒；清热解毒，利水祛湿。鲜白纸扇，甘，凉；属风打相兼药；清热解毒，生津，利湿消肿。方中，鲜三叉虎、鲜花斑竹为主药，以清热解毒、散瘀止痛为主；鲜山栀子、鲜金银花藤为配药，以清热祛湿为辅；鲜白纸扇为引路药，清热生津，引领以上各药循入肝经直达病所。全方共奏清热祛湿解毒之功效。

【**用法**】水煎服。

【**注意事项**】忌食辛辣油腻之物。

【**献方者**】赵进周。

【**来源**】未出版的资料。

【**收集者与整理者**】李幸、王艺锦。

【**采集地**】来宾市金秀瑶族自治县瑶医医院。

【**民间秘方**】花斑竹、绣花针、烈巧、土茵陈、大元林咪、黄花参、十大功劳各适量。

【**功效**】清热利湿，解毒止痛。

【方解】本方为瑶医经验方。花斑竹，苦，凉；属风打相兼药；清热利湿，凉血止血，散瘀定痛。绣花针，辣，温；属打药；清热解毒，祛风利湿，活血，止痛，化瘀。烈巧，甘、酸，平；清热解毒。土茵陈，苦、辛，寒；清利湿热，利胆退黄。大元林咪，苦，寒；清热燥湿，泻火解毒。黄花参，甘、微苦，平；属风药；滋补肝肾，养血健脾利湿。十大功劳，苦，寒；清热解毒。方中，花斑竹、绣花针为主药，以清热利湿、散瘀止痛为主；烈巧、土茵陈、大元林咪为配药，以利胆退黄为辅；黄花参、十大功劳为引路药，清热解毒，引领诸药直达病所。全方共奏清热利湿、解毒止痛之功效。

【用法】水煎，每日 1 剂，分 3～4 次服。

【禁忌】孕妇禁用。

【注意事项】忌食辛辣油腻之物。

【献方者】黄允坤。

【来源】未出版的资料。

【收集者与整理者】李海强、李幸、李颖。

【采集地】贺州市八步区步头镇黄石村。

慢性肝炎 / 蓝哥

【民间秘方】田基黄 20 克，白花蛇舌草 20 克，金银花 10 克，金钱风 15 克，排钱草 20 克，夏枯草 30 克，鸡骨草 30 克，六月霜 30 克，山枝根 30 克，甘草 5 克。

【功效】清热祛湿，解毒止痛。

【方解】田基黄，甘、微苦，凉；属风打相兼药；清热解毒，通淋利湿。白花蛇舌草，苦、甘，寒；清热解毒消痈，利湿通淋。金银花，甘，寒；清热解毒，疏散风热。金钱风，淡、涩，平；属风打相兼药；清热解毒，祛风除湿，活血散瘀，止痛，利水。排钱草，苦、淡，平；祛风利水，散瘀消肿，解毒。夏枯草，辛、苦，寒；清肝明目，消肿散结。鸡骨草，甘、微苦，凉；清热利湿，散瘀止痛。六月霜，微苦、涩，平；清热解毒，凉血止血。山枝根，甘、苦，平、凉；补肺肾，祛风湿，活血通络。甘草，甘，平；益气补中，清热解毒，缓急止痛，调和诸药。方中，田基黄、白花蛇舌草、金银花为主药，以清热解毒祛湿为主；金钱风、排钱草、夏枯草、鸡骨草、六月霜为配药，以清热利湿为辅；山枝根、甘草为引路药，引领以上各药循入脏腑直达病所。全方共奏清热祛湿、解毒止痛之功效。

【用法】水煎服。

【注意事项】忌食辛辣油腻之物。

【献方者】赵衷民。

【来源】未出版的资料。

【收集者与整理者】石泽金、李幸。

【采集地】来宾市金秀瑶族自治县三江乡大磨屯。

【民间秘方】八字草 12 克，田基黄 10 克，苍术 10 克，大蓟 10 克，甘草 6 克。

【功效】清热燥湿，消炎止痛。

【方解】八字草，微甘、苦，平；消炎，止痛。田基黄，甘、微苦，凉，属风打相兼药；清热解毒，通淋利湿。苍术，辛、苦，温；燥湿健脾。大蓟，甘、苦，凉；凉血止血，散瘀解毒消痈。甘草，甘，平；益气补中，清热解毒，缓急止痛，调和诸药。方中，八字草、田基黄为主药，以清热解毒、消炎止痛为主；苍术、大蓟为配药，以燥湿健脾为辅；甘草为引路药，调和诸药。全方共奏清热燥湿、消炎止痛之功效。

【用法】水煎，每日 1 剂，分 2 次服，每次 150 毫升。

【注意事项】忌食辛辣油腻之物。

【献方者】覃喜登。

【来源】广西壮族自治区少数民族验方、秘方、诊疗方法调查表。

【收集者与整理者】邵金宝、唐一洲、李幸。

【采集地】河池市都安瑶族自治县百马乡百马街。

【民间秘方】铺地稔 30 克，人字草 30 克，田基黄 30 克，蛇利草 20 克，白背桐 30 克，花斑竹 20 克，穿心莲 10 克、墨旱莲 10 克。

【功效】清热解毒祛湿。

【方解】铺地稔，甘、涩，凉；活血止血，消肿祛瘀，清热解毒。人字草，苦、涩、微辛，温；属风打相兼药；祛风除湿，理气止痛，止血散瘀。田基黄，甘、微苦，凉，属风打相兼药；清热解毒，拔毒消肿，通淋利湿。蛇利草，辛、苦，微寒；清热解毒消痈，利湿通淋。白背桐，微苦、涩，寒；属风打相兼药；清热解毒，止血，止痛，利湿，收敛。花斑竹，苦，凉；属风打相兼药；清热利湿，凉血止血，散瘀定痛。穿心莲，辛、苦，寒；清热解毒，燥湿。墨旱莲，甘、酸，寒；补肝肾阴，凉血止血。方中，铺地稔、人字草、田基黄为主药，以清热解毒、利湿退黄为主；蛇利草、白背桐、花斑竹、穿心莲为配药，以清热利湿为辅；墨旱莲为引路药，凉血止血，引领诸药直达病所。全方共奏清热解毒祛湿之功效。

【用法】水煎，每日1剂，分2次服，每次150毫升。

【注意事项】忌食辛辣油腻之物。

【献方者】田应国。

【来源】广西壮族自治区少数民族验方、秘方、诊疗方法调查表。

【收集者与整理者】邵金宝、唐一洲、李幸。

【采集地】河池市都安瑶族自治县下坳乡下坳村。

④

【民间秘方】吉祥草30克。

【功效】清热解毒。

【方解】本方为瑶医经验单方。吉祥草，甘，凉；属风打相兼药；清热解毒，补肾。

【用法】水煎，每日1剂，分2次服。

【注意事项】忌食辛辣油腻之物。

【来源】《富川县中医验方汇锦》。

【收集者与整理者】李幸。

【采集地】贺州市富川瑶族自治县。

⑤

【民间秘方】马蹄金、小田基黄、花斑竹、倒刺草、女贞子各15克。

【功效】清热解毒利湿。

【方解】本方为瑶医经验方。马蹄金，苦，寒；属打药；清热解毒，利湿通淋，散瘀消肿。小田基黄，甘、微苦，凉；属风打相兼药；清热解毒，通淋利湿。花斑竹，苦，凉；属风打相兼药；清热利湿，凉血止血，散瘀定痛。倒刺草，甘、淡，凉；清热，解表，利水，活血。女贞子，甘、酸、涩，温；补肝肾阴，乌须明目。方中，马蹄金、小田基黄为主药，以清热解毒利湿为主；花斑竹、倒刺草为配药，以清热利湿为辅；女贞子为引路药，补肝肾阴，引领诸药直达病所。全方共奏清热解毒利湿之功效。

【用法】水煎，每日1剂，分2次服，每次200毫升。

【注意事项】忌食辛辣油腻之物。

【献方者】韦景春。

【来源】广西壮族自治区少数民族验方、秘方、诊疗方法调查表。

【收集者与整理者】邵金宝、唐一洲、李幸。

【采集地】河池市都安瑶族自治县六也乡华善村。

【民间秘方】桃金娘根 30 克，瘦猪肉适量。

【功效】理气止痛。

【方解】桃金娘根为主药，温，涩；属风药；理气止痛，利湿止泻，化瘀止血。瘦猪肉为配药，甘、咸，微寒；补肾滋阴，养血润燥，益气。主药、配药结合使全方盈亏平衡，共奏理气止痛之功效。

【用法】加水适量炖汤，每日 1 剂，分 2 次服。

【注意事项】忌食辛辣油腻之物。

【来源】《灌阳县验方秘方案编》。

【收集者与整理者】罗远带、李幸。

【采集地】桂林市灌阳县。

【民间秘方】四轮英雄草、野菠萝根、天文草、黄花参各 10 克。

【功效】清热解毒，利湿补虚。

【方解】四轮英雄草，淡、凉；清热解毒。野菠萝根，甘、淡、凉；清热解毒，解表发汗。天文草，辛、苦，微温；解毒利湿，消肿止痛。黄花参，甘、微苦，平；属风药；滋补肝肾，养血健脾利湿。方中，四轮英雄草、野菠萝根为主药，以清热解毒为主；天文草为配药，以解毒利湿为辅；黄花参为引路药，滋补肝肾，平衡药力。全方共奏清热解毒、利湿补虚之功效。

【用法】水煎，每日 1 剂，分 3 次服，每次 150 毫升。

【注意事项】忌食辛辣油腻之物。

【献方者】黄正芬。

【来源】巴马少数民族验方、秘方、诊疗方法调查表。

【收集者与整理者】王艺锦、唐一洲。

【采集地】河池市巴马瑶族自治县甲篆乡坡月村足拉屯。

⑧

【临床验方】鸡骨草 20 克，田基黄 20 克，绣花针 15 克，黄泥草 I5 克，水石榴 20 克，半枝莲 15 克，白纸扇 20 克，鸡仔莲 30 克，白花蛇舌草 20 克。

【功效】清热利湿，散瘀止痛。

【方解】鸡骨草，甘、微苦，凉；清热利湿，散瘀止痛。田基黄，甘、微苦，凉；利湿退黄，清热解毒，活血消肿。绣花针，辣，温；属打药；清热解毒，祛风利湿，活血，止痛，化瘀。黄泥草，苦，寒；清热利湿，凉血散瘀。水石榴，涩，凉；属打药；半枝莲，辛、苦，寒；属打药；清热解毒，散瘀止血，消肿止痛，抗癌。白纸扇，甘，凉；属风打相兼药；清热解毒，生津，利湿消肿。鸡仔莲，甘、微苦，平；属风药；滋补肝肾，养血健脾利湿。白花蛇舌草，苦、甘，寒；清热解毒消痈，利湿通淋，清热利水，平肝。方中，鸡骨草、田基黄、绣花针、黄泥草、水石榴、半枝莲为主药，以清热解毒、活血化瘀为主；白纸扇、鸡仔莲为配药，以清热生津、补虚为辅；白花蛇舌草为引路药，引领诸药直达病所。全方共奏清热利湿、散瘀止痛之功效。

【用法】水煎至 600 毫升，分 5 次温服。

【注意事项】忌食辛辣油腻之物。

【献方者】赵进周。

【来源】未出版的资料。

【收集者与整理者】李幸、王艺锦。

【采集地】来宾市金秀瑶族自治县瑶医医院。

【临床验方】田基黄 20 克，绣花针 15 克，白纸扇 20 克，盘王茶 20 克，三姐妹 20 克，郁金 15 克，堂愁 15 克，白芍 15 克，鸡仔莲 30 克，五爪风 15 克。

【功效】清热解毒退黄，疏肝行气止痛。

【方解】田基黄，甘、微苦，凉；利湿退黄，清热解毒，活血消肿。绣花针，辣，温；属打药；清热解毒，祛风利湿，活血，止痛，化瘀。白纸扇，甘，凉；属风打相兼药；清热解毒，生津，利湿消肿。盘王茶，苦、微甘，寒；属风打相兼药；清热解毒，补气，抗癌。三姐妹，甘、微苦，凉；属风打相兼药；清热解毒，利湿疏肝。郁金，辛、苦，寒；活血止痛，行气解郁，清热凉血，利湿退黄。堂愁，苦、辛，微寒；疏散退热，疏肝解郁，升举阳气。白芍，苦、酸，微寒；平肝止痛，敛阴止汗。鸡仔莲，甘、微苦，平；属风药；滋补肝肾，养血健脾利湿。五爪风，甘，微温；属风药；健脾益气，化湿舒筋，行气止痛。方中，田基黄、绣花针、白纸扇、盘王茶为主药，以清热解毒、散瘀止痛为主；三姐妹、郁金、堂愁、白芍为配药，以行气、疏肝、平肝为辅；鸡仔莲、五爪风为引路药，以益气养血、补益肝肾为功。全方共奏清热解毒退黄、疏肝行气止痛之功效。

【用法】水煎至 600 毫升，分 6 次温服。

【注意事项】忌食辛辣油腻之物。

【献方者】赵进周。

【来源】未出版的资料。

【收集者与整理者】李幸、王艺锦。

【采集地】来宾市金秀瑶族自治县瑶医医院。

【临床验方】鸡骨草 30 克，鸡仔莲 50 克，五爪风 15 克，枸杞子 15 克，鸡肉 250 克。

【功效】散瘀解毒、滋补肝肾、益气养血。

【方解】鸡骨草，甘、微苦，凉；清热利湿，散瘀止痛。鸡仔莲，甘、微苦，平；属风药；滋补肝肾，健脾利湿。五爪风，甘、微温；属风药；健脾益气，化湿舒筋，行气止痛。枸杞子，甘、平；补肝肾，明目。鸡肉，甘、温；温中益气，补虚填精，健脾胃，活血脉，强筋骨。方中，鸡骨草为主药，以散瘀解毒为主；五爪风、鸡仔莲、枸杞子、鸡肉为配药，前一味行气利湿，后三味滋补肝肾、益气养血。全方盈亏平衡，共奏散瘀解毒、滋补肝肾、益气养血之功效。

【用法】先将鸡骨草、鸡仔莲、五爪风放入汤锅用清水浸泡 30 分钟，武火煎开，然后放入鸡肉，文火慢煲 30 分钟后，放入枸杞子煮 5 分钟，调入少量食盐，即可停火，待温度适宜，分 3 次饭前喝汤吃肉，隔日煲食 1 次，10 次为 1 个疗程。

【注意事项】忌食辛辣油腻之物。

【献方者】赵进周。

【来源】未出版的资料。

【收集者与整理者】李幸、王艺锦。

【采集地】来宾市金秀瑶族自治县瑶医医院。

【临床验方】三姐妹 500 克，盘王茶 500 克，鸡仔莲 250 克。

【功效】清热解毒，滋补肝肾。

【方解】三姐妹为主药，甘、微苦，凉；属风打相兼药；清热解毒，利湿疏肝。盘王茶为配药，苦、微甘，寒；属风打相兼药；清热解毒，补气，抗癌。鸡仔莲为引路药，甘、微苦，平；属风药；滋补肝肾，养血健脾利湿，引领以上各药循入肝肾。全方共奏清热解毒、滋补肝肾之功效。

【用法】混合研细粉，每次 20 克，兑 200 毫升开水服，早、中、晚各服 1 次，20 日为 1 个疗程。

【注意事项】忌食辛辣油腻之物。

【献方者】赵进周。

【来源】未出版的资料。

【收集者与整理者】李幸、王艺锦。

【采集地】来宾市金秀瑶族自治县瑶医医院。

⑫

【临床验方】铁包金根 30 克，野六谷根 15 克，白茅根 20 克。

【功效】清热，祛湿，护肝。

【方解】本方为瑶医经验方。铁包金根为主药，苦，平；属打药；活血化瘀，祛湿通络，止血，止痛。野六谷根为配药，淡，平；属风药；利水健脾，除痹。白茅根为引路药，甘，寒；凉血止血，清热利尿。全方风打平衡，共奏清热、祛湿、护肝之功效，常用于肝功能受损所致的凝血功能障碍。

【用法】水煎，加适量白糖，代茶饮，连饮半个月。

【禁忌】体质大寒、虚寒者慎用。

【注意事项】禁止大剂量服用。

【来源】瑶医药秘方、验方数据库。

【收集者与整理者】李彤、闫国跃、韦晓嵘。

【采集地】广西中医药大学瑶医药学院。

⑬

【民间秘方】仙鹤草 15 克，田基黄 15 克，花斑竹 15 克，水石榴 15 克，六月霜 15 克，鸡骨草 15 克，马蹄金 15 克，夏枯草 15 克，排钱草 15 克，金银花藤 15 克，山菠萝 15 克，山枝根 15 克，甘草 6 克。

【功效】清热解毒，祛湿退黄。

【方解】仙鹤草，苦、涩，平；解毒补虚。田基黄，甘、微苦，凉；属风打相兼药；清热解毒，通淋利湿。花斑竹，苦，凉；属风打相兼药；清热利湿，凉血止血，散瘀定痛。水石榴，涩，凉；属打药；清热利水，平肝。六月霜，微苦、涩，平；清热解毒，凉血止血。鸡骨草，甘、微苦，凉；清热利湿，散瘀止痛。马蹄金，苦，寒；属打药；清热解毒，利湿通淋，散瘀消肿。夏枯草，辛、苦，寒；清肝明目，消肿散结。排钱草，苦、淡，平；祛风利水，散瘀消肿，解毒。金银花藤，甘，寒；清热解毒，利水祛湿。山菠萝，甘、淡，凉；发汗解表，清热解毒，利尿。山枝根，甘、苦，平、凉；补肺肾，祛风湿，活血通络。甘草，甘，平；益气补中，清热解毒，缓急止痛，调和诸药。方中，夏枯草、水石榴为主药，以清肝解毒为主；田基黄、花斑竹、六月霜、鸡骨草、马蹄金、排钱草、金银花藤、山菠萝为配药，以清热祛湿为辅；仙鹤草、山枝根、甘草为引路药，调和诸药，使全方共奏清肝解毒、祛湿退黄之功效。

【**用法**】水煎服。

【**注意事项**】忌食辛辣油腻之物。

【**献方者**】赵衷民。

【**来源**】未出版的资料。

【**收集者与整理者**】石泽金、李幸。

【**采集地**】来宾市金秀瑶族自治县三江乡大磨屯。

肝囊肿 / 篮布壅

【**民间秘方**】鸡骨草 50 克，夏枯草 15 克，排钱草 15 克，香白芷 50 克，马蹄金 15 克，金银花 50 克，金钱风 15 克，淡竹叶 15 克，田基黄 15 克，山枝根 15 克，半边莲 15 克，甘草 5 克。

【**功效**】清热祛湿，解毒散结。

【**方解**】鸡骨草，甘、微苦，凉；清热利湿，散瘀止痛。夏枯草，辛、苦，寒；清肝明目，消肿散结。排钱草，苦、淡，平；祛风利水，散瘀消肿，解毒。香白芷，辛，温；祛风散寒，通窍止痛。马蹄金，苦，寒；属打药；清热解毒，利湿通淋，散瘀消肿。金银花，甘，寒；清热解毒，疏散风热。金钱风，淡、涩，平；属风打相兼药；清热解毒，祛风除湿，活血散瘀，止痛，利水。淡竹叶，甘、淡，寒；清热除烦，利尿。田基黄，甘、微苦，凉；属风打相兼药；清热解毒，通淋利湿。山枝根，甘、苦，平、凉；补肺肾，祛风湿，活血通络。半边莲，辛，平；清热解毒，利尿消肿。甘草，甘，平；益气补中，清热解毒，缓急止痛，调和诸药。方中，田基黄、鸡骨草、排钱草、金银花、香白芷、马蹄金、金钱风、淡竹叶、山枝根、半边莲为主药，以清热祛湿、解毒散结为主；夏枯草为配药，以清肝、散结为辅；甘草为引路药，调和诸药。全方盈亏平衡，共奏清热祛湿、解毒散结之功效。

【**用法**】水煎服。

【**注意事项**】忌食辛辣油腻之物。

【**献方者**】赵衷民。

【**来源**】未出版的资料。

【**收集者与整理者**】石泽金、李幸。

【**采集地**】来宾市金秀瑶族自治县三江乡大磨屯。

【民间秘方】鸡骨草 60 克，金银花藤 30 克，香白芷 30 克，田基黄 20 克，夏枯草 20 克，排钱草 20 克，马蹄金 20 克，金钱风 20 克，茯苓 15 克，甘草 5 克，灯心草 20 克，金银花 20 克。

【功效】清热利湿，解毒散结。

【方解】鸡骨草，甘、微苦，凉；清热利湿，散瘀止痛。金银花藤，甘，寒；清热解毒，疏风通络。香白芷，辛，温；祛风散寒，通窍止痛。田基黄，甘、微苦，凉；属风打相兼药；清热解毒，通淋利湿。夏枯草，辛、苦，寒；清肝明目，消肿散结。排钱草，淡、苦，平；疏风清热，解毒消肿。马蹄金，苦，寒；属打药；清热解毒，利湿通淋，散瘀消肿。金钱风，淡、涩，平；属风打相兼药；清热解毒，祛风除湿，活血散瘀，止痛，利水。茯苓，甘、淡，平；利水渗湿，健脾安神。甘草，甘，平；益气补中，清热解毒，缓急止痛，调和诸药。灯心草，甘、淡，微寒；清心火，利尿。金银花，甘，寒；清热解毒，疏散风热。方中，鸡骨草、金银花藤、香白芷、田基黄、排钱草、马蹄金、金钱风、茯苓、灯心草、金银花为主药，以清热利湿、解毒散结为主；夏枯草为配药，以清肝、散结为辅；甘草为引路药，调和诸药。全方盈亏平衡，共奏清热利湿、解毒散结之功效。

【用法】水煎，每日 1 剂，分 3 次服，每次 150 毫升。

【禁忌】孕妇禁用。

【注意事项】忌食辛辣油腻之物。

【献方者】赵衷民。

【来源】未出版的资料。

【收集者与整理者】付海霞。

【采集地】来宾市金秀瑶族自治县三江乡大磨屯。

肝硬化 / 篮硬种翁

【临床验方】蓝花柴胡全草 30 克。

【功效】清热解毒，疏肝升阳。

【方解】蓝花柴胡，苦，微温；属风打相兼药；清热解毒，疏肝升阳，除湿消肿。

【用法】水煎至 450 毫升，分 3 次温服。

【注意事项】忌食辛辣油腻之物。

【来源】《常用瑶药临床手册》。

【收集者与整理者】李彤、闫国跃、李幸、潘雪萍。

【临床验方】铜亮 15 克，沉香 15 克，大腹皮 15 克，枳壳 10 克，沙的否 20 克，香鸡兰 15 克。

【功效】行气消积。

【方解】铜亮，甘、淡，平；燥湿，行气，消积。沉香，辛、苦，温；行气止痛，降逆止呕，温肾纳气。大腹皮，甘、辛，温；行气导滞，利水消肿。枳壳，苦、辛、酸，微寒；理气宽中，行滞消胀。沙的否，淡、微辛，凉；健脾利湿，疏肝活血。香鸡兰，辛，平；芳香化湿，醒脾开胃，发表解暑。方中，铜亮为主药，以行气消积为主；沉香、大腹皮、枳壳为配药，以行气导滞为辅；沙的否、香鸡兰为引路药，健脾和胃，平衡药性。全方共奏行气消积之功效。

【用法】水煎，每日 1 剂，分 3 次服。

【注意事项】忌食辛辣油腻之物。

【献方者】赵进周。

【来源】未出版的资料。

【收集者与整理者】李幸、王艺锦。

【采集地】来宾市金秀瑶族自治县瑶医医院。

【临床验方】血见愁 15 克，三七粉 9 克（分 3 次冲服），别角林 20 克，九节风 20 克，当归 10 克，白芍 20 克，赤芍 15 克，甘草 10 克，桃仁 7 克。

【功效】活血祛瘀，柔肝止痛。

【方解】血见愁，甘，平；止血、活血。三七粉，苦、涩，温；化瘀止血，消肿定痛。别角林，味苦、辛，微温；有小毒；属打药；清热解毒，消肿止痛，散结。九节风，苦、涩、辛，凉；属打药；清热解毒，祛风除湿，消肿止痛，杀菌。当归，甘、辛，温；补血，活血，止痛。白芍，苦、酸，微寒；养血平肝止痛，敛阴止汗。赤芍，苦，微寒；清热凉血，祛瘀止痛。甘草，甘，平；益气补中，清热解毒，缓急止痛，调和诸药。桃仁，苦、甘，平；活血祛瘀，润肠通便。方中，血见愁、三七粉、别角林、九节风、桃仁为主药，以活血祛瘀、散结止痛为主；当归、白芍、赤芍为配药，以补血养血、柔肝止痛为辅；甘草为引路药，平衡药力。全方共奏活血祛瘀、柔肝止痛之功效。

【用法】水煎，每日 1 剂，分 3 次服。

【注意事项】忌食辛辣油腻之物。

【献方者】赵进周。

【来源】未出版的资料。

【收集者与整理者】李幸、王艺锦。

【采集地】来宾市金秀瑶族自治县瑶医医院。

4

【民间秘方】半边莲 15 克，马蹄金 15 克，半枝莲 15 克，山枝根 30 克，水石榴 30 克，灯心草 15 克，鸡骨草 20 克，金银花 20 克。

【功效】清热解毒，散瘀消肿。

【方解】半边莲，辛，平；清热解毒，利尿消肿。马蹄金，苦，寒；属打药；清热解毒，利湿通淋，散瘀消肿。半枝莲，辛、苦，寒；属打药；清热解毒，散瘀止血，消肿止痛，抗癌。山枝根，甘、苦、平、凉；补肺肾，祛风湿，活血通络。水石榴，涩，凉；属打药；清热利水，平肝。灯心草，甘、淡，微寒；清心火，利尿。鸡骨草，甘、微苦，凉；清热利湿，散瘀止痛。金银花，甘，寒；清热解毒，疏散风热。方中，半边莲、马蹄金、半枝莲、金银花、鸡骨草为主药，以清热解毒、散瘀消肿为主；山枝根、水石榴、灯心草为配药，以清热、平肝为辅。主药、配药结合使全方盈亏平衡，共奏清热解毒、散瘀消肿之功效。

【用法】水煎服。

【注意事项】忌食辛辣油腻之物。

【献方者】赵衷民。

【来源】未出版的资料。

【收集者与整理者】石泽金、李幸。

【采集地】来宾市金秀瑶族自治县三江乡大磨屯。

5

【民间秘方】葫芦壳适量（越久越好）。

【功效】利水消肿。

【方解】本方为瑶医经验方。葫芦壳，甘，平；渗湿利水消肿，治疗臌胀效果佳。

【用法】烧黑，以烟尽取出，研末服，每日 2 次，每次 1.5 克，烧酒送下。

【注意事项】忌食辛辣油腻之物。

【献方者】周振心。

【来源】《富川县中医验方汇锦》。

【采集地】贺州市富川瑶族自治县。

【民间秘方】白花丹根 100 克，甲鱼 1 只。

【功效】清肝散结。

【方解】本方为瑶医药膳方。白花丹根为主药，苦，微温；有毒；清肝散结。甲鱼为配药，滋补肝肾，平衡药性。主药、配药结合使全方盈亏平衡，共奏清肝散结之功效。

【用法】水煎 8 ～ 10 小时，喝汤即可，酌情服用。

【禁忌】孕妇禁用。

【注意事项】忌食辛辣油腻之物。

【献方者】黄韬。

【来源】未出版的资料。

【收集者与整理者】李幸、李颖。

【采集地】桂林市灌阳县大市场。

【民间秘方】内服方：红花 10 克，堂愁 9 克，郁金 9 克，白术 9 克，达卡扎 9 克，赤芍 9 克，丹参 9 克，茯苓 9 克，陈皮 9 克，当归 9 克，白及 9 克。

外用方：破凉伞 15 克，钻地风 30 克，老虎芋 15 克，樟脑 15 克，白及 15 克，桃仁 15 克，红花 15 克，延胡木根二层皮 30 克，鸟不站二层皮 30 克。

【功效】清热解毒，疏肝行气，活血散瘀。

【方解】内服方：红花，甘、微苦，温；活血通经，祛瘀清胆。堂愁，苦、辛，微寒；疏散退热，疏肝解郁，升举阳气。郁金，辛、苦，寒；活血止痛，行气解郁，清热凉血，清心开窍，利湿退黄。白术，辛、甘，温；补气健脾，燥湿利水，固表止汗，安胎。达卡扎，辛、苦，温；疏肝理气。赤芍，苦，微寒；清热凉血，祛瘀止痛。丹参，苦，微寒；活血凉血消痈，清心安神。茯苓，甘、淡，平；利水渗湿，健脾安神。陈皮，辛，温；理气健脾，燥湿化痰。当归，甘、辛，温；补血，活血，止痛。白及，辛、苦，温；收敛止血，消肿生肌。方中，红花、堂愁为主药，以疏肝活血为主；郁金、达卡扎为配药，以行气解郁为辅；赤芍、丹参、当归、白及、茯苓、白术、陈皮亦为配药，前四味活血散瘀，后三味健脾行气利湿。全方共奏清热解毒、疏肝行气、活血化瘀之功效。

外用方：破凉伞，辛，温；祛风通络，活血止痛。钻地风，苦、淡，凉；利尿排石，活血散瘀，消肿止痛。老虎芋，微苦，寒；有大毒；清热解毒，散结止痛。樟脑，外用除湿杀虫，温散止痛。白及，辛、苦，温；收敛止血，消肿生肌。桃仁，苦、甘、平；补肾益肺，润肠通便。红花，甘、微苦，温；活血通经，祛瘀止痛。延胡木根二层皮，苦、辛，微寒；活血，行气，止痛。鸟不站二层皮，苦、辛，平；散瘀，祛风，利湿，解毒。方中，破凉伞、钻地风为主药，以活血散瘀止痛为主；老虎芋、樟脑、白及为配药，以消肿止痛为辅；桃仁、红花、延胡木根二层皮、鸟不站二层皮为引路药，以活血散瘀为功。全方共奏清热解毒、活血散瘀之功效。

【用法】内服方：水煎，每日或隔日1剂，分3次服，连服10剂为1个疗程。外用方：将上药烘焙后共研为细末，与醋适量调成糊状，敷于肝区，纱布覆盖，绷带包扎，2～3日换1次药。内服外用同时进行，10日为1个疗程。

【禁忌】孕妇禁用。

【注意事项】忌食辛辣油腻之物。

【献方者】袁家勋。

【来源】未出版的资料。

【收集者与整理者】李幸、王艺锦。

【采集地】桂林市灌阳县西山乡。

8

【民间秘方】内服方：车前子15克，泽泻12克，大腹皮12克，白术9克，枳壳6克，陈皮6克，郁金9克，熟附子6克，桂枝6克，黄芪15克。

外用方：生川乌15克，生草乌15克，强盗药30克，鱼腥草30克，半夏15克，山乌龟30克，千年健15克。

【功效】清热解毒，利水渗湿，行气解郁，活血通络。

【方解】内服方：车前子，甘，寒；清热利尿通淋，渗湿止泻。泽泻，甘、淡，寒；利水渗湿，泻热。大腹皮，甘、辛，温；行气导滞，利水消肿。白术，辛、甘，温；补气健脾，燥湿利水。枳壳，苦、辛、酸，微寒；理气宽胸，行滞消积。陈皮，辛，温；理气健脾，燥湿化痰。郁金，辛、苦，寒；活血止痛，行气解郁，清热凉血，利湿退黄。熟附子，辛、甘，大热；有毒；回阳救逆，补火助阳，逐风寒湿邪。桂枝，辛、甘，温；发汗解肌，温经通脉，通阳化气。黄芪，甘，温；补气升阳，益卫固表，利水消肿。方中，车前子、泽泻、大腹皮、白术为主药，以利水渗湿为主；枳壳、陈皮、郁金为配药，以行气解郁为辅。熟附子、桂枝、黄芪为引路药，调和诸药，使全方共奏利水渗湿、行气解郁之功效。

外用方：生川乌，辛、苦，热；有大毒；祛风除湿，温经止痛。生草乌，辛、苦，热；有大毒；祛风除湿，温经止痛。强盗药，辛、苦，温；通经活络、活血止痛。鱼腥草，辛、微寒；清热解毒，消痈排脓，利尿通淋。半夏，辛，温；燥湿化痰，降逆止呕，消痞散结。辛、苦，温；通经活络、活血止痛。山乌龟，苦，微寒；属风打相兼药；清热解毒，止痛。千年健，苦、辛，温；祛风湿，壮筋骨。方中，生川乌、生草乌、强盗药为主药，以祛风除湿、活血通络为主；鱼腥草、半夏、山乌龟为配药，以清热、解毒、散结为辅；千年健为引路药，平衡药力。全方共奏清热解毒、活血通络之功效。

【用法】内服方：水煎，每日1剂，分3次服，连服15日为1个疗程。外用方：将药焙干研成细粉，装瓶备用，用时取药粉适量调成糊状，敷于肝区，纱布覆盖固定，要干时，用水浸湿，2～3日换药1次，连用15日。

【禁忌】孕妇禁用。

【注意事项】忌食辛辣油腻之物。

【献方者】袁家勋。

【来源】未出版的资料。

【收集者与整理者】李幸、王艺锦。

【采集地】桂林市灌阳县西山乡。

【民间秘方】内服方：牛蒡子12克，连翘12克，车前草12克，荆芥12克，防风12克，羌活12克，炒杏仁9克，生甘草5克。

外用方：七叶一枝花、破凉伞各15克。

【功效】清热解毒，活血散瘀，通络止痛。

【方解】内服方：牛蒡子，辛、苦，寒；发散风热，解毒消肿。连翘，苦，微寒；清热解毒，消痈散结，疏散风热。车前草，甘，寒；清热利尿通淋，祛痰，凉血，解毒。荆芥，辛，微温；解表散风，透疹，消疮。防风，辛、甘，微温；祛风解表，胜湿止痛，止痉。羌活，辛、苦，温；发散风寒，胜湿止痛。炒杏仁，苦，微温；有小毒；止咳平喘，润肠通便。生甘草，甘，平；益气补中，清热解毒，缓急止痛，调和诸药。方中，牛蒡子、连翘、车前草为主药，以清热、解毒、散结为主；荆芥、防风、羌活为配药，以祛风解表为辅；炒杏仁、生甘草为引路药，平衡药力，全方共奏清热解毒散结之功效。

外用方：七叶一枝花为主药，苦，微寒；有小毒；属风打相兼药；清热解毒，散瘀止痛。破凉伞为配药，辛，温；祛风通络，活血止痛。主药、配药结合，共奏清热解毒、活血散瘀、通络止痛之功效。

【用法】内服方：水煎，每日1剂，分3次服，连服10～15日为1个疗程。外用方：洗净晾干，研末调成糊状，涂于肝区，每日3～7次，连涂10～15日。

【禁忌】孕妇禁用。

【注意事项】忌食辛辣油腻之物。

【献方者】袁家勋。

【来源】未出版的资料。

【收集者与整理者】李幸、王艺锦。

【采集地】桂林市灌阳县西山乡。

⑩

【民间秘方】牛膝风 30 克，龙葵 60 克。

【功效】清热解毒，祛湿止痛。

【方解】牛膝风为主药，苦、酸，平；属风打相兼药；舒筋活络，活血散瘀，清热利湿。龙葵为配药，苦，寒；清热解毒，活血消肿。主药、配药结合使全方盈亏平衡，共奏清热解毒、祛湿止痛之功效。

【用法】水煎，每日 1 剂，分 3 次服。

【注意事项】忌食辛辣油腻之物。

【来源】《灌阳县验方秘方案编》。

【收集者与整理者】罗远带、李幸。

【采集地】桂林市灌阳县。

⑪

【临床验方】鲜猛老虎根 60 克（先煎 1 小时），田基黄 30 克。

【功效】清热解毒，祛湿止痛。

【方解】鲜猛老虎根为主药，辛、苦，温；有小毒；属打药；散瘀消肿，祛风除湿，消炎止痛。田基黄为配药，甘、微苦，凉；属风打相兼药；清热解毒，拔毒消肿，通淋利湿。全方共奏清热解毒、祛湿止痛之功效。

【用法】水煎，每日 1 剂，分 3 次服。

【注意事项】忌食辛辣油腻之物。

【来源】《常用瑶药临床手册》。

【收集者与整理者】李彤、闫国跃、李幸、潘雪萍。

肝腹水 / 篮硬种翁

【民间秘方】白花蛇舌草 20 克，葫芦茶 20 克，火殃簕 10 克（切片炒黄），鸡矢藤 20 克，卜芥 15 克（炒黄），岗梾根 20 克，田基黄 20 克，穿心草 20 克。

【功效】清热解毒消积，利尿通淋退黄。

【方解】白花蛇舌草，苦、甘，寒；清热解毒消痈，利湿通淋。葫芦茶，微涩，凉；属打药；清热解毒，凉血止血，利尿消肿。火殃簕，苦，寒；有毒；散瘀消炎，清热解毒。鸡矢藤，甘、微苦，平；祛风利湿，止痛解毒，消食化积，活血消肿。卜芥，微苦，大寒；有毒；解毒退热，消肿散结。岗梾根，甘、涩，平；理气止痛，利湿止泻，化瘀止血，益肾养血。田基黄，甘、微苦，凉；属风打相兼药；清热解毒，通淋利湿。穿心草，微甘、微苦，平；清热解毒，止痛。方中，白花蛇舌草、火殃簕、葫芦茶为主药，以清热解毒为主；鸡矢藤、卜芥、岗梾根为配药，以消肿散积为辅；田基黄、穿心草为引路药，平衡解毒消积之药力，引领以上各药循入脏腑直达病所。全方共奏清热解毒消积，利尿通淋退黄之功效。

【用法】水煎，每日 1 剂，分 2～3 次服，每次 150 毫升。

【禁忌】孕妇禁用。

【注意事项】忌食辛辣油腻之物。

【献方者】韦胜利。

【来源】广西壮族自治区少数民族医医案医话调查表。

【收集者与整理者】覃理标、潘雪萍、付海霞。

【采集地】河池市都安瑶族自治县江南乡发瑞村那发屯。

【民间秘方】花斑竹 20 克，人字草 20 克，车前草 15 克，茵陈 20 克，山豆根 15 克，生地黄 15 克，山莲藕 15 克，茯苓 15 克，甘草 6 克。

【功效】清热解毒。

【方解】花斑竹，苦，凉；属风打相兼药；清热利湿，凉血止血，散瘀定痛。人字草，苦、涩、微辛，温；属风打相兼药；祛风除湿，理气止痛，止血散瘀。车前草，甘，寒；清热利尿通淋，祛痰，凉血，解毒。茵陈，苦、辛，寒；清利湿热，利胆退黄。山豆根，甘、酸、涩，凉；清热解毒，利咽消肿。生地黄，甘、苦，寒；清热凉血，养阴生津。山莲藕，甘，平；属风药；强筋壮骨，补虚。茯苓，甘、淡，平；利水渗湿，健脾安神。甘草，甘，平；益气补中，清热解毒，缓急止痛，调和诸药。方中，花斑竹、人字草为主药，以清热解毒散瘀为主；车前草、茵陈、山豆根为配药，以清热利湿为辅；生地黄、山莲藕、茯苓、甘草为引路药，引领以上各药循入脏腑直达病所。全方共奏清热解毒之功效。

【用法】水煎，每日1剂，分2～3次服，每次150毫升。

【禁忌】孕妇禁用。

【注意事项】忌食辛辣油腻之物。

【献方者】黄熙。

【来源】广西壮族自治区少数民族医医案医话调查表。

【收集者与整理者】黄东平、周佩鸾、潘雪萍、付海霞。

【采集地】河池市都安瑶族自治县五竹乡宜江村丹黑屯。

③

【民间秘方】半边莲、田基黄、白花蛇舌草、土鳖虫、生蒲葵、紫背金牛、岩元林咪各适量。

【功效】清热解毒，利水消肿，活血化瘀。

【方解】半边莲，辛，平；清热解毒，利水消肿。田基黄，甘、微苦，凉；属风打相兼药；清热解毒，拔毒消肿，通淋利湿。白花蛇舌草，辛、苦，微寒；清热解毒消痈，利湿通淋。土鳖虫，辛，寒；有大毒；破血逐瘀，续筋接骨。生蒲葵，甘、涩，平；活血化瘀，收敛止血。紫背金牛，甘、微苦，凉；清热解毒，健脾消食。岩元林咪，苦，寒；清热燥湿，泻火解毒。方中，半边莲、田基黄、白花蛇舌草为主药，以清热解毒、利水消肿为主；土鳖虫、生蒲葵为配药，以清热解毒、活血化瘀为辅；紫背金牛、岩元林咪为引路药，平衡药力，引领诸药直达病所。全方共奏清热解毒、利水消肿、活血化瘀之功效。

【用法】水煎，每日1剂，分2次服，每次150毫升。

【注意事项】忌食辛辣油腻之物。

【献方者】梁仁发。

【来源】广西壮族自治区少数民族验方、秘方、诊疗方法调查表。

【收集者与整理者】邵金宝、唐一洲、李幸。

【采集地】河池市都安瑶族自治县大兴乡江仰村。

④

【民间秘方】大叶寮刁竹200克，枫香寄生150克，车前草100克。

【功效】活血解毒，利水消肿。

【方解】大叶寮刁竹为主药，辛，温；祛风止痛，活血通络，止痒。枫香寄生为配药，辛、苦，平；祛风除湿，舒筋活血，止血。车前草为引路药，甘，寒；清热利尿通淋，祛痰，凉血，解毒，引领以上各药循肝、肾、肺各经入脏腑直达病所，增强行水利水之力。全方共奏活血解毒、利水消肿之功效。

【用法】水煎服。

【禁忌】孕妇禁用。

【注意事项】忌食辛辣油腻之物。

【献方者】罗朝勤。

【来源】巴马少数民族验方、秘方、诊疗方法调查表。

【收集者与整理者】王艺锦、唐一洲。

【采集地】河池市巴马瑶族自治县那桃乡那敏村那乱屯。

【民间秘方】花斑竹、入山虎、古羊藤、丹参、寮刁竹、田基黄、穿破石、野菠萝、岗棯、堂愁各 15 克。

【功效】清热解毒利湿，破瘀通经止痛。

【方解】花斑竹，苦，凉；属风打相兼药；清热利湿，凉血止血，散瘀定痛。入山虎，辛、苦，温；有小毒；属打药；清热解毒，消肿止痛，活血散瘀。古羊藤，苦、微甘，凉；清热解毒，散瘀止痛。丹参，苦，微寒；活血祛瘀，通经止痛，清心除烦，凉血消痈。寮刁竹，辛，温；祛风止痛，活血通络。田基黄，甘、微苦，凉；属风打相兼药；清热解毒，通淋利湿。穿破石，微苦，平；属风打相兼药；清热利水，祛风除湿，消肿止痛，活血通络。野菠萝，甘、淡，凉；清热解毒，解表发汗，利水通淋。岗棯，甘、涩，平；养血止血。堂愁，苦、辛，微寒；疏散退热，疏肝解郁，升举阳气。方中，花斑竹、入山虎、古羊藤、丹参、寮刁竹为主药，以清热解毒、散瘀止痛为主；田基黄、穿破石、野菠萝为配药，以清热利湿为辅；岗棯、堂愁为引路药，岗棯平衡药力，堂愁引领以上各药循入肝经直达病所。全方共奏清热解毒利湿、破瘀通经止痛之功效。

【用法】水煎至 100 毫升，每日 1 剂，1 次服完。

【禁忌】孕妇禁用。

【注意事项】忌食辛辣油腻之物。

【献方者】李善勇。

【来源】巴马少数民族验方、秘方、诊疗方法调查表。

【收集者与整理者】王艺锦、唐一洲。

【采集地】河池市巴马瑶族自治县甲篆乡拉高村六屯。

6

【民间秘方】半边莲 30 克，岩元林咪 6 克，溪黄草 20 克，鹅掌蓼 20 克。

【功效】清肝解毒，利水消肿。

【方解】半边莲，辛，平；清热解毒，利尿消肿。岩元林咪，苦，寒；清热解毒，利湿，止痛止血。溪黄草，苦，寒；清热利湿，利湿退黄，凉血散瘀。鹅掌蓼，苦、微涩，凉；清热解毒，止血。方中，半边莲为主药，以利水消肿为主；岩元林咪、溪黄草为配药，以利湿退黄为辅；鹅掌蓼为引路药，以清热解毒之力，引领以上各药循入肝经直达病所。全方共奏清肝解毒、利水消肿之功效。

【用法】水煎服 14 ～ 27 日。

【禁忌】孕妇禁用。

【注意事项】忌食辛辣油腻之物。

【献方者】谭雪征。

【来源】未出版的资料。

【收集者与整理者】李幸、李颖。

【采集地】广西都安振泉制药有限公司。

7

【临床验方】猛老虎 20 克，白毛藤 20 克，卵蓝咪 25 克，七枝莲 15 克，三七 9 克（研粉，分 3 次冲服），山菠萝根 15 克，鸡仔莲 30 克，冈楚 10 克。

【功效】清热解毒，利湿消肿。

【方解】猛老虎，辛、苦，温；有小毒；属打药；散瘀消肿，祛风除湿，消炎止痛。白毛藤，甘、苦，寒；清热利湿，解毒消肿。卵蓝咪，甘、淡，凉；清热解毒，护肝，消炎。七枝莲，苦，微寒；有小毒；清热解毒，散瘀消肿，止血。三七，甘、微苦，温；化瘀止血，消肿定痛。山菠萝根，淡，凉；属打药；行气止痛，利尿通淋。鸡仔莲，甘、微苦，平；属风药；滋补肝肾，养血健脾利湿。冈楚，甘、咸，温；益气补中，清热解毒，缓急止痛，调和诸药。方中，猛老虎、白毛藤、卵蓝咪、七枝莲、三七为主药，以清热解毒消肿为主；山菠萝根为配药，以行气利湿为辅；鸡仔莲、冈楚为引路药，平衡药力，使全方共奏清热解毒、利湿消肿之功效。

【用法】水煎适量，每日服 3 次。

【注意事项】忌食辛辣油腻之物。

【献方者】赵进周。

【来源】未出版的资料。

【收集者与整理者】李幸、王艺锦。

【采集地】来宾市金秀瑶族自治县瑶医医院。

【临床验方】卯蓝咪 25 克，钟兵咪 20 克，别角林 15 克，半枝莲 25 克，绣花针 20 克，十大功劳 15 克，黄芪 30 克。

【功效】清热解毒，利湿消肿。

【方解】卯蓝咪，甘、淡、凉；利湿退黄，清热解毒，护肝，消炎。钟兵咪，苦、辛，微寒；清热利湿，利胆退黄，养肝护肝。别角林，苦、辛，微温；有小毒；属打药；清热解毒，消肿止痛，散结。半枝莲，辛、苦，寒；属打药；清热解毒，散瘀止血，消肿止痛，抗癌。绣花针，辣，温；属打药；清热解毒，祛风利湿，活血，止痛，化瘀。十大功劳，苦，寒；属风打相兼药；清热燥湿，泻火解毒。黄芪，甘，温；补气升阳，益卫固表，利水消肿。方中，卯蓝咪、钟兵咪为主药，以清热解毒、护肝、祛湿为主；别角林、半枝莲、绣花针为配药，以清热解毒、祛瘀为辅；十大功劳、黄芪为引路药，以调气解毒补虚之力，引领全方共奏清热解毒、利湿消肿之功效。

【用法】水煎，每日 1 剂，分 3 次服。

【注意事项】忌食辛辣油腻之物。

【献方者】赵进周。

【来源】未出版的资料。

【收集者与整理者】李幸、王艺锦。

【采集地】来宾市金秀瑶族自治县瑶医医院。

【民间秘方】水臌木、白花益母草、香草、野苦瓜各适量。

【功效】清热解毒，消肿利尿，益气养血。

【方解】水臌木，苦，寒；清热利胆，消炎解毒。白花益母草，甘、辛，平；活血祛瘀，利尿消肿。香草，甘，平；益气补虚，祛风活血。野苦瓜，苦，寒；清热泻火，消炎解毒，消肿利尿。方中，水臌木为主药，以清热解毒为主；白花益母草、香草为配药，以益气活血为辅；野苦瓜为引路药，清热消炎。全方共奏清热解毒、消肿利尿、益气养血之功效，对肝硬化腹水有较好的消肿效果。

【用法】水煎，倒药液入庞桶药浴。

【禁忌】皮肤有外伤感染或溃疡破损处者禁用。

【注意事项】注意水温，防止烫伤。

【献方者】赵福金夫妇。

【来源】未出版的资料。

【收集者与整理者】李海强、李幸、王艺锦。

【采集地】贺州市平桂区鹅塘镇槽堆村。

【民间秘方】铁包金根 60 克。

【功效】清热祛湿，活血化瘀。

【方解】本方为瑶医经验单方，药专力宏。铁包金根，苦，平；属打药；具有清热祛湿、活血化瘀之功效。

【用法】水煎服。

【注意事项】忌食辛辣油腻之物。

【来源】瑶医药秘方、验方数据库。

【收集者与整理者】李彤、闫国跃、李幸。

【采集地】广西中医药大学瑶医药学院。

胆囊积液 / 党扑遮温

1

【临床验方】地胆头 20 克，鱼腥草 15 克，车前草 15 克，救必应 30 克，野六谷 15 克，海金沙 10 克，薏苡仁 20 克，土茯苓 20 克，白纸扇 20 克，山茱萸 10 克，金樱子 20 克，黄精 20 克，山莲藕 30 克。

【功效】清热祛湿，益气补虚。

【方解】地胆头，苦、辛，寒；凉血，清热，利水，解毒。鱼腥草，辛，微寒；清热解毒，消痈排脓，利尿通淋。车前草，甘，寒；清热利尿通淋，祛痰，凉血，解毒。救必应，苦，凉；属风打相兼药；清热解毒，消肿止痛，止血生肌。野六谷，淡，平；清热解毒，活血消痈，祛风除湿。海金沙，甘、咸，寒；清利湿热，通淋止痛。薏苡仁，甘、淡，凉；利水渗湿，健脾止泻，清热排脓，除痹。土茯苓，甘、淡，平；解毒利咽，通利关节。白纸扇，甘，凉；属风打相兼药；清热解毒，生津，利湿消肿。山茱萸，酸、涩，微温；补益肝肾，收敛固涩。金樱子，酸、涩，平；收敛固涩。黄精，甘，平；滋肾润肺，补脾益气。山莲藕，甘，平；属风药；强筋壮骨，补虚。方中，地胆头、鱼腥草、车前草、救必应、野六谷为主药，以清热解毒、祛湿为主；海金沙、薏苡仁、土茯苓、白纸扇为配药，以利水渗湿为辅；山茱萸、金樱子、黄精、山莲藕为引路药，益气补虚，调和诸药，使全方共奏清热祛湿、益气补虚之功效。

【用法】水煎至 450 毫升，分 3 次温服。

【注意事项】忌食辛辣油腻之物。

【来源】瑶医药秘方、验方数据库。

【收集者与整理者】李彤、闫国跃、李幸。

【采集地】广西中医药大学瑶医药学院。

【临床验方】慢惊风 15 克，山栀子 15 克，密蒙花 15 克，花斑竹 15 克，十大功劳 15 克，黄荆条 30 克。

【功效】清热解毒，清肝利胆。

【方解】慢惊风，苦、涩、微辛，温；属风打相兼药；祛风除湿，理气止痛，止血散瘀。山栀子，苦，寒；清热泻火，凉血，解毒，利湿。密蒙花，甘，微寒；清肝养肝。花斑竹，苦，凉；利胆退黄，清热解毒，活血祛瘀。十大功劳，苦，寒；属风打相兼药；清热燥湿，泻火解毒。黄荆条，微苦、辛，平；健脾祛湿。方中，慢惊风、山栀子为主药，以清热泻火解毒为主；密蒙花、花斑竹为配药，以清肝利胆为辅；十大功劳、黄荆条为引路药，补虚、平衡药力。全方共奏清热解毒，清肝利胆之功效。

【用法】水煎服。

【注意事项】忌食辛辣油腻之物。

【来源】瑶医药秘方、验方数据库。

【收集者与整理者】李彤、闫国跃、李幸。

【采集地】广西中医药大学瑶医药学院。

胆囊炎 / 胆虷

【民间秘方】猪胆 1 具，川连 10 克，金银花 20 克。

【功效】清热燥湿，泻火解毒。

【方解】猪胆为主药，苦，寒；清热，润燥，解毒。川连为配药，苦，寒；清热燥湿，泻火解毒。金银花为引路药，甘，寒；清热解毒，疏散风热。全方共奏清热燥湿、泻火解毒之功效。

【用法】打成细粉，每日1剂，分3次开水冲服。

【注意事项】忌食辛辣油腻之物。

【献方者】张会尤。

【来源】巴马少数民族验方、秘方、诊疗方法调查表。

【收集者与整理者】王艺锦、唐一洲。

【采集地】河池市巴马瑶族自治县甲篆乡仁乡村龙作屯。

【民间秘方】血党全株30克。

【功效】祛风通络，散瘀消肿。

【方解】本方为瑶医经验单方。血党，苦、微涩，平；属风打相兼药；活血调经，祛风通络，散瘀消肿，利咽止痛，对胆囊炎、肝炎的治疗效果好。

【用法】水煎，每日1剂，分2次服。

【注意事项】忌食辛辣油腻之物。

【来源】《（恭城）中草医秘验方汇集》。

【收集者与整理者】李幸、潘雪萍、付海霞。

【采集地】桂林市恭城瑶族自治县。

③

【临床验方】入山虎15克，血党30克，穿破石15克，车前草10克。

【功效】清热解毒，祛湿利胆。

【方解】入山虎，辛、苦，温；有小毒；属打药；清热解毒，消肿止痛，活血散瘀。血党，苦，微涩，平；属风打相兼药；活血调经，祛风通络，散瘀消肿，利咽止痛。穿破石，微苦，平；属风打相兼药；清热，利水，祛风除湿，消肿止痛，活血通络。车前草，甘，寒；清热利尿通淋，祛痰，凉血，解毒。方中，入山虎、血党为主药，以清热解毒散瘀为主；穿破石为配药，属风打相兼药，以消肿止痛为辅；车前草为引路药，清热祛湿，平衡药力。全方共奏清热解毒、祛湿利胆之功效。

【用法】水煎服。

【注意事项】忌食辛辣油腻之物。

【来源】瑶医药秘方、验方数据库。

【收集者与整理者】李彤、闫国跃、李幸。

【采集地】广西中医药大学瑶医药学院。

【临床验方】鲜饿蚂蝗 60 克。

【功效】清热解毒。

【方解】本方为瑶医经验单方，药专力宏。饿蚂蝗，苦，凉；属风药；清热解毒，健脾开胃，消积，祛风，消肿，利湿。

【用法】水煎服。

【注意事项】忌食辛辣油腻之物。

【来源】瑶医药秘方、验方数据库。

【收集者与整理者】李彤、闫国跃、李幸。

【采集地】广西中医药大学瑶医药学院。

【临床验方】红穿破石 18 克，金花茶叶 10 克，乌梅 12 克，炒白芥子 18 克。

【功效】清热祛湿，解毒通腑。

【方解】本方为瑶医经验方。红穿破石，微苦，平；属风打相兼药；清热，利水，祛风除湿，消肿止痛，活血通络。金花茶叶，微苦、涩，平；清热止渴，润肺止咳。乌梅，酸、涩，平；敛肺，涩肠，生津，安蛔。炒白芥子，甘，寒；利气散结，通络止痛。方中，红穿破石为主药，以清热祛湿、消炎止痛为主；金花茶叶、乌梅为配药，以清热生津为辅；炒白芥子为引路药，以通络止痛之力引领诸药直达病所。全方共奏清热祛湿、解毒通腑之功效，对胆囊赘生物、胆囊息肉、胆囊结石疗效较好。

【用法】水煎，每日 1 剂，分 3 ～ 4 次服。

【禁忌】孕妇禁用。

【注意事项】忌食辛辣油腻之物。

【献方者】李海强。

【来源】未出版的资料。

【收集者与整理者】李幸、李颖。

【采集地】贺州市中医医院。

⑥

【临床验方】连翘 8 克，鸡内金 20 克，马鞭草 15 克，金钱风 30 克，黑九牛 25 克，穿破石 18 克，朋背 30 克，苍术 12 克，枸杞子 15 克。

【功效】清热解毒通腑，活血散瘀止痛。

【方解】连翘，苦，微寒；清热解毒，消痈散结，疏散风热。鸡内金，甘，平；健胃消食，涩精止遗，通淋化石。马鞭草，苦，凉；属打药；活血散瘀，解毒，利水，退黄。金钱风，淡、涩，平；属风打相兼药；清热解毒，祛风除湿，活血散瘀，止痛，利水。黑九牛，辛、咸，温；属风打相兼药；祛风除湿，通络止痛，利尿消肿。穿破石，微苦，平；属风打相兼药；清热，利水，祛风除湿，消肿止痛，活血通络。朋背，苦，寒；利尿通淋，清热解暑，祛湿敛疮。苍术，辛、苦，温；燥湿健脾，祛风散寒。枸杞子，甘，平；滋补肝肾，益精明目。方中，连翘、鸡内金、马鞭草、金钱风为主药，以清热解毒、活血散瘀为主；黑九牛、穿破石、朋背、苍术为辅药，以祛风、祛湿为辅；枸杞子为引路药，调和诸药，使全方共奏清热解毒通腑、活血散瘀止痛之功效。

【用法】水煎，每日 1 剂，分 3 ～ 4 次服。

【禁忌】孕妇禁用。

【注意事项】忌食辛辣油腻之物。

【献方者】李海强。

【来源】未出版的资料。

【收集者与整理者】李幸、李颖。

【采集地】贺州市中医医院。

7

【民间秘方】马蹄金 30 克，更浅草 15 克，大叶蛇泡簕 15 克，九层皮 12 克。

【功效】清热解毒。

【方解】马蹄金，苦，寒；属打药；清热解毒，利湿通淋，散瘀消肿。更浅草，甘、咸，微寒；利湿退黄，利尿通淋，解毒消肿。大叶蛇泡簕，甘、淡，平；清热利湿，活血祛瘀。九层皮，苦，凉；清热解毒。方中，马蹄金为主药，属打药，以清热解毒、散瘀消肿为主；更浅草、大叶蛇泡筋、九层皮为配药，以清热利湿为辅。全方共奏清热解毒之功效。

【用法】水煎，每日 1 剂，分 2 ～ 3 次服，每次 150 毫升。

【禁忌】孕妇禁用。

【注意事项】忌食辛辣油腻之物。

【献方者】覃理玉。

【来源】广西壮族自治区少数民族医医案医话调查表。

【收集者与整理者】周佩鸾、覃理标、潘雪萍、付海霞。

【采集地】河池市都安瑶族自治县都阳乡武城村伦舍屯。

【临床验方】鱼腥草 45 克，血党 60 克。

【功效】清热解毒，消肿止痛。

【方解】本方为瑶医经验方。鱼腥草为主药，辛，微寒；清热解毒，消痈排脓，利尿通淋。血党为配药，苦、微涩，平；属风打相兼药；祛风通络，散瘀消肿。主药、配药结合使全方盈亏平衡，共奏清热解毒、消肿止痛之功效。

【用法】水煎，每日 1 剂，分 2 次服。

【注意事项】忌食辛辣油腻之物。

【来源】瑶医药秘方、验方数据库。

【收集者与整理者】李彤、闫国跃、李幸。

【采集地】广西中医药大学瑶医药学院。

【临床验方】金果榄适量。

【功效】清热解毒。

【方解】本方为瑶医经验单方。金果榄，苦，寒；属打药；清热解毒，散瘀消肿，祛风，止血。

【用法】研粉，每日 3 次，每次 1 克，开水送服。

【注意事项】忌食辛辣油腻之物。

【来源】瑶医药秘方、验方数据库。

【收集者与整理者】李彤、闫国跃、李幸。

【采集地】广西中医药大学瑶医药学院。

胆石症/胆章腊碑

【临床验方】磨盘草 15 克，水石榴 15 克，鸡内金 10 克，白纸扇 15 克，穿破石 20 克，山栀根 15 克，野六谷 15 克，车前草 15 克，石韦 15 克，海金沙藤 15 克，金钱草 20 克，王不留行 20 克，九层风 10 克。

【功效】清热解毒，利胆化石。

【方解】磨盘草，淡，平；属打药；祛瘀，祛风除湿，清热解毒。水石榴，涩，凉；属打药；清热利水、平肝。鸡内金，甘，平；健胃消食，涩精止遗，通淋化石。白纸扇，甘，凉；属风打相兼药；清热解毒，生津，利湿消肿。穿破石，微苦，平；属风打相兼药；

清热，利水，祛风除湿，消肿止痛，活血通络。山栀根，甘、苦，寒；清热祛湿，凉血止血。野六谷，淡，平；清热解毒，活血消痈，祛风除湿。车前草，甘，寒；清热利尿通淋，祛痰，凉血，解毒。石韦，苦、甘，微寒；利尿通淋，凉血止血。海金沙藤，甘、咸，寒；清利湿热，通淋止痛。金钱草，苦，寒；除湿退黄，利尿通淋，解毒消肿。王不留行，辛、苦，温；活血通经，利水通淋。九层风，微苦、甘、涩，平；属风药；活血补血，通络，祛风除湿。方中，磨盘草、水石榴、鸡内金、白纸扇、穿破石为主药，以清热利胆化石为主；山栀根、野六谷、车前草、石韦、海金沙藤、金钱草为配药，以清热祛湿、凉血止血为辅；王不留行、九层风为引路药，以活血补血通络为力。全方盈亏平衡，共奏清热解毒、利胆化石之功效。

【用法】水煎至 450 毫升，分 3 次温服。

【禁忌】不宜过量。

【注意事项】忌食辛辣油腻之物，多饮水，适量运动。

【来源】瑶医药秘方、验方数据库。

【收集者与整理者】李彤、闫国跃、覃枫。

【采集地】广西中医药大学瑶医药学院。

黄疸 / 蓝哥

【民间秘方】①水虾子、树元林咪、竹叶元林咪、双叉草、红欧菜各适量。
②黄栀子、倒挂金钟、酸梗草、三托莲、黄花参各适量。
③土茵陈、白茅根、土茯苓、溪黄草、半边莲、虎刺各适量。

【功效】清热利湿，疏肝利胆退黄。

【方解】①水虾子，甘、苦，寒；清热解毒，利尿通淋，活血消肿。树元林咪、竹叶元林咪，苦，寒；清热解毒，消肿，泻火，燥湿健胃。双叉草，苦，平；清热解毒，散瘀消肿。红欧菜，甘，寒；清热利湿，凉血止血。方中，水虾子、树元林咪、竹叶元林咪、双叉草为主药，以清热解毒为主；红欧菜为配药，以清热利湿为辅。主药、配药结合使全方盈亏平衡，共奏清热解毒利湿之功效。

②黄栀子，苦，寒；泻火除烦，清利湿热，凉血解毒。倒挂金钟，辛、酸，微寒；活血散瘀，凉血祛风。酸梗草，酸梗草，酸，寒；清热利湿，凉血散瘀，消肿解毒。三托莲，甘、微苦，凉；属风打相兼药；清热解毒，利湿疏肝。黄花参，甘、微苦，平；属风药；滋补肝肾，养血健脾利湿。方中，黄栀子、倒挂金钟、酸梗草为主药，以清热利湿、凉血

解毒为主；三托莲为配药，以清肝利胆为辅；黄花参为引路药，解毒补虚，平衡药力。全方共奏清热、利湿、解毒之功效。

③土茵陈，辛，微温；利水消肿。白茅根，甘，寒；凉血止血，清热利尿。土茯苓，甘、淡、平；解毒利咽，通利关节。溪黄草，苦，寒；清热利湿，利湿退黄，凉血散瘀。半边莲，辛，平；清热解毒，利尿消肿。虎刺，甘、苦，平；祛风利湿，活血止痛。方中，土茵陈、白茅根、溪黄草为主药，以清热利尿退黄为主；土茯苓、半边莲为配药，以清热解毒为辅；虎刺为引路药，活血止痛以平衡药力。全方共奏清热利湿退黄之功效。

【用法】水煎服或洗浴。

【禁忌】皮肤有外伤感染或溃疡破损者禁用。

【注意事项】忌食辛辣油腻之物。

【献方者】赵寸福。

【来源】未出版的资料。

【收集者与整理者】李海强、李幸、王艺锦。

【采集地】贺州市富川瑶族自治县朝东镇高宅村。

【民间秘方】百解藤 10 克，熊胆木 10 克，花斑竹 12 克。

【功效】清热祛湿，解毒止痛。

【方解】本方为瑶医经验方。百解藤为主药，苦，寒；属打药；清热解毒，祛风止痛。熊胆木为配药，苦，寒；属风药；清热解毒，消肿止痛，止血生肌。花斑竹为引路药，苦，凉；属风打相兼药；清热利湿，凉血止血，散瘀定痛。全方风打相配，盈亏平衡，共奏清热祛湿、解毒止痛之功效。

【用法】水煎至 450 毫升，分 3 次温服。

【注意事项】忌食辛辣油腻之物。

【来源】瑶医药秘方、验方数据库。

【收集者与整理者】李彤、闫国跃、李幸。

【采集地】广西中医药大学瑶医药学院。

【民间秘方】野芝麻根 24 克，瘦猪肉适量。

【功效】清肝利胆，利湿退黄。

【方解】本方为瑶医药膳方。野芝麻根为主药，微甘，平；清肝利湿，活血消肿。瘦猪肉为配药，为血肉有情之品，调气补虚。主药、配药结合，共奏清肝利胆、利湿退黄之功效。

【用法】加水两盅，煎至一盅，温服，每日 1 次，服 3 日可好。

【注意事项】忌食辛辣油腻之物。

【献方者】周振心。

【来源】《富川县中医验方汇锦》。

【收集者与整理者】石泽金、李幸。

【采集地】贺州市富川瑶族自治县。

④

【民间秘方】满天星 18 克，瘦猪肉适量。

【功效】清热祛湿，利胆退黄。

【方解】本方为瑶医药膳方。满天星为主药，苦，寒；属打药；清热利湿，利尿通淋，消肿散结。瘦猪肉为配药，甘、咸，微寒；为血肉有情之品，调气补虚。主药、配药结合使全方盈亏平衡，共奏清热祛湿、利胆退黄之功效。

【用法】共煲，连服 3 日即好。

【注意事项】忌食辛辣油腻之物。

【来源】《富川县中医验方汇锦》。

【收集者与整理者】石泽金、李幸。

【采集地】贺州市富川瑶族自治县。

⑤

【临床验方】山栀子 15 克，堂愁 15 克，钟兵咪 15 克，龙胆草 7 克，烈巧 10 克，郁金 15 克，白芍 20 克，花斑竹 10 克，黄花菜根 10 克，白纸扇 20 克，十大功劳 10 克。

【功效】清热解毒，疏肝利胆，利湿退黄。

【方解】山栀子，苦，寒；清热泻火，凉血，解毒，利湿。堂愁，苦、辛，微寒；疏散退热，疏肝解郁，升举阳气。钟兵咪，苦、辛，微寒；清利湿热，利胆退黄，养肝护肝。龙胆草，苦，寒；清热燥湿，泻肝定惊。烈巧，甘、酸，平；清热解毒。郁金，辛、苦，寒；活血止痛，行气解郁，清热凉血，清心开窍，利湿退黄。白芍，苦、酸，微寒；养血敛阴，柔肝止痛，平抑肝阳。花斑竹，苦，凉；祛风利湿，破瘀通经。黄花菜根，甘，平；有小毒；利尿消肿。白纸扇，甘，凉；属风打相兼药；清热解毒，生津，利湿消肿，化痰止咳。十大功劳，苦，寒；清热燥湿，泻火解毒。方中，山栀子、堂愁、钟兵咪、龙胆草、烈巧为主药，以清热解毒、疏肝利胆、利湿退黄为主；郁金、白芍为配药，以疏肝理气、养肝柔肝为辅；花斑竹、黄花菜根、白纸扇、十大功劳为引路药，清热祛湿，平衡药力，使全方共奏清热解毒、疏肝利胆、利湿退黄之功效。

【**用法**】水煎至600毫升，分4次温服。

【**禁忌**】孕妇禁用。

【**注意事项**】忌食辛辣油腻之物。

【**献方者**】赵进周。

【**来源**】未出版的资料。

【**收集者与整理者**】李幸、王艺锦。

【**采集地**】来宾市金秀瑶族自治县瑶医医院。

【**民间秘方**】野牡丹根60克。

【**功效**】清热解毒。

【**方解**】本方为瑶医经验方。野牡丹根，甘、酸、涩，微温；属风打相兼药；收敛止血，活血化瘀，解毒，祛瘀生新。

【**用法**】水煎，每日1剂，分3次，冲黄糖适量服。

【**注意事项**】忌食辛辣油腻之物。

【**来源**】瑶医药秘方、验方数据库。

【**收集者与整理者**】李彤、闫国跃、李幸。

【**采集地**】广西中医药大学瑶医药学院。

⑦

【**临床验方**】山栀子20克，白纸扇20克，半枝莲15克，南板蓝根20克，田基黄20克，花斑竹10克，白花蛇舌草20克。

【**功效**】清热解毒，利湿消痈。

【**方解**】山栀子，苦，寒；清热泻火，凉血，解毒，利湿。白纸扇，甘，凉；属风打相兼药；清热解毒，生津，利湿消肿。半枝莲，辛、苦，寒；属打药；清热解毒，散瘀止血，消肿止痛，抗癌。南板蓝根，苦，寒；清热解毒，凉血。田基黄，甘、微苦，凉；利湿退黄，清热解毒，活血消肿。花斑竹，苦，凉；属风打相兼药；清热利湿，凉血止血，散瘀定痛。白花蛇舌草，辛、苦，微寒；清热解毒消痈，利湿通淋。方中，山栀子、白纸扇、半枝莲、南板蓝根为主药，以清热解毒、消散止痛为主；田基黄、花斑竹、白花蛇舌草为配药，以清热利湿退黄为辅。主药、配药结合使全方盈亏平衡，共奏清热解毒、消散止痛、利湿退黄之功效。

【**用法**】水煎至600毫升，分4次温服。

【注意事项】忌食辛辣油腻之物。

【献方者】赵进周。

【来源】未出版的资料。

【收集者与整理者】李幸、王艺锦。

【采集地】来宾市金秀瑶族自治县瑶医医院。

⟨8⟩

【民间秘方】马鞭草、茵陈、葫芦茶、田基黄、半边莲、白花蛇舌草、金钱风、半枝莲、地桃花、花斑竹、人字草、鸡骨草、荆芥、密蒙花、十大功劳各6克。

【功效】清热解毒退黄。

【方解】马鞭草，苦，凉；属打药；活血散瘀，解毒，利水，退黄。茵陈，苦、辛，寒；清利湿热，利胆退黄。葫芦茶，淡、涩，凉；清热解毒，利湿退黄。田基黄，甘、微苦，凉；属风打相兼药；清热解毒，通淋利湿。半边莲，辛，平；清热解毒，凉血止血，利尿消肿。白花蛇舌草，苦、甘，寒；清热解毒消痈，利湿通淋。金钱风，淡、涩，平；属风打相兼药；清热解毒，祛风除湿，活血散瘀，止痛，利水。半枝莲，辛、苦，寒；属打药；清热解毒，散瘀止血，消肿止痛，抗癌。地桃花，甘、辛，凉；属风药；祛风利湿，活血消肿，清热解毒。花斑竹，苦，凉；属风打相兼药；清热利湿，凉血止血，散瘀定痛。人字草，苦、涩、微辛，温；属风打相兼药；祛风除湿，理气止痛，止血散瘀。鸡骨草，甘、微苦，凉；清热利湿，散瘀止痛。荆芥，辛，微温；解表散风，透疹，消疮。密蒙花，甘、微寒；清肝养肝，明目退翳。十大功劳，苦，寒；滋阴清热，清热解毒。方中，马鞭草、茵陈、葫芦茶、田基黄、半边莲、白花蛇舌草、金钱风为主药，以清热祛湿退黄为主；半枝莲、地桃花、花斑竹、人字草、鸡骨草为配药，以散瘀止痛为辅；荆芥、密蒙花、十大功劳为引路药，平衡清热退黄之药力，引领以上各药循入肝胆直达病所。全方共奏清热解毒退黄之功效，善治胆汁淤积性肝炎。

【用法】水煎，每日1剂，分2～3次服，每次150毫升。

【禁忌】孕妇禁用。

【注意事项】忌食辛辣油腻之物。

【献方者】黄宝龙。

【来源】广西壮族自治区少数民族医医案医话调查表。

【收集者与整理者】黄东平、周佩鸾、潘雪萍、付海霞。

【采集地】河池市都安瑶族自治县高岭乡正元村新地屯。

【民间秘方】红铁树叶（九蒸九晒）、溪黄草、白花蛇舌草、土黄柏各 10 克。

【功效】清热解毒，利湿退黄。

【方解】红铁树叶，淡、平；化湿理气，清热解毒。溪黄草，苦、寒；清热利湿，利湿退黄，凉血散瘀。白花蛇舌草，辛、苦、微寒；清热解毒消痈，利湿通淋。土黄柏，苦、寒；清热燥湿，泻火解毒。方中，溪黄草、白花蛇舌草为主药，以清热利湿退黄为主；红铁树叶、土黄柏为配药，以清热解毒为辅。主药、配药结合使全方盈亏平衡，共奏清热解毒，利湿退黄之功效，善治胆汁淤积性肝炎。

【用法】水煎，每日 1 剂，分 2 次服，每次 150 毫升。

【注意事项】忌食辛辣油腻之物。

【献方者】李育宽。

【来源】广西壮族自治区少数民族验方、秘方、诊疗方法调查表。

【收集者与整理者】邵金宝、唐一洲、李幸。

【采集地】河池市都安瑶族自治县江南乡江洲村。

【民间秘方】九里明 10 克，十大功劳 10 克，密蒙花 20 克，车前草 30 克。

【功效】清热利肝，祛湿退黄。

【方解】九里明，苦、寒；清热解毒，清肝。十大功劳，苦、寒；清热燥湿，泻火解毒。密蒙花，甘、微寒；清肝养肝。车前草，甘、寒；清热利尿解毒。方中，九里明、密蒙花为主药，以清肝利胆为主；车前草、十大功劳为配药，以清热祛湿为辅。主药、配药结合使全方盈亏平衡，共奏清热利肝、祛湿退黄之功效，善治胆汁淤积性肝炎。

【用法】水煎，每日 1 剂，分 2 次服，每次 150 毫升。

【注意事项】忌食辛辣油腻之物。

【献方者】韦瑞平。

【来源】广西壮族自治区少数民族验方、秘方、诊疗方法调查表。

【收集者与整理者】邵金宝、唐一洲、李幸。

【采集地】河池市都安瑶族自治县都阳乡卫生院。

11

【民间秘方】大力王 30 克，人字草 24 克，车前草 24 克，穿心莲 18 克，黑九牛 18 克，金银花 15 克，甘草 9 克。

【功效】清热解毒，祛湿退黄。

【方解】大力王，苦，平；祛风清热，利湿，凉血散瘀。人字草，苦、涩、微辛，温；属风打相兼药；祛风除湿，理气止痛，止血散瘀。车前草，甘，寒；清热利尿通淋，祛痰，凉血，解毒。穿心莲，辛、苦，寒；清热解毒，燥湿。黑九牛，辛、咸，温；属风打相兼药；祛风除湿，通络止痛，利尿消肿。金银花，甘，寒；清热解毒，疏散风热。甘草，甘，平；益气补中，清热解毒，缓急止痛，调和诸药。方中，大力王、人字草为主药，以清热祛湿、理气止痛为主；车前草、穿心莲、黑九牛、金银花为配药，以清热解毒为辅；甘草为引路药，使全方盈亏平衡，共奏清热解毒、祛湿退黄之功效，善治黄疸性肝炎。

【用法】水煎，每日 1 剂，分 2 次服，每次 150 毫升。

【注意事项】忌食辛辣油腻之物。

【献方者】卢宝冠。

【来源】广西壮族自治区少数民族验方、秘方、诊疗方法调查表。

【收集者与整理者】邵金宝、唐一洲、李幸。

【采集地】河池市都安瑶族自治县下坳乡吉隆村。

【民间秘方】古羊藤、七叶一枝花、胭脂花各 20 克。

【功效】清热解毒止痛。

【方解】古羊藤为主药，甘、苦，凉；散瘀止痛，清热解毒。七叶一枝花为配药，苦，微寒；有小毒；属风打相兼药；清热解毒，散瘀止痛。胭脂花为引路药，辛，平；祛风定痫，止痛。全方共奏清热解毒止痛之功效，善治黄疸性肝炎。

【用法】打成细粉，每次 2～3 克，每日 3 次，开水冲服。

【禁忌】孕妇禁用。

【注意事项】忌食辛辣油腻之物。

【献方者】张会尤。

【来源】巴马少数民族验方、秘方、诊疗方法调查表。

【收集者与整理者】王艺锦、唐一洲。

【采集地】河池市巴马瑶族自治县甲篆乡仁乡村龙作屯。

⟨13⟩

【民间秘方】田基黄、马鞭草、黄栀子、有刺山慈菇根、白花蛇舌草、卷柏、五爪风根、鹰不扑、笔管草、黄花参根各适量。

【功效】清热解毒，祛湿退黄。

【方解】本方为瑶医经验方。田基黄，甘、微苦，凉；属风打相兼药；清热解毒，通淋利湿。马鞭草，苦，凉；属打药；活血散瘀，解毒，利水，退黄。黄栀子，苦，寒；泻火除烦，清热利湿，凉血解毒，消肿止痛。有刺山慈菇根，苦、甘，寒；清热解毒，消痈散结。白花蛇舌草，苦、甘，寒；清热解毒消痈，利湿通淋。卷柏，辛，平；活血通经。五爪风根，甘、微温；属风药；健脾益气，化湿舒筋，行气止痛。鹰不扑，苦、辛，平；散瘀，祛风，利湿，解毒。笔管草，淡，平；属打药；利尿消肿。黄花参根，甘、微苦，平；属风药；滋补肝肾，养血健脾利湿。方中，田基黄、马鞭草、黄栀子、笔管草为主药，以清热解毒退黄为主；有刺山慈菇根、白花蛇舌草、卷柏、鹰不扑为配药，以清热解毒消肿为辅；五爪风根、黄花参根为引路药，健脾益气补虚，调和诸药。全方盈亏平衡，共奏清热解毒、祛湿退黄之功效，善治黄疸性肝炎。

【用法】水煎，每日1剂，分3～4次服。

【禁忌】孕妇禁用。

【注意事项】忌食辛辣油腻之物。

【献方者】黄吉汉。

【来源】未出版的资料。

【收集者与整理者】李海强、李幸、李颖。

【采集地】贺州市八步区大宁镇同保村。

14

【民间秘方】卷柏、黄栀子、黄芩、马鞭草、车前草、笔管草、鹰不扑、四叶浮莲、十大功劳、五爪风根、黄花参各适量。

【功效】清热解毒，祛湿退黄。

【方解】本方为瑶医经验方。卷柏，辛，平；活血通经。黄栀子，苦，寒；泻火除烦，清热利湿，凉血解毒，消肿止痛。黄芩，苦，寒；清热燥湿，泻火解毒，止血。马鞭草，苦，凉；属打药；活血散瘀，解毒，利水，退黄。车前草，甘，寒；清热利尿通淋，祛痰，凉血，解毒。笔管草，淡，平；属打药；利尿消肿。鹰不扑，苦、辛，平；散瘀，祛风，利湿，解毒。四叶浮莲，辛，寒；发汗解表，利水消肿。十大功劳，苦，寒；清热燥湿，泻火解毒。五爪风根，甘、微温；属风药；健脾益气，化湿舒筋，行气止痛。黄花参，甘、微苦，平；属风药；滋补肝肾，养血健脾利湿。方中，卷柏、黄栀子、黄芩、十大功劳为主药，以清热解毒泻火为主；马鞭草、车前草、笔管草、鹰不扑、四叶浮莲为配药，以清热祛湿利尿为辅；五爪风根、黄花参为引路药，健脾祛湿补虚，引领诸药直达病所。全方共奏清热解毒、祛湿退黄之功效，善治黄疸性肝炎。

【用法】水煎，每日1剂，分3～4次服。

【禁忌】孕妇禁用。

【注意事项】忌食辛辣油腻之物。

【献方者】黄吉汉。

【来源】未出版的资料。

【收集者与整理者】李海强、李幸、李颖。

【采集地】贺州市中医医院。

【民间秘方】花斑竹根 20 克，绣花针（老鼠刺）15 克。

【功效】清热利湿退黄。

【方解】本方为瑶医经验方。花斑竹根为主药，苦，凉；属风打相兼药；清热利湿，凉血止血，散瘀定痛。绣花针（老鼠刺）为配药，辣，温；属打药；清热解毒，祛风利湿，活血，止痛，化瘀。主药、配药结合使全方盈亏平衡，共奏清热利湿退黄之功效，善治黄疸性肝炎。

【用法】水煎，每日或隔日 1 剂，分 3 次服。

【注意事项】忌食辛辣油腻之物。

【献方者】盘星旺。

【来源】未出版的资料。

【收集者与整理者】文嵚。

【采集地】桂林市灌阳县西山乡。

【民间秘方】苦李根 30 克。

【功效】清热利湿退黄。

【方解】本方为瑶医经验单方，药专力宏。苦李根，苦，平；属打药；具有清热利湿退黄之功效。

【用法】水煎服。

【注意事项】忌食辛辣油腻之物。

【来源】瑶医药秘方、验方数据库。

【收集者与整理者】李彤、闫国跃、李幸。

【采集地】广西中医药大学瑶医药学院。

【民间秘方】千层纸树内皮 15 克，茵陈 15 克，田基黄 15 克，花斑竹 15 克，七叶莲 15 克，入山虎 15 克。

【功效】清热利湿退黄。

【方解】千层纸树内皮，微苦、甘，凉；清热利湿，消肿止痛。茵陈，苦、辛，寒；清利湿热，利胆退黄。田基黄，甘、微苦，凉；属风打相兼药；清热解毒，通淋利湿。花斑竹，苦，凉；属风打相兼药；清热利湿，凉血止血，散瘀定痛。七叶莲，甘、辛，温；属风打相兼药；祛风通络，消肿止痛。入山虎，辛、苦，温；有小毒；属打药；清热解毒，消肿止痛，活血散瘀。方中，千层纸树内皮、茵陈、田基黄为主药，以清热利湿为主；花斑竹、七叶莲、入山虎为配药，以消肿散瘀为辅。主药、配药结合使全方盈亏平衡，共奏清热利湿退黄之功效，善治黄疸性肝炎。

【用法】水煎，每日 1 剂，分 2 ～ 3 次服，每次 150 毫升。

【禁忌】孕妇禁用。

【注意事项】忌食辛辣油腻之物。

【献方者】梁有权。

【来源】广西壮族自治区少数民族医医案医话调查表。

【收集者与整理者】卢长颢、黄东平、潘雪萍、付海霞。

【采集地】河池市都安瑶族自治县五竹乡弄明村歪作屯。

【民间秘方】葫芦茶、人字草、金钱风、车前草各 15 克。

【功效】清热利湿退黄。

【方解】葫芦茶，微涩，凉。属打药。清热解毒，凉血止血，利尿消肿。人字草，苦、涩、微辛，温；属风打相兼药；祛风除湿，理气止痛，止血散瘀。金钱风，淡、涩，平；属风打相兼药；清热解毒，祛风除湿，活血散瘀，止痛，利水。车前草，甘，寒；利尿通淋，渗湿止泻。方中，车前草、人字草、金钱风为主药，以清热利湿退黄为主；葫芦茶为配药，以清热、凉血为辅。主药、配药相结合使全方盈亏平衡，共奏清热利湿退黄之功效，善治黄疸性肝炎。

【用法】水煎，每日 1 剂，分 2 ～ 3 次服。

【禁忌】孕妇禁用。

【注意事项】忌食辛辣油腻之物。

【献方者】银有先。

【来源】广西壮族自治区少数民族医医案医话调查表。

【收集者与整理者】周佩鸾、覃理标、潘雪萍、付海霞。

【采集地】河池市都安瑶族自治县古山乡万茞村不烈屯。

【民间秘方】黄花果（鼠曲草）60 克，白鸡屎藤 60 克，老虎芋 30 克。

【功效】清热祛湿。

【方解】本方为瑶医经验方。白鸡屎藤为主药，苦、寒；清热利湿，解毒消肿。黄花果（鼠曲草）为配药，甘、微酸，平；祛风除湿，解毒。老虎芋为引路药，辛、微苦、寒；有大毒；清热解毒，散结止痛。全方盈亏平衡，共奏清热祛湿之功效，善治黄疸性肝炎。

【用法】水煎服。

【禁忌】孕妇禁用。

【注意事项】老虎芋有大毒，请在医生指导下使用。

【来源】瑶医药秘方、验方数据库。

【收集者与整理者】李彤、闫国跃、李幸。

【采集地】广西中医药大学瑶医药学院。

⑳

【民间秘方】人字草 30 克，马兰根 30 克，葡萄根 10 克，红蓝草 10 克，芙蓉根 30 克。

【功效】清热解毒祛湿。

【方解】本方为瑶医经验方。人字草，苦、涩、微辛，温；属风打相兼药；祛风除湿，理气止痛，止血散瘀。马兰根，辛、平；清热解毒，祛风除湿，凉血止血。葡萄根，甘、涩，平；祛风利湿，解毒消肿。红蓝草，甘，平；清热解毒，凉血止血。芙蓉根，辛、微苦，凉；清热解毒，凉血消肿。方中，人字草、马兰根、葡萄根为主药，以清热解毒、祛风除湿为主；红蓝草、芙蓉根为配药，以清热凉血为辅。主药、配药结合使全方盈亏平衡，共奏清热解毒祛湿之功效，善治黄疸性肝炎。

【用法】水煎，每日 1 剂，分 2 次服，每次 200 毫升。

【注意事项】忌食辛辣油腻之物。

【献方者】银有光。

【来源】广西壮族自治区少数民族验方、秘方、诊疗方法调查表。

【收集者与整理者】邵金宝、唐一洲、李幸。

【采集地】河池市都安瑶族自治县古山乡万茞村。

【民间秘方】田基黄 8 克，石莽草 12 克，花斑竹 60 克。

【功效】清热利湿，活血止痛。

【方解】田基黄，甘、微苦，凉；利湿退黄，清热解毒，活血消肿。石莽草，辛、苦，凉；属打药；活血止痛，利尿。花斑竹，苦，凉；属风打相兼药；清热利湿，凉血止血，散瘀定痛。方中，田基黄、石莽草为主药，以清热退黄、活血止痛为主；花斑竹为配药，以清热利湿凉血为辅。主药、配药结合使全方盈亏平衡，共奏清热利湿、活血止痛之功效，善治黄疸性肝炎。

【用法】配鸡肉煎服，连服 5 剂。

【注意事项】忌食辛辣油腻之物。

【来源】《灌阳县验方秘方案编》。

【收集者与整理者】罗远带、李幸。

【采集地】桂林市灌阳县。

恶心呕吐 / 久变鲁

【临床验方】半夏、胡椒各 3 克。

【功效】燥湿化痰，温中止呕。

【方解】本方为瑶医经验方。半夏为主药，辛，温；燥湿化痰，降逆止呕，消痞散结。胡椒为配药，苦、辛，温；温中止痛，下气消痰。主药、配药结合使全方盈亏平衡，共奏燥湿化痰、温中止呕之功效，可治疗恶心呕吐。

【用法】研末，每日 2 次，开水冲服。

【禁忌】血证及阴虚燥咳、津伤口渴者忌服。

【注意事项】忌食辛辣油腻之物。

【来源】瑶医药秘方、验方数据库。

【收集者与整理者】李彤、闫国跃、覃枫。

【采集地】广西中医药大学瑶医药学院。

【民间秘方】铺地稔适量。

【功效】清热解毒。

【方解】本方为瑶医经验单方。铺地稔，微涩，凉；属风药；清热解毒，活血补血，祛风除湿。

【用法】洗净，捣烂取汁服。

【禁忌】孕妇禁用。

【注意事项】忌食辛辣油腻之物。

【来源】《（恭城）中草医秘验方汇集》。

【收集者与整理者】李幸、潘雪萍、付海霞。

【采集地】桂林市恭城瑶族自治县。

③

【民间秘方】苎麻根 60 克。

【功效】止呕。

【方解】本方为瑶医经验单方，药专力宏。苎麻根，甘，微寒；属风药；止呕，止痢，止泻，止血。

【用法】水煎服。

【注意事项】忌食辛辣油腻之物。

【来源】瑶医药秘方、验方数据库。

【收集者与整理者】李彤、闫国跃、李幸。

【采集地】广西中医药大学瑶医药学院。

呕血 / 鹿蒋

【临床验方】元林咪 9 克，生大黄 15 克（后下）。

【功效】清热泻火解毒。

【方解】元林咪为主药，苦，寒；清热燥湿，泻火解毒。生大黄为配药，苦，寒；泻下攻积，清热泻火，止血，解毒，活血祛瘀。主药、配药结合使全方盈亏平衡，共奏清热泻火解毒之功效，可治胃火上炎型呕血。

【用法】水煎，待凉后分 2 次服。

【注意事项】不宜过量服用，忌食辛辣油腻之物。

【来源】瑶医药秘方、验方数据库。

【收集者与整理者】李彤、闫国跃、覃枫。

【采集地】广西中医药大学瑶医药学院。

第四章　泌尿系统疾病

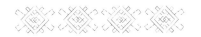

急性肾炎/移嘴歌闷

【民间秘方】山菠萝 20 克，金银花 15 克，金钱风 15 克，灯心草 20 克，石韦 15 克，玉米须 15 克。

【功效】清热祛湿利尿。

【方解】山菠萝，甘、淡，凉；发汗解表，清热解毒，利尿。金银花，甘，寒；清热解毒，疏散风热。金钱风，淡、涩，平；属风打相兼药；清热解毒，祛风除湿，活血散瘀，止痛，利水。灯心草，甘、淡，微寒；清心火，利尿。石韦，甘、淡，微寒；利尿通淋，凉血止血。玉米须，甘，寒；利水消肿，利湿退黄。方中，金钱风、灯心草、石韦、玉米须为主药，以清热利尿为主；山菠萝、金银花为配药，以清热解表为辅。主药、配药结合使全方盈亏平衡，共奏清热祛湿利尿之功效。

【用法】水煎服。

【注意事项】忌食辛辣油腻之物。

【献方者】赵衷民。

【来源】未出版的资料。

【收集者与整理者】石泽金、李幸。

【采集地】来宾市金秀瑶族自治县三江乡大磨屯。

【民间秘方】鱼腥草 20 克，金钱风 20 克，拦路虎 30 克，马蹄金 15 克，草鞋根 15 克，杉寄生 20 克，甘草 6 克。

【功效】清热解毒利尿。

【方解】鱼腥草，辛，微寒；清热解毒，消痈排脓，利尿通淋。金钱风，淡、涩，平；属风打相兼药；清热解毒，祛风除湿，活血散瘀，止痛，利水。拦路虎，苦，平；解毒，清热利尿。马蹄金，苦，寒；属打药；清热解毒，利湿通淋，散瘀消肿。草鞋根，苦，寒；属打药；祛湿，清热解毒，凉血。杉寄生，甘、苦，平；祛风湿，补肝肾，活血止痛。甘草，甘，平；益气补中，清热解毒，缓急止痛，调和诸药。方中，鱼腥草、金钱风、马蹄金、拦路虎、草鞋根为主药，以清热解毒利尿为主；杉寄生为配药，以补益肝肾为辅；甘草为引路药，平衡药力。全方共奏清热解毒利尿之功效。

【用法】水煎，每日 1 剂，分 3 次服，每次 150 毫升。

【禁忌】孕妇禁用。

【注意事项】忌食辛辣油腻之物。

【献方者】赵衷民。

【来源】未出版的资料。

【收集者与整理者】付海霞。

【采集地】来宾市金秀瑶族自治县三江乡大磨屯。

③

【民间秘方】笔管草、葫芦茶、车前草、金钱风各 15 克。

【功效】清热祛湿，利水消肿。

【方解】笔管草，淡，平；属打药；利尿消肿。葫芦茶，微涩，凉；属打药；清热解毒，凉血止血，利尿消肿。车前草，甘，寒；利尿通淋，渗湿止泻。金钱风，淡、涩，平；属风打相兼药；清热解毒，祛风除湿，活血散瘀，止痛，利水。方中，笔管草、葫芦茶为主药，以利水消肿为主；金钱风、车前草为配药，以清热解毒祛湿为辅。主药、配药结合使全方盈亏平衡，共奏清热祛湿、利水消肿之功效。

【用法】水煎，每日 1 剂，分 2 次服，每次 150 毫升。

【注意事项】忌食辛辣油腻之物。

【献方者】廖启坤。

【来源】广西壮族自治区少数民族验方、秘方、诊疗方法调查表。

【收集者与整理者】邵金宝、唐一洲、李幸。

【采集地】河池市都安瑶族自治县福龙乡。

④

【民间秘方】牛膝风 100 克。

【功效】清热利湿，活血散瘀。

【方解】本方为瑶医经验单方，药专力宏。牛膝风为经典瑶药，苦、酸，平；属风打相兼药；清热利湿，活血散瘀。

【用法】水煎，每日 1 剂，分 2 次服，每次 150 毫升。

【注意事项】忌食辛辣油腻之物。

【献方者】韦锦玉。

【来源】广西壮族自治区少数民族验方、秘方、诊疗方法调查表。

【收集者与整理者】邵金宝、唐一洲、李幸。

【采集地】河池市都安瑶族自治县下坳乡光隆村。

【民间秘方】野菠萝根 100 克,海金沙 50 克,车前草 100 克,鹰不扑 50 克,墨旱莲 50 克,荷兰豆 250 克。

【功效】清热解毒,祛湿利尿。

【方解】野菠萝根,甘、淡、凉;清热解毒,解表发汗。海金沙,甘、咸,寒;清利湿热,通淋止痛。车前草,甘,寒;清热利尿通淋,祛痰,凉血,解毒。鹰不扑,苦、辛,平;散瘀,祛风,利湿,解毒。墨旱莲,甘、酸,寒;补肝肾阴,凉血止血。荷兰豆,甘,平;益脾养中,生津止渴,调营卫,利小便。方中,野菠萝根、海金沙、车前草、鹰不扑根为主药,以清热利尿为主;墨旱莲为配药,以补虚为辅;荷兰豆为引路药,平衡药力。全方共奏清热解毒、祛湿利尿之功效。

【用法】水煎服。

【禁忌】孕妇禁用。

【注意事项】忌食辛辣油腻之物。

【献方者】罗朝勤。

【来源】巴马少数民族验方、秘方、诊疗方法调查表。

【收集者与整理者】王艺锦、唐一洲。

【采集地】河池市巴马瑶族自治县那桃乡那敏村那乱屯。

6

【民间秘方】金银花 20 克,穿心草 20 克,四方草 20 克。

【功效】清热利湿。

【方解】金银花为主药,甘,寒;清热解毒,疏散风热。穿心草为配药,微甘、微苦,平;清热解毒,止痛。四方草为引路药,苦,微温;属风打相兼药;清热解毒,疏肝升阳,除湿消肿。全方盈亏平衡,共奏清热利湿之功效。

【用法】上药与猪腰同煮成膏,每日 1 剂,分 1～2 次服。

【禁忌】孕妇禁用。

【注意事项】忌食辛辣油腻之物。

【献方者】张会尤。

【来源】巴马少数民族验方、秘方、诊疗方法调查表。

【收集者与整理者】王艺锦、唐一洲。

【采集地】河池市巴马瑶族自治县甲篆乡仁乡村龙作屯。

⑦

【民间秘方】白花蛇舌草、白茅根、车前草、墨旱莲各15克。

【功效】清热解毒利尿。

【方解】白花蛇舌草，辛、苦，微寒；清热解毒消痈，利湿通淋。白茅根，甘，寒；凉血止血，清热利尿。车前草，甘，寒；清热，利尿，凉血，解毒。墨旱莲，甘、酸，寒；补肝肾阴，凉血止血。方中，白花蛇舌草、白茅根、车前草为主药，以清热解毒利尿为主；墨旱莲为配药，以补肝肾阴为辅。全方共奏清热解毒利尿之功效。

【用法】水煎服。

【注意事项】忌食辛辣油腻之物。

【献方者】袁家勋。

【来源】未出版的资料。

【收集者与整理者】李幸、王艺锦。

【采集地】桂林市灌阳县西山乡。

⑧

【临床验方】白九牛15克，车前草15克，过塘藕15克，金钱草15克，益母草15克，白纸扇15克，牛膝20克。

【功效】清热利尿，补益肝肾。

【方解】白九牛，微苦、涩，平；属风打相兼药；祛风止痛，舒筋活络，消肿散毒，清热利尿。车前草，甘，寒；清热利尿通淋，祛痰，凉血，解毒。过塘藕，甘、辛，寒；属风药；清热解毒，利尿通淋。金钱草，苦，寒；除湿退黄，利尿通淋，解毒消肿。益母草，苦、辛，微寒；活血祛瘀，利尿消肿，清热解毒。白纸扇，甘，凉；属风打相兼药；清热解毒，生津，利湿消肿。牛膝，苦、酸、甘，平；活血通经，补肝肾，强筋骨，引火（血）下行，利尿通淋。方中，白九牛、车前草、过塘藕、金钱草为主药，以清热解毒利尿为主；益母草、白纸扇为配药，以解毒消肿为辅；牛膝为引路药，补益肝肾，平衡药力。全方共奏清热利尿、补益肝肾之功效。

【用法】水煎服。

【注意事项】忌食生冷、辛辣油腻之物。

【来源】瑶医药秘方、验方数据库。

【收集者与整理者】李彤、闫国跃、李幸。

【采集地】广西中医药大学瑶医药学院。

【临床验方】一点红 60 克，车前草 30 克。

【功效】清热利湿，凉血解毒。

【方解】本方为瑶医经验方，药专力宏。一点红为主药，微苦，凉；属打药；清热利湿，祛风，消肿，杀菌。车前草为配药，甘，寒；清热，利尿，凉血，解毒。主药、配药结合使全方盈亏平衡，共奏清热利湿、凉血解毒之功效。

【用法】水煎，每日 1 剂，分 2 次服。

【注意事项】忌食生冷、辛辣油腻之物。

【来源】瑶医药秘方、验方数据库。

【收集者与整理者】李彤、闫国跃、李幸。

【采集地】广西中医药大学瑶医药学院。

【临床验方】车前子 50 克，白鸡冠花一棵（取干和根）。

【功效】清热利尿解毒。

【方解】本方为瑶医经验方。车前子为主药，甘，寒；清热利尿通淋，渗湿止泻。白鸡冠花为配药，甘，凉；凉血止血；主药、配药结合使全方盈亏平衡，共奏清热利尿解毒之功效。

【用法】水煎，每日 1 剂，分 3 次服。

【注意事项】忌食肥甘辛辣之物，忌过量饮酒、贪凉、纵欲过劳。

【来源】瑶医药秘方、验方数据库。

【收集者与整理者】李彤、闫国跃、覃枫。

【采集地】广西中医药大学瑶医药学院。

11

【临床验方】小黄藤（黄鳝藤）、半枫荷、黄花参、石南藤、红九牛各 10 克。

【功效】清热利尿，补益肝肾。

【方解】小黄藤（黄鳝藤），甘、苦，寒；有毒；清热，解毒，利尿。半枫荷，淡、涩，微温；属风打相兼药；祛风除湿，活血散瘀。黄花参，甘，微苦，平；属风药；滋补肝肾，养血健脾利湿。石南藤，辛，温；属风药；祛风通络，补肾壮阳，强腰膝，止痛。红九牛，苦、涩、微辛，平；属风药；祛风活络，壮腰膝，强筋骨，消肿。方中，小黄藤（黄鳝藤）、半枫荷为主药，以清热解毒利尿为主；黄花参、石南藤、红九牛为配药，以补益肝肾为辅。主药、配药结合使全方盈亏平衡，共奏清热利尿、补益肝肾之功效。

【用法】水煎服。

【注意事项】忌食生冷、辛辣油腻之物。

【来源】瑶医药秘方、验方数据库。

【收集者与整理者】李彤、闫国跃、李幸。

【采集地】广西中医药大学瑶医药学院。

⑫

【临床验方】酸咪咪、一点红、车前草、金钱草、牛膝风各 10 克。

【功效】清热利湿解毒。

【方解】酸咪咪，酸，凉；属打药；清热利湿，利尿通淋，化石，散瘀消肿。一点红，微苦，凉；属打药；清热利湿，祛风，消肿，杀菌。车前草，甘，寒；清热利尿通淋，祛痰，凉血，解毒。金钱草，苦，寒；除湿退黄，利尿通淋，解毒消肿。牛膝风，苦、酸，平；属风打相兼药；舒筋活络，强筋壮骨，活血散瘀，清热利湿。方中，酸咪咪、一点红为主药，以清热利湿为主；车前草、金钱草为配药，以清热利尿凉血为辅；牛膝风为引路药，引领以上各药循入脏腑直达病所。全方风打相配，盈亏平衡，共奏清热利湿解毒之功效。

【用法】水煎，每日 1 剂，分 3 次服，7 剂为 1 个疗程。

【注意事项】忌食生冷、辛辣油腻之物。

【来源】瑶医药秘方、验方数据库。

【收集者与整理者】李彤、闫国跃、李幸。

【采集地】广西中医药大学瑶医药学院。

⑬

【临床验方】大猪屎豆枝叶 30 克。

【功效】清热利湿，解毒散结。

【方解】本方为瑶医经验单方。大猪屎豆枝叶，辣，平；属打药；具有清热利湿、解毒散结之功效。

【用法】水煎，每日 1 剂，分 2 次服。

【注意事项】忌食生冷、辛辣油腻之物。

【来源】瑶医药秘方、验方数据库。

【收集者与整理者】李彤、闫国跃、李幸。

慢性肾炎 / 移嘴歌闷

【民间秘方】杜仲、野菠萝、桑白皮、泽兰、海金沙、石韦、车前草各 15 克。

【功效】温阳化气行水。

【方解】杜仲，甘，温；补肝肾，强筋骨。野菠萝，凉，甘；清热利湿，发汗解表，利尿通淋。桑白皮，甘，寒；泻肺平喘，利水消肿。泽兰，苦、辛，微温；活血化瘀，痛经，利水消肿。海金沙，甘、咸，寒；清利湿热，通淋止痛。石韦，甘、淡，微寒；利尿通淋，凉血止血。车前草，甘，寒；清热利尿通淋，祛痰，凉血，解毒。方中，杜仲、野菠萝、桑白皮为主药，以补肾温阳、利水消肿为主；泽兰、海金沙、石韦、车前草为配药，以利尿通淋为辅。主药、配药结合使全方盈亏平衡，共奏温阳化气行水之功效。

【用法】水煎，每日 1 剂，分 2 次服，每次 150 毫升。

【注意事项】忌食辛辣油腻之物。

【献方者】韦立业。

【来源】广西壮族自治区少数民族验方、秘方、诊疗方法调查表。

【收集者与整理者】邵金宝、唐一洲、李幸。

【采集地】河池市都安瑶族自治县东庙乡东庙街。

【民间秘方】石油菜 30 克，车前草 20 克，地钻 30 克。

【功效】清热解毒，利尿消肿，补肾助阳。

【方解】石油菜，酸、涩、平；属风打相兼药；清热解毒，利尿消肿。车前草，甘，寒；清热利尿通淋，祛痰，凉血，解毒。地钻，甘、微涩，温；属风药；壮腰补肾，助阳道，祛风除湿。方中，石油菜、车前草为主药，以清热解毒、利尿消肿为主；地钻为配药，以补肾助阳为辅。主药、配药结合使全方盈亏平衡，共奏清热解毒、利尿消肿、补肾助阳之功效。

【用法】水煎服。

【注意事项】忌食辛辣油腻之物。

【来源】《灌阳县验方秘方案编》。

【收集者与整理者】罗远带、李幸。

③

【民间秘方】白花蛇舌草 20 克，半边莲 20 克，半枝莲 20 克，黄柏 15 克，车前草 25 克，白茅根 25 克，茯苓 15 克。

【功效】清热解毒，利水消肿。

【方解】白花蛇舌草，苦、甘，寒；清热解毒消痈，利湿通淋。半边莲，辛，平；清热解毒，利尿消肿。半枝莲，辛、苦，寒；属打药；清热解毒，散瘀止血，消肿止痛，抗癌。黄柏，苦，寒；清热燥湿，泻火解毒。车前草，甘，寒；清热利尿通淋，祛痰，凉血，解毒。白茅根，甘，寒；凉血止血，清热利尿。茯苓，甘、淡，平；利水渗湿，健脾安神。方中，白花蛇舌草、半边莲、半枝莲、黄柏为主药，以清热解毒为主；车前草、白茅根为配药，以清热利尿为辅；茯苓为引路药，以健脾利水渗湿之力，使全方盈亏平衡，共奏清热解毒、利水消肿之功效。

【用法】水煎，每日 1 剂，分 3 次服，每次 100 毫升，10 日为 1 个疗程。

【注意事项】婴幼儿慎用。

【献方者】袁家勋。

【来源】未出版的资料。

【收集者与整理者】文嶔。

【采集地】桂林市灌阳县西山乡。

④

【临床验方】石油菜 20 克，白茅根 30 克，山菠萝 13 克，薏苡仁 20 克，白面风 20 克，老头姜 10 克。

【功效】清热利尿，健脾利湿。

【方解】石油菜，酸、涩，平；属风打相兼药；清热解毒，利尿消肿。白茅根，甘，寒；凉血止血，清热利尿。山菠萝，甘、淡，凉；发汗解表，清热解毒，利尿。薏苡仁，甘、淡，凉；利水渗湿，健脾止泻。白面风，微苦，温；属风打相兼药；行气止痛，健脾消食，舒筋活络，祛风消肿。老头姜，辛、苦，温；散寒止痛。方中，石油菜、白茅根、山菠萝为主药，以清热解毒利尿为主；薏苡仁、白面风为配药，以健脾利湿为辅；老头姜为引路药，散寒止痛。全方盈亏平衡，共奏清热利尿、健脾利湿之功效。

【用法】水煎，每日 1 剂，分 3 次服。

【注意事项】忌食生冷、辛辣油腻之物。

【来源】瑶医药秘方、验方数据库。

【收集者与整理者】李彤、闫国跃、李幸。

【采集地】广西中医药大学瑶医药学院。

尿路结石 / 逢威搞章腊碑

【民间秘方】野通草 20 克，金钱风 20 克，鸡骨草 20 克，石韦 20 克，海金沙 15 克，山波萝 20 克。

【功效】清热解毒，利尿通淋。

【方解】野通草，甘、淡，寒；属风打相兼药；清热解毒，利水消肿。金钱风，淡、涩，平；属风打相兼药；清热解毒，祛风除湿，活血散瘀，止痛，利水。鸡骨草，甘、微苦，凉；利湿退黄，清热解毒，疏肝止痛。石韦，甘、淡、微寒；利尿通淋，凉血止血。海金沙，甘、咸，寒；清利湿热，通淋止痛。山波萝，甘、淡，凉；发汗解表，清热解毒，利尿。方中，野通草、金钱风、海金沙为主药，以清热解毒、利水消肿为主；石韦、山波萝为配药，以利尿通淋、凉血止血为辅；鸡骨草为引路药，引领以上各药循入脏腑直达病所。全方共奏清热解毒、利尿通淋之功效。

【用法】水煎服。

【注意事项】忌食辛辣油腻之物。

【献方者】赵衷民。

【来源】未出版的资料。

【收集者与整理者】石泽金、李幸。

【采集地】来宾市金秀瑶族自治县三江乡大磨屯。

【民间秘方】石韦 20 克，臭尿根 100 克，车前草 15 克，灯心草 15 克，金钱风 20 克，鸡骨草 30 克，山波萝 15 克，野六谷 15 克，雷公根 15 克。

【功效】清热解毒，利尿通淋。

【方解】石韦，甘、淡，微寒；利尿通淋，清肺止咳，凉血止血。臭尿根，辛，微寒；清热解毒，消痈排脓，利尿通淋。车前草，甘，寒；清热利尿通淋，祛痰，凉血，解毒。灯心草，甘、淡，微寒；清心火，利尿。金钱风，淡、涩，平；属风打相兼药；清热解毒，祛风除湿，活血散瘀，止痛，利水。鸡骨草，甘、微苦，凉；利湿退黄，清热解毒，疏肝止痛。山波萝，甘、淡，凉；发汗解表，清热解毒，利尿。野六谷，淡，平；清热解毒，祛风除湿，解疮毒。雷公根，苦、辛，寒；祛风除湿，通络止痛，活血止痛解毒。方中，石韦、臭尿根、车前草、灯心草、金钱风为主药，以利尿通淋为主；鸡骨草、山菠萝、野六谷、雷公根为配药，以清热解毒为辅。主药、配药结合使全方盈亏平衡，共奏清热解毒、利尿通淋之功效。

【用法】水煎，每日1剂，分3次服，每次150毫升。

【注意事项】忌食辛辣油腻之物。

【献方者】赵衷民。

【来源】未出版的资料。

【收集者与整理者】李颖、李幸。

【采集地】来宾市金秀瑶族自治县三江乡大磨屯。

③

【民间秘方】金钱风30克，车前子30克，朋背粉30克，琥珀10克，甘草10克。

【功效】通淋排石。

【方解】金钱风，淡、涩，平；属风打相兼药；清热解毒，祛风除湿，活血散瘀，止痛，利水。车前子，甘，寒；清热利尿通淋，渗湿止泻。朋背粉，苦，寒；利尿通淋，清热解暑，祛湿敛疮。琥珀，苦，寒；镇惊安神，活血散瘀，利尿通淋。甘草，甘，平；益气补中，清热解毒，缓急止痛，调和诸药。方中，金钱风、车前子为主药，以利湿通淋为主；朋背粉、琥珀为配药，以清热祛湿、活血散瘀为辅；甘草为引路药，使全方盈亏平衡，共奏通淋排石之功效。

【用法】水煎，每日1剂，分2～3次服，每次150毫升。

【禁忌】孕妇禁用。

【注意事项】忌食辛辣油腻之物。

【献方者】梁有权。

【来源】广西壮族自治区少数民族医医案医话调查表。

【收集者与整理者】卢长颢、黄东平、韦景寒、潘雪萍、付海霞。

【采集地】河池市都安瑶族自治县五竹乡弄明村歪作屯。

④

【民间秘方】过塘藕10克，海金沙10克，红龙船10克，金钱风20克，朋背30克。

【功效】清热解毒排石。

【方解】过塘藕，甘、辛，寒；属风药；清热解毒，利尿通淋。海金沙，甘、咸，寒；清利湿热，通淋止痛。红龙船，微甘、淡，凉；属风打相兼药；清热解毒，祛风除湿，排脓消肿。金钱风，淡、涩，平；属风打相兼药；清热解毒，祛风除湿，活血散瘀，止痛，利水。朋背，苦，寒；利尿通淋，清热解暑，祛湿敛疮。方中，过塘藕、海金沙为主药，以利尿通淋为主；红龙船、金钱风为配药，以散瘀消肿排石为辅；朋背为引路药，使全方盈亏平衡，共奏清热解毒排石之功效。

【用法】水煎，每日1剂，分2次服，每次150毫升。

【注意事项】忌食辛辣油腻之物。

【献方者】黄富昌。

【来源】广西壮族自治区少数民族验方、秘方、诊疗方法调查表。

【收集者与整理者】邵金宝、唐一洲、李幸。

【采集地】河池市都安瑶族自治县都阳乡都阳村。

【民间秘方】鲜车前草12克，海金沙叶12克，灯盏菜24克。

【功效】清热解毒，凉血止血。

【方解】鲜车前草，甘，寒；清热利尿通淋，祛痰，凉血，解毒。海金沙叶，甘、咸，寒；利尿通淋。灯盏菜，苦、辛，寒；止痛止血，解毒消肿。方中，鲜车前草、海金沙叶为主药，以利尿通淋为主；灯盏菜为配药，以止痛止血为辅。主药、配药结合使全方盈亏平衡，共奏清热解毒、凉血止血之功效。

【用法】捣烂，第二道冷淘米水送服，每日早晨空腹服半盅，3日痊愈。

【禁忌】孕妇禁用。

【注意事项】忌食辛辣油腻之物。

【献方者】周振心。

【来源】《富川县中医验方汇锦》。

【收集者与整理者】李颖、李幸。

【采集地】贺州市富川瑶族自治县。

【临床验方】钻地风20克，海金沙20克，车前草20克，石韦30克，南瓜根30克。

【功效】利尿排石，通淋止痛。

【方解】钻地风，苦、淡，凉；利尿排石，活血散瘀，消肿止痛。海金沙，甘、咸，寒；清利湿热，通淋止痛。车前草，甘，寒；清热利尿通淋，祛痰，凉血，解毒。石韦，甘、淡，微寒；利尿通淋，凉血止血。南瓜根，甘、淡，平；利湿热。方中，钻地风为主药，以利尿排石为主；海金沙、车前草、石韦为配药，以清利湿热为辅；南瓜根为引路药，引领以上各药直达病所。全方共奏利尿排石、通淋止痛之功效。

【用法】水煎服。

【注意事项】忌食辛辣油腻之物。

【献方者】廖继国。

【来源】未出版的资料。

【收集者与整理者】李珍清、李幸、王艺锦。

【采集地】贺州市中医医院名瑶医李珍清工作室。

【临床验方】钻地风 150 克，拦路蛇根 15 克，蓝九牛 30 克，野六谷根 30 克。

【功效】利尿排石，健脾利湿。

【方解】钻地风，苦、淡、凉；属风打相兼药；利尿排石，活血散瘀，消肿止痛。拦路蛇根，苦、涩、凉；属风药；清热解毒，活血止痛，消肿，祛风除湿，舒筋活络，凉血止血，利尿通淋。蓝九牛，苦、辛、涩、微温；属风药；宁心除烦，生津止渴，退热，通经活络。野六谷根，淡、平；属风药；利水健脾，除痹。方中，钻地风、拦路蛇根为主药，以清热利尿排石为主；蓝九牛为配药，以生津、通络为辅；野六谷根为引路药，以健脾祛湿之力使全方盈亏平衡，共奏利尿排石、健脾利湿之功效。

【用法】水煎，每日 1 剂，分 3 次服。

【注意事项】忌食生冷、辛辣油腻之物。

【来源】瑶医药秘方、验方数据库。

【收集者与整理者】李彤、闫国跃、李幸。

【采集地】广西中医药大学瑶医药学院。

【临床验方】牛膝风 10 克，鸡内金 15 克，白纸扇 15 克，车前草 20 克，桃仁 10 克。

【功效】清热利湿化石。

【方解】牛膝风，苦、酸、平；属风打相兼药；舒筋活络，强筋壮骨，活血散瘀，清热利湿。鸡内金，甘、平；消食健胃，固精止遗，通淋化石。白纸扇，甘、凉；属风打相兼药；清热解毒，生津，利湿消肿。车前草，甘、寒；清热利尿通淋，祛痰，凉血，解毒。桃仁，苦、甘、平；活血祛瘀。方中，牛膝风、鸡内金为主药，以清热利尿化石为主；白纸扇、车前草为配药，以清热祛湿为辅；桃仁为引路药，以活血化瘀之力使全方盈亏平衡，共奏清热利湿化石之功效。

【用法】水煎，每日 1 剂，分 3 次服。

【注意事项】忌食生冷、辛辣油腻之物。

【来源】瑶医药秘方、验方数据库。

【收集者与整理者】李彤、闫国跃、李幸。

【采集地】广西中医药大学瑶医药学院。

9

【民间秘方】臭尿藤 50 克，车前草 30 克，海金沙 20 克，野六谷 30 克。

【功效】清热利尿化石。

【方解】臭尿藤，苦，寒；属打药；化石利尿，祛风除湿。车前草，甘，寒；清热利尿通淋，祛痰，凉血，解毒。海金沙，甘、咸，寒；清利湿热，通淋止痛。野六谷，淡，平；属风药；利水健脾，除痹。方中，臭尿藤为主药，以化石利尿为主；车前草、海金沙为配药，以清热利湿为辅；野六谷为引路药，以利水健脾之力引领诸药直达病所。全方共奏清热利尿化石之功效，对膀胱结石有特效。

【用法】水煎服，每日 1 剂。

【注意事项】忌食生冷、辛辣油腻之物。

【来源】瑶医药秘方、验方数据库。

【收集者与整理者】李彤、闫国跃、李幸。

【采集地】广西中医药大学瑶医药学院。

输尿管结石／逢威搞章腊碑

1

【民间秘方】金钱风 15 克，海金沙 15 克，草鞋根 10 克，山莲藕 10 克，吊水莲 15 克，甘草 5 克。

【功效】清热利尿排石。

【方解】金钱风，淡、涩，平；属风打相兼药；清热解毒，祛风除湿，活血散瘀，止痛，利水。海金沙，甘、咸，寒；清利湿热，通淋止痛。草鞋根，苦，寒；属打药；祛湿，清热解毒，凉血。山莲藕，甘，平；属风药；强筋壮骨，补虚。吊水莲，甘、微苦，平；属风药；滋补肝肾，养血健脾利湿。甘草，甘，平；益气补中，清热解毒，缓急止痛，调和诸药。方中，金钱风、海金沙、草鞋根为主药，以清热祛湿通淋为主；山莲藕、吊水莲为配药，以健脾祛湿补虚为辅；甘草为引路药，使全方盈亏平衡，共奏清热利尿排石之功效。

【用法】水煎服。

【注意事项】忌食辛辣油腻之物。

【献方者】赵衷民。

【来源】未出版的资料。

【收集者与整理者】石泽金、李幸。

【采集地】来宾市金秀瑶族自治县三江乡大磨屯。

② 2

【临床验方】钻地风 20 克，金钱风 15 克，穿破石 15 克，海金沙 20 克，积雪草 20 克，肾茶 20 克。

【功效】清热利湿排石。

【方解】钻地风，苦、淡，凉；属风打相兼药；利尿排石，活血散瘀，消肿止痛。金钱风，淡、涩，平；属风打相兼药；清热解毒，祛风除湿，活血散瘀，止痛，利水。穿破石，微苦，平；属风打相兼药；清热，利水，祛风除湿，消肿止痛，活血通络。海金沙，甘、咸，寒；清利湿热，通淋止痛。积雪草，苦、辛，寒；清热利湿，解毒消肿。肾茶，微苦，凉；清热消炎，祛湿利水。方中，钻地风、金钱风、穿破石为主药，以祛风除湿、利尿排石为主；海金沙、积雪草、肾茶为配药，以清热消炎为辅。主药、配药结合使全方盈亏平衡，共奏清热利湿排石之功效。

【用法】水煎，每日 1 剂，分 3 次服。

【注意事项】忌食生冷、辛辣、油腻之物。

【来源】瑶医药秘方、验方数据库。

【收集者与整理者】李彤、闫国跃、李幸。

【采集地】广西中医药大学瑶医药学院。

③ 3

【临床验方】杉树龙头 36 根，白砂糖适量。

【功效】利尿止痛。

【方解】本方为瑶医经验方。杉树龙头为主药，祛风止痛、散瘀止血，辅以配药白砂糖调气补虚。主药、配药结合使全方盈亏平衡，共奏利尿止痛之功效。

【用法】加水 3 碗，煎至 1 碗，每日 1 剂，分 2 次服，连服 3 ～ 5 日。

【注意事项】忌食辛辣油腻之物。

【献方者】李珍清。

【来源】未出版的资料。

【收集者与整理者】刘小梅、李幸、王艺锦。

肾结石 / 逢威搞章腊碑

【民间秘方】灯心草 15 克，夏枯草 20 克，金银花藤 15 克，六月霜 15 克，九节茶 15 克，鱼腥草 15 克，甘草 5 克。

【功效】清热利湿排石。

【方解】灯心草，甘、淡、微寒；清心火，利尿。夏枯草，辛、苦、寒；清肝明目，消肿散结。金银花藤，甘、寒；清热解毒，利水祛湿。六月霜，微苦、涩、平；清热解毒，凉血止血。九节茶，微甘、涩、平；抗菌消炎，祛风除湿，活血止痛。鱼腥草，辛、微寒；清热解毒，消痈排脓，利尿通淋。甘草，甘、平；益气补中，清热解毒，缓急止痛，调和诸药。方中，灯心草、夏枯草、金银花藤为主药，以清热解毒为主；六月霜、九节茶、鱼腥草为配药，以利尿排石为辅；甘草为引路药，使全方盈亏平衡，共奏清热利湿排石之功效。

【用法】水煎服。

【注意事项】忌食辛辣油腻之物。

【献方者】赵衷民。

【来源】未出版的资料。

【收集者与整理者】石泽金、李幸。

【采集地】来宾市金秀瑶族自治县三江乡大磨屯。

【民间秘方】金钱风 50 克，海金沙 15 克，车前草 20 克，瞿麦 15 克，堂愁 15 克，金银花 15 克，鸡内金 15 克，甘草 10 克。

【功效】利尿通淋。

【方解】金钱风，淡、涩、平；属风打相兼药；清热解毒，祛风除湿，活血散瘀，止痛，利水。海金沙，苦、寒；利尿通淋。车前草，甘、寒；清热利尿，凉血，解毒。瞿麦，苦、寒；利尿通淋。堂愁，苦、辛、微寒；疏散退热，疏肝解郁，升举阳气。金银花，甘、寒；清热解毒，疏散风热。鸡内金，甘、平；消食健胃，固精止遗，通淋化石。甘草，甘、平；益气补中，清热解毒，缓急止痛，调和诸药。方中，鸡内金、金钱风、海金沙、车前草、瞿麦、金银花为主药，以利尿通淋为主；堂愁为配药，以疏肝理气为辅；甘草为引路药，使全方盈亏平衡，共奏利尿通淋之功效。

【用法】水煎服，2 日 1 剂，每日 2 次，连服 15 剂。

【禁忌】孕妇禁用。

【注意事项】忌食辛辣油腻之物。

【献方者】李丹妮。

【来源】未出版的资料。

【收集者与整理者】李幸、李颖。

【采集地】玉林市。

③

【临床验方】酸咪咪、香蒲、救必应、吊兰、石仙桃、枸杞子各 10 克。

【功效】清热利湿排石。

【方解】酸咪咪，酸，凉；属打药；清热利湿，利尿通淋，化石，散瘀消肿。香蒲，甘，平；止血，化瘀，通淋。救必应，苦，凉；属风打相兼药；清热解毒，消肿止痛，止血生肌。吊兰，苦、辛，平；祛风除湿，通络止痛。石仙桃，凉，涩；属风药；消肿，散结。枸杞子，甘，平；补肝肾。方中，酸咪咪、香蒲为主药，以利湿通淋为主；救必应、吊兰、石仙桃为配药，以清热祛湿止痛为辅；枸杞子为引路药，使全方盈亏平衡，共奏清热利湿排石之功效。

【用法】水煎，每日 1 剂，分 3 次服。

【注意事项】忌食生冷、辛辣、油腻之物。

【来源】瑶医药秘方、验方数据库。

【收集者与整理者】李彤、闫国跃、李幸。

【采集地】广西中医药大学瑶医药学院。

④

【临床验方】车前草、海金沙、牛膝风、崩大碗、石韦、鸡内金、笔筒草、丝茅根、草鞋板、穿破石、杉树寄生各适量。

【功效】清热解毒，利尿排石。

【方解】车前草，甘，寒；清热利尿通淋，祛痰，凉血，解毒。海金沙，甘、咸，寒；清利湿热，通淋止痛。牛膝风，苦、酸，平；属风打相兼药；舒筋活络，强筋壮骨，活血散瘀，清热利湿。崩大碗，甘、辛，凉；清热解毒，活血，利尿。石韦，甘、淡，微寒；利尿通淋，凉血止血。鸡内金，甘，平；消食健胃，固精止遗。笔筒草，甘、苦，平、微寒；清肝明目，止血，利尿通淋。丝茅根，甘，寒；清热利尿。草鞋板，微苦、涩，温；

祛风消肿，驳骨止痛，活络利湿。穿破石，微苦，平；属风打相兼药；清热，利水，祛风除湿，消肿止痛，活血通络。杉树寄生，甘、淡，平；化气，止咳，散瘀。方中，车前草、海金沙、石韦、鸡内金、崩大碗、笔筒草为主药，以清利湿热、凉血止血为主；牛膝风、丝茅根、草鞋板、穿破石为配药，以祛风除湿为辅；杉树寄生为引路药，平衡药力。全方共奏清热解毒、利尿排石之功效。

【用法】水煎服。

【注意事项】忌食辛辣油腻之物。

【献方者】李珍清。

【来源】未出版的资料。

【收集者与整理者】刘小梅、李幸、王艺锦。

【采集地】贺州市中医医院名瑶医李珍清工作室。

尿路感染 / 逢威怎蒋

【民间秘方】金钱风 20 克，过塘藕 20 克，灯心草 15 克，车前草 20 克。

【功效】清热利湿通淋。

【方解】金钱风，淡、涩，平；属风打相兼药；清热解毒，祛风除湿，活血散瘀，止痛，利水。过塘藕，甘、辛，寒；属风药；清热解毒，利尿通淋。灯心草，甘、淡，微寒；清心火，利尿。车前草，甘，寒；清热利尿通淋，祛痰，凉血，解毒。方中，灯心草、车前草、过塘藕为主药，以清热解毒、利尿通淋为主；金钱风为配药，以清热、除湿、止痛为辅。主药、配药结合使全方盈亏平衡，共奏清热利湿通淋之功效。

【用法】水煎服。

【注意事项】忌食辛辣油腻之物。

【献方者】赵衷民。

【来源】未出版的资料。

【收集者与整理者】石泽金、李幸。

【采集地】来宾市金秀瑶族自治县三江乡大磨屯。

【民间秘方】八角枫茎秆 1 根。

【功效】祛风活络，散瘀止痛。

【方解】本方为瑶医经验方。八角枫，辛、苦，温；有毒；属打药；祛风活络，散瘀止痛。

【用法】水煎，每日1剂，分2次服，每次150毫升。

【注意事项】本方含有毒药物，请在医生指导下使用。

【献方者】韦可芳。

【来源】广西壮族自治区少数民族验方、秘方、诊疗方法调查表。

【收集者与整理者】邵金宝、唐一洲、李幸。

【采集地】河池市都安瑶族自治县江南乡九怀村。

③

【民间秘方】茅莓根30克。

【功效】清热祛湿，凉血解毒。

【方解】茅莓根，苦、涩，凉；属风药；清热解毒，活血止痛，消肿，祛风除湿，凉血止血，利尿通淋。

【用法】水煎服。

【注意事项】忌食辛辣油腻之物。

【来源】广西壮族自治区少数民族验方、秘方、诊疗方法调查表。

【收集者与整理者】邵金宝、李幸。

【采集地】河池市都安瑶族自治县。

④

【民间秘方】①车前草、白通草、竹叶、元林咪、水虾仔、青藤、五加通各适量。

②海金沙、金钱风、通心草、萹蓄、大薄荷各适量。

③四叶莲、白茅根、马鞭草、防己、独活各适量。

【功效】清热解毒，利尿通淋。

【方解】①车前草，甘，寒；清热利尿，凉血，解毒。白通草，苦、甘，微寒；利尿通淋。竹叶，甘、淡，寒；清热泻火，除烦止渴，利尿通淋。元林咪，苦，寒；凉肝胆，解热毒，燥湿。水虾仔，甘、苦，寒；清热解毒，利尿通淋，活血消肿。青藤，苦、辛，平；祛风通络，除湿止痛。五加通，苦，凉；清热解毒，活血消肿，止痛。方中，车前草、白通草、竹叶、水虾仔为主药，以清热利尿为主；青藤、五加通为配药，以通络、止痛为辅；元林咪为引路药，平衡药力。全方共奏清热解毒、利尿通淋之功效。

②海金沙，甘、咸，寒；利尿通淋。金钱风，淡、涩，平；属风打相兼药；清热解毒，祛风除湿，活血散瘀，止痛，利水。通心草，甘、淡，寒；利水清热。萹蓄，苦，微

158

寒；利尿通淋，杀虫止痒。大薄荷，辛，凉；疏散风热，清利头目，疏肝行气。方中，海金沙、金钱风、通心草、萹蓄为主药，以清热解毒、利尿通淋为主；大薄荷为配药，平衡药力。全方共奏清热利湿通淋之效。

③四叶莲，甘，平；利水消肿，清热解毒，止血，除烦安神。白茅根，甘，寒；凉血止血，清热利尿。马鞭草，苦，凉；属打药；活血散瘀，解毒，利水，退黄。防己，苦，寒；祛风湿，止痛，利水消肿。独活，辛，温；有小毒；祛风湿，止痹痛，解表。方中，四叶莲、白茅根、马鞭草为主药，以清热解毒利尿为主；防己、独活为配药，以祛风湿为辅。主药、配药结合使全方盈亏平衡，共奏清热、祛湿、利尿之功效。

单方或组方对石淋所致的尿频、尿痛、尿血疗效较好。

【用法】水煎服。

【禁忌】孕妇禁用。

【注意事项】忌食辛辣油腻之物。

【献方者】赵寸福。

【来源】未出版的资料。

【收集者与整理者】李海强、李幸、王艺锦。

【采集地】贺州市富川县朝东镇高宅村。

【民间秘方】鲜青葛藤 30 ～ 60 克。

【功效】利尿通淋。

【方解】本方为瑶医经验方。青葛藤，甘、辛，平；清热解毒，利尿通淋。对尿路感染有较好疗效。

【用法】洗净捣烂，用第二道淘米水 150 毫升浸泡饮尽，每日 1 剂，分 3 次服。

【禁忌】禁止大剂量服用，视患者情况酌情给药。

【注意事项】忌食辛辣油腻之物。

【献方者】袁基富。

【来源】未出版的资料。

【收集者与整理者】文嶷。

【采集地】桂林市灌阳县西山乡。

【民间秘方】地锦草 30 克，石韦 30 克，半枝莲 30 克，泽泻 10 克，茵陈 15 克，车前草 15 克，黄柏 10 克。

【功效】清热解毒，利尿通淋。

【方解】地锦草，辛，平；清热解毒，凉血止血，利湿退黄。石韦，甘、苦，微寒；利尿通淋，凉血止血。半枝莲，辛、苦，寒；属打药；清热解毒，散瘀止血，消肿止痛，抗癌。泽泻，甘、淡，寒；利水渗湿，泻热。茵陈，苦、辛，寒；清利湿热，利胆退黄。车前草，甘，寒；清热利尿通淋，祛痰，凉血，解毒。黄柏，苦，寒；清热燥湿，泻火解毒。方中，石韦、泽泻、茵陈、车前草、地锦草为主药，以清热解毒、利尿通淋为主；半枝莲为配药，以解毒止痛为辅；黄柏为引路药，引领以上各药循入下焦。全方共奏清热解毒、利尿通淋之功效。

【用法】水煎服。

【禁忌】孕妇禁用。

【注意事项】忌食辛辣油腻之物。

【献方者】袁家勋。

【来源】未出版的资料。

【收集者与整理者】李幸、王艺锦。

【采集地】桂林市灌阳县西山乡。

【民间秘方】凤尾草 15 克，萆薢 10 克，半枝莲 15 克，连翘 15 克，墨旱莲 15 克，黄柏 10 克。

【功效】清热燥湿，泻火解毒，消痈散结。

【方解】凤尾草，淡、微苦，凉；清热利湿，解毒止痢，凉血止血。萆薢，苦，平；利湿浊，祛风湿。半枝莲，辛、苦，寒；属打药；清热解毒，散瘀止血，消肿止痛，抗癌。连翘，苦，微寒；清热解毒，消痈散结，疏散风热。墨旱莲，甘、酸，寒；补肝肾阴，凉血止血。黄柏，苦，寒；清热燥湿，泻火解毒。方中，凤尾草、萆薢为主药，以清热利湿为主；半枝莲、连翘为配药，以清热泻火、解毒止痛为辅；墨旱莲、黄柏为引路药，墨旱莲平衡药力，黄柏引领以上各药循入下焦。全方共奏清热利湿、泻火解毒之功效。

【用法】水煎服。

【注意事项】忌食辛辣油腻之物。

【献方者】袁家勋。

【来源】未出版的资料。

【收集者与整理者】李幸、王艺锦。

【采集地】桂林市灌阳县西山乡。

8

【民间秘方】萆薢 15 克，黄柏 15 克，石韦 15 克，车前草 10 克，白花蛇舌草 15 克，石菖蒲 15 克，牛膝 10 克，甘草 5 克。

【功效】清热解毒，消痈，利湿通淋。

【方解】萆薢，苦，平；利湿浊，祛风湿。黄柏，苦，寒；清热燥湿，泻火解毒。石韦，甘、淡，微寒；利尿通淋，凉血止血。车前草，甘，寒；清热利尿通淋，祛痰，凉血，解毒。白花蛇舌草，苦、甘，寒；清热解毒消痈，利湿通淋。石菖蒲，辛、苦，温；开窍宁神，化湿和胃。牛膝，苦、酸、甘，平；活血通经，补肝肾，强筋骨，引火（血）下行，利尿通淋。甘草，甘，平；益气补中，清热解毒，缓急止痛，调和诸药。方中，白花蛇舌草、萆薢、黄柏、石韦、车前草为主药，以利湿通淋为主；石菖蒲为配药，以开窍、化湿为辅，加强主药功效；牛膝、甘草为引路药，平衡药力。全方共奏清热解毒、消痈、利湿通淋之功效。

【用法】水煎服。

【禁忌】孕妇禁用。

【注意事项】忌食辛辣油腻之物。

【献方者】袁家勋。

【来源】未出版的资料。

【收集者与整理者】李幸、王艺锦。

【采集地】桂林市灌阳县西山乡。

9

【民间秘方】入山虎、十大功劳、荆芥、地桃花、路边菊、金钱风、野菠萝、马鞭草、雷公藤、墨旱莲各 6 克。

【功效】清热解毒，利湿通淋。

【方解】入山虎，辛、苦，温；有小毒；属打药；清热解毒，消肿止痛，活血散瘀。十大功劳，苦，寒；清热燥湿，泻火解毒。荆芥，辛，微温；解表散风，透疹，消疮。地桃花，甘、辛，凉；属风药；祛风利湿，活血消肿，清热解毒。路边菊，辛，凉；凉血止血，清热利湿，解毒消肿。金钱风，淡、涩，平；属风打相兼药；清热解毒，祛风除湿，活血散瘀，止痛，利水。野菠萝，甘，凉；清热利湿，发汗解表，利尿通淋。马鞭草，苦，凉；属打药；活血散瘀，解毒，利水。雷公藤，苦、辛，寒；祛风除湿，通络止痛，活血止痛解毒。墨旱莲，甘、酸，寒；补肝肾阴，凉血止血。方中，入山虎、十大功劳、马鞭草、雷公藤、地桃花为主药，以清热解毒为主；路边菊、金钱风、野菠萝为配药，以清热解毒、利湿通淋为辅；荆芥、墨旱莲为引路药，前一味祛风解表，后一味滋补肝肾、引药入肾经。全方共奏清热解毒、利湿通淋之功效。

【用法】水煎，每日1剂，分2次服，每次150毫升。

【注意事项】忌食辛辣油腻之物。

【献方者】黄宝龙。

【来源】广西壮族自治区少数民族验方、秘方、诊疗方法调查表。

【收集者与整理者】邵金宝、唐一洲、李幸。

【采集地】河池市都安瑶族自治县高岭乡正元村。

⑩

【民间秘方】淫羊藿15克，十涯磨15克，金银花30克，车前草20克，红花15克，地桃花30克，蓝九牛10克。

【功效】温肾助阳，利湿通淋。

【方解】淫羊藿，辛、甘，温；温补肾阳，强筋骨，祛风湿。十涯磨，甘，平；养阴润燥，清火，生津。金银花，甘，寒；清热解毒，疏散风热。车前草，甘，寒；清热利尿通淋，祛痰，凉血，解毒。红花，甘、微苦，温；活血通经，祛瘀止痛。地桃花，甘、辛，凉；属风药；祛风利湿，活血消肿，清热解毒。蓝九牛，苦、辛、涩，微温；属风药；宁心除烦，生津止渴，退热，通经活络。方中，淫羊藿为主药，以补肾助阳为主；十涯磨、金银花、车前草为配药，以清热利湿、利尿通淋为辅；红花、地桃花、蓝九牛为引路药，使全方盈亏平衡，共奏温肾助阳、利湿通淋之功效。

【用法】水煎，每日1剂，分2次服，每次150毫升。

【注意事项】忌食辛辣油腻之物。

【献方者】韦海芦。

【来源】广西壮族自治区少数民族验方、秘方、诊疗方法调查表。

【收集者与整理者】邵金宝、唐一洲、李幸。

【采集地】河池市都安瑶族自治县七百弄乡弄梁村。

⑪

【民间秘方】钻地风适量。

【功效】清热解毒利尿。

【方解】本方为瑶医经验单方，药专力宏。钻地风，苦、淡，凉；属风打相兼药；利尿排石，活血散瘀，消肿止痛。

【用法】水煎，每日1剂，分2次服，每次150毫升。

【注意事项】忌食辛辣油腻之物。

【献方者】覃理林。

【来源】广西壮族自治区少数民族验方、秘方、诊疗方法调查表。

【收集者与整理者】邵金宝、唐一洲、李幸。

【采集地】河池市都安瑶族自治县都阳乡都阳村。

【临床验方】过塘藕 15 克，通草 10 克，白凡木 20 克，浸地风 20 克，土茯苓 20 克。

【功效】清热解毒，利湿通淋。

【方解】过塘藕，甘、辛，寒；属风药；清热解毒，利尿通淋。通草，甘、淡，微寒；利尿通淋。白凡木，涩、微苦，凉；有小毒；属打药；清热解毒，消瘀止痛，祛风除湿。浸骨风，微甘，温；属风打相兼药；祛风活血，消肿镇痛，舒筋活络。土茯苓，甘、淡，平；解毒利咽，通利关节。方中，过塘藕、通草、白凡木为主药，以清热解毒、利尿通淋为主；浸骨风、土茯苓为配药，以清热解毒通络为辅。主药、配药结合使全方盈亏平衡，共奏清热解毒、利湿通淋之功效。

【用法】水煎，每日 1 剂，分 3～4 次服。

【禁忌】孕妇禁用。

【注意事项】忌食辛辣油腻之物。

【献方者】赵进周。

【来源】未出版的资料。

【收集者与整理者】李幸、李颖。

【采集地】来宾市金秀瑶族自治县瑶医医院。

【临床验方】酢浆草 30 克。

【功效】利尿通淋。

【方解】本方为瑶医经验方。酢浆草，酸，凉；属打药；清热利湿，利尿通淋，化石，散瘀消肿。

【用法】水煎代茶饮。

【禁忌】孕妇禁用。

【注意事项】忌食辛辣油腻之物。

【献方者】冯旭。

【来源】未出版的资料。

【收集者与整理者】李幸、李颖。

【采集地】来宾市金秀瑶族自治县瑶医医院。

【临床验方】冬葵子 10 克，金沙牛 7 只（烤干研粉，冲服），鸭内金 10 克，黄龙退壳 30 克，桃仁 7 克，皂角刺 20 克。

【功效】清热散瘀，利湿通淋。

【方解】冬葵子，苦，微寒；利水通淋，润肠通便。金沙牛，辛，咸，温；解热，止痉，散结，利尿通淋。鸭内金，苦，寒；有小毒；消食健胃，固精止遗。黄龙退壳，微苦，平；止咳化痰，祛风利湿，散瘀止痛。桃仁，苦、甘，平；活血祛瘀，润肠通便。皂角刺，辛，温；消肿托毒。方中，冬葵子、金沙牛为主药，以利尿通淋为主；鸭内金、黄龙退壳、桃仁为配药，前一味固精止遗，后二味散瘀止痛；皂角刺为引路药，消肿排脓，使全方盈亏平衡，共奏清热散瘀、利湿通淋之功效。

【用法】水煎，每日 1 剂，分 3～4 次服。

【禁忌】孕妇禁用。

【注意事项】忌食辛辣油腻之物。

【献方者】赵进周。

【来源】未出版的资料。

【收集者与整理者】李幸、李颖。

【采集地】来宾市金秀瑶族自治县瑶医医院。

【临床验方】白茅根 30 克，金钱风 20 克，车前草 30 克，穷堆咪 15 克，泽泻 15 克，金线风 10 克。

【功效】清热解毒，利湿通淋，凉血止血。

【方解】白茅根，甘，寒；凉血止血，清热利尿。金钱风，淡、涩，平；属风打相兼药；清热解毒，祛风除湿，活血散瘀，止痛，利水。车前草，甘，寒；清热利尿通淋，祛痰，凉血，解毒。穷堆咪，苦、辛，微寒；清热解毒，消痈散结。泽泻，甘、淡，寒；利水渗湿，泻热。金线风，苦，寒；属风打相兼药；清热解毒，祛风止痛。方中，泽泻、金钱风为主药，以清热解毒、利尿通淋为主；白茅根、车前草为配药，以凉血止血为辅；穷堆咪、金线风为引路药，加强主药清热解毒之效。全方盈亏平衡，共奏清热解毒、利湿通淋、凉血止血之功效。

【用法】水煎，每日 1 剂，分 3～4 次服。

【禁忌】孕妇禁用。

【注意事项】忌食辛辣油腻之物。

【献方者】赵进周。

【来源】未出版的资料。

【收集者与整理者】李幸、李颖。

【采集地】来宾市金秀瑶族自治县瑶医医院。

【临床验方】鲜海金沙、鲜麻拐草各 100 克。

【功效】清热利湿，通淋止痛。

【方解】本方为瑶医经验方。海金沙为主药，甘、咸，寒；清利湿热，通淋止痛。麻拐草为配药，甘，寒；清热利尿，凉血解毒，消积。主药、配药结合使全方盈亏平衡，共奏清热利湿、通淋止痛之功效。

【用法】用第二道淘米水捣烂服。

【注意事项】忌食辛辣油腻之物。

【献方者】李珍清。

【来源】未出版的资料。

【收集者与整理者】李珍清、李幸、王艺锦。

【采集地】贺州市中医医院名瑶医李珍清工作室。

【临床验方】高脚麻拐草 100 克。

【功效】清热利尿通淋。

【方解】本方为瑶医经验单方，具有地域性。高脚麻拐草，甘，寒；清热利尿，凉血解毒。

【用法】水煎，冲黄糖服。

【注意事项】忌食辛辣油腻之物。

【献方者】李珍清。

【来源】未出版的资料。

【收集者与整理者】刘小梅、李幸、王艺锦。

【采集地】贺州市中医医院名瑶医李珍清工作室。

【临床验方】生杉树浆、甜酒各适量。

【功效】利尿，活血。

【方解】本方为瑶医药膳方。生杉树浆为主药，苦、辛，温；利尿排石。甜酒为配药，甘、辛，温；补气，生津，活血。主药、配药结合使全方盈亏平衡，共奏利尿、活血之功效。

【用法】生杉树浆兑甜酒服。

【注意事项】忌食辛辣油腻之物。

【献方者】李珍清。

【来源】未出版的资料。

【收集者与整理者】刘小梅、李幸、王艺锦。

【采集地】贺州市中医医院名瑶医李珍清工作室。

【临床验方】琥珀 70 克。

【功效】活血散瘀，利尿通淋。

【方解】琥珀，苦，寒；活血散瘀，利尿通淋，对血淋有疗效。

【用法】研成细末，早晚各服 5 克，温开水送服，7 日为 1 个疗程，服 1～2 个疗程可愈。

【禁忌】阴虚内热及无瘀滞者慎服。

【注意事项】不宜过食肥甘辛辣之物，忌过量饮酒、贪凉、纵欲过劳。

【来源】瑶医药秘方、验方数据库。

【收集者与整理者】李彤、闫国跃、覃枫。

【采集地】广西中医药大学瑶医药学院。

【临床验方】水蛭 40 克。

【功效】活血通淋。

【方解】本方为瑶医经验单方，药专力宏。水蛭，咸、苦，平；有小毒；破血逐瘀消症，对血淋有疗效。

【用法】研成细末装入胶囊，每次 1 克，每日 2 次，温开水送服，20 日为 1 个疗程，每个疗程间隔 7 日，服 4～6 个疗程可痊愈。

【禁忌】孕妇禁用。

【注意事项】本方含有毒药物，请在医生指导下使用。

【来源】瑶医药秘方、验方数据库。

【收集者与整理者】李彤、闫国跃、覃枫。

【采集地】广西中医药大学瑶医药学院。

【临床验方】金钱风 30 克，花斑竹 20 克，木香 10 克。

【功效】清热通淋，行气利水。

【方解】金钱风，苦，寒；除湿退黄，利尿通淋，解毒消肿。花斑竹，苦，凉；属风打相兼药；清热利湿，凉血止血，散瘀定痛。木香，辛、微苦，温；行气，调中，止痛。方中，金钱风、花斑竹为主药，以清热利湿为主；木香为配药，以行气为辅。主药、配药结合使盈亏平衡，共奏清热通淋、行气利水之功效。

【用法】水煎，每日 1 剂，分 2 次服，连服 1～3 周。

【禁忌】孕妇慎用。

【注意事项】不宜过食肥甘辛辣之物，忌过量饮酒、贪凉、纵欲过劳。

【来源】瑶医药秘方、验方数据库。

【收集者与整理者】李彤、闫国跃、覃枫。

【采集地】广西中医药大学瑶医药学院。

22

【临床验方】叶下珠 30 克，雷公根 30 克，野六谷 15 克，法端 30 克。

【功效】清热解毒，利尿通淋。

【方解】叶下珠，微苦、甘，凉；清热解毒，利水消肿，消积。雷公根，苦、辛，寒；祛风除湿，通络止痛，活血止痛解毒。野六谷，淡，平；清热解毒，活血消痈，祛风除湿。法端，苦，寒；属打药；清热解毒，利湿退黄，消肿散结。方中，叶下珠为主药，清热利尿；雷公根、野六谷、法端为配药，前一味通络止痛，后二味主打盈以清热解毒。全方共奏清热解毒、利尿通淋之功效。

【用法】水煎，每日 1 剂，分 3～4 次服。

【禁忌】孕妇禁用。

【注意事项】忌食辛辣油腻之物。

【献方者】赵进周。

【来源】未出版的资料。

【收集者与整理者】李幸、李颖。

【采集地】来宾市金秀瑶族自治县瑶医医院。

【临床验方】鲜棕榈根 100 克。

【功效】通淋止痛。

【方解】本方为瑶医经验单方，药专力宏。棕榈根，苦、涩、凉；除湿，消肿，解毒，对尿路感染、尿血、尿痛有一定疗效。

【用法】水煎，加红糖适量服，每日 1 次，7 日为 1 个疗程。

【禁忌】出血诸证瘀滞未尽者不宜独用。

【注意事项】不宜过食肥甘辛辣之物，忌过量饮酒、贪凉、纵欲过劳。

【来源】瑶医药秘方、验方数据库。

【收集者与整理者】李彤、闫国跃、覃枫。

【采集地】广西中医药大学瑶医药学院。

膀胱炎 / 越飘哥

1

【民间秘方】仙鹤草 15 克，麻灵安 15 克，黑老虎 15 克，淡竹叶 20 克，朝天罐 15 克，夏枯草 15 克，救必应 15 克。

【功效】清热，利尿，止血。

【方解】仙鹤草，苦、涩、平；收敛止血，补虚。麻灵安，苦、寒；凉血止血，解毒敛疮。黑老虎，苦、辛、涩、温；属打药；行气活血，祛风活络，散瘀止痛。淡竹叶，甘、淡、寒；清热除烦，利尿。朝天罐，酸、涩、微温；利湿收敛，补虚益肾。夏枯草，辛、苦、寒；清肝泻火，消肿散结。救必应，苦、凉；属风打相兼药；清热解毒，消肿止痛。方中，淡竹叶、夏枯草、救必应为主药，以清热利湿为主；仙鹤草、麻灵安、黑老虎为配药，以收敛止血为辅；朝天罐为引路药，补虚益肾，调和诸药，使全方共奏清热、利尿、止血之功效。

【用法】水煎服。

【注意事项】忌食辛辣油腻之物。

【献方者】赵衷民。

【来源】未出版的资料。

【收集者与整理者】石泽金、李幸。

【采集地】来宾市金秀瑶族自治县三江乡大磨屯。

2

【民间秘方】鱼腥草 15 克，地桃花 20 克，杉寄生 20 克，山菠萝 15 克，五爪风 15 克，千年竹 15 克，山莲藕 10 克，灯心草 10 克，草鞋根 15 克，白花蛇舌草 15 克。

【功效】清热利湿通淋。

【方解】鱼腥草，辛，微寒；清热解毒，消痈排脓，利尿通淋。地桃花，甘、辛，凉；属风药；祛风利湿，活血消肿，清热解毒。杉寄生，甘、苦，平；理气止痛，活血化瘀。山菠萝，甘、淡，凉；发汗解表，清热解毒，利尿。五爪风，甘，微温；健脾补肺，行气利湿。千年竹，甘，微寒；健胃止痛。山莲藕，甘，平；属风药；强筋壮骨，补虚。灯心草，甘、淡，微寒；清心火，利尿。草鞋根，苦，寒；属打药；祛湿，清热解毒，凉血。白花蛇舌草，苦、甘，寒；清热解毒消痈，利湿通淋。方中，鱼腥草、地桃花、杉寄生、灯心草、草鞋根为主药，以清热利尿通淋为主；山菠萝、五爪风、千年竹、山莲藕为配药，以行气补虚为辅；白花蛇舌草为引路药，平衡药力，引领以上各药循入脏腑直达病所。全方共奏清热利湿通淋之功效。

【用法】水煎服。

【注意事项】忌食辛辣油腻之物。

【献方者】赵衷民。

【来源】未出版的资料。

【收集者与整理者】石泽金、李幸。

【采集地】来宾市金秀瑶族自治县三江乡大磨屯。

3

【民间秘方】田基黄 15 克，半边莲 15 克，水石榴 20 克，鸡骨草 15 克，白背叶 15 克，排钱草 20 克，山枝根 20 克，夏枯草 20 克，灯心草 15 克，吊水莲 15 克，枸杞子 10 克，甘草 5 克。

【功效】清热利湿通淋。

【方解】田基黄，甘、微苦，凉；属风打相兼药；清热解毒，通淋利湿。半边莲，辛，平；清热解毒，利尿消肿。水石榴，涩，凉；属打药；清热利水、平肝。鸡骨草，甘、微苦，凉；清热利湿，散瘀止痛。白背叶，微苦、涩，寒；属风打相兼药；清热解毒，止血，止痛，利湿，收敛。排钱草，苦、淡，平；祛风利水，散瘀消肿，解毒。山枝根，甘、苦，平、凉；补肺肾，祛风湿，活血通络。夏枯草，辛、苦，寒；清肝明目，消肿散结。灯心草，甘、淡，微寒；清心火，利尿。吊水莲，甘、微苦，平；属风药；滋补肝肾，养血健脾利湿。枸杞子，甘，平；补肝肾。甘草，甘，平；益气补中，清热解毒，缓急止痛，调和诸药。方中，田基黄、半边莲、水石榴、鸡骨草为主药，以清热解毒为主；白背叶、排钱草、山枝根、夏枯草、灯心草、吊水莲为配药，以利尿通淋为辅；枸杞子、甘草为引路药，平衡药力，使全方共奏清热利湿通淋之功效。

【用法】水煎服。

【注意事项】忌食辛辣油腻之物。

【献方者】赵衷民。

【来源】未出版的资料。

【收集者与整理者】石泽金、李幸。

【采集地】来宾市金秀瑶族自治县三江乡大磨屯。

【民间秘方】车前子 30 克，半边莲 25 克，大米 50 克。

【功效】利尿通淋，清热解毒。

【方解】车前子为主药，甘，寒；清热利尿通淋，渗湿止泻。半边莲为配药，辛，平；清热解毒，利水消肿；大米为引路药，甘，平；补中益气，健脾和胃，除烦渴。全方盈亏平衡，共奏利尿通淋、清热解毒之功效。

【用法】先将车前草、半边莲洗净捣烂；大米用冷开水浸泡淘洗后去水，再加冷开水 100 毫升浸泡 15 分钟，取两次淘米水与捣烂的车前草、半边莲一起浸泡拌匀，去渣饮用，每日 3 次，每 30 毫升，连服 2～3 日。

【注意事项】忌食辛辣油腻之物。

【献方者】袁家勋。

【来源】未出版的资料。

【收集者与整理者】文嶔。

【采集地】桂林市灌阳县西山乡。

【民间秘方】白花蛇舌草 30 克，瞿麦穗 15 克，车前草 15 克，凤尾草 15 克，萹蓄 12 克，土茯苓 12 克，蓝九牛 5 克。

【功效】清热解毒，利尿通淋。

【方解】白花蛇舌草，苦、甘，寒；清热解毒消痈，利湿通淋。瞿麦穗，甘，寒；利尿通淋。车前草，甘，寒；清热利尿通淋，祛痰，凉血，解毒。凤尾草，淡、微苦，凉；清热利湿，解毒止痢，凉血止血。萹蓄，苦，微寒；利尿通淋。土茯苓，甘、淡，平；利水渗湿。蓝九牛，苦、辛、涩，微温；属风药；宁心除烦，生津止渴，退热，通经活络。方中，白花蛇舌草、萹蓄、瞿麦穗、土茯苓为主药，以清热解毒、利尿通淋为主；车前草、凤尾草为配药，以清热、凉血为辅；蓝九牛为引路药，调和诸药。全方共奏清热解毒、利尿通淋之功效。

【用法】水煎至 100 毫升，每日 1 剂，分 3 次服，连服 5 ～ 7 日。

【禁忌】孕妇禁用。

【注意事项】忌食辛辣油腻之物。

【献方者】梁美玉。

【来源】未出版的资料。

【收集者与整理者】文钦。

【采集地】桂林市灌阳县西山乡。

【民间秘方】红将军（红白饭木）12 克。

【功效】清热解毒祛湿。

【方解】本方为瑶医经验单方，药专力宏。红将军，微苦，凉；属打药；清热解毒，凉血，祛湿。

【用法】水煎冷服，每日 1 ～ 2 剂。

【注意事项】忌食生冷、辛辣油腻之物。

【来源】瑶医药秘方、验方数据库。

【收集者与整理者】李彤、闫国跃、李幸。

【采集地】广西中医药大学瑶医药学院。

【临床验方】白茅根 15 克，笔管草 15 克，追骨风 30 克，甘草 6 克。

【功效】清热解毒，利尿通淋。

【方解】白茅根，甘，寒；凉血止血，清热生津，利尿通淋。笔管草，淡，平；属打药；利尿消肿。追骨风，苦、涩，平；属风打相兼药；祛风除湿，舒筋通络，活血消肿，通经行气。甘草，甘，平；益气补中，清热解毒，缓急止痛，调和诸药。方中，白茅根、笔管草为主药，以清热解毒、利尿通淋为主；追骨风为配药，属风打相兼药，以祛风除湿为辅；甘草为引路药，调和诸药。全方共奏清热解毒、利尿通淋之功效。

【用法】水煎，每日 1 剂，分 3 次服。

【注意事项】忌食辛辣油腻之物。

第四章　泌尿系统疾病

【来源】《灌阳县验方秘方案编》。

【收集者与整理者】罗远带、李幸。

【采集地】桂林市灌阳县。

肾积水 / 如嘴遮温

【临床验方】黑钻 20 克，白纸扇 15 克，过塘藕 20 克，爬墙风 15 克，车前草 15 克，石韦 15 克，益母草 15 克，六月雪 15 克。

【功效】清热利湿。

【方解】黑钻，苦、涩，平；属风打相兼药；祛风除湿，散瘀止痛，利湿消肿。白纸扇，甘，凉；属风打相兼药；清热解毒，生津，利湿消肿。过塘藕，甘、辛，寒；属风药；清热解毒，利尿通淋。爬墙风，涩，平；属风打相兼药；祛风除湿，凉血消肿，通络止痛。车前草，甘，寒；清热利尿通淋，祛痰，凉血，解毒。石韦，甘、苦，微寒；利尿通淋，凉血止血。益母草，苦、辛，微寒；活血祛瘀，利尿消肿，清热解毒。六月雪，淡、微辛，凉；健脾利湿，疏肝活血。方中，车前草、石韦为主药，以清热、凉血为主；黑钻、白纸扇、过塘藕、爬墙风为配药，以祛风除湿、利尿通淋为辅；益母草、六月雪为引路药，调和诸药，使全方盈亏平衡，共奏清热利湿之功效。

【用法】水煎，每日 1 剂，分 3 次服。

【注意事项】忌食生冷、辛辣油腻之物。

【来源】瑶医药秘方、验方数据库。

【收集者与整理者】李彤、闫国跃、李幸。

【采集地】广西中医药大学瑶医药学院。

急性尿潴留 / 威包章威

【民间秘方】泽泻 15 克，车前草 15 克，白茅根 15 克，白术 12 克，茯苓 12 克，桔梗 6 克，陈皮 4 克。

【功效】清热利湿。

【方解】泽泻，甘、淡，寒；利水渗湿，泻热。车前草，甘，寒；清热利尿通淋，祛痰，凉血，解毒。白茅根，甘，寒；凉血止血，清热利尿。白术，辛、甘，温；补气健脾，燥湿利水，固表止汗。茯苓，甘、淡，平；利水渗湿，健脾安神。桔梗，苦、辛，平；开宣肺气。陈皮，辛，温；理气健脾，燥湿化痰。方中，泽泻、车前草、白茅根为主药，以清热利湿为主；白术、茯苓为配药，以利水渗湿为辅；桔梗、陈皮为引路药，以理气为法。

全方共奏利水渗湿、理气利尿之功效。

【用法】水煎，每日 1 剂，分 3 次服，每次 150 毫升。

【注意事项】忌食辛辣油腻之物。

【献方者】袁家勋。

【来源】未出版的资料。

【收集者与整理者】文嶔。

【采集地】桂林市灌阳县西山乡。

遗尿 / 捞威别其他

【民间秘方】六月霜 20 克，九层风 20 克，小钻 15 克，黄芪 15 克，五爪风 20 克，杜仲 15 克，饿蚂蝗 20 克。

【功效】清热利湿，补益肾气。

【方解】六月霜，微苦、涩、平；清热解毒，凉血止血。九层风，微苦、甘、涩、平；属风药；活血补血，通络，祛风除湿。小钻，甘、苦、辛、温；属风打相兼药；健脾补肾，理气活血，祛风通络，消肿止痛。黄芪，甘、温；补气升阳，益卫固表，利水消肿。五爪风，甘、微温；属风药；健脾补肺，行气利湿。杜仲，甘、温；补肝肾，强筋骨。饿蚂蝗，苦、凉；破血逐瘀，通经消症。方中，六月霜、九层风为主药，以清热解毒为主；小钻、黄芪、五爪风、杜仲为配药，以补益肾气为辅；饿蚂蝗为引路药，活血化瘀。全方共奏清热利湿、补益肾气之功效。

【用法】水煎服。

【注意事项】忌食辛辣油腻之物。

【献方者】赵衷民。

【来源】未出版的资料。

【收集者与整理者】石泽金、李幸。

【采集地】来宾市金秀瑶族自治县三江乡大磨屯。

【民间秘方】五加皮 20 克，九节茶 20 克，小钻 15 克，杜仲 15 克，杉寄生 15 克，龙骨风 15 克，淫羊藿 15 克，枸杞子 10 克，山莲藕 10 克，五爪风 10 克，地钻 15 克。

【功效】补益肝肾。

【方解】五加皮，微苦、甘，温；祛风湿，强筋骨，利尿。九节茶，微甘、涩，平；抗菌消炎，祛风除湿，活血止痛。小钻，甘、苦、辛，温；属风打相兼药；健脾补肾，理气活血，祛风通络，消肿止痛。杜仲，甘，温；补肝肾，强筋骨。杉寄生，甘、苦，平；祛风湿，补肝肾，活血止痛。龙骨风，微苦，平；祛风除湿，活血通络，清热解毒。淫羊藿，辛、甘，温；温肾壮阳，强筋骨，祛风湿。枸杞子，甘，平；补肝肾。山莲藕，甘，平；属风药；强筋壮骨，补虚。五爪风，甘，微温；健脾补肺，行气利湿。地钻，甘、微涩，温；属风药；强筋壮骨，壮腰补肾，助阳道，健脾消食，祛风除湿。方中，五加皮、小钻、杜仲、杉寄生、五爪风、地钻、淫羊藿、枸杞子、山莲藕为主药，以补益肝肾为主；龙骨风、九节茶为配药，以祛风除湿为辅，平衡补益肝肾之药力，引领以上各药循入脏腑直达病所。全方共奏补益肝肾之功效。

【用法】水煎服。

【注意事项】忌食辛辣油腻之物。

【献方者】赵衷民。

【来源】未出版的资料。

【收集者与整理者】石泽金、李幸。

【采集地】来宾市金秀瑶族自治县三江乡大磨屯。

3

【民间秘方】桑寄生 30 克，杜仲 15 克，地钻 30 克，拦路虎 30 克。

【功效】补益肝肾。

【方解】桑寄生，苦、甘，平；祛风湿，益肝肾，强筋骨。杜仲，甘，温；补肝肾，强筋骨。地钻，甘、微涩，温；属风药；强筋壮骨，壮腰补肾，助阳道，健脾消食，祛风除湿。拦路虎，苦，平；解毒，清热利尿。方中，桑寄生、杜仲、地钻为主药，以补益肝肾为主；拦路虎为配药，以清热解毒为辅。主药、配药结合使全方盈亏平衡，共奏补益肝肾之功效。

【用法】水煎，每日 1 剂，分 3 次服，每次 150 毫升。

【禁忌】孕妇禁用。

【注意事项】忌食辛辣油腻之物。

【献方者】赵衷民。

【来源】未出版的资料。

【收集者与整理者】付海霞。

【采集地】来宾市金秀瑶族自治县三江乡大磨屯。

【临床验方】核桃仁 15 克，野党参 18 克。

【功效】补肾纳气固摄。

【方解】本方为瑶医药膳方。核桃仁为主药，甘，温；补肾益肺，纳气定喘。野党参为配药，甜，平；属风药；健脾益气。主药、配药结合使全方盈亏平衡，共奏补肾纳气固摄之功效，对肾虚肾气不固的尿失禁效果好。

【用法】加水适量，煎浓汁饮服。每日 1 次。

【注意事项】不宜过食肥甘辛辣之物，忌过量饮酒、贪凉、纵欲过劳。

【来源】瑶医药秘方、验方数据库。

【收集者与整理者】李彤、闫国跃、覃枫。

【采集地】广西中医药大学瑶医药学院。

癃闭 / 篮榜垂翁撸

【临床验方】丁香 5 克，玉簪花 10 克，蛇蜕 10 克。

【功效】温肾助阳利尿。

【方解】本方为瑶医经验方。丁香为主药，辛，温；温中降逆，散寒止痛，温肾助阳。玉簪花为配药，苦、甘、凉；有小毒；清热解毒，利水，通经。蛇蜕为引路药，咸、甘、平；祛风，定惊，解毒。全方盈亏平衡，共奏温肾助阳利尿之功效。

【用法】共研成末，5 克 1 剂，用酒调服。

【禁忌】孕妇禁用。

【注意事项】不宜过食肥甘辛辣之物，忌过量饮酒、贪凉、纵欲过劳。

【来源】瑶医药秘方、验方数据库。

【收集者与整理者】李彤、闫国跃、覃枫。

【采集地】广西中医药大学瑶医药学院。

②

【临床验方】车前子 20 克，篇蓄 20 克，玉簪花 5 克，灯心草 5 克。

【功效】清热利尿。

【方解】本方为瑶医经验方。甘，寒；清热利尿通淋，渗湿止泻。篇蓄，苦，微寒；

利尿通淋。玉簪花，苦、甘，凉；有小毒；清热解毒，利水，通经。灯心草，甘、淡，微寒；清心火，利尿。方中，车前子、篇蓄、玉簪花为主药，以清热解毒利尿为主；灯心草为配药，以清心除烦为辅。主药、配药结合使全方盈亏平衡，共奏清热利尿之功效。

【用法】水煎，每日1剂，分2～3次服，每次200毫升。

【禁忌】孕妇忌用。

【注意事项】不宜过食肥甘辛辣之物，忌过量饮酒、贪凉、纵欲过劳。

【来源】瑶医药秘方、验方数据库。

【收集者与整理者】李彤、闫国跃、覃枫。

【采集地】广西中医药大学瑶医药学院。

<h2 style="text-align:center">③</h2>

【临床验方】马蹄金10克，小叶满天星10克，钻地风10克，石油菜20克，海金沙10克。

【功效】清热利湿解毒。

【方解】马蹄金，苦、寒；属打药；清热解毒，利湿通淋，散瘀消肿。小叶满天星，苦、寒；属打药；清热利湿，利尿通淋，消肿，散结。钻地风，苦、淡、凉；属风打相兼药；利尿排石，活血散瘀，消肿止痛。石油菜，酸、涩、平；属风打相兼药；清热解毒，利尿消肿。海金沙，甘、咸、寒；清利湿热，通淋止痛。方中，马蹄金、小叶满天星属打药，为主药，以清热利湿、散瘀消肿为主；钻地风、石油菜属风打相兼药，与海金沙同为配药，以利尿通淋为辅。主药、配药结合使全方盈亏平衡，共奏清热利湿解毒之功效。

【用法】水煎，每日1剂，分3次服。

【注意事项】忌食生冷、辛辣油腻之物。

【来源】瑶医药秘方、验方数据库。

【收集者与整理者】李彤、闫国跃、李幸。

【采集地】广西中医药大学瑶医药学院。

肾囊肿 / 如嘴壅

【临床验方】半枝莲30克，瞿麦60克，枸杞子30克，菟丝子20克，补骨脂15克，顶天柱20克。

【功效】补益肝肾，解毒散结。

【方解】半枝莲，辛、苦，寒；属打药；清热解毒，散瘀止血，消肿止痛，抗癌。瞿麦，苦，寒；利尿通淋。枸杞子，甘，平；补肝肾。菟丝子，辛、甘，平；补肾固精。补骨脂，苦、甘、辛，微温；补肾助阳，固精缩尿。顶天柱，淡、微苦，平；滋阴补肾，强筋健骨。方中，半枝莲为主药，主打盈以清热解毒散结；瞿麦、枸杞子、菟丝子、补骨脂、顶天柱为配药，前一味利尿通淋，后四味补肾。全方盈亏平衡，共奏补益肝肾、解毒散结之功效。

【用法】水煎，每日 1 剂，分 3～4 次服。

【禁忌】孕妇禁用。

【注意事项】忌食辛辣油腻之物。

【献方者】李海强。

【来源】未出版的资料。

【收集者与整理者】李幸、李颖。

【采集地】贺州市中医医院。

【临床验方】黄穿破石 30 克，皂角刺 30 克，瞿麦 60 克。

【功效】散结消肿。

【方解】本方为瑶医经验方。黄穿破石，微苦，平；属风打相兼药；清热，利水，祛风除湿，消肿止痛，活血通络。皂角刺，辛，温；消肿托毒，排脓。瞿麦，苦，寒；利尿通淋。方中，黄穿破石、皂角刺为主药，以清热解毒散结为主；瞿麦为配药，以清热利尿为辅。主药、配药结合使全方盈亏平衡，共奏散结消肿之功效。

【用法】水煎，每日 1 剂，分 3～4 次服。

【禁忌】孕妇禁用。

【注意事项】忌食辛辣油腻之物。

【献方者】李海强。

【来源】未出版的资料。

【收集者与整理者】李幸、李颖。

【采集地】贺州市中医医院。

【临床验方】夏枯草 15 克，牡蛎 20 克，醋鳖甲 10 克，木鳖子 3 克，紫苏子 18 克，王不留行 20 克。

【功效】清热解毒，软坚散结。

【方解】夏枯草，辛、苦，寒；清肝泻火，明目，散结消肿。牡蛎，咸，寒；平肝潜阳，软坚散结，收敛固涩。醋鳖甲，咸，微寒；滋阴潜阳，软坚散结。木鳖子，苦、微甘，凉；有毒；散结消肿，攻毒疗疮。紫苏子，甘，凉；降气化痰，止咳平喘，润肠通便。王不留行，辛、苦，温；活血通经，利水通淋。方中，夏枯草、牡蛎、醋鳖甲、木鳖子为主药，软坚散结；紫苏子、王不留行为配药，紫苏子降气化痰，王不留行活血通经。全方盈亏平衡，共奏清热解毒、软坚散结之功效。

【用法】木鳖子先用醋炮制 30 分钟，与余药共水煎，每日 1 剂，分 3 ～ 4 次服。

【禁忌】孕妇禁用。

【注意事项】忌食辛辣油腻之物。

【献方者】李海强。

【来源】未出版的资料。

【收集者与整理者】李幸、李颖。

【采集地】贺州市中医医院。

水肿／移嘴虚种嗡

【民间秘方】栀子 5 克，花斑竹 5 克，鹰不扑 5 克，半枝莲 5 克，半边莲 5 克，蛇利草 5 克，石油菜 15 克，排钱草 8 克，堂愁 8 克。

【功效】清热解毒，利水消肿。

【方解】栀子，苦，寒；清热泻火，凉血，解毒，利湿。花斑竹，苦，凉；属风打相兼药；清热利湿，凉血止血，散瘀定痛。鹰不扑，辛，温；散瘀消肿，祛风利湿。半枝莲，辛、苦，寒；属打药；清热解毒，散瘀止血，消肿止痛，抗癌。半边莲，辛，平；清热解毒，利尿消肿。蛇利草，辛、苦，微寒；清热解毒消痈，利湿通淋。石油菜，酸、涩，平；属风打相兼药；清热解毒，利尿消肿。排钱草，苦、淡，平；祛风利水，散瘀消肿，解毒。堂愁，苦、辛，微寒；清热解毒，疏肝解郁，升阳，除烦。方中，栀子、花斑竹、鹰不扑为主药，以清热利湿、利水消肿为主；半枝莲、半边莲、蛇利草、石油菜、排钱草为配药，以清热利湿为辅；堂愁为引路药，疏肝理气，使全方盈亏平衡，共奏清热解毒、利水消肿之功效。

【用法】水煎，每日 1 剂，分 2 次服，每次 150 毫升。

【注意事项】忌食辛辣油腻之物。

【献方者】陈瑞祥。

【来源】广西壮族自治区少数民族验方、秘方、诊疗方法调查表。

【收集者与整理者】邵金宝、唐一洲、李幸。

【采集地】河池市都安瑶族自治县百旺乡。

【民间秘方】叶下珠 20 克，白茅根 20 克，车前草 20 克，葫芦茶 20 克，桑白皮 15 克。

【功效】清热解毒，利水消肿。

【方解】叶下珠，苦，凉；属风打相兼药；清热解毒，利水消肿。白茅根，甘，寒；凉血止血，清热利尿。车前草，甘，寒；清热利尿通淋，祛痰，凉血，解毒。葫芦茶，微涩，凉；属打药；清解热毒，利湿。桑白皮，甘，寒；利水消肿。方中，叶下珠、车前草、桑白皮为主药，以清热解毒、利水消肿为主；葫芦茶、白茅根为配药，以凉血止血、利尿消肿为辅。主药、配药结合使全方盈亏平衡，共奏清热解毒、利水消肿之功效。

【用法】水煎，每日 1 剂，分 2 次服，每次 150 毫升。

【注意事项】忌食辛辣油腻之物。

【献方者】卢永辉。

【来源】广西壮族自治区少数民族验方、秘方、诊疗方法调查表。

【收集者与整理者】邵金宝、唐一洲、李幸。

【采集地】河池市都安瑶族自治县板岭乡太河村。

3

【民间秘方】白花蛇舌草、叶下珠、半边莲、野菠萝、金毛狗脊、无娘藤、墨旱莲、肿见消各 6 克。

【功效】清热解毒，利水消肿，补益肝肾。

【方解】白花蛇舌草，苦、甘，寒；清热解毒消痈，利湿通淋。叶下珠，苦，凉；属风打相兼药；清热解毒，利水消肿。半边莲，辛，平；清热解毒，利尿消肿。野菠萝，甘，凉；清热利湿，发汗解表，利尿通淋。金毛狗脊，辛，平；祛风湿，补肝肾，强腰膝。无娘藤，甘、微苦，凉；有小毒；清热利湿，凉血止血。墨旱莲，甘、酸，寒；补肝肾阴，凉血止血。肿见消，消肿解毒，利水化湿。方中，白花蛇舌草、叶下珠、半边莲、野菠萝、无娘藤、肿见消为主药，以清热解毒、利水消肿为主；金毛狗脊、墨旱莲为配药，以补益肝肾为辅；主药、配药结合使全方盈亏平衡，共奏清热解毒、利水消肿、补益肝肾之功效。

【用法】水煎，每日 1 剂，分 2 次服，每次 150 毫升。

【注意事项】忌食辛辣油腻之物。

【献方者】黄宝龙。

【来源】广西壮族自治区少数民族验方、秘方、诊疗方法调查表。

【收集者与整理者】邵金宝、唐一洲、李幸。

【采集地】河池市都安瑶族自治县高岭乡正元村。

【民间秘方】金钱风 15 克，猫须草 15 克，含羞草 15 克，猪腰 1 个，柚子叶 10 克。

【功效】清热利湿，补肾消肿。

【方解】金钱风，苦，寒；除湿退黄，利尿通淋，解毒消肿。猫须草，微苦，凉；清热消炎，祛湿利水。含羞草，甘、涩、微苦，微寒；宁心安神，清热解毒，利湿通络。猪腰，咸，平；补肾益阴，利水。柚子叶，甘、酸，寒；行气止痛，解毒消肿。方中，金钱风、猫须草、含羞草为主药，以清热利湿为主；猪腰为配药，以补肾壮阳为辅；柚子叶为引路药，引领诸药直达病所，共奏清热利湿、补肾消肿之功效。

【用法】水煎，每日 1 剂，分 2 次服，每次 150 毫升。

【注意事项】忌食辛辣油腻之物。

【献方者】韦瑞球。

【来源】广西壮族自治区少数民族验方、秘方、诊疗方法调查表。

【收集者与整理者】邵金宝、唐一洲、李幸。

【采集地】河池市都安瑶族自治县东庙乡地同村。

【临床验方】石油菜 20 克，茯苓 20 克，浸地泵 15 克，山菠萝 15 克，车前草 20 克，沙的否 20 克。

【功效】利水消肿。

【方解】石油菜，酸、涩，平；属风打相兼药；清热解毒，利尿消肿。茯苓，甘、淡，平；利水渗湿，健脾安神。浸地泵，甘，平；属风打相兼药；解表退热，生津止渴，透疹，止泻。山菠萝，甘、淡，凉；发汗解表，清热解毒，利尿。车前草，甘，寒；清热利尿通淋，祛痰，凉血，解毒。沙的否，淡、微辛，凉；健脾利湿，疏肝活血。方中，石油菜、茯苓、车前草、山菠萝为主药，以利水消肿为主；浸地泵、沙的否为配药，以解表、健脾利湿为辅。主药、配药结合使全方盈亏平衡，共奏利水消肿之功效。

【用法】水煎，每日 1 剂，分 3 次服。

【禁忌】孕妇禁用。

【注意事项】忌食辛辣油腻之物。

【献方者】赵进周。

【来源】未出版的资料。

【收集者与整理者】李幸、李颖。

【采集地】来宾市金秀瑶族自治县瑶医医院。

【临床验方】老人姜 15 克，山菠萝 15 克，玉米须 20 克，猪苓 15 克，六谷 30 克。

【功效】清热解毒，利水消肿。

【方解】老人姜，辛、微苦，温；属风药；温经健脾，祛风散寒，消肿止痛。山菠萝，甘、淡，凉；发汗解表，清热解毒，利尿。玉米须，甘，寒；利水消肿，利湿退黄。猪苓，甘、淡，平；利水渗湿。六谷，涩；清热解毒，活血消痈，祛风除湿。方中，玉米须、猪苓、山菠萝为主药，以利水消肿为主；六谷为配药，以清热解毒为辅；老人姜为引路药，调和诸药。全方共奏清热解毒、利水消肿之功效。

【用法】水煎，每日 1 剂，分 3 次服。

【禁忌】孕妇禁用。

【注意事项】忌食辛辣油腻之物。

【献方者】赵进周。

【来源】未出版的资料。

【收集者与整理者】李幸、李颖。

【采集地】来宾市金秀瑶族自治县瑶医医院。

白浊 / 瘤白

【民间秘方】野菠萝 20 克，金盏银盘 10 克。

【功效】清热利湿。

【方解】本方为瑶医经验方。野菠萝为主药，甘，凉；清热利湿，发汗解表，利尿通淋。金盏银盘为配药，苦，平；属打药；祛湿，利尿消肿，清热解毒，祛瘀。主药、配药结合使全方盈亏平衡，共奏清热利湿之功效。

【用法】水煎，每日 1 剂，分 2 次服，每次 150 毫升。

【注意事项】忌食辛辣油腻之物。

【献方者】李光。

【来源】广西壮族自治区少数民族验方、秘方、诊疗方法调查表。

【收集者与整理者】邵金宝、唐一洲、李幸。

【采集地】河池市都安瑶族自治县都阳乡都阳街。

【民间秘方】满天星 15 ～ 20 克。

【功效】清热利湿，利尿通淋。

【方解】本方为瑶医经验单方，药专力宏。满天星，苦，寒；属打药；清热利湿，利尿通淋，消肿散结。

【用法】水煎，每日 1 剂，分 2 次服，每次 150 毫升。

【注意事项】忌食辛辣油腻之物。

【献方者】周尚斌。

【来源】广西壮族自治区少数民族验方、秘方、诊疗方法调查表。

【收集者与整理者】邵金宝、唐一洲、李幸。

【采集地】河池市都安瑶族自治县都阳乡都阳街。

蛋白尿 / 碰别越

①

【临床验方】山茱萸 30 克，金毛狗脊 10 ～ 20 克，地钻 30 克，炒白扁豆 10 ～ 20 克，黄柏 4 ～ 10 克，砂仁 4 克（后下）。

【功效】补肾健脾，利尿排浊。

【方解】山茱萸，酸、涩，微温；补益肝肾，收敛固涩。金毛狗脊，止血，补肾，强筋骨，利尿。地钻，甘、微涩，温；属风药；强筋壮骨，壮腰补肾，助阳道，祛风除湿。炒白扁豆，咸，温；健脾化湿，和中消暑，解毒。黄柏，苦，寒；清热燥湿，泻火解毒。砂仁，甘、淡，平；化湿开胃，温脾止泻。方中，山茱萸、金毛狗脊、地钻为主药，以风亏之，以补肾为主；炒白扁豆、砂仁为配药，以健脾化湿为辅；黄柏为引路药，清热解毒、调和诸药。全方盈亏平衡，共奏补肾健脾、利尿排浊之功效。

【用法】水煎，每日 1 剂，分 3 ～ 4 次服。

【禁忌】孕妇禁用。

【注意事项】忌食辛辣油腻之物。

【献方者】李海强。

【来源】未出版的资料。

【收集者与整理者】李幸、李颖。

【采集地】贺州市中医医院。

【临床验方】山药 30 克，黄花参 30 克，黄芪 30 克，升麻 10 克，仙鹤草 30 克。

【功效】利尿排浊。

【方解】山药，甘，平；益气养阴，补脾肺肾，固精止遗。黄花参，甘、微苦，平；属风药；滋补肝肾，养血健脾利湿。黄芪，甘，温；补气升阳，益卫固表，利水消肿。升麻，辛、微甘，微寒；清热解毒，升举阳气。仙鹤草，苦、涩，平；收敛止血，补虚。方中，山药、黄花参为主药，以风亏之，以补肾为主；黄芪、升麻、仙鹤草为配药，前二味升阳，加强主药补肾阳之效，后一味收涩补虚。主药、配药结合使全方盈亏平衡，共奏利尿排浊之功效。

【用法】水煎，每日 1 剂，分 3 ～ 4 次服。

【禁忌】孕妇禁用。

【注意事项】忌食辛辣油腻之物。

【献方者】李海强。

【来源】未出版的资料。

【收集者与整理者】李幸、李颖。

【采集地】贺州市中医医院。

乳糜尿 / 越浓

【临床验方】落叶藤叶 20 克，粳米少许。

【功效】利尿通淋。

【方解】本方为瑶医药膳方。落叶藤叶为主药，清热利尿，凉血散瘀。粳米为配药，甘，平；补中益气，健脾和胃，除烦渴。主药、配药结合使全方盈亏平衡，共奏利尿通淋之功效。

【用法】捣烂，开水泡服。

【禁忌】孕妇禁用。

【注意事项】忌食辛辣油腻之物。

【献方者】冯旭。

【来源】未出版的资料。

【收集者与整理者】李幸、李颖。

【采集地】来宾市金秀瑶族自治县瑶医医院。

【临床验方】玉米须 30 克，糯稻根 60 克。

【功效】利尿通淋。

【方解】本方为瑶医药经验方。玉米须为主药，甘，寒；清热利水消肿。糯稻根为配药，甘、涩，平；养阴，健胃，止汗。主药、配药结合使全方盈亏平衡，共奏利尿通淋之功效。

【用法】水煎，分 2 次服。

【禁忌】不宜过量。

【注意事项】忌食生冷、辛辣油腻之物。

【来源】瑶医药秘方、验方数据库。

【收集者与整理者】李彤、闫国跃、覃枫。

【采集地】广西中医药大学瑶医药学院。

【临床验方】白茅根 50 克，车前草 30 克，鱼腥草 30 克。

【功效】清热利尿。

【方解】白茅根为主药，甘，寒；凉血止血，清热利尿。车前草为配药，甘，寒；清热，利尿，凉血，解毒。鱼腥草为引路药，辛，微寒；清热解毒，消痈排脓，利尿通淋。全方共奏清热利尿之功效。

【用法】加水 1000 毫升，用砂锅煎沸后改文火煎 30 分钟，滤渣取汁代茶饮，每日 1 剂。

【禁忌】中寒呕吐、湿痰停饮发热者禁用，虚寒吐血者禁用。

【注意事项】避寒暑，忌辛劳。

【来源】瑶医药秘方、验方数据库。

【收集者与整理者】李彤、闫国跃、覃枫。

【采集地】广西中医药大学瑶医药学院。

肾功能不全 / 泥椎汗

【临床验方】鸡肉树根、黄花参、黑老虎、野生荷兰豆各适量。

【功效】补肾益气。

【方解】鸡肉树根，甘、淡，温；补气益血。黄花参，甘、微苦，平；属风药；滋补肝肾，养血健脾利湿。黑老虎，苦、辛、涩，温；属打药；行气活血，祛风活络，散瘀止痛。野生荷兰豆，甘，平；益脾养中，生津止渴，调营卫，利小便。方中，鸡肉树根、黄花参为主药，以风亏之，以补益气血肝肾为主；黑老虎、野生荷兰豆为配药，黑老虎主打盈以祛风活络，野生荷兰豆利小便。全方共奏补肾益气之功效。

【用法】水煎，每日 1 剂，分 3 ～ 4 次服。

【禁忌】孕妇禁用。

【注意事项】忌食辛辣油腻之物。

【献方者】李海强。

【来源】未出版的资料。

【收集者与整理者】李幸、李颖。

【采集地】贺州市中医医院。

【临床验方】蝉蜕 3 ～ 5 克，爬墙风 30 克，独活 20 ～ 30 克，杜仲 10 克，半枫荷 15 ～ 30 克，玉米须 20 ～ 30 克。

【功效】祛风除湿，补益肝肾。

【方解】蝉蜕，甘、咸，凉；疏散风热。爬墙风，涩，平；属风打相兼药；祛风除湿，凉血消肿，通络止痛。独活，辛，温；有小毒；祛风湿，止痹痛，解表。杜仲，甘，温；补肝肾，强筋骨。半枫荷，淡、涩，微温；属风打相兼药；祛风除湿，活血散瘀。玉米须，甘，寒；利水消肿，利湿退黄。方中，蝉蜕、爬墙风、独活为主药，以祛风通络为主；杜仲、半枫荷、玉米须为配药，前一味补益肝肾，后二味风打兼施、利水。全方共奏祛风除湿、补益肝肾之功效。

【用法】水煎，每日 1 剂，分 3 ～ 4 次服。

【禁忌】孕妇禁用。

【注意事项】忌食辛辣油腻之物。

【献方者】李海强。

【来源】未出版的资料。

【收集者与整理者】李幸、李颖。

【采集地】贺州市中医医院。

肾虚 / 如嘴嘿

① 1

【民间秘方】黑老虎 15 克，金樱根 20 克，牛膝 10 克，杜仲 15 克，五爪风 15 克，木姜树 15 克，九层风 15 克，黑九牛 10 克，吊水莲 15 克，枸杞子 10 克。

【功效】补益肝肾。

【方解】黑老虎，苦、辛、涩，温；属打药；行气活血，祛风活络，散瘀止痛。金樱根，酸、涩、甘，平；属风药；涩肠固精，益肾补血，壮筋。牛膝，苦、酸、甘，平；活血通经，补肝肾，强筋骨，引火（血）下行，利尿通淋。杜仲，甘，温；补肝肾，强筋骨。五爪风，甘，微温；健脾补肺，行气利湿。木姜树，辛，温；祛风散寒止痛。九层风，微苦、甘、涩，平；属风药；活血补血，通络，祛风除湿。黑九牛，辛、咸，温；属风打相兼药；祛风除湿，通络止痛，利尿消肿。吊水莲，甘、微苦，平；属风药；滋补肝肾，养血健脾利湿。枸杞子，甘，平；补肝肾，明目。方中，金樱根、牛膝、杜仲、五爪风、吊水莲、枸杞子为主药，以补益肝肾为主；黑九牛、黑老虎、九层风、木姜树为配药，前三味祛风湿、通肾络，后一味调和诸药。全方盈亏平衡，共奏补益肝肾之功效。

【用法】水煎服。

【注意事项】忌食辛辣油腻之物。

【献方者】赵衷民。

【来源】未出版的资料。

【收集者与整理者】石泽金、李幸。

【采集地】来宾市金秀瑶族自治县三江乡大磨屯。

② 2

【临床验方】狗骨枫 15 克，猪骨头适量。

【功效】补肾强骨。

【方解】本方为瑶医药膳方。狗骨枫为主药，苦、甘，温；补肝肾，强筋骨。猪骨头为配药，甘，温；温中益气，补虚填精，健脾胃，活血脉，强筋骨。主药、配药结合使全方盈亏平衡，共奏补肾强骨之功效。

【用法】水煎服。

【注意事项】忌食辛辣油腻之物。

【献方者】黄水莲。

【来源】未出版的资料。

【收集者与整理者】李珍清、李幸、王艺锦。

【采集地】贺州市中医医院名瑶医李珍清工作室。

【民间秘方】金樱根 15 克，杉寄生 20 克，五加皮 15 克，牛膝 10 克，杜仲 15 克，九层风 15 克，黑老虎 15 克，黑九牛 10 克，入山虎 15 克，红丝线 10 克，黄芪 15 克。

【功效】补益肝肾。

【方解】金樱根，酸、涩、甘，平；属风药；涩肠固精，益肾补血，壮筋。杉寄生，甘、苦，平；祛风湿，补肝肾，活血止痛。五加皮，微苦、甘，温；祛风湿，强筋骨，利尿。牛膝，苦、酸、甘，平；清热解毒，活血散瘀，利水通淋。杜仲，甘，温；补肝肾，强筋骨。九层风，微苦、甘、涩，平；属风药；活血补血，通络，祛风除湿。黑老虎，苦、辛、涩，温；属打药；行气活血，祛风活络，散瘀止痛。黑九牛，辛、咸，温；祛风湿，通经络。入山虎，辛、苦，温；有小毒；属打药；清热解毒，消肿止痛，活血散瘀。红丝线，甘、淡，凉；散瘀消肿止痛。黄芪，甘，温；补气升阳，益卫固表，利水消肿。方中，金樱根、杉寄生、五加皮、牛膝、杜仲为主药，以补益肝肾为主；九层风、黑老虎、黑九牛、入山虎、红丝线为配药，以行气、活血、通络为辅；黄芪为引路药，引领以上各药循入脏腑直达病所。全方共奏补益肝肾之功效，对肾虚所致的耳鸣、腰胀痛有较好的疗效。

【用法】水煎服。

【注意事项】防劳累。

【献方者】赵衷民。

【来源】未出版的资料。

【收集者与整理者】石泽金、李幸。

【采集地】来宾市金秀瑶族自治县三江乡大磨屯。

【民间秘方】刺五加 15 克，金樱根 20 克，黑老虎 15 克，牛膝 10 克，杜仲 15 克，牛尾菜 15 克，九层风 15 克，五爪风 15 克，木姜树 15 克，杉寄生 20 克，黑九牛 10 克。

【功效】补益肝肾，通经活络。

【方解】刺五加，辛、苦，温；健脾益气，补肾强腰，养心安神。金樱根，酸、涩、甘，平；属风药；涩肠固精，益肾补血，壮筋。黑老虎，苦、辛、涩，温；属打药；行气活血，祛风活络，散瘀止痛。牛膝，苦、酸、甘，平；补益肝肾，活血散瘀。杜仲，甘，温；补肝肾，强筋骨。牛尾菜，甘、微苦，平；舒筋活络，活血。九层风，微苦、甘、涩，平；属风药；活血补血，通络，祛风除湿。五爪风，甘，微温；健脾补肺，行气利湿。木姜树，辛，温；祛风散寒止痛。杉寄生，甘、苦，平；祛风湿，补肝肾，活血止痛。黑九牛，辛、咸，温；祛风湿，通经络。方中，刺五加、金樱根、牛膝、杜仲、杉寄生为主药，以补益肝肾为主；牛尾菜、黑九牛、九层风、五爪风、黑老虎为配药，以行气活血、祛风湿、通经络为辅；木姜树为引路药，引领以上各药循入脏腑直达病所。全方共奏补益肝肾、通经活络之功效，对肾气虚所致的手脚无力有较好的疗效。

【用法】水煎服。

【注意事项】防劳累。

【献方者】赵衷民。

【来源】未出版的资料。

【收集者与整理者】石泽金、李幸。

【采集地】来宾市金秀瑶族自治县三江乡大磨屯。

5

【民间秘方】丝瓜络 50 克。

【功效】祛风通络。

【方解】本方为瑶医经验单方，药专力宏。丝瓜络，甘，平；祛风通络，对肾虚所致的小腿、手脚冰凉及怕冷疗效显著。

【用法】加水 1000 毫升，煎煮 30 分钟，每日 1 剂，代茶饮，10 日为 1 疗程。

【注意事项】忌食辛辣油腻之物。

【献方者】曹增平。

【来源】未出版的资料。

【收集者与整理者】李幸、王艺锦。

【采集地】桂林市灌阳县西山乡。

第五章　内分泌系统疾病

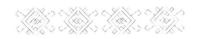

糖尿病 / 刚敢别

【临床验方】黄花参 20 克，山药 20 克，山莲藕 20 克，五味子 20 克，五层风 20 克，生地黄 20 克，天花粉 15 克，玉米须 15 克，过塘藕 25 克，白凡木 20 克。

【功效】补益肝肾，健脾祛湿，养阴生津。

【方解】黄花参，甘、微苦，平；属风药；滋补肝肾，养血健脾利湿。山药，甘，平；益气养阴，补脾肺肾。山莲藕，甘，平；属风药；强筋壮骨，补虚。五味子，酸、甘，温；敛肺滋肾，生津敛汗，宁心安神。五层风，甘，平；属风打相兼药；生津止渴，止泻。生地黄，甘、苦，寒；清热凉血，养阴生津。天花粉，甘、微苦，微寒；清热生津。玉米须，甘，寒；利水消肿，利湿退黄。过塘藕，甘、辛，寒；属风药；清热解毒，利尿通淋。白凡木，涩、微苦，凉；有小毒；属打药；清热解毒，消瘀止痛，祛风除湿。方中，黄花参、山药、山莲藕、五味子为主药，以补益肝肾、健脾祛湿为主；五层风、生地黄、天花粉为配药，以养阴生津为辅；玉米须、过塘藕、白凡木为引路药，以清热祛湿为功效。全方盈亏平衡，共奏补益肝肾、健脾祛湿、养阴生津之功效。

【用法】水煎至 450 毫升，分 3 次温服。

【注意事项】健康饮食，劳逸结合。

【来源】《常用瑶药临床手册》。

【收集者与整理者】李彤、闫国跃、李幸、潘雪萍。

【民间秘方】五层风块根 10 克，毛冬青 10 克，红九牛藤茎 10 克。

【功效】生津止渴。

【方解】五层风块根为主药，甘，平；属风打相兼药；解表退热，生津止渴，止泻。毛冬青为配药，苦、甘，凉；清热解毒，生津止渴。红九牛为配药，苦、涩、微辛，平；属风药；祛风活络，壮腰膝，强筋骨，消肿，平衡清热解毒之药力。全方共奏生津止渴之功效。

【用法】水煎服。

【注意事项】健康饮食，劳逸结合。

【来源】《灌阳县验方秘方案编》。

【收集者与整理者】罗远带、李幸。

【采集地】桂林市灌阳县。

③

【民间秘方】玉米须50克，丹参10克，盘王茶10克，决明子10克，降香10克，翻白草30克，地龙10克，牡丹皮10克，黄芪10克，鸡内金6克，赤芍20克，五味子30克，蝉衣6克，僵蚕10克，陈皮6克，泽泻10克，茯苓10克，天花粉30克，山药30克，山茱萸10克，牡蛎15克，生地黄20克，熟地黄20克，乌梅肉10克，女贞子15克，玉竹15克，大枣20枚。

【功效】清热利尿。

【方解】玉米须，甘，寒；利水消肿，利湿退黄。丹参，苦，微寒；活血凉血消痈，清心安神。盘王茶，苦、微甘，寒；属风打相兼药；清热解毒，生津利咽，补气，抗癌。决明子，甘、苦、咸，微寒；清肝明目，润肠通便。降香，甘、涩，凉；化瘀止血，活血止痛，降气避秽。翻白草，甘、微苦，平、寒；止血，清热解毒，消肿。地龙，咸，寒；清热息风，通络，利尿。牡丹皮，苦、辛，寒；清热凉血，活血散瘀。黄芪，甘，温；补气升阳，益卫固表，利水消肿。鸡内金，甘，平；消食健胃。赤芍，苦，微寒；清热凉血，祛瘀止痛。五味子，酸、甘，温；敛肺滋肾，生津敛汗，宁心安神。蝉衣，甘、咸，凉；疏散风热。僵蚕，咸、辛，平；息风止痉，祛风止痛。陈皮，辛，温；理气健脾，燥湿化痰。泽泻，甘、淡，寒；利水渗湿，泻热。茯苓，甘、淡，平；利水渗湿，健脾安神。天花粉，甘、微苦，微寒；清热生津，消肿排脓。山药，甘，平；益气养阴，补脾肺肾。山茱萸，辛、苦，温；补益肝肾，收敛固涩。牡蛎，咸，寒；平肝潜阳，软坚散结，收敛固涩。生地黄，甘、苦，寒；清热凉血，养阴生津。熟地黄，甘，微温；补血滋阴，益精填髓。乌梅肉，咸、涩，微温；生津止渴。女贞子，甘、酸、涩，温；补肝肾阴，乌须明目。玉竹，酸、甘，温；养阴润燥，生津止渴。大枣，甘，温；补中益气，养血安神，缓和药。方中，玉米须、地龙、陈皮、泽泻、茯苓为主药，以清热、利水、健脾为主。丹参、降香、牡丹皮、黄芪、赤芍、盘王茶、决明子、翻白草、天花粉、生地黄、玉竹为配药，前五味行气活血；后六味清热生津。鸡内金、五味子、山药、山茱萸、牡蛎、乌梅肉为药合，收敛固涩；蝉衣、僵蚕为药合，息风止痉；熟地黄、女贞子、大枣为药合，补益肝肾气血，平衡利水与收敛固涩之药力。全方共奏清热利尿之功效。

【用法】水煎代茶饮，每日1剂，3个月测一次血糖，血糖正常后加饮2个月巩固疗效。

【禁忌】孕妇禁用。

【注意事项】忌食辛辣油腻之物。

【献方者】谭雪征。

【来源】未出版的资料。

【收集者与整理者】李颖。

【采集地】广西都安振泉制药有限公司。

【民间秘方】青钱柳 20 克，桑叶 15 克。

【功效】清热解毒，生津。

【方解】本方为瑶医经验方。金钱柳为主药，苦，平；属风打相兼药；清热解毒，降糖。桑叶为配药，甘、苦，寒；发散风热，润肺，平肝。主药、配药结合使全方盈亏平衡，共奏清热解毒、生津之功效。

【用法】水煎服。

【注意事项】忌食辛辣油腻之物。

【来源】《常用瑶药临床手册》。

【收集者与整理者】李彤、闫国跃、李幸、潘雪萍。

5

【民间秘方】天花粉 12 克，五层风 10 克，糯米藕 10 克，生地黄 10 克，苦瓜干 10 克，牡丹皮 6 克，鲜鸡内金 6 克，五味子 5 克，生三七 4 克，甘草 3 克。

【功效】清热生津。

【方解】天花粉，甘、微苦，微寒；清热生津，消肿排脓。五层风，甘，平；属风打相兼药；解表退热，生津止渴。糯米藕，甘，寒；清热生津，健脾养胃。生地黄，甘、苦，寒；清热凉血，养阴生津。苦瓜干，苦，寒；清热解暑，养血益气，补肾健脾，滋阴明目。牡丹皮，苦、辛，微寒；清热凉血，活血化瘀。鲜鸡内金，甘，平；消食健胃。五味子，酸、甘，温；敛肺滋肾，生津敛汗，涩精止泻，宁心安神。生三七，甘、微苦，温；化瘀止血，消肿定痛。甘草，甘，平；益气补中，清热解毒，缓急止痛，调和诸药。方中，天花粉、五层风、糯米藕为主药，以清热生津为主；苦瓜干、牡丹皮、鲜鸡内金、生三七为配药，以清热解毒、活血化瘀为辅；生地黄、五味子、甘草为引路药，补虚，调和诸药。全方共奏清热生津之功效。

【用法】水煎，每日 1 剂，分 3 次服，每次 200 毫升，一般服 30～60 剂症状全消失后去三七，加黄芪 20～30 克、山药 30 克，隔日 1 剂，再服 3 周。

【注意事项】忌食辛辣油腻之物。

【献方者】袁家勋。

【来源】未出版的资料。

【收集者与整理者】文嵌。

【采集地】桂林市灌阳县西山乡。

⑥

【临床验方】金钱柳、翻白草各适量。

【功效】清热凉血降糖。

【方解】本方为瑶医经验方。金钱柳为主药，微苦，温；祛风，消炎止痛，可较好地降血压，降血糖，改善心血管功能。翻白草为配药，甘、微苦，平；清热解毒，凉血止血，消肿。主药、配药结合使全方盈亏平衡，可加强降糖疗效，善治糖尿病。

【用法】水煎，每日1剂，分2次服，每次200毫升，饭后温服。

【禁忌】孕妇、婴幼儿慎用，脾胃虚寒、食少便溏者忌用。

【注意事项】服药后1小时内不宜饮用咖啡、牛奶、豆浆、碳酸饮料等，以免降低药效。

【来源】瑶医药秘方、验方数据库。

【收集者与整理者】李彤、闫国跃、覃枫。

【采集地】广西中医药大学瑶医药学院。

⑦

【临床验方】苞米须子（玉米须）150～300克。

【功效】清利湿热。

【方解】本方为瑶医经验方。苞米须子（玉米须），甘、淡，平；清利湿热，利水消肿，平肝利胆，大量代茶饮有降血糖的功效。

【用法】水煎，代茶饮，连饮15日。

【注意事项】低血糖、低血压者慎服。

【来源】瑶医药秘方、验方数据库。

【收集者与整理者】李彤、闫国跃、覃枫。

【采集地】广西中医药大学瑶医药学院。

⑧

【临床验方】麻牙咪100克。

【功效】清热解毒，止渴利尿。

【方解】本方为瑶医经验单方，药专力宏。麻牙咪，苦、涩，寒；清热解毒，止渴利尿。

【用法】水煎，每日 1 剂，分早晚 2 次服。

【禁忌】脾胃虚寒者慎用，孕妇忌用。

【注意事项】忌与鳖甲同服。

【来源】瑶医药秘方、验方数据库。

【收集者与整理者】李彤、闫国跃、覃枫。

【采集地】广西中医药大学瑶医药学院。

⑨

【临床验方】僵蚕适量。

【功效】降糖止渴。

【方解】僵蚕，咸、辛，平；息风止痉，祛风止痛，化痰散结。《本草纲目》记载：为末饮服，止消渴。

【用法】研成细末。每日 3 次，每次 2 克，饭前服。2 个月为 1 个疗程，间隔 15 日再服下一个疗程，可配合饮食疗法，但是须停用其他降糖药。

【禁忌】阴虚火旺者禁用。

【注意事项】忌食辛辣油腻之物。

【来源】瑶医药秘方、验方数据库。

【收集者与整理者】李彤、闫国跃、覃枫。

【采集地】广西中医药大学瑶医药学院。

⑩

【临床验方】菟丝子 200 克。

【功效】补肾养肝，固精止尿。

【方解】本方为瑶医经验方。菟丝子，辛、甘，平；入肾经；补肾固精，养肝明目，止泻。多用于治疗肝肾亏虚型糖尿病。

【用法】焙干研成细末，每日 2 次，每次 9 克，温开水送服，10 日为 1 个疗程，一般服药 2 周可见效。

【禁忌】强阳不痿、大便燥结、阴虚火动者忌用。

【注意事项】忌食辛辣油腻之物。

【来源】瑶医药秘方、验方数据库。

【收集者与整理者】李彤、闫国跃、覃枫。

【采集地】广西中医药大学瑶医药学院。

⑪

【临床验方】五层风 10 克，黄花参 30 克，猪胰子 2 条。

【功效】滋阴润肺，生津止渴。

【方解】本方为瑶医经验食疗方。五层风为主药，甘，平；属风打相兼药；生津止渴，透疹，止泻，解表退热。黄花参为配药，甘、微苦，平；属风药；滋补肝肾，养血调经，健脾利湿。猪胰子为配药，甘，平；益肺、补脾、润燥。全方共奏滋阴润肺、生津止渴之功效，多用于肺胃阴虚型糖尿病。

【用法】水煎去药渣，饮汤食猪胰，每日 1 次，连续服用。

【禁忌】孕妇禁用。

【注意事项】忌食辛辣油腻之物。

【来源】瑶医药秘方、验方数据库。

【收集者与整理者】李彤、闫国跃、覃枫。

【采集地】广西中医药大学瑶医药学院。

⑫

【临床验方】霜棕榈（以陈者为贵）30 ～ 60 克。

【功效】泻热敛阴。

【方解】本方为瑶医经验方。霜棕榈子，辛，温；泻热敛阴。陈霜棕榈子有降血糖之功效。

【用法】水煎代茶饮，30 日为 1 个疗程。

【禁忌】出血诸证瘀滞未尽者不宜独用棕榈。

【注意事项】禁食鱼腥类、肉类及甜食。

【来源】瑶医药秘方、验方数据库。

【收集者与整理者】李彤、闫国跃、覃枫。

【采集地】广西中医药大学瑶医药学院。

⑬

【临床验方】潺稿 125 克。

【功效】清利湿热。

【方解】本方为瑶医经验方。潺稿，甘、苦、涩，凉；清湿热，消肿毒，止血，止痛。

潺稿根内服可治糖尿病。

【用法】水煎，适量饮用。

【注意事项】忌食辛辣油腻之物。

【来源】瑶医药秘方、验方数据库。

【收集者与整理者】李彤、闫国跃、覃枫。

【采集地】广西中医药大学瑶医药学院。

14

【临床验方】仙鹤草 30 ～ 60 克。

【功效】补肾健脾，降糖止渴。

【方解】本方为瑶医经验方。仙鹤草，苦、涩，平；补虚，健脾补肾，用治消渴，使阴虚得复，燥热得清，消渴自愈。

【用法】水煎，分 2 次服，15 日为 1 个疗程，1 ～ 2 个疗程可愈。

【注意事项】监测血糖，血糖控制不佳者，可以配合西医治疗。

【来源】瑶医药秘方、验方数据库。

【收集者与整理者】李彤、闫国跃、覃枫。

【采集地】广西中医药大学瑶医药学院。

15

【临床验方】鲜花生根茎 50 ～ 100 克（或干品 25 ～ 50 克）。

【功效】补肾健脾，降糖止渴。

【方解】本方为瑶医经验方。花生根辛，寒；清热解毒，杀菌消炎，降血压，降血脂，降血糖，抗癌，可补肾健脾，降糖止渴。

【用法】水煎，每日 1 剂，分早晚 2 次服。10 日为 1 个疗程，间隔 7 日再服下一个疗程，严重者可连服。

【禁忌】孕妇禁用。

【注意事项】忌食辛辣油腻之物。

【来源】瑶医药秘方、验方数据库。

【收集者与整理者】李彤、闫国跃、覃枫。

【采集地】广西中医药大学瑶医药学院。

16

【临床验方】五层风 30 克，天花粉 30 克，生石膏 30 克，苍术 12 克，黑豆 240 克。

【功效】清热生津，补益肝肾。

【方解】五层风，甘，平；属风打相兼药；解表退热，生津止渴。天花粉，甘、微苦，微寒；清热生津，消肿排脓。生石膏，辛、甘，大寒；清热泻火，除烦止渴。苍术，辛、苦，温；燥湿健脾。黑豆，甘，平；归心、脾、肾经；祛风除湿，调中下气，活血，解毒，利尿。方中，五层风、天花粉为主药，以清热生津为主；生石膏、苍术为配药，以清热解毒为辅；黑豆为引路药，以补益肝肾之力，引领诸药直达病所，共奏清热生津、补益肝肾之功效。

【用法】水煎，每日1剂，分2～3次服，每次200毫升。

【注意事项】脾胃虚寒者慎用。

【来源】瑶医药秘方、验方数据库。

【收集者与整理者】李彤、闫国跃、李幸。

【采集地】广西中医药大学瑶医药学院。

17

【临床验方】山药1份，冬瓜2份。

【功效】益气养阴，清热生津。

【方解】山药为主药，甘，平；益气养阴，补脾肺肾。冬瓜为配药，甘、淡，寒；清热生津，利水消肿。主药、配药结合使全方盈亏平衡，既能益气养阴，又能清热生津，对糖尿病三多一少症具有较好的缓解作用。

【用法】水煎代茶饮，每日1次。

【注意事项】忌食辛辣油腻之物。

【来源】瑶医药秘方、验方数据库。

【收集者与整理者】李彤、闫国跃、覃枫。

【采集地】广西中医药大学瑶医药学院。

18

【临床验方】香椿芽12克。

【功效】清热降糖。

【方解】本方为瑶医经验方。香椿芽，苦，凉；清热燥湿，健脾理气。

【用法】水煎或冲泡饮用，7日为1个疗程。

【禁忌】孕妇禁用。

【注意事项】忌食辛辣油腻之物。

【来源】瑶医药秘方、验方数据库。

【收集者与整理者】李彤、闫国跃、覃枫。

【采集地】广西中医药大学瑶医药学院。

【临床验方】苦瓜 150 克，粳米 60 克。

【功效】清热泻火，除烦止渴。

【方解】本方为瑶医经验方。苦瓜为主药，苦，寒；祛暑涤热，解毒。粳米为配药，甘，平；补中益气，健脾和胃，除烦渴。主药、配药结合能除烦渴，为治疗消渴要药。

【用法】将苦瓜切成小丁，加粳米和适量水熬成粥，顿服，每日 2 次。

【禁忌】脾胃虚寒者忌服。

【注意事项】蒸煮时间不宜过久。

【来源】瑶医药秘方、验方数据库。

【收集者与整理者】李彤、闫国跃、覃枫。

【采集地】广西中医药大学瑶医药学院。

【临床验方】荔枝核 30 克。

【功效】行气散津，通络化痰。

【方解】本方为瑶医经验方。荔枝核，辛、苦，温；温中散寒，理气止痛。《本草纲目》记载荔枝属阳，主散无形质之滞气，用于糖尿病的治疗，当是取水液得温则行，气行津散，水精四布而渴自愈。糖尿病患者阴液不足，虚火内生，火热炼液为痰，加之脾胃运化失常，故荔枝核能通络化痰。

【用法】烘干研末，每次 10 克，每日 3 次，饭前 30 分钟温开水送服,3 个月为 1 个疗程。

【禁忌】孕妇忌用，身体强壮体内无寒者禁用。

【注意事项】不宜空腹服用。

【来源】瑶医药秘方、验方数据库。

【收集者与整理者】李彤、闫国跃、覃枫。

【采集地】广西中医药大学瑶医药学院。

【临床验方】翻阳草、决明子各 500 克。

【功效】清热解毒。

【方解】本方为瑶医经验方。翻阳草为主药，苦、涩，凉；清热解毒，散瘀止血。决明子为配药，苦、甘、咸，微寒；清热明目，润肠通便。主药、配药结合使全方盈亏平衡，共奏清热解毒之功效。

【用法】水煎，适量饮用。

【禁忌】孕妇禁用。

【注意事项】忌食辛辣油腻之物。

【来源】瑶医药秘方、验方数据库。

【收集者与整理者】李彤、闫国跃、李幸。

【采集地】广西中医药大学瑶医药学院。

甲亢 / 刚底补刨

①

【临床验方】黄药子9～12克。

【功效】化痰软坚，散结消瘿。

【方解】本方为瑶医经验方。黄药子，苦、微辛，寒；善化痰软坚，散结消瘿，清热解毒，凉血止血，对甲亢颈前肿大有较好疗效。

【用法】加水3碗，煎至1碗，每日服1次。另可用50克泡500克白酒，每日饮药酒6克，饮5～8周代谢率明显降低。

【禁忌】脾胃不好者慎用。

【注意事项】酒精过敏者忌用白酒浸泡。

【来源】瑶医药秘方、验方数据库。

【收集者与整理者】李彤、闫国跃、覃枫。

【采集地】广西中医药大学瑶医药学院。

【临床验方】鳖甲5克，莲子肉20克。

【功效】滋阴潜阳，养心安神。

【方解】本方为瑶医经验方。鳖甲为主药，咸，微寒；滋阴潜阳，软坚散结。莲子肉为配药，甘，平；补脾止泻，益肾固精，养心安神。主药、配药结合使全方盈亏平衡，共奏滋阴潜阳、养心安神之功效，可治疗甲亢快速型心律失常。

【用法】鳖甲打碎先煎2小时，再加入莲子肉煎15分钟。每日1剂，分2～3次服，每次200毫升，连服10日。

【禁忌】脾胃虚寒、食少便溏者及孕妇禁用。

【注意事项】莲子心有小毒，需注意清理干净，鳖甲忌与苋菜同食。

【来源】瑶医药秘方、验方数据库。

【收集者与整理者】李彤、闫国跃、覃枫。

【采集地】广西中医药大学瑶医药学院。

高脂血症 / 藏紧

【临床验方】生山楂 20 克，双钩钻 30 克，决明子 20 克。

【功效】化浊降脂。

【方解】生山楂，酸、甘，微温；消食健胃，行气散瘀，化浊降脂。双钩钻，苦，微寒；属风打相兼药；祛风，镇静，降压，消炎。决明子，甘、苦、咸，微寒；清肝明目，润肠通便。方中，生山楂为主药，以化浊降脂为主；双钩钻、决明子为配药，以清肝为辅；主药、配药结合使全方盈亏平衡，共奏化浊降脂之功效。

【用法】水煎，分 2 次温服。

【禁忌】孕妇及脾胃虚弱者忌服。

【注意事项】忌食辛辣油腻之物。

【来源】瑶医药秘方、验方数据库。

【收集者与整理者】李彤、闫国跃、李幸。

【采集地】广西中医药大学瑶医药学院。

【临床验方】山楂 15 克，何首乌 15 克，金钱柳 20 克。

【功效】化浊降脂，补益精血。

【方解】山楂为主药，酸、甘，微温；消食健胃，行气散瘀，化浊降脂。何首乌为配药，苦、甘、涩，微温；补益精血，固肾。金钱柳为引路药，苦，平；属风打相兼药；清热解毒，消肿止痛。全方盈亏平衡，共奏化浊降脂、补益精血之功效。

【用法】先浸泡 2 小时，水煎 1 小时，代茶饮。

【注意事项】忌食辛辣油腻之物。

【来源】瑶医药秘方、验方数据库。

【收集者与整理者】李彤、闫国跃、覃枫、李幸。

【采集地】广西中医药大学瑶医药学院。

【临床验方】盘王茶 20 克,黄精 30 克,桑寄生 15 克,乌龟 1 只(约 200 克,去肠杂),大枣 5 枚。

【功效】补益肝肾,补气养阴。

【方解】盘王茶,苦、微甘,寒;属风打相兼药;清热解毒,补气,抗癌。黄精,甘、平;滋肾润肺,补脾益气。桑寄生,苦、甘,平;祛风湿,益肝肾,强筋骨。乌龟,甘、寒;补气养阴,补心养血,益肾健骨。大枣,甘,温;补中益气,养血安神,缓和药。方中,盘王茶、黄精为主药,起滋肾润肺、补脾益气之效;桑寄生为配药,以补益肝肾为辅;乌龟、大枣为引路药,乌龟为血肉有情之品,平衡滋补之力,大枣缓和药力。全方共奏补益肝肾、补气养阴之功效,可调节脂质代谢。

【用法】乌龟清洗干净,将龟板打碎先煎 2 小时,后加入龟肉再煎 1 小时,最后加盘王茶、黄精、桑寄生共煎 20 分钟,吃龟肉喝汤。

【禁忌】便溏者慎用。

【注意事项】忌食辛辣油腻之物。

【来源】瑶医药秘方、验方数据库。

【收集者与整理者】李彤、闫国跃、覃枫。

【采集地】广西中医药大学瑶医药学院。

【临床验方】花生壳 50 克。

【功效】降脂。

【方解】本方为瑶医经验方。花生壳,淡、涩,平;具有降压、降脂之功效,对肥胖痰湿生热效果好。

【用法】水煎,分 3 次服,每次 100 毫升,7 ～ 14 日为 1 个疗程。

【注意事项】忌食辛辣油腻之物。

【来源】瑶医药秘方、验方数据库。

【收集者与整理者】李彤、闫国跃、覃枫。

【采集地】广西中医药大学瑶医药学院。

⑤

【临床验方】花斑竹 12 克,白木耳 10 克,黑木耳 10 克。

【功效】清热利湿，益胃生津。

【方解】本方为瑶医药膳方。花斑竹，苦，凉；属风打相兼药；清热利湿，凉血止血。白木耳，又叫银耳，甘、淡，平；滋补生津，润肺养胃。黑木耳，甘，平；活血止血。方中，花斑竹为主药，以清热利湿为主；白木耳、黑木耳为配药，可促进肠蠕动，减少脂质的吸收，加快胃肠道排空。主药、配药结合使全方盈亏平衡，共奏清热利湿、益胃生津之功效。

【用法】后二味泡发洗净，放入小碗，加 50 克花斑竹水、5 克冰糖，置蒸锅中蒸 1 小时服。

【禁忌】有出血倾向者及孕妇禁用。

【注意事项】忌食辛辣油腻之物。

【来源】瑶医药秘方者及验方数据库。

【收集者与整理者】李彤、闫国跃、覃枫、李幸。

【采集地】广西中医药大学瑶医药学院。

高胆固醇血症 / 党藏紧

【临床验方】盘王茶 30 克，丹参 15 克，黄毛榕 20 克，山楂 15 克，何首乌 10 克。

【功效】清热解毒，化浊降脂。

【方解】本方为瑶医经验方。盘王茶，苦、微甘，寒；属风打相兼药；清热解毒，补气，抗癌。丹参，苦，微寒；活血祛瘀，安神宁心。黄毛榕，甜，平；属风打相兼药；健脾，补气，行气。山楂，酸、甘，微温；消食化积，行气散瘀。何首乌，苦、甘、涩，微温；解毒，润肠通便。方中，山楂、何首乌为主药，以化浊降脂为主；盘王茶、丹参为配药，以清热解毒、活血祛瘀为辅；黄毛榕为引路药，健脾、行气，使全方盈亏平衡，共奏清热解毒、化浊降脂之功效。

【用法】烘干，研细末，每日 2 次，每次 15 克，温开水送服，连服 30 日。

【禁忌】便溏者慎用。

【注意事项】忌食辛辣油腻之物。

【来源】瑶医药秘方、验方数据库。

【收集者与整理者】李彤、闫国跃、李幸。

【采集地】广西中医药大学瑶医药学院。

痛风 / 风闷

【民间秘方】五爪金龙根、马桩根、开口枣根各适量。

【功效】祛风除湿止痛。

【方解】本方为瑶医的经验方。五爪金龙，辛，温；祛风除湿，接骨续筋，散瘀消肿。马桩根，苦、涩，寒；清热解毒，祛瘀止痛，凉血止血。开口枣根，甘，温；祛风止痛，调经止血，补脾止泻。方中，五爪金龙根为主药，以祛风除湿、散瘀消肿为主；马桩根、开口枣根为配药，以止痛为辅；主药、配药结合使全方盈亏平衡，共奏祛风除湿止痛之功效。

【用法】以上三味去薄皮及心，取厚皮放入瓦瓶内，加料酒浸泡 1 周，每次取酒和鸡睾丸 3 两煮食 2 杯。

【注意事项】忌食辛辣油腻之物。

【献方者】廖书田。

【来源】《富川县中医验方汇锦》。

【收集者与整理者】李颖、李幸。

【采集地】贺州市富川瑶族自治县。

【民间秘方】海金沙根 20 克，金沙牛 3 个。

【功效】利尿通淋，软坚散结。

【方解】本方为瑶医经验方。海金沙根为主药，苦，寒；利尿通淋。金沙牛为配药，辛、咸，平；有毒；通淋、截疟、软坚。主药、配药结合使全方盈亏平衡，共奏利尿通淋、软坚散结之功效。

【用法】水煎，每日 1 剂，分 3 次服，每次 150 毫升。

【禁忌】孕妇禁用。

【注意事项】金沙牛有毒，先煎 30 分钟，如有不适，立即停药，前往医院就医。

【献方者】黄韬。

【来源】未出版的资料。

【收集者与整理者】李幸、李颖。

3

【临床验方】土茯苓 80 ～ 120 克，白九牛 20 克，生薏苡仁 30 克，黑九牛 20 克，战骨 30 克，血风 15 克，金花茶 30 克。

【功效】化浊祛湿，解毒消肿。

【方解】土茯苓，甘、淡，平；解毒利咽，通利关节。白九牛，微苦、涩，平；属风打相兼药；祛风止痛，舒筋活络，消肿散毒，清热利尿。生薏苡仁，甘、淡，凉；利水渗湿，健脾止泻，清热排脓，除痹。黑九牛，辛、咸，温；属风打相兼药；祛风除湿，通络止痛，利尿消肿。战骨，甘，温；活血散瘀，强筋健骨，祛风止痛。血风，苦、微辛，温；属风打相兼药；祛风活络，消肿止痛，生肌止血。金花茶，微苦、涩，平；清热解毒，疏散风热。方中，土茯苓、白九牛、生薏苡仁为主药，以通利关节为主；黑九牛、战骨、血风为配药，风打兼施，以祛风除湿为辅；金花茶为引路药，清热解毒。全方盈亏平衡，共奏化浊祛湿、解毒消肿之功效。

【用法】水煎，每日 1 剂，分 3 ～ 4 次服。

【禁忌】孕妇禁用。

【注意事项】忌食辛辣油腻之物。

【献方者】李海强。

【来源】未出版的资料。

【收集者与整理者】李幸、李颖。

【采集地】贺州市中医医院。

4

【临床验方】爬墙风 30 克，宽筋藤 30 克，九层风 30 克，血风 25 克，秦皮 15 克，藤黄连 10 克。

【功效】清热解毒，通络化瘀，消肿止痛。

【方解】爬墙风，涩，平；属风打相兼药；祛风除湿，凉血消肿，通络止痛。宽筋藤，苦，凉；舒筋活络，祛风止痛。九层风，微苦、甘、涩，平；属风药；活血补血，通络，祛风除湿。血风，苦、微辛，温；属风打相兼药；祛风活络，消肿止痛，生肌止血。秦皮，苦，寒；清热解毒，燥湿止痢，清肝明目。藤黄连，苦，寒；有小毒；清热利湿，解毒。方中，爬墙风、宽筋藤、九层风、血风为主药，风打兼施，以祛风通络为主；秦皮、藤黄连为配药，以清热利湿为辅。全方盈亏平衡，共奏清热解毒、通络化瘀、消肿止痛之功效。

【用法】水煎，每日 1 剂，分 3 ～ 4 次服。

【禁忌】孕妇禁用。

【注意事项】忌食辛辣油腻之物。

【献方者】李海强。

【来源】未出版的资料。

【收集者与整理者】李幸、李颖。

【采集地】贺州市中医医院。

⑤

【临床验方】薏苡仁 40 克，车前草 30 克，白茅根 30 克，麻黄 6 克，穿破石 30 克，半枫荷 20 克，木瓜 30 克，丝瓜络 30 克，独活 30 克，路路通 20 克，血风 20 克，金钱风 30 克，救必应 18 克，九节风 20 克，鹰不扑 20 克。

【功效】清热解毒，通络化瘀，消肿止痛。

【方解】薏苡仁，甘、淡，凉；利水渗湿，清热排脓，除痹。车前草，甘，寒；清热利尿通淋，祛痰，凉血，解毒。白茅根，甘，寒；凉血止血，清热利尿。麻黄，辛、微苦，温；发汗解表，利水消肿。穿破石，微苦，平；属风打相兼药；清热，利水，祛风除湿，消肿止痛，活血通络。半枫荷，淡、涩，微温；属风打相兼药；祛风除湿，活血散瘀。木瓜，甘，平；舒筋活络，除湿和胃。丝瓜络，甘，平；祛风通络，活血。独活，辛，温；有小毒；祛风湿，止痹痛，解表。路路通，苦、甘，温；祛风活络，利水。血风，苦、微辛，温；属风打相兼药；祛风活络，消肿止痛，生肌止血。金钱风，淡、涩，平；属风打相兼药；清热解毒，祛风除湿，活血散瘀，止痛，利水。救必应，苦，凉；属风打相兼药；清热解毒，消肿止痛，止血生肌。九节风，苦、涩、辛，凉；属打药；清热解毒，祛风除湿，消肿止痛，杀菌。鹰不扑，苦、辛，平；散瘀，祛风，利湿，解毒。方中，薏苡仁、车前草、白茅根、麻黄、穿破石、半枫荷为主药，风打兼施，以利湿为主；木瓜、丝瓜络、独活、路路通、血风为配药，风打兼施，以祛风活络为辅；金钱风、救必应、九节风、鹰不扑为引路药，清热解毒。全方盈亏平衡，共奏清热解毒、通络化瘀、消肿止痛之功效。

【用法】水煎，每日 1 剂，分 3～4 次服。

【禁忌】孕妇禁用。

【注意事项】忌食辛辣油腻之物。

【献方者】李海强。

【来源】未出版的资料。

【收集者与整理者】李幸、李颖。

【采集地】贺州市中医医院。

6

【临床验方】接骨风 200 克。

【功效】活血消肿止痛。

【方解】本方为瑶医经验单方，药专力宏。接骨风，苦、微涩，平；属打药；活血散瘀、续筋接骨、消肿定痛。

【用法】水煎洗浴。

【禁忌】皮肤有外伤感染或溃疡破损者禁用。

【注意事项】注意水温，防止烫伤。

【献方者】赵美玲。

【来源】未出版的资料。

【收集者与整理者】李珍清、李幸、王艺锦。

【采集地】贺州市中医医院名瑶医李珍清工作室。

7

【临床验方】生薏苡仁 180 克，桃仁 4 枚，桑枝 30 克。

【功效】利水渗湿，活血祛瘀。

【方解】生薏苡仁为主药，甘、淡，凉；利水渗湿，健脾止泻，清热排脓，除痹。桃仁为配药，苦、甘，平；活血祛瘀，润肠通便。桑枝为引路药，辛、苦，微温；祛风通络，行水消肿，引领以上各药循入肢节。全方共奏利水渗湿、活血祛瘀之功效。

【用法】加水 1000 毫升，浸泡 1 小时，煎沸后再煎 30 分钟。煎取药液 400 毫升左右，分早晚两次空腹温服。

【注意事项】忌食辛辣油腻之物。

【献方者】韩家陵。

【来源】未出版的资料。

【收集者与整理者】李珍清、李幸、王艺锦。

【采集地】贺州市中医医院名瑶医李珍清工作室。

8

【临床验方】土茯苓 30 克。

【功效】通络止痛。

【方解】本方为瑶医经验单方。土茯苓，甘、淡，平；通利关节，通经络，止痹痛。

【用法】水煎，每日 1 剂，分 2～3 次服，每次 200 毫升。

【禁忌】服药期间禁食含嘌呤食物。

【注意事项】体质大寒、虚寒者慎用。

【来源】瑶医药秘方、验方数据库。

【收集者与整理者】李彤、闫国跃、韦晓嵘。

【采集地】广西中医药大学瑶医药学院。

⑨

【临床验方】金钱风 60 ～ 120 克。

【功效】清热解毒，活血散瘀。

【方解】本方为瑶医经验单方。金钱风，淡、涩，平；属风打相兼药；清热解毒，祛风除湿，活血散瘀，止痛，利水，有助于排除体内的嘌呤。

【用法】水煎，每日 1 剂，代茶频饮。

【禁忌】体质大寒、虚寒者慎用。

【注意事项】服药期间禁食含嘌呤食物。

【来源】瑶医药秘方、验方数据库。

【收集者与整理者】李彤、闫国跃、韦晓嵘。

【采集地】广西中医药大学瑶医药学院。

⑩

【临床验方】五层风 50 ～ 100 克。

【功效】解肌止痛。

【方解】本方为瑶医经验单方。五层风，甘，平；属风打相兼药；解表退热、生津止渴，有助于缓解痛风发作时的疼痛。

【用法】水煎，每日 1 剂，代茶频饮。

【禁忌】服药期间禁食含嘌呤食物。

【注意事项】脾胃虚寒者忌用，胃寒呕吐者慎用。

【来源】瑶医药秘方、验方数据库。

【收集者与整理者】李彤、闫国跃、韦晓嵘。

【采集地】广西中医药大学瑶医药学院。

⑪

【临床验方】凌霄花 20 克。

【功效】活血通络止痛。

【方解】本方为瑶医经验单方。凌霄花，辛，微寒；破血通经、凉血、通络止痛，可缓解痛风发作时的疼痛。

【用法】水煎，每日 1 剂，分 2～3 次服，每次 200 毫升。

【禁忌】服药期间禁食含嘌呤食物。

【注意事项】孕妇慎用，不宜大剂量服用。

【来源】瑶医药秘方、验方数据库。

【收集者与整理者】李彤、闫国跃、韦晓嵘。

【采集地】广西中医药大学瑶医药学院。

盗汗 / 蠢寒难

【民间秘方】麻黄根 12 克，黄芪 15 克，煅牡蛎 15 克，浮小麦 15 克，杉寄生 15 克，五爪风 15 克。

【功效】收敛止汗。

【方解】麻黄根，甘、咸，平；收敛止汗。黄芪，甘，温；补气升阳，益卫固表，利水消肿。煅牡蛎，咸，寒；收敛固涩，制酸止痛，镇静安神。浮小麦，酸、涩，平；止汗，益气，除热。杉寄生，甘、苦，平；祛风湿，补肝肾，活血止痛。五爪风，甘，微温；健脾补肺，行气利湿。方中，麻黄根、煅牡蛎为主药，以收敛止汗为主；黄芪、浮小麦为配药，以益气止汗为辅；杉寄生、五爪风为引路药，平衡敛阴固汗之药力，引领以上各药循入脏腑直达病所。全方共奏收敛止汗之功效。

【用法】水煎服。

【注意事项】忌食辛辣油腻之物。

【献方者】赵衷民。

【来源】未出版的资料。

【收集者与整理者】石泽金、李幸。

【采集地】来宾市金秀瑶族自治县三江乡大磨屯。

【民间秘方】甘蔗叶 50～100 克。

【功效】滋阴止汗。

【方解】甘蔗叶，甜，微寒；属风打相兼药；收敛，滋阴。

【用法】水煎沸 15 分钟，代茶饮，一般饮 5 ～ 7 日可痊愈。

【注意事项】忌食辛辣油腻之物。

【来源】《灌阳县验方秘方案编》。

【收集者与整理者】罗远带、李幸。

【采集地】桂林市灌阳县。

③

【民间秘方】六甲草、伸筋草各适量。

【功效】祛风除湿敛汗。

【方解】本方为瑶医泡浴方。六甲草为主药，苦、辛，寒；祛风除湿，清热解毒。伸筋草为配药，微苦、辛，温；祛风除湿，舒筋活血。主药、配药结合使全方盈亏平衡，共奏祛风除湿敛汗之功效。

【用法】水煎泡浴。

【禁忌】孕妇禁用。

【注意事项】注意水温，防止烫伤。

【献方者】黄吉汉。

【来源】未出版的资料。

【收集者与整理者】李海强、李幸、李颖。

【采集地】贺州市中医医院。

④

【民间秘方】桃阴子（碧桃干）15 克，大枣 6 枚。

【功效】滋阴敛汗。

【方解】本方为瑶医经验方。桃阴子（碧桃干）为主药，甘，微温；敛汗，止血，止痛。大枣为配药，甘，温；补血益气，生津止渴。主药、配药结合使全方盈亏平衡，共奏滋阴敛汗之功效。

【用法】水煎，每日 1 剂，分 3 次服。

【禁忌】孕妇禁用。

【注意事项】忌食辛辣油腻之物。

【献方者】袁家勋。

【来源】未出版的资料。

【收集者与整理者】李幸、邵金宝。

【采集地】桂林市灌阳县西山乡。

第六章　神经系统疾病

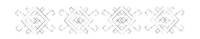

偏头痛 / 脉缸风

【民间秘方】望江南叶 35 克，瘦猪肉 100 克。

【功效】清肝止痛。

【方解】本方为瑶医经验方。望江南叶为主药，苦，寒；清肝，利尿，解毒消肿。瘦猪肉为配药，甘、咸，微寒；补肾滋阴，养血润燥，益气。主药、配药结合使全方盈亏平衡，共奏清肝止痛之功效。

【用法】水煎，每日 1 剂，分 3 次服，每次 200 毫升。

【注意事项】忌食辛辣油腻之物。

【献方者】袁家勋。

【来源】未出版的资料。

【收集者与整理者】文钦。

【采集地】桂林市灌阳县西山乡。

【民间秘方】川芎 30 克，阴阳风 20 克，鸡蛋 2 个（带壳）。

【功效】祛风止痛。

【方解】川芎为主药，辛，温；祛风止痛。阴阳风为配药，涩、微苦，凉；有小毒；属打药；清热解毒，消瘀止痛，祛风除湿。鸡蛋为引路药，淡，平；补气养血，健脾益胃，滋阴润燥。全方盈亏平衡，共奏祛风止痛之功效。

【用法】水煎服。

【注意事项】本方含有毒药物，请在医生指导下使用。

【来源】《常用瑶药临床手册》。

【收集者与整理者】李彤、闫国跃、李幸、潘雪萍。

【民间秘方】华佗豆适量。

【功效】解毒散瘀止痛。

【方解】华佗豆，苦，寒；属打药；解毒，散瘀，止痛，对神经性头痛、偏头痛疗效好。

【用法】捣烂，外敷后脑或痛处 2 ～ 3 小时。

【禁忌】皮肤有溃烂者禁用。

【注意事项】忌食辛辣油腻之物。

【来源】广西壮族自治区少数民族验方、秘方、诊疗方法调查表。

【收集者与整理者】邵金宝、李幸。

【采集地】河池市都安瑶族自治县。

【临床验方】蓖麻仁、乳香各 6 克，食盐少许。

【功效】活血止痛。

【方解】本方为瑶医经验方。蓖麻仁为主药，甘、辛，平；有毒；消肿拔毒，泻下通滞。乳香为配药，苦，平；活血止痛，消肿生肌。食盐为引路药，咸，寒；清火解毒，凉血滋肾，通便。蓖麻仁及乳香均有止痛功效，风亏打盈配以少量食盐，使药力更强。全方共奏活血止痛之功效，主治气郁型偏头痛。

【用法】共捣成泥状，取适量贴敷于太阳穴处，用纱布固定。

【禁忌】孕妇及便滑者禁用。

【注意事项】过敏者立即停用。

【来源】瑶医药秘方、验方数据库。

【收集者与整理者】李彤、闫国跃、覃枫。

【采集地】广西中医药大学瑶医药学院。

5

【民间秘方】川芎 10 克，白芷 6 克，九节风 20 克，石菖蒲 15 克，当归藤 15 克，甘草 6 克。

【功效】祛风止痛，活血化瘀。

【方解】川芎，辛，温；祛风止痛。白芷，辛，温；祛风散寒，通窍止痛。九节风，苦、涩、辛，凉；属打药；清热解毒，祛风除湿，消肿止痛，杀菌。石菖蒲，辛、苦，温；开窍宁神，化湿和胃。当归藤，苦、涩，温；活血散瘀，补肾强腰。甘草，甘，平；益气补中，清热解毒，缓急止痛，调和诸药。方中，川芎、白芷为主药，以祛风止痛为主；九节风、石菖蒲、当归藤为配药，以祛风除湿、活血化瘀为配；甘草为引路药，以补虚之力调和诸药，使全方盈亏平衡，共奏祛风止痛、活血化瘀之功效。

【用法】水煎服。

【禁忌】孕妇禁用。

【注意事项】忌食辛辣油腻之物。

【来源】《常用瑶药临床手册》。

【收集者与整理者】李彤、闫国跃、李幸、潘雪萍。

【临床验方】牛蒡子9克（炒黄），红糖9克。

【功效】祛风止痛。

【方解】本方为瑶医经验方。牛蒡子为主药，辛、苦，寒；发散风热，解毒消肿。红糖为配药，甘，温；补中缓急，和血止痛，化瘀。主药、配药结合使全方盈亏平衡，兼有风亏打盈之功效，可治疗顽固性偏头痛。

【用法】研成细末，温服，2日见效。

【禁忌】气虚便溏者忌用。

【注意事项】避寒暑，忌风寒。

【来源】瑶医药秘方、验方数据库。

【收集者与整理者】李彤、闫国跃、覃枫。

【采集地】广西中医药大学瑶医药学院。

7

【临床验方】白附子3克，葱白15克。

【功效】祛风止痛。

【方解】白附子，辛，温；有毒；祛风止痉，解毒散结止痛。葱白，辛，温；发表通阳，祛风健胃，利尿。方中，白附子为主药，以祛风止痛为主；葱白为配药，以通阳散寒为辅。主药、配药结合遵循风亏打盈的原则，可缓解偏头痛。

【用法】白附子研细末，加葱白捣成泥状，取黄豆大小的一粒，置于圆形的纸或纱布上，贴于痛侧的太阳穴，约1小时后取下。

【禁忌】孕妇慎用。

【注意事项】本方白附子有毒，请在医生指导下使用。

【来源】瑶医药秘方、验方数据库。

【收集者与整理者】李彤、闫国跃、覃枫。

【采集地】广西中医药大学瑶医药学院。

8

【民间秘方】石上风 20 克，白芷 6 克，双钩钻 20 克，五层风 30 克，桂枝 5 克，忍冬藤 20 克。

【功效】清热解毒，活血散结，祛风止痛。

【方解】石上风，涩、苦、辛，平；属风打相兼药；清热解毒，活血散结，祛风止痛。白芷，辛，温；祛风散寒，通窍止痛。双钩钻，苦，微寒；属风打相兼药；祛风，镇静，降压，消炎。五层风，甘，平；属风打相兼药；解表退热，生津止渴。桂枝，辛、甘，温；发汗解肌，温经通脉，通阳化气。忍冬藤，甘，寒；清热解毒，疏散风热。方中，石上风、白芷、双钩钻为主药，以清热解毒、活血散结、祛风止痛为主；五层风、桂枝、忍冬藤为配药，以清热解毒、疏散风热为辅。主药、配药结合使全方盈亏平衡，共奏清热解毒、活血散结、祛风止痛之功效，对外感头痛效果好。

【用法】水煎服。

【注意事项】忌食辛辣油腻之物。

【来源】《常用瑶药临床手册》。

【收集者与整理者】李彤、闫国跃、李幸、潘雪萍。

9

【临床验方】红花 3 克，紫苏 3 克。

【功效】活血止痛。

【方解】红花为主药，甘、微苦，温；活血通经，祛瘀止痛。紫苏为配药，辛，温；发汗解表，行气宽中。主药、配药结合使全方盈亏平衡，共奏活血止痛之功效，可治偏头痛。

【用法】水冲代茶饮，一般 3 ～ 5 日为 1 个疗程。

【禁忌】孕妇忌服。

【注意事项】忌过量服用。

【来源】瑶医药秘方、验方数据库。

【收集者与整理者】李彤、闫国跃、覃枫。

【采集地】广西中医药大学瑶医药学院。

头痛 / 伯公闷

【民间秘方】地桃花30克，金银花10克，龙骨风15克，桑寄生20克，山莲藕15克。

【功效】祛风散寒，通络止痛。

【方解】本方为瑶医经验方。地桃花，甘、辛，凉；属风药；祛风利湿，活血消肿，清热解毒。金银花，甘，寒；清热解毒，疏散风热。龙骨风，微苦，平；祛风除湿，活血通络，止咳平喘，清热解毒。桑寄生，苦、甘，平；祛风湿，益肝肾，强筋骨。山莲藕，甘，平；属风药；强筋壮骨，补虚。全方共奏祛风散寒、通络止痛之功效，对肺系疾病有较好的疗效。

【用法】水煎服。

【注意事项】避寒暑，忌风寒。

【献方者】赵衷民。

【来源】未出版的资料。

【收集者与整理者】石泽金、李幸。

【采集地】来宾市金秀瑶族自治县三江乡大磨屯。

2

【民间秘方】刺五加20克，九节风20克，杉寄生20克，桑寄生20克，地桃花20克，黑老虎20克，花斑竹20克，过塘藕15克，饿蚂蝗15克。

【功效】疏风止痛。

【方解】刺五加，辛、苦，温；健脾益气，补肾强腰，养心安神。九节风，苦、涩、辛，凉；属打药；清热解毒，祛风除湿，消肿止痛，杀菌。杉寄生，甘、苦，平；理气止痛，活血化瘀。桑寄生，苦、甘，平；祛风湿，益肝肾，强筋骨。地桃花，甘、辛，凉；祛风利湿，活血消肿，清热解毒。黑老虎，苦、辛、涩，温；属打药；行气活血，祛风活络，散瘀止痛。花斑竹，苦，凉；属风打相兼药；清热利湿，凉血止血，散瘀定痛。过塘藕，甘、辛，寒；属风药；清热解毒，利尿通淋。饿蚂蝗，苦，凉；属风药；清热解毒，健脾开胃，消积，祛风，消肿，利湿。方中，刺五加、九节风、杉寄生、桑寄生为主药，以疏风为主；地桃花、黑老虎、花斑竹为配药，以止痛为辅；过塘藕、饿蚂蝗为引路药，过塘藕平衡疏风止痛之药力，饿蚂蝗引领以上各药循入脏腑直达病所。全方共奏疏风止痛之功效。

【用法】水煎服。

【注意事项】避寒暑，忌风寒。

【献方者】赵衷民。

【来源】未出版的资料。

【收集者与整理者】石泽金、李幸。

【采集地】来宾市金秀瑶族自治县三江乡大磨屯。

3

【民间秘方】阴阳风 20 克，双钩钻 10 克，五层风 20 克，白九牛 20 克，牛膝风 10 克，四季风 5 克，香白芷 10 克。

【功效】清热解毒，祛风止痛。

【方解】阴阳风，涩、微苦，凉；有小毒；属打药；清热解毒，消瘀止痛，祛风除湿。双钩钻，苦，微寒；属风打相兼药；祛风，镇静，降压，消炎。五层风，甘，平；属风打相兼药；解表退热，生津止渴。白九牛，微苦、涩，平；属风打相兼药；祛风止痛，舒筋活络，消肿散毒，清热利尿。牛膝风，苦、酸，平；属风打相兼药；舒筋活络，强筋壮骨，活血散瘀，清热利湿。四季风，苦、辛，温；有毒；属打药；解毒消肿，活血止痛，祛风除湿。香白芷，辛，温；祛风散寒，通窍止痛。方中，阴阳风为主药，以清热解毒祛湿为主；双钩钻、五层风、白九牛、牛膝风、四季风为配药，属风打相兼药，以平肝、祛风止痛、活血化瘀为辅；香白芷为引路药，以通窍止痛之力使全方盈亏平衡，共奏清热解毒、祛风止痛之功效。

【用法】水煎服。

【禁忌】孕妇禁用。

【注意事项】本方含有毒药物，请在医生指导下使用。

【来源】《常用瑶药临床手册》。

【收集者与整理者】李彤、闫国跃、李幸、潘雪萍。

4

【民间秘方】龙骨风 15 克，鸟不站 20 克，地桃花 25 克，朝天罐 15 克，水东哥 15 克，夏枯草 15 克，五加皮 15 克，过塘藕 15 克，杉寄生 25 克。

【功效】清热解毒，祛风通窍。

【方解】龙骨风，微苦，平；活血通络，清热解毒，祛风除湿。鸟不站，苦、辛，平；祛风除湿，活血通经，解毒消肿。地桃花，甘、辛，凉；属风药；祛风利湿，活血消肿，清热解毒。朝天罐，酸、涩，微温；属风药；健脾利湿，活血解毒。水东哥，甘，平；清热解毒，疏风止痛。夏枯草，辛、苦，寒；清肝明目，消肿散结。五加皮，微苦、甘，温；

祛风湿，强筋骨，利尿。过塘藕，甘、辛，寒；属风药；清热解毒，利尿通淋。杉寄生，甘、苦，平；祛风湿，补肝肾，活血止痛。方中，龙骨风、鸟不站、地桃花、朝天罐为主药，以清热解毒、祛风除湿、活血通经为主；水东哥、夏枯草、五加皮、过塘藕为配药，以清肝祛风、除湿利尿为辅；杉寄生为引路药，补益肝肾。全方盈亏平衡，共奏清热解毒、祛风通窍之功效。

【用法】水煎，每日 1 剂，分 3 次服，每次 150 毫升。

【禁忌】孕妇禁用。

【注意事项】忌食辛辣油腻之物。

【献方者】赵衷民。

【来源】未出版的资料。

【收集者与整理者】付海霞。

【采集地】来宾市金秀瑶族自治县三江乡大磨屯。

【民间秘方】鲜上树蜈蚣 25 克，鲜荆芥 25 克。

【功效】祛风止痛。

【方解】本方为瑶医经验方。鲜上树蜈蚣为主药，苦、辛，温；祛风解毒，消肿止痛。鲜荆芥为配药，辛，微温；解表散风。主药、配药结合使全方盈亏平衡，共奏祛风止痛之功效，对神经性头痛有较好疗效。

【用法】水煎沸 30 分钟，去渣，加入去壳鸡蛋、鸭蛋各 1 个煮熟，加盐顿服，每日 1 次，连服 3 ～ 5 日。

【注意事项】忌食辛辣油腻之物。

【献方者】袁家勋。

【来源】未出版的资料。

【收集者与整理者】文嵚。

【采集地】桂林市灌阳县西山乡。

【临床验方】鹰爪风 20 克，天麻 10 克，卡党咪关 20 克，汪龙 10 克，野菊花 10 克。

【功效】行气止痛。

【方解】鹰爪风，苦、涩，平；属风药；清热平肝，息风定惊。天麻，甘，平；息风止痉，平抑肝阳，祛风通络。卡党咪关，甘，平；属风打相兼药；解表退热，生津止渴。汪龙，苦，寒；泻火除烦，清热利湿，凉血解毒，清肝明目，消肿止痛。野菊花，甘、苦，微寒；清热解毒。方中，鹰爪风、天麻、汪龙、野菊花为主药，以风亏之，以平肝息风为主；卡党咪关为配药，以生津为辅。主药、配药结合使全方盈亏平衡，共奏行气止痛之功效。

【用法】水煎，每日 1 剂，分 3 次服。

【禁忌】孕妇禁用。

【注意事项】忌食辛辣油腻之物。

【献方者】赵进周。

【来源】未出版的资料。

【收集者与整理者】李幸、李颖。

【采集地】来宾市金秀瑶族自治县瑶医医院。

【临床验方】防风 13 克，藁本 5 克，九层风 15 克，川芎 10 克，薏苡仁 30 克，茯苓 20 克。

【功效】祛风胜湿止痛。

【方解】防风，辛、甘、微温；祛风解表，胜湿止痛，止痉。藁本，辛，温；祛风散寒，胜湿止痛。九层风，微苦、甘、涩，平；属风药；活血补血，通络，祛风除湿。川芎，辛，温；祛风止痛。薏苡仁，甘、淡，凉；利水渗湿，健脾止泻。茯苓，甘、淡，平；利水渗湿，健脾安神。方中，防风、藁本为主药，以祛风胜湿止痛为主；九层风、川芎为配药，以祛风止痛为主；薏苡仁、茯苓为引路药，以健脾祛湿之力使全方盈亏平衡，共奏祛风胜湿止痛之功效。

【用法】水煎，每日 1 剂，分 3 次服。

【注意事项】忌食辛辣油腻之物。

【献方者】赵进周。

【来源】未出版的资料。

【收集者与整理者】李幸、李颖。

【采集地】来宾市金秀瑶族自治县瑶医医院。

【临床验方】当归 10 克，九层风 20 克，羌活 10 克，蜘蛛薯 20 克，卡党关 30 克，枸杞子 20 克。

【功效】祛风胜湿，活血止痛。

【方解】当归，甘、辛，温；补血，活血，止痛。九层风，微苦、甘、涩，平；属风药；活血补血，通络、祛风除湿。羌活，辛、苦，温；发散风寒，胜湿止痛。蜘蛛薯，甘、苦，平；益气，祛瘀，止痛。卡党关，甘，平；属风打相兼药；解表退热，生津止渴。枸杞子，甘，平；补肝肾，明目。方中，当归、九层风为主药，以风亏之，以活血补血为主；蜘蛛薯、卡党关、羌活为配药，以益气止痛为辅；枸杞子为引路药，补肝肾。全方盈亏平衡，共奏祛风胜湿、活血止痛之功效。

【用法】水煎，每日 1 剂，分 3 次服。

【注意事项】忌食辛辣油腻之物。

【献方者】赵进周。

【来源】未出版的资料。

【收集者与整理者】李幸、李颖。

【采集地】来宾市金秀瑶族自治县瑶医医院。

【临床验方】南蛇风根 20 克，朝天罐 50 克。

【功效】祛风活血，消肿止痛。

【方解】南蛇风根为主药，苦，寒；祛风活血，消肿止痛。朝天罐为配药，酸、涩，微温；属风药；健脾利湿，活血解毒。主药、配药结合使全方盈亏平衡，共奏祛风活血、消肿止痛之功效。

【用法】配土鸡肉煎服。

【注意事项】忌食辛辣油腻之物。

【献方者】李珍清。

【来源】未出版的资料。

【收集者与整理者】刘小梅、李幸、王艺锦。

【采集地】贺州市中医医院名瑶医李珍清工作室。

睡眠障碍 / 买狂

【临床验方】夜交藤 30 克，延胡索 10 克。

【功效】养心安神。

【方解】夜交藤为主药，甘、微苦，平；养心安神，通络祛风。延胡索为配药，苦、辛，微寒；活血，行气，止痛。主药、配药结合使全方盈亏平衡，共奏养心安神之功效。

【用法】水煎，睡前服。

【禁忌】血热气虚者及孕妇忌服。

【注意事项】忌食辛辣油腻之物。

【来源】瑶医药秘方、验方数据库。

【收集者与整理者】李彤、闫国跃、覃枫、李幸。

【采集地】广西中医药大学瑶医药学院。

②

【临床验方】双钩钻 20 克，玄明粉 3 克。

【功效】清肝泻热，助眠。

【方解】本方为瑶医经验方。双钩钻，苦，微寒；属风打相兼药；祛风，镇静，消炎。玄明粉，辛、咸，寒；泻热通便，软坚散结，清热解毒，清肺解暑，消积和胃。方中，双钩钻为主药，以清肝祛风为主；玄明粉为配药，以清热解毒、消积为辅。主药、配药结合使全方盈亏平衡，共奏清肝泻热、助眠之功效，善治心烦燥热型失眠。

【用法】水冲服，每日 3 次，连服 3 日。

【禁忌】脾胃虚寒者及孕妇忌服。

【注意事项】忌食辛辣油腻之物。

【来源】瑶医药秘方、验方数据库。

【收集者与整理者】李彤、闫国跃、覃枫。

【采集地】广西中医药大学瑶医药学院。

③

【临床验方】灯心草 9 克，过塘藕 15 克。

【功效】清心除烦助眠。

【方解】本方为瑶医经验方。灯心草为主药，甘、淡，微寒；利尿通淋，清心除烦。过塘藕为配药，甘、辛，寒；属风药；清热解毒，利尿通淋。主药、配药结合使全方盈亏平衡，共奏清心除烦助眠之功效。

【用法】灯心草和过塘藕剪断，开水冲泡代茶饮，数日即愈。

【禁忌】中寒小便不禁者禁用，气虚小便不禁者忌服，虚寒者慎服。

【注意事项】忌食辛辣油腻之物。

【来源】瑶医药秘方、验方数据库。

【收集者与整理者】李彤、闫国跃、覃枫。

【采集地】广西中医药大学瑶医药学院。

【临床验方】山栀子、黄花参、灯心草、淡竹叶各适量。

【功效】清心除烦，安神助眠。

【方解】本方为瑶医经验方。山栀子，苦，寒；泻火除烦，清热利尿，凉血解毒。黄花参，甘、微苦，平；属风药；滋补肝肾，养血健脾利湿。灯心草，甘、淡、微寒；清心火，利尿。淡竹叶，甘、淡，寒；清热除烦，利尿。方中，山栀子为主药，以清心火、除烦热为主；黄花参、灯心草为配药，黄花参滋补肝肾，灯心草助山栀子清热，兼能除烦利尿，使热邪由小便去；淡竹叶为引路药，引诸药入心经。全方共奏清心除烦、安神助眠之功效。

【用法】水煎服，连服 5～7 剂疗效明显痊愈。

【禁忌】气虚便溏者慎用。

【注意事项】忌食辛辣油腻之物。

【来源】瑶医药秘方、验方数据库。

【收集者与整理者】李彤、闫国跃、覃枫。

【采集地】广西中医药大学瑶医药学院。

【临床验方】鲜百合 50 克，蜂蜜 1～2 勺。

【功效】清心安神。

【方解】本方为瑶医经验方。鲜百合为主药，甘，凉；清心安神。蜂蜜为配药，甘，平；补中缓急，润燥，解毒。主药、配药结合使全方盈亏平衡，共奏清心安神之功效。

【用法】蒸熟，睡前服。

【禁忌】风寒感冒者忌服。

【注意事项】忌食海鲜等寒凉之物，忌与牛羊肉同煮。

【来源】瑶医药秘方、验方数据库。

【收集者与整理者】李彤、闫国跃、覃枫。

【采集地】广西中医药大学瑶医药学院。

【临床验方】赤小豆 50 克，鲜花生叶 15 克，蜂蜜 2 勺。

【功效】助眠养神。

【方解】赤小豆，甘、酸，平；清热解毒，利水消肿。鲜花生叶，甘，平；养胃护胃，助眠养神。蜂蜜，甘，平；补中缓急，润燥，解毒。方中，赤小豆为主药，以奏打盈之效；鲜花生叶为配药，助眠安神；蜂蜜为引路药，平衡祛邪与滋补之药力。全方盈亏平衡，共奏助眠养神之功效。

【用法】水煎，睡前服完。

【禁忌】本方逐津液，不宜久服，久服令人枯燥；蛇咬者百日内忌服。

【注意事项】忌食辛辣油腻之物。

【来源】瑶医药秘方、验方数据库。

【收集者与整理者】李彤、闫国跃、覃枫。

【采集地】广西中医药大学瑶医药学院。

【临床验方】夜交藤 60 克，粳米 50 克，大枣 2 枚，白糖适量。

【功效】安神助眠。

【方解】夜交藤，甘、微苦，平；养心安神，通络祛风。粳米，甘，平；补中益气，健脾和胃，除烦渴。大枣，甘，温；补中益气，养血安神，缓和药性。白糖，甘，平，润肺生津，舒缓肝气，清热燥湿。方中，夜交藤为主药，以养心安神为主；粳米、大枣为配药，以滋养脏腑为辅；白糖为引路药，调和诸药。全方共奏安神助眠之功效。

【用法】水煎，每日 1 剂，分 2～3 次服，每次 200 毫升。

【注意事项】忌随意服用，忌食辛辣油腻之物。

【来源】瑶医药秘方、验方数据库。

【收集者与整理者】李彤、闫国跃、覃枫。

【采集地】广西中医药大学瑶医药学院。

眩晕 / 绵猛

【民间秘方】九节风 50 克，大钻 50 克，白背风 30 克，鸭仔风 30 克，金银花藤 50 克，枫树皮 50 克，七叶莲 30 克，双钩钻 50 克。

【功效】祛风除湿，通络止痛。

【方解】九节风，苦、涩、辛，凉；属打药；清热解毒，祛风除湿，消肿止痛，杀菌。大钻，苦、辛、涩，温；属打药；行气活血，祛风活络，散瘀止痛。白背风，苦，温；属打药；续筋接骨，消肿止痛，祛风除湿，通络。鸭仔风，涩、微苦，平；属风药；祛风除湿，舒筋活络，活血补血，止痛。金银花藤，甘，寒；清热解毒，利水祛湿。枫树皮，苦，温；祛风止痛。七叶莲，辛、微苦，温；祛风止痛，活血消肿。双钩钻，苦，微寒；属风打相兼药；祛风，镇静，消炎。方中，九节风、大钻、白背风为主药，属打药，以祛风除湿通络为主；鸭仔风、金银花藤、枫树皮、七叶莲为配药，以清热祛湿为辅；双钩钻为引路药，疏肝祛风，引领诸药直达病所，共奏祛风除湿、通络止痛之功效。

【用法】水煎 50 升，泡洗全身。

【禁忌】皮肤有溃烂者禁用。

【注意事项】忌食辛辣油腻之物。

【来源】《常用瑶药临床手册》。

【收集者与整理者】李彤、闫国跃、李幸、潘雪萍。

【民间秘方】鱼腥草 15 克，毛冬青 20 克，地桃花 20 克，夏枯草 15 克，草鞋根 20 克，山莲藕 15 克，马蹄金 15 克，过塘藕 15 克，甘草 6 克。

【功效】清热泻火。

【方解】鱼腥草，辛，微寒；清热解毒；消痈排脓，利尿通淋。毛冬青，苦、甘，凉；清热解毒，生津止渴。地桃花，甘、辛，凉；属风药；祛风利湿，活血消肿，清热解毒。夏枯草，辛、苦，寒；清肝明目，消肿散结。草鞋根，苦，寒；属打药；祛湿，清热解毒，凉血。山莲藕，甘，平；属风药；强筋壮骨，补虚。马蹄金，苦，寒；属打药；清热解毒，利湿通淋，散瘀消肿。过塘藕，甘、辛，寒；属风药；清热解毒，利尿通淋。甘草，甘，平；益气补中，清热解毒，缓急止痛，调和诸药。方中，鱼腥草、毛冬青、地桃花、夏枯草为主药，以清热泻火为主；草鞋根、山莲藕、马蹄金、过塘藕为配药，以清热解毒为辅；甘草为引路药，引领各药直达病所。全方盈亏平衡，共奏清热泻火之功效。

【用法】水煎，每日 1 剂，分 3 次服，每次 150 毫升。

【禁忌】孕妇禁用。

【注意事项】忌食辛辣油腻之物。

【献方者】赵衷民。

【来源】未出版的资料。

【收集者与整理者】付海霞。

【采集地】来宾市金秀瑶族自治县三江乡大磨屯。

【临床验方】龙眼肉 60 克，荷叶顶 2 个。

【功效】养血止眩。

【方解】本方为瑶医经验方。龙眼肉为主药，甘，温；补益心脾，养血安神。荷叶顶为配药，苦、涩，平；解暑去湿，祛瘀止血。主药、配药结合使全方盈亏平衡，风亏打盈，共奏养血止眩之功效，善治气血不足所致的眩晕。

【用法】水煎，每日 1 剂，分 2～3 次服，每次 200 毫升。

【禁忌】中焦虚、上焦邪盛、脾胃寒凉者慎服。

【注意事项】避寒暑，避风。

【来源】瑶医药秘方、验方数据库。

【收集者与整理者】李彤、闫国跃、覃枫。

【采集地】广西中医药大学瑶医药学院。

【临床验方】仙鹤草 50 克，红糖适量，鸡蛋 2 个。

【功效】补虚，补气，养血，止痛。

【方解】本方为瑶医经验方。仙鹤草为主药，苦、涩，平；补虚，解毒，收敛止血。红糖为配药，甘，温；补中缓急，和血止痛，化瘀。鸡蛋为引路药，淡，平；补气养血，健脾益胃，滋阴润燥。全方盈亏平衡，共奏补虚、补气、养血、止痛之功效。

【用法】仙鹤草加水适量煎煮 30 分钟，去药渣，加入红糖煮化，再把鸡蛋打入，煮至蛋熟即可。吃蛋喝汤，每日 1 剂，连服 3 日见效。

【禁忌】对仙鹤草过敏者禁用。

【注意事项】忌食生冷之物及海鲜。

【来源】瑶医药秘方、验方数据库。

【收集者与整理者】李彤、闫国跃、覃枫。

【采集地】广西中医药大学瑶医药学院。

梅尼埃病 / 绵朦

1

【民间秘方】代赭石 45 克，车前草 18 克，法半夏 18 克，夏枯草 18 克。

【功效】平肝潜阳，通窍化痰。

【方解】代赭石，苦、甘，微寒；平肝潜阳，重镇降逆，凉血止血。车前草，甘，寒；清热利尿通淋，祛痰，凉血，解毒。法半夏，辛，温；燥湿化痰，降逆止呕，消痞散结。

夏枯草，辛、苦，寒；清肝明目，消肿散结。方中，代赭石为主药，以平肝潜阳为主；法半夏为配药，以燥湿化痰为辅；车前草、夏枯草为引路药，行清热解毒之功；主药、配药结合使全方盈亏平衡，共奏平肝潜阳、通窍化痰之功效。

【用法】水煎，每日或隔日1剂，分3次服。

【禁忌】孕妇禁用。

【注意事项】忌食辛辣油腻之物。

【献方者】蒋继俊、袁家勋。

【来源】未出版的资料。

【收集者与整理者】李幸、邵金宝。

【采集地】桂林市灌阳县西山乡。

【民间秘方】鹰爪风15克，泽泻15～20克，白术9克，茯苓10克。

【功效】平肝潜阳，健脾利水。

【方解】鹰爪风，苦、涩，平；属风药；清热平肝，息风定惊。泽泻，甘、平；利水渗湿，泻热。白术，辛、甘、温；补气健脾，燥湿利水。茯苓，甘、淡，平；利水渗湿，健脾安神。方中，鹰爪风为主药，以清肝止眩为主；泽泻为配药，以利水渗湿为辅；茯苓、白术为引路药，以健脾祛湿之力，使全方盈亏平衡，共奏平肝潜阳、健脾利水之功效。

【用法】加水500～600毫升煎成浓液150～200毫升，再加水300毫升煎成浓液100毫升，混合两次煎液，分少量多次服用，以防呕吐。每日1剂，连服2～5剂后可酌情服用补肝肾、健脾胃的药剂数日，以巩固疗效。

【禁忌】孕妇禁用。

【注意事项】忌食辛辣油腻之物。

【献方者】蒋忠详、袁家勋。

【来源】未出版的资料。

【收集者与整理者】李幸、邵金宝。

【采集地】桂林市灌阳县西山乡。

脑梗死／足风

【临床验方】猛老虎（白花丹）30克。

【功效】散瘀消肿，祛风除湿，消炎止痛。

【方解】本方为瑶医经验单方，药专力宏。猛老虎，辛、苦，温；有小毒；属打药；具有散瘀消肿、祛风除湿、消炎止痛的功效。

【用法】水煎服。

【禁忌】孕妇禁用。

【注意事项】忌食辛辣油腻之物。

【献方者】钟北光。

【来源】未出版的资料。

【收集者与整理者】李珍清、李幸、王艺锦。

【采集地】贺州市中医医院名瑶医李珍清工作室。

2

【民间秘方】九层风 20 克，血风 20 克，风毛卷 15 克，大风艾 10 克，伸筋卷 20 克，豨莶草 15 克，毛杜仲 20 克，牛膝 20 克，地钻 20 克，制何首乌 20 克。

【功效】祛风通络，补益肝肾。

【方解】九层风，微苦、甘、涩，平；属风药；活血补血，通络，祛风除湿。血风，苦、微辛，温；属风打相兼药；祛风活络，消肿止痛。风毛卷，苦、辛，温；祛风活络，散瘀止痛。大风艾，辛、微苦，微温；祛风消肿，活血散瘀。伸筋卷，苦，寒；祛风化湿，活血通络，舒筋壮骨。豨莶草，苦、辛，寒；祛风湿，利关节，解毒。毛杜仲，甘，温；补肝肾，强筋骨。牛膝，苦、酸、甘，平；活血通经，补肝肾，强筋骨，引火（血）下行，利尿通淋。地钻，甘、微涩，温；属风药；强筋壮骨，壮腰补肾，助阳道，祛风除湿。制何首乌，苦、甘、涩，微温；补益精血，固肾乌须。方中，九层风、血风、风毛卷、大风艾、伸筋卷、豨莶草为主药，以祛风通络为主；毛杜仲、牛膝、地钻为配药，以补益肝肾为辅；制何首乌为引路药，以补益精血之力，引领诸药直达病所，共奏祛风通络、补益肝肾之功效，对脑梗死后遗症效果佳。

【用法】米酒 1000 克浸泡 1 周，每日服 3 次，每次 20～30 毫升。

【禁忌】孕妇禁用。

【注意事项】忌食辛辣油腻之物。

【献方者】覃喜登。

【来源】广西壮族自治区少数民族医医案医话调查表。

【收集者与整理者】覃理标、潘雪萍、付海霞。

【采集地】河池市都安瑶族自治县白马乡白马村长谷屯。

【民间秘方】八角枫 5 克，风荷叶 10 克，鸡肉 500 克。

【功效】通经活络。

【方解】本方为瑶医药膳方。八角枫为主药，甘、咸，温；有毒；祛风除湿，舒筋活络，散瘀止痛。风荷叶为配药，苦、涩，平；升发清阳，散瘀止血。鸡肉为引路药，甘，温；温中益气，补虚填精，健脾胃，活血脉，强筋骨。全方共奏通经活络之功效。

【用法】水煎服。

【禁忌】孕妇禁用。

【注意事项】忌食辛辣油腻之物。

【献方者】黄韬。

【来源】未出版的资料。

【收集者与整理者】李幸、李颖。

【采集地】桂林市灌阳县大市场。

【临床验方】八角枫根 5 克，鸡肉适量。

【功效】健脾胃，补肝肾。

【方解】八角枫根为主药，辛、苦，温；有毒；属打药；祛风活络，散瘀止痛。鸡肉为配药，甘，温；温中益气，补虚填精，健脾胃，活血脉，强筋骨。主药、配药结合使全方盈亏平衡，共奏健脾胃、补肝肾之功效。

【用法】水煎服。

【注意事项】忌食辛辣油腻之物。

【来源】《灌阳县验方秘方案编》。

【收集者与整理者】罗远带、李幸。

【采集地】桂林市灌阳县。

【临床验方】豨莶草若干。

【功效】祛风除湿，通经活络。

【方解】本方为瑶医经验方。豨莶草，辛、苦，平。祛风除湿，通经活络，清热解毒。善治中风后遗症。

【用法】晒干研末，炼蜜为丸，每日服 2 次，每次 12 克。

【禁忌】禁用铁锅煎煮；不可过量服用，以免引起呕吐；阴血不足者慎用。

【注意事项】忌风寒，忌食生冷之物及海鲜。

【来源】瑶医药秘方、验方数据库。

【收集者与整理者】李彤、闫国跃、覃枫。

【采集地】广西中医药大学瑶医药学院。

脑萎缩 / 拍公改缩

【民间秘方】钻骨风 30 克，仙鹤草 20 克，杉寄生 30 克，夏枯草 20 克，拦路虎 20 克，救必应 20 克，白花蛇舌草 20 克，排钱草 20 克。

【功效】健脾补虚，补肾益髓。

【方解】钻骨风，甘、苦、辛，温；属风打相兼药；健脾补肾，理气活血，祛风通络，消肿止痛。仙鹤草，苦、涩，平；收敛止血，补虚。杉寄生，甘、苦，平；理气止痛，活血化瘀。夏枯草，辛、苦，寒；清肝明目，消肿散结。拦路虎，苦，平；解毒，清热利尿。救必应，苦，凉；属风打相兼药；清热解毒。白花蛇舌草，苦、甘，寒；清热解毒消痈，利湿通淋。排钱草，苦、淡，平；祛风利水，散瘀消肿，解毒。方中，仙鹤草、钻骨风、杉寄生为主药，以健脾补虚、补肾益髓为主；拦路虎、救必应、白花蛇舌草、排钱草、夏枯草为配药，以清热解毒为辅；主药、配药结合使全方盈亏平衡，共奏健脾补虚、补肾益髓之功效。

【用法】水煎服。

【注意事项】忌食辛辣油腻之物。

【献方者】赵衷民。

【来源】未出版的资料。

【收集者与整理者】石泽金、李幸。

【采集地】来宾市金秀瑶族自治县三江乡大磨屯。

脑震荡 / 拍公改冲

【民间秘方】鹰爪风 15 克，大黄 15 克，白芷 6 克，甘草 6 克。

【功效】通窍止痛。

【方解】鹰爪风，苦、涩，平；属风药；清热平肝，息风定惊。大黄，苦，寒；泻下攻积，清热泻火，止血，解毒，活血祛瘀，清泻湿热。白芷，辛，温；祛风散寒，通窍止痛。甘草，甘，平；益气补中，清热解毒，缓急止痛，调和诸药。方中，鹰爪风、白芷为主药，以息风、通窍为主；大黄为配药，以清热、解毒、活血化瘀为辅；甘草为引路药，调和诸药。全方共奏通窍止痛之功效。

【用法】水煎，每日或隔日 1 剂，分 3 次服，连服 3 ～ 5 剂。

【注意事项】忌食辛辣油腻之物。

【献方者】袁家勋。

【来源】未出版的资料。

【收集者与整理者】李幸、王艺锦。

【采集地】桂林市灌阳县西山乡。

癫痫 / 补荣吊

【临床验方】白鸽心适量。

【功效】补虚镇惊。

【方解】本方为瑶医经验方。白鸽心，甘，温；补虚镇惊，补肾强骨，善治癫痫。

【用法】煮食，每次 2 个，早晚各 1 次，不加油盐。

【注意事项】勿与热食物同食。

【来源】瑶医药秘方、验方数据库。

【收集者与整理者】李彤、闫国跃、覃枫。

【采集地】广西中医药大学瑶医药学院。

【临床验方】地龙 1 条，白矾 3 克。

【功效】清热息风，定惊镇痉。

【方解】本方为瑶医经验方。地龙为主药，咸，寒；清热息风，定惊镇痉，通络，清热下行，利水利尿。白矾为配药，酸、涩，寒；有微毒；收敛燥湿，祛痰，解毒。主药、配药结合使全方盈亏平衡，共奏清热息风、定惊镇痉之功效，可治疗痰涎壅盛型癫痫。

【用法】加开水一同化开，每次 1 碗，晨起空腹服，连服 10 日。

【禁忌】脾胃虚寒者慎服，不宜过量服用。

【注意事项】忌风寒，忌食生冷海鲜之物。

【来源】瑶医药秘方、验方数据库。

【收集者与整理者】李彤、闫国跃、覃枫。

【采集地】广西中医药大学瑶医药学院。

面神经炎 / 缅夹哥

① 1

【民间秘方】花斑竹 20 克，地桃花 15 克，独活 15 克，排钱草 15 克，桑寄生 20 克，五爪风 15 克。

【功效】祛风通络。

【方解】花斑竹，苦，凉；属风打相兼药；清热利湿，凉血止血，散瘀定痛。地桃花，甘、辛，凉；属风药；祛风利湿，活血消肿，清热解毒。独活，辛，温；有小毒；祛风湿，止痹痛，解表。排钱草，苦、淡，平；祛风利水，散瘀消肿，解毒。桑寄生，苦、甘，平；祛风湿，益肝肾，强筋骨。五爪风，甘，微温；属风药；健脾益气，化湿舒筋，行气止痛。方中，花斑竹、地桃花、独活为主药，以清热祛风、散瘀定痛为主；排钱草为配药，以祛风、解毒为辅；桑寄生、五爪风为引路药，以健脾补肾之力引领诸药直达病所。全方共奏祛风通络之功效。

【用法】水煎服。

【注意事项】避寒暑，避风。

【献方者】赵衷民。

【来源】未出版的资料。

【收集者与整理者】石泽金、李幸。

【采集地】来宾市金秀瑶族自治县三江乡大磨屯。

② 2

【民间秘方】松香 30 克，红蓖麻子 30 克，海参肠 10 克。

【功效】祛风活络。

【方解】本方为瑶医经验方。松香为主药，苦、甘，温；祛风燥湿，排脓拔毒，生肌止痛。红蓖麻子为配药，甘、辛，平；有毒；活血通络。海参肠为引路药，甘、咸，温；降火滋肾，补肾益精，养血润燥。全方盈亏平衡，共奏祛风活络之功效，对面神经麻痹有较好疗效。

【用法】松香、海参肠分别研末。蓖麻子研成泥，投锅中煎熬数分钟，待大量蓖麻油浮漂水面时起锅，使蓖麻子渣沉淀，再将松香末投入预热，使其软化浮于面上与蓖麻子油相混。最后将海参肠末撒在软化的松油上，用筷子拌匀，将药挑出，投入另一盆凉水中冷

228

却，稍有硬感时捞出，用手将药搓成直径 4 厘米的粗条，剪成每块长约 1 厘米的块状，用时将膏药摆在直径约 3 厘米的圆布上，再置于热具上加热软化，贴于两侧面部的颊车、地仓、太阳等穴位，每次贴 1 ～ 2 个穴位，每块贴用 3 日，脱落后加热重贴。

【注意事项】忌食辛辣油腻之物。

【献方者】袁家勋。

【来源】未出版的资料。

【收集者与整理者】文嵚。

【采集地】桂林市灌阳县西山乡。

【民间秘方】三角风 15 克，紫九牛 15 克，双钩钻 10 克，米酒 500 毫升。

【功效】活血祛风，消肿止痛。

【方解】三角风，苦，温；活血祛风，消肿止痛，强腰膝。紫九牛，苦、涩、甘，微温；属风药；补血活血，强壮筋骨，消肿止痛。双钩钻，苦，微寒；属风打相兼药；祛风，镇静，消炎。米酒，甘、苦、辛，温；滋阴补肾，祛风除湿，补血活血。方中，双钩钻、三角风为主药，以活血祛风为主；紫九牛为配药，以补血活血、消肿止痛为辅；米酒为引路药，引领诸药直达病所。全方盈亏平衡，共奏活血祛风、消肿止痛之功效。

【用法】前三味用米酒浸泡 15 日，每日服药酒 3 次，每次 15 毫升。

【禁忌】酒精过敏者禁用。

【注意事项】忌食辛辣油腻之物。

【来源】《灌阳县验方秘方案编》。

【收集者与整理者】罗远带、李幸。

【采集地】桂林市灌阳县。

4

【民间秘方】川芎 10 克，五爪风 50 克，嫩母鸡 1 只（约 1000 克）。

【功效】活血行气，祛风止痛。

【方解】川芎为主药，辛，温；活血行气，祛风止痛。五爪风为配药，甘，微温；属风药；健脾益气，化湿舒筋，行气止痛。鸡肉为引路药，甘，温；温中益气，补虚填精，健脾胃，活血脉，强筋骨。全方盈亏平衡，共奏活血行气、祛风止痛之功效。

【用法】母鸡去内脏、头足，五爪风、川芎（切碎）置于鸡腹内，放蒸锅中加姜、葱、酒、盐适量，先用武火隔水蒸沸，后改文火炖 2 ～ 3 小时至鸡烂熟，去五爪风、川芎。喝汤食鸡，每 2 ～ 3 日 1 只。

【注意事项】避风寒，畅情志。

【来源】《常用瑶药临床手册》。

【收集者与整理者】李彤、闫国跃、李幸、潘雪萍。

5

【民间秘方】黄豆 2500 克，米糠 2500 克。

【功效】消炎止痛。

【方解】本方为瑶医经验方，对多发神经炎有较好疗效。

【用法】将黄豆炒枯黄至脆，磨成细末与细米糠混匀装瓶。用时，取该粉 100 克，加水和食盐适量，揉成饼状，煮饭时置于饭盆上蒸，早中晚餐后各服 1 次，10 日为 1 个疗程。

【注意事项】忌食辛辣油腻之物。

【献方者】袁家勋。

【来源】未出版的资料。

【收集者与整理者】文钦。

【采集地】桂林市灌阳县西山乡。

精神分裂症 / 补荣吊

【民间秘方】八角枫 100 克。

【功效】祛风镇痉。

【方解】八角枫，辛、苦，温；有毒；属打药；祛风活络，镇痉，对羊吊风、癫痫、癫狂症、精神分裂症有较好疗效。

【用法】打成细粉，开水冲服，每日 3 次，每次 2 ～ 3 克，勿超量。

【禁忌】孕妇禁用。

【注意事项】忌食辛辣油腻之物。

【献方者】袁家勋。

【来源】未出版的资料。

【收集者与整理者】文钦。

【采集地】桂林市灌阳县西山乡。

神经衰弱 / 悲寐掴

【民间秘方】穿破石、七仔莲、白背木、血风、马驳草、九层风、野党参、黄花参、甘草各 15 克。

【功效】祛风除湿，健脾益肾。

【方解】穿破石，微苦，平；属风打相兼药；清热，利水，祛风除湿，消肿止痛，活血通络。七仔莲，苦，微寒；有小毒；属风打相兼药；清热解毒，散瘀止痛。白背木，微苦、涩，寒；属风打相兼药；清热解毒，利湿。血风，苦、微辛，温；属风打相兼药；祛风活络，消肿止痛血。马驳草，苦，凉；清热解毒，祛风止痛。九层风，微苦、甘、涩，平；属风药；活血补血，通络，祛风除湿。野党参，甘，平；属风药；健脾益气。黄花参，甘、微苦，平；属风药；滋补肝肾，健脾利湿。甘草，甘，平；益气补中，清热解毒，缓急止痛，调和诸药。方中，穿破石、七仔莲、白背木、血风、马驳草为主药，以清热解毒、祛风除湿为主；九层风、野党参、黄花参为配药，以健脾益气、活血补血为辅；甘草为引路药，调和诸药，使全方盈亏平衡，共奏祛风除湿、健脾益肾之功效。

【用法】上药泡酒 15 日，每日睡前服药酒 20 毫升，连服 4 日。

【禁忌】酒精过敏者禁用。

【注意事项】高血压病、肝炎者慎用。

【来源】《常用瑶药临床手册》。

【收集者与整理者】李彤、闫国跃、李幸、潘雪萍。

【民间秘方】黄花参全株 100 克。

【功效】滋补肝肾，健脾利湿。

【方解】本方为瑶医经验单方，药专力宏。黄花参，甘、微苦，平；属风药；具有滋补肝肾、健脾利湿之功效。

【用法】水煎代茶饮。

【禁忌】酒精过敏者禁用。

【注意事项】高血压病、肝炎者慎用。

【来源】《常用瑶药临床手册》。

【收集者与整理者】李彤、闫国跃、李幸、潘雪萍。

3

【民间秘方】五加皮 20 克，龙骨风 15 克，金樱根 15 克，杜仲 15 克，杉寄生 15 克，牛尾菜 15 克，九层风 15 克，吊水莲 15 克，山莲藕 15 克，黄芪 10 克，枸杞子 10 克，墨旱莲 15 克。

【功效】补养安神，行气活血。

【方解】五加皮，微苦、甘，温；祛风湿，强筋骨，利尿。龙骨风，微苦，平；活血通络，清热解毒。金樱根，酸、涩、甘，平；属风药；涩肠固精，益肾补血，壮筋。杜仲，甘，温；补肝肾，强筋骨。杉寄生，甘、苦，平；祛风湿，补肝肾，活血止痛。牛尾菜，甘、微苦，平；属风药；舒筋活络，活血止血，消炎，镇痛，利水祛湿，补肾益气。九层风，微苦、甘、涩，平；属风药；活血补血，通络，祛风除湿。吊水莲，苦，寒；清热解毒，燥湿。山莲藕，甘，平；属风药；强筋壮骨，补虚。黄芪，甘，温；补气升阳，益卫固表，利水消肿。枸杞子，甘，平；补肝肾，明目。墨旱莲，甘、酸，寒；补肝肾阴，凉血止血。方中，五加皮、龙骨风、金樱根、杜仲、杉寄生为主药，以补肾安神为主；牛尾菜、九层风、吊水莲为配药；以活血补血通络为辅；黄芪、枸杞子、墨旱莲、山莲藕为引路药，以补气活血力，引领以上各药循入脏腑直达病所。全方共奏补养安神、行气活血之功效。

【用法】水煎，每日 1 剂，分 3 次服，每次 150 毫升。

【禁忌】孕妇禁用。

【注意事项】忌食辛辣油腻之物。

【献方者】赵衷民。

【来源】未出版的资料。

【收集者与整理者】付海霞。

【采集地】来宾市金秀瑶族自治县三江乡大磨屯。

4

【民间秘方】酸枣树根 30 克（不去皮），丹参 12 克。

【功效】宁心安神。

【方解】本方为瑶医经验方。酸枣树根为主药，涩，温；安神，利尿。丹参为配药，苦，微温；活血祛瘀，安神宁心。主药、配药结合使全方盈亏平衡，共奏宁心安神之功效。

【用法】水煎，每日 1 剂，分 3 次服，每次 200 毫升。

【注意事项】忌食辛辣油腻之物。

【献方者】袁家勋。

【来源】未出版的资料。

【收集者与整理者】文嶔。

【采集地】桂林市灌阳县西山乡。

5

【民间秘方】酸枣仁粉 10 克，绿茶 15 克。

【功效】解乏安神。

【方解】本方为瑶医经验方。酸枣仁粉为主药，甘、酸，平；养心益肝，安神。绿茶为配药，苦、甘，凉；清头目，除烦渴，利尿，清热解毒。全方共奏解乏安神之功效。

【用法】绿茶于每日早晨 8 点前用开水冲泡 2 次饮用，每日饮 1 次，饮后忌再饮茶水。睡前再冲服酸枣仁粉，每日兑 1 次。

【注意事项】忌食辛辣油腻之物。

【献方者】袁家勋。

【来源】未出版的资料。

【收集者与整理者】文嶔。

【采集地】桂林市灌阳县西山乡。

躁狂抑郁症 / 补灯钉

【民间秘方】鲜樟树二层皮 50 克。

【功效】通窍活血。

【方解】本方为瑶医经验单方，药专力宏。鲜樟树二层皮，辛、微苦，温；活血通窍，祛风散寒，温中理气。

【用法】水煎，每日 1 剂，分 3 ～ 5 次服，每次 200 毫升。

【注意事项】忌食辛辣油腻之物。

【献方者】袁家勋。

【来源】未出版的资料。

【收集者与整理者】文嶔。

【采集地】桂林市灌阳县西山乡。

第七章　结缔组织疾病

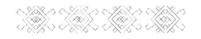

颈部淋巴结炎/晾发哈

【民间秘方】鱼腥草 30 克，夏枯草 20 克，马蹄金 15 克，金银花藤 30 克，灯心草 15 克，排钱草 30 克，鸡骨草 20 克，甘草 5 克。

【功效】清热消肿，消肿止痛。

【方解】鱼腥草，辛，微寒；清热解毒，消痈排脓，利尿通淋。夏枯草，辛、苦，寒；清肝明目，消肿散结。马蹄金，苦，寒；属打药；清热解毒，利湿通淋，散瘀消肿。金银花藤，甘，寒，清热解毒，利水祛湿。灯心草，甘、淡，微寒；清心火，利尿。排钱草，苦、淡，平，祛风利水，散瘀消肿，解毒。鸡骨草，甘、微苦，凉；清热利湿，散瘀止痛。甘草，甘，平；益气补中，清热解毒，缓急止痛，调和诸药。方中，鱼腥草、夏枯草、马蹄金为主药，以清热解毒、消肿止痛为主；金银花藤、灯心草、排钱草、鸡骨草为配药，以清热解毒祛湿为辅；甘草为引路药，平衡药力。全方共奏清热解毒、消肿止痛之功效。

【用法】水煎服。

【注意事项】忌食辛辣油腻之物。

【献方者】赵衷民。

【来源】未出版的资料。

【收集者与整理者】石泽金、李幸。

【采集地】来宾市金秀瑶族自治县三江乡大磨屯。

【民间秘方】八角莲 25 克，七仔莲 25 克，金果榄 25 克。

【功效】清热解毒，消肿止痛。

【方解】本方为瑶医经验方。八角莲为主药，甘、微苦，凉；有小毒；属打药；清热解毒，消肿止痛，散结。七仔莲为配药，苦，微寒；有小毒；属风打相兼药；清热解毒，散瘀止痛。金果榄为引路药，苦、酸，平；清热解毒，利咽，止痛，调和诸药。全方共奏清热解毒、消肿止痛之功效。

【用法】与醋共磨成糊状，外涂患处，每日 2 次。

【注意事项】忌食辛辣油腻之物。

【献方者】陈瑞拗。

【来源】广西壮族自治区少数民族验方、秘方、诊疗方法调查表。

【收集者与整理者】邵金宝、唐一洲、李幸。

【采集地】河池市都安瑶族自治县百旺乡八甫村。

【民间秘方】果非亮 15 克，土茯苓 30 克。

【功效】消肿止痛。

【方解】本方为瑶医经验方。果非亮为主药，苦、辛，寒；清热解毒，消肿散结，止痛。土茯苓为配药，苦，寒；解毒，祛湿，利咽。主药、配药结合使全方盈亏平衡，共奏消肿止痛之功效。

【用法】共研细末，敷患处，每日 1 次。

【注意事项】忌食辛辣油腻之物。

【献方者】田应国。

【来源】广西壮族自治区少数民族验方、秘方、诊疗方法调查表。

【收集者与整理者】邵金宝、唐一洲、李幸。

【采集地】河池市都安瑶族自治县下坳乡下坳村。

4

【民间秘方】金骨风 30 ～ 50 克，瘦猪肉 25 ～ 50 克。

【功效】清热解毒，消肿止痛。

【方解】本方为瑶医药膳方。金骨风为主药，微苦、涩，凉；属风打相兼药；清热解毒，消滞止痛，祛风除湿，活血散瘀。瘦猪肉为配药，甘、咸，微寒；补肾滋阴，养血润燥，益气，消肿。主药、配药结合使全方盈亏平衡，共奏清热解毒、消肿止痛之功效，对淋巴结炎有较好疗效。

【用法】水煎服，药渣再煎第 2 次，第 2 次煎液与猪肉同服。

【注意事项】忌食辛辣油腻之物。

【献方者】袁家勋。

【来源】未出版的资料。

【收集者与整理者】文钦。

5

【民间秘方】七叶一枝花 30 克，雷公藤 25 克，盘王茶 25 克。

【功效】清热解毒，散瘀止痛。

【方解】本方为瑶医经验方。七叶一枝花为主药，苦，微寒；有小毒；属风打相兼药；清热解毒，散瘀止痛。雷公藤为配药，苦，寒；有大毒；清热解毒，消肿止痛，祛风除湿。盘王茶为引路药，苦、微甘，寒；属风打相兼药；清热解毒，生津利咽，补气，抗癌。全方共奏清热解毒、散瘀止痛之功效。

【用法】打粉调敷患处，每日 5 ～ 6 次，连敷 1 ～ 2 周。

【禁忌】七叶一枝花、雷公藤有毒，孕妇、小儿禁用。

【注意事项】如有不适，立即停止使用。

【献方者】袁家勋。

【来源】未出版的资料。

【收集者与整理者】文嵚。

【采集地】桂林市灌阳县西山乡。

淋巴结肿大 / 港壶瘰众

【民间秘方】白曼陀罗花少许。

【功效】消肿止痛。

【方解】白曼陀罗花，辛，温；有毒；止痛，祛风解痉，定喘。本方单用一药，药专力宏，更显消肿止痛之功效。

【用法】捣烂敷患处，每日 1 次。

【注意事项】禁内服，忌食辛辣油腻之物。

【献方者】黄世平。

【来源】广西壮族自治区少数民族验方、秘方、诊疗方法调查表。

【收集者与整理者】邵金宝、唐一洲、李幸。

【采集地】河池市都安瑶族自治县福龙乡福龙村。

强直性脊柱炎 / 改碰杂哥

【民间秘方】五加皮 15 克，杜仲 15 克，桑寄生 25 克，牛膝 10 克，九层风 15 克，救必应 10 克，九节风 20 克，黑老虎 15 克，黑九牛 15 克，山菠萝 15 克，牛尾菜 15 克，金樱根 15 克，土黄芪 15 克。

【功效】扶正祛邪，补益肝肾，消肿止痛。

【方解】五加皮，微苦、甘，温；祛风湿，强筋骨，利尿。杜仲，甘，温；补肝肾，强筋骨。桑寄生，苦、甘，平；祛风湿，益肝肾，强筋骨。牛膝，苦、酸、甘，平；补益肝肾，活血散瘀，利水通淋。九层风，微苦、甘、涩，平；属风药；活血补血，通络，祛风除湿。救必应，苦，凉；属风打相兼药；清热解毒，消肿止痛。九节风，苦、涩、辛，凉；属打药；清热解毒，祛风除湿，消肿止痛，杀菌。黑老虎，苦、辛、涩，温；属打药；行气活血，祛风活络，散瘀止痛。黑九牛，辛、咸，温；属风打相兼药；祛风除湿，通络止痛，利尿消肿。山菠萝，甘、淡，凉；发汗解表，清热解毒，利尿。牛尾菜，甘、微苦，平；属风药；舒筋活络，补气活血。金樱根，酸、涩、甘，平；属风药；益肾补血，壮筋。土黄芪，甘，温；补气升阳，益卫固表，利水消肿。方中，五加皮、杜仲、桑寄生为主药，以补肝肾、强筋骨为主；牛膝、九层风、救必应、九节风、黑老虎、黑九牛、山菠萝为配药，以消热解毒、祛风除湿为辅；牛尾菜、金樱根、土黄芪为引路药，平衡扶正祛邪、补肾强骨之药力，引领以上各药循入脏腑直达病所。全方共奏扶正祛邪、补益肝肾、消肿止痛之功效。

【用法】水煎服。

【注意事项】忌食辛辣油腻之物。

【献方者】赵衷民。

【来源】未出版的资料。

【收集者与整理者】石泽金、李幸。

【采集地】来宾市金秀瑶族自治县三江乡大磨屯。

【民间秘方】入山虎 15 克，九节茶 20 克，钻骨风 15 克，九层风 15 克，黑九牛 12 克，拦路虎 20 克，木姜树 15 克，杉寄生 15 克，牛膝 12 克，金樱根 20 克，黄芪 15 克。

【功效】清热祛湿，活血通络，补益肝肾。

【方解】入山虎，辛、苦，温；有小毒；属打药；清热解毒，消肿止痛，活血散瘀。

九节茶，微甘、涩，平；属打药；清热解毒，祛风除湿，消肿止痛，杀菌。钻骨风，甘、苦、辛，温；属风打相兼药；健脾补肾，理气活血，祛风通络，消肿止痛。九层风，微苦、甘、涩，平；属风药；活血补血，通络，祛风除湿。黑九牛，辛、咸，温；属风打相兼药；祛风除湿，通络止痛，利尿消肿。拦路虎，苦，平；解毒，清热利尿。木姜树，辛，温；祛风散寒止痛。杉寄生，甘、苦，平；理气止痛，活血化瘀。牛膝，苦、酸、甘，平；补肝肾，强筋骨，引火（血）下行，利尿通淋。金樱根，酸、涩、甘，平；属风药；涩肠固精，益肾补血，壮筋。黄芪，甘，温；补气升阳，益卫固表，利水消肿。方中，入山虎、九节茶、钻骨风、九层风为主药，以清热祛湿、活血通络为主；黑九牛、拦路虎为配药，以清热解毒为辅；木姜树、杉寄生、牛膝、金樱根、黄芪为引路药，平衡扶正祛邪、滋补肝肾之药力，引领以上各药循入脏腑直达病所。全方共奏清热祛湿、活血通络、补益肝肾之功效。

【用法】水煎服。

【注意事项】忌食辛辣油腻之物。

【献方者】赵衷民。

【来源】未出版的资料。

【收集者与整理者】石泽金、李幸。

【采集地】来宾市金秀瑶族自治县三江乡大磨屯。

风湿性关节炎／补风逢敢闷

【民间秘方】入山虎100克，九节风100克，过山风100克，浸骨风100克，麻骨风100克，鸭仔风100克，土砂仁60克。

【功效】祛风除湿，通络止痛。

【方解】入山虎，辛、苦，温；有小毒；属打药；清热解毒，消肿止痛，活血散瘀。九节风，苦、涩、辛，凉；属打药；清热解毒，祛风除湿，消肿止痛，杀菌。过山风，涩、微苦，凉；有小毒；属打药；清热解毒，消痧止痛，祛风除湿。浸骨风，微甘，温；属风打相兼药；祛风活血，消肿镇痛，舒筋活络。麻骨风，淡、微苦，平；有小毒；属风打相兼药；祛风除湿，散毒消肿。鸭仔风，涩、微苦，平；属风药；祛风除湿，舒筋活络，活血补血，止痛。土砂仁，辣、苦，温；属打药；燥湿祛寒，健脾暖胃。方中，入山虎、九节风、过山风为主药，属打药，以清热解毒、散瘀止痛为主；浸骨风、麻骨风为配药，属风打相兼药，以祛风除湿为辅；鸭仔风、土砂仁为引路药，调和诸药，引领以上各药循入脏腑直达病所。全方共奏祛风除湿、通络止痛之功效。

【用法】水煎洗全身。

【禁忌】孕妇禁用。

【注意事项】忌食辛辣油腻之物。

【来源】《常用瑶药临床手册》。

【收集者与整理者】李彤、闫国跃、李幸、潘雪萍。

【民间秘方】宽筋藤 45 克，三叉苦 45 克，藤杜仲 45 克，皂角刺 45 克。

【功效】舒筋活络，祛风止痛。

【方解】宽筋藤，苦，凉；舒筋活络，祛风止痛。三叉苦，苦、涩，凉；属风打相兼药；清热解毒，散瘀消肿，利湿止痛。藤杜仲，甘、微苦，温；属风药；祛风活络，壮腰膝，强筋骨，消肿。皂角刺，辛，温；消肿托毒，排脓。方中，宽筋藤、三叉苦为主药，以舒筋活络止痛为主；藤杜仲为配药，以壮腰膝、强筋骨为辅；皂角刺为引路药，引领以上各药循入脏腑直达病所。全方共奏祛舒筋活络、祛风止痛之功效。

【用法】水煎洗患处。

【禁忌】禁内服。

【注意事项】忌食辛辣油腻之物。

【献方者】韦才。

【来源】广西壮族自治区少数民族医医案医话调查表。

【收集者与整理者】覃理标、潘雪萍、付海霞。

【采集地】河池市都安瑶族自治县六也乡华善村善内屯。

【民间秘方】入山虎 15 克，黑老虎 15 克，九节风 20 克，九层风 10 克，救必应 15 克，红丝线 10 克，拦路虎 20 克，黑九牛 10 克，黄芪 10 克，刺五加 15 克，牛膝 10 克。

【功效】清热利湿，补肾强骨。

【方解】入山虎，辛、苦，温；有小毒；祛风通络，活血散瘀，行气止痛。黑老虎，苦、辛、涩，温；属打药；行气活血，祛风活络，散瘀止痛。九节风，苦、涩、辛，凉；属打药；清热解毒，祛风除湿，消肿止痛，杀菌。九层风，微苦、甘、涩，平；属风药；活血补血，通络，祛风除湿。救必应，苦，凉；属风打相兼药；清热解毒，消肿止痛。红丝线，甘、淡，凉；散瘀消肿止痛。拦路虎，苦，平；清热利尿，解毒。黑九牛，辛、咸，温；属风打相兼药；祛风除湿，通络止痛，利尿消肿。黄芪，甘，温；补气升阳，益卫固表，利水消肿。刺五加，辛、微苦，温；健脾益气，补肾强腰，养心安神。牛膝，苦、酸、甘，平；补肝肾，强筋骨，引火（血）下行，利尿通淋。方中，入山虎、黑老虎为主药，以祛风通络止痛为主；九节风、九层风、救必应、红丝线、拦路虎、黑九牛为配药，以清热祛湿利尿为辅；黄芪、刺五加、牛膝为引路药，平衡补肾强骨与清热之药力，引领以上各药循入脏腑直达病所。全方共奏清热利湿、补肾强骨之功效。

【用法】水煎服。

【注意事项】忌食辛辣油腻之物。

【献方者】赵衷民。

【来源】未出版的资料。

【收集者与整理者】石泽金、李幸。

【采集地】来宾市金秀瑶族自治县三江乡大磨屯。

【民间秘方】九节风 20 克，九层风 15 克，救必应 20 克，排钱草 10 克，千金拔 15 克，牛膝 10 克，杜仲 15 克，刺五加 20 克，五爪风 15 克，龙骨风 15 克。

【功效】清热解毒，祛风除湿，通络止痛。

【方解】九节风，苦、涩、辛，凉；属打药；清热解毒，祛风除湿，消肿止痛，杀菌。九层风，微苦、甘、涩，平；属风药；活血补血，通络，祛风除湿。救必应，苦，凉；属风打相兼药；清热解毒，消肿止痛。排钱草，苦、淡，平；祛风利水，散瘀消肿，解毒。千金拔，甘、微涩，温；属风药；强筋壮骨，壮腰补肾，助阳道，健脾消食，祛风除湿。牛膝，苦、酸、甘，平；补肝肾，强筋骨，引火（血）下行，利尿通淋。杜仲，甘，温；补肝肾，强筋骨。刺五加，辛、苦，温；健脾益气，补肾强腰，养心安神。五爪风，甘、微温；健脾补肺，行气利湿。龙骨风，微苦，平；镇定，生肌敛疮。方中，九节风、九层风、救必应、排钱草为主药，以清热解毒、祛风除湿、通络止痛为主；千金拔、牛膝、杜仲、刺五加、五爪风为配药，以健脾益肺、补益肝肾为辅；龙骨风为引路药，平衡祛湿通络止痛之药力，引领以上各药循入脏腑直达病所。全方共奏清热解毒、祛风除湿、通络止痛之功效。

【用法】水煎服。

【注意事项】忌食辛辣油腻之物。

【献方者】赵衷民。

【来源】未出版的资料。

【收集者与整理者】石泽金、李幸。

【采集地】来宾市金秀瑶族自治县三江乡大磨屯。

【民间秘方】金刚根 15 克，白花柴 15 克，双钩钻 15 克，无花果 15 克。

【功效】祛风除痹，散瘀止痛。

【方解】本方为瑶医经验方。金刚根，甘、微苦、涩，平；利湿去浊，祛风除痹，解毒散瘀。白花柴，微甘，平；活血散瘀，舒筋活络。双钩钻，苦，微寒；属风打相兼药；祛风，镇静，消炎。无花果，甘，凉；清热生津，健脾开胃，解毒消肿。方中，金刚根、白花柴为主药，以祛风除痹、散瘀止痛为主；双钩钻为配药，以祛风、消炎为辅；无花果为引路药，调和诸药，使全方共奏祛风除痹、散瘀止痛之功效。

【用法】水煎洗或湿敷。

【注意事项】忌食辛辣油腻之物。

【献方者】黄熙。

【来源】广西壮族自治区少数民族验方、秘方、诊疗方法调查表。

【收集者与整理者】邵金宝、唐一洲、李幸。

【采集地】河池市都安瑶族自治县五竹乡宜江村。

【临床验方】鲜豨莶草 60 克。

【功效】祛风除湿通络。

【方解】瑶医认为，豨莶草，辛，苦，寒；祛风湿，通经络，善治风湿痹阻型关节炎。

【用法】水煎，每日 1 剂，分 2～3 次服，每次 200 毫升。

【禁忌】血压低者禁用。

【注意事项】内服不宜过量，无风湿者慎服，阴血不足者忌服。

【来源】瑶医药秘方、验方数据库。

【收集者与整理者】李彤、闫国跃、韦晓嵘。

【采集地】广西中医药大学瑶医药学院。

⑦

【临床验方】石菖蒲 200 克，白酒 1000 克。

【功效】化湿散寒，活血通络，止痛。

【方解】石菖蒲为主药，辛、苦，温；开窍宁神，化湿和胃。白酒为配药，甘、苦、辛，温；辛散温通，行气活血，轻扬上行而助药势。全方共奏化湿散寒、活血通络、止痛之功效。

【用法】将石菖蒲浸入白酒中盖紧，置于阴凉处储存 20 日后即可启封饮用，每日早晚各饮约 15 毫升。

【禁忌】酒精过敏者禁用，阴虚阳亢者慎服。

【注意事项】忌食辛辣油腻之物。

【来源】瑶医药秘方、验方数据库。

【收集者与整理者】李彤、闫国跃、韦晓嵘。

【采集地】广西中医药大学瑶医药学院。

8

【临床验方】忍冬藤 30 克。

【功效】清热通络，除痹。

【方解】本方为瑶医经验单方。忍冬藤，甘，寒；清热解毒，疏风通络，善治痹症。

【用法】先用冷水浸泡 30 分钟，再用武火煎煮 10 ～ 20 分钟。每日 1 剂，分 2 次服，每次 200 毫升，10 日为 1 个疗程。

【禁忌】脾胃虚寒、泄泻不止者禁用。

【注意事项】忌食辛辣油腻之物。

【来源】瑶医药秘方、验方数据库。

【收集者与整理者】李彤、闫国跃、韦晓嵘。

【采集地】广西中医药大学瑶医药学院。

9

【临床验方】扁豆根 15 ～ 20 克。

【功效】除湿止痹。

【方解】本方为瑶医经验单方。扁豆根，微苦，平；消暑，化湿，止痹。

【用法】水煎，每日 1 剂，分 2 次服，每次 200 毫升。

【禁忌】经期妇女禁用。

【注意事项】忌食辛辣油腻之物。

【来源】瑶医药秘方、验方数据库。

【收集者与整理者】李彤、闫国跃、韦晓嵘。

【采集地】广西中医药大学瑶医药学院。

10

【临床验方】枸骨根 250 克，白酒 1000 克。

【功效】祛风利湿，舒筋止痛。

【方解】枸骨根，苦，微寒；补肝肾，清风热。白酒，甘、苦、辛，温；辛散温通，行气活血。方中，枸骨根为主药，专补肝肾，肝肾得补，腰膝自强；白酒为引路药，既通经络，又助药效。全方共奏祛风利湿、舒筋止痛之功效。

【用法】水煎，每日 1 剂，分 2 次服，每次 200 毫升。

【禁忌】酒精过敏者禁用。

【注意事项】忌食辛辣油腻之物。

【来源】瑶医药秘方、验方数据库。

【收集者与整理者】李彤、闫国跃、韦晓嵘。

【采集地】广西中医药大学瑶医药学院。

类风湿性关节炎 / 补风逢敢闷

【民间秘方】雷公藤 10 克，穿山龙 10 克，过江龙 10 克，钻骨风 10 克，山楂 10 克。

【功效】祛风除湿，通痹。

【方解】雷公藤，苦、辛，寒；祛风除湿，通络止痛，活血止痛解毒。穿山龙，苦、辛，温；祛风除湿，活血通络。过江龙，辛、苦，温；祛风胜湿，舒筋活络。钻骨风，甘、苦、辛，温；属风打相兼药；健脾补肾，理气活血，祛风通络，消肿止痛。山楂，酸、甘，微温；消食化积，行气散瘀。方中，雷公藤、穿山龙、过江龙为主药，以祛风除湿、通络止痛为主；钻骨风为配药，风打兼施，以理气活血为辅；山楂为引路药，行气散瘀。全方盈亏平衡，共奏祛风除湿、通痹之功效。

【用法】与 100 克猪蹄共水煎，每日 1 剂，分 3 次服，每次 150 毫升。

【禁忌】孕妇禁用。

【注意事项】忌食辛辣油腻之物。

【献方者】黄韬。

【来源】未出版的资料。

【收集者与整理者】李幸、李颖。

【采集地】桂林市灌阳县大市场。

【民间秘方】青风藤 25 ～ 50 克，秦艽 15 克，寻骨风 15 克，何首乌 30 克。

【功效】祛风除湿，通络，补益肝肾。

【方解】青风藤，苦、辛，平；祛风湿，通经络。秦艽，苦、辛，平；祛风湿，舒筋络。寻骨风，苦、辛，平；祛风除湿，通络止痛。何首乌，苦、甘、涩，微温；补益精血，固肾乌须。方中，青风藤、秦艽、寻骨风为主药，以祛风除湿为主；何首乌为配药，以补益肝肾为辅。全方共奏祛风除湿、通络、补益肝肾之功效。

【用法】水煎，每日1剂，分3次服，每次200毫升。

【注意事项】忌食辛辣油腻之物。

【献方者】袁家勋。

【来源】未出版的资料。

【收集者与整理者】文嶔。

【采集地】桂林市灌阳县西山乡。

3

【民间秘方】刺五加30克，九层风30克，九节风30克，桑寄生30克，杉寄生30克，牛膝20克，山莲藕20克，黑九牛20克，五爪风20克。

【功效】舒筋，消肿止痛。

【方解】刺五加，辛、苦，温；健脾益气，补肾强腰，养心安神。九层风，微苦、甘、涩，平；属风药；活血补血，通络，祛风除湿。九节风，苦、涩、辛，凉；属打药；清热解毒，祛风除湿，消肿止痛，杀菌。桑寄生，苦、甘，平；祛风湿，益肝肾，强筋骨。杉寄生，甘、苦，平；理气止痛，活血化瘀。牛膝，苦、酸、甘，平；补肝肾，强筋骨，引火（血）下行，利尿通淋。山莲藕，甘，平；属风药；强筋壮骨，补虚。黑九牛，辛、咸，温；属风打相兼药；祛风除湿，通络止痛，利尿消肿。五爪风，甘，微温；健脾补肺，行气利湿。方中，刺五加、九节风、桑寄生、杉寄生、牛膝为主药，以祛风除湿、补益肝肾、强腰膝为主；山莲藕、黑九牛为配药，以舒筋活络为辅；九层风为引路药，平衡舒筋消肿止痛之药力，引领以上各药循入脏腑直达病所。全方共奏舒筋、消肿止痛之功效。

【用法】水煎服。

【注意事项】忌食辛辣油腻之物。

【献方者】赵衷民。

【来源】未出版的资料。

【收集者与整理者】石泽金、李幸。

【采集地】来宾市金秀瑶族自治县三江乡大磨屯。

【临床验方】白九牛 30 克，铜钻 30 克，半枫荷 30 克，九龙藤 30 克，雷公藤 5 ～ 10 克，紫九牛 30 克，炒薏苡仁 30 克，白术 30 克。

【功效】祛风除湿，通痹。

【方解】本方为瑶医经验方。白九牛，微苦、涩，平；属风打相兼药；祛风止痛，舒筋活络，消肿散毒，清热利尿。铜钻，甘、淡，平；属风打相兼药；清热解毒，祛风除湿，通经活血。半枫荷，淡、涩，微温；属风打相兼药；祛风除湿，活血散瘀。九龙藤，苦、涩，平；属风打相兼药；舒筋活络，活血散瘀，祛风止痛，健脾胃。雷公藤，苦、辛，寒；祛风除湿，通络止痛，活血止痛解毒。紫九牛，苦、涩、甘，微温；属风药；补血活血，强壮筋骨，消肿止痛。炒薏苡仁，甘、淡，凉；利水渗湿，健脾止泻，清热排脓，除痹。白术，辛、甘，温；补气健脾，燥湿利水。方中，白九牛、铜钻、半枫荷、九龙藤为主药，以祛风除湿、通络止痛为主；雷公藤、紫九牛为配药，以补血活血为辅；炒薏苡仁、白术为引路药，健脾祛湿。全方盈亏平衡，共奏祛风除湿通痹之功效。

【用法】水煎，每日 1 剂，分 3 ～ 4 次服。

【禁忌】孕妇禁用。

【注意事项】忌食辛辣油腻之物。

【献方者】李海强。

【来源】未出版的资料。

【收集者与整理者】李幸、李颖。

【采集地】贺州市中医医院。

【临床验方】山苍子根、漆树寄生、藤杜仲、牛脊髓各适量。

【功效】除湿通痹，补肾强膝。

【方解】本方为瑶医经验方。山苍子根，辛，温；属打药；消肿止痛，祛风除湿。漆树寄生，辛、苦，温；解毒消肿，祛风除湿。藤杜仲，甘、微苦，温；补肝肾，强筋骨。牛脊髓，填精益髓。方中，山苍子根、漆树寄生为主药，以祛风除湿、通络止痛为主；藤杜仲为配药，以补肝肾、强筋骨为辅；牛脊髓为引路药，补虚、调和诸药。全方盈亏平衡，共奏除湿通痹、补肾强膝之功效。

【用法】煲汤喝。

【禁忌】孕妇禁用。

【注意事项】忌食辛辣油腻之物。

【献方者】李海强。

【来源】未出版的资料。

【收集者与整理者】李幸、李颖。

【采集地】贺州市中医医院。

⑥

【临床验方】三七 20 克，血风藤 30 克，扶芳藤 30 克，鸡爪适量。

【功效】除湿通痹，补肾强膝。

【方解】本方为瑶医药膳方。三七，辛、微苦，温；化瘀止血，消肿定痛。血风藤，苦、涩、甘，微温；属风药；补血活血，强壮筋骨，消肿止痛。扶芳藤，涩、微苦，微温；属风药；补气养血，舒筋活络，祛风除湿，散瘀止血。鸡爪为血肉有情之品，具有调气血、补虚之功效。方中，三七为主药，以活血化瘀、消肿定痛为主；血风藤、扶芳藤为配药，属风药，以补血活血为辅；鸡爪为引路药，使全方盈亏平衡，共奏除湿通痹、补肾强膝之功效。

【用法】煲汤喝。

【禁忌】孕妇禁用。

【注意事项】忌食辛辣油腻之物。

【献方者】李海强。

【来源】未出版的资料。

【收集者与整理者】李幸、李颖。

【采集地】贺州市中医医院。

第八章 皮肤科疾病

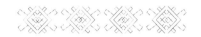

白癜风 / 斑白

1

【临床验方】补骨脂60克，猴姜60克，白酒500克。

【功效】通络，消斑。

【方解】本方为瑶医经验方。补骨脂为主药，苦、甘、辛，微温；补肾壮阳，外用可消风祛斑。猴姜为配药，苦，温；消风祛斑，疗伤止痛，补肾强骨；白酒为引路药，既通经络，又助药效。全方共奏通络、消斑之功效。

【用法】用白酒浸泡补骨脂和猴姜，密封放置阴凉通风处30日。取药酒点涂患处，每日2次。

【注意事项】忌食辛辣油腻之物。

【来源】瑶医药秘方、验方数据库。

【收集者与整理者】李彤、闫国跃、文钦。

【采集地】广西中医药大学瑶医药学院。

2

【临床验方】白蒺藜100克。

【功效】活血祛风。

【方解】本方为瑶医经验方。白蒺藜，微辛、苦，温；平肝解郁，活血祛风，明目，对白癜风有较好疗效。

【用法】打粉，水冲服，每日服3次，每次1～2克。

【注意事项】忌食辛辣油腻之物。

【来源】瑶医药秘方、验方数据库。

【收集者与整理者】李彤、闫国跃、文钦。

【采集地】广西中医药大学瑶医药学院。

稻田性皮炎 / 比杆结虎

【民间秘方】马尾松、大叶山苍子叶各 200 克。

【功效】祛风除湿。

【方解】本方为瑶医经验方。马尾松为主药，甘、苦，温；祛风行气，活血止痛。大叶山苍子叶为配药，苦、甘、辛，温；发散风寒，祛风湿，止痛。主药、配药结合使全方盈亏平衡，共奏祛风除湿之功效。

【用法】水煎 500 ～ 700 毫升，趁温热洗或湿敷患处，每日 2 次，连洗 2 ～ 3 日。

【注意事项】忌食辛辣油腻之物。

【献方者】袁奎山。

【来源】未出版的资料。

【收集者与整理者】文钦、李幸。

【采集地】桂林市灌阳县西山乡。

【民间秘方】谷樟亮 500 克，柳树嫩芽 250 克，薄荷 100 克。

【功效】祛风解毒，消肿止痛。

【方解】谷樟亮为主药，辛、苦，温；祛风散寒，行气止痛，活血祛瘀，止痒。柳树嫩芽为配药，消炎，解毒，利尿。薄荷为引路药，辛、凉；疏风发表，消肿止痛，止痒。全方盈亏平衡，共奏祛风解毒、消肿止痛之功效。

【用法】加水 1500 毫升，煎至 1200 毫升，趁温热洗搽或湿敷患处，每日 2 ～ 3 次，每次 15 ～ 20 分钟，连洗 2 ～ 3 次。

【注意事项】忌食辛辣油腻之物。

【献方者】袁基楚。

【来源】未出版的资料。

【收集者与整理者】文钦、李幸。

【采集地】桂林市灌阳县西山乡。

③

【民间秘方】鲜墨旱莲 500 克，白矾 25 克。

【功效】清热凉血，燥湿止痒。

【方解】本方为瑶医经验方。鲜墨旱莲为主药，甘、酸，寒；补肝肾阴，凉血止血。白矾为配药，酸、涩，寒；收敛燥湿，杀虫，解毒。主药、配药结合使全方盈亏平衡，共奏清热凉血、燥湿止痒之功效。

【用法】墨旱莲洗净捣烂榨汁，加入白矾粉调匀涂搽患处，每日 3 ～ 6 次。

【注意事项】忌食辛辣油腻之物。

【献方者】袁基富。

【来源】未出版的资料。

【收集者与整理者】文嵚。

【采集地】桂林市灌阳县西山乡。

【民间秘方】苦藁子 50 克，金银花 25 克，野菊花 25 克，九里明 25 克，野荆芥 15 克。

【功效】祛风除湿，清热止痒。

【方解】苦藁子，辛，温；祛风散寒，除湿止痛。金银花，甘，寒；清热解毒，疏散风热。野菊花，甘、苦，微寒；清热解毒。九里明，苦，寒；清热解毒，止痒。野荆芥，辛，微温；解表散风，透疹，消疮。方中，苦藁子为主药，以祛风除湿为主；金银花、野菊花、九里明、野荆芥为配药，以清热止痒为辅。全方共奏祛风除湿、清热止痒之功效。

【用法】加水 1000 毫升，煎至 600 毫升，每日 3 次，每次服 50 毫升。其余药液趁热先熏蒸后洗搽患处，每日洗 3 ～ 6 次，每次 10 ～ 20 分钟。

【注意事项】忌食辛辣油腻之物。

【献方者】梁安然。

【来源】未出版的资料。

【收集者与整理者】文嵚。

【采集地】桂林市灌阳县西山乡。

接触性皮炎 / 碰斗省

【民间秘方】①木芙蓉 50 克，鲜墨旱莲 50 克，黄柏粉 50 克，冰片 10 克。

②金银花 10 克，菊花 10 克，蒲公英 15 克，天葵 10 克，半边莲 15 克，白芷 6 克，黄芩 10 克，苦地胆 10 克，甘草 5 克。

【功效】清热解毒，凉血止痛。

【方解】①木芙蓉，辛，平；清热解毒，消肿止痛，凉血止血。鲜墨旱莲，甘、酸，寒；补肝肾阴，凉血止血。黄柏粉，苦，寒；清热燥湿，泻火解毒。冰片，辛、苦，微寒；开窍醒神，清热止痛。方中，木芙蓉、鲜墨旱莲、黄柏粉为主药，以清热解毒、凉血止血为主；冰片为配药，以清热止痛为辅。主药、配药结合使全方盈亏平衡，共奏清热解毒、凉血止痛之功效。

②金银花，甘，寒；清热解毒，疏散风热。菊花，甘、苦，微寒；散风清热，平肝明目，清热解毒。蒲公英，苦、甘，寒；清热解毒，消肿散结，利尿通淋。天葵，甘、苦，寒；清热解毒，消肿散结。半边莲，辛，平；清热解毒，利尿消肿。白芷，辛，温；解表散寒，祛风止痛，宣通鼻窍，燥湿止带，消肿排脓。黄芩，苦，寒；清热燥湿，泻火解毒，止血，安胎。苦地胆，苦、辛，寒；清热，凉血，解毒，利湿。甘草，甘，平；补脾益气，清热解毒，祛痰止咳，缓急止痛，调和诸药。方中，金银花、蒲公英、菊花、天葵、半边莲、白芷为主药，以清热解毒散结为主；黄芩、苦地胆为配药，以清热凉血为辅；甘草为配药，调和诸药，缓急止痛。全方盈亏平衡，共奏清热解毒、凉血止痛之功效。

【用法】方①打粉调敷患处，每日换药 1 次。重症患者配合内服方②。方②水煎，每日 1 剂，分 3 次服。

【注意事项】忌食辛辣油腻之物。

【献方者】袁奎山。

【来源】未出版的资料。

【收集者与整理者】文嵚。

【采集地】桂林市灌阳县西山乡。

【民间秘方】鲜水香叶 25 克。

【功效】祛风除湿。

【方解】本方为瑶医经验方。鲜水香叶，辛，温；祛风除湿，行气止痛，对接触皮炎有较好疗效。

【用法】将药洗净晾干，置文火火尾上烤热，用双手掌心搓烂，取液汁涂搽患处，每日 3 ～ 4 次。

【注意事项】忌食辛辣油腻之物。

【献方者】袁家勋。

【来源】未出版的资料。

【收集者与整理者】文嵚。

【采集地】桂林市灌阳县西山乡。

（3）

【民间秘方】黄芩 25 克，白矾 25 克，甘草 10 克。

【功效】清热燥湿，凉血解毒。

【方解】黄芩，苦，寒；清热燥湿，泻火解毒，止血。白矾，酸、涩，寒；收敛燥湿，杀虫，解毒。甘草，甘，平；益气补中，清热解毒，缓急止痛，调和诸药。方中，黄芩、白矾为主药，以清热燥湿为主；甘草为配药，以清热解毒为辅。主药、配药结合使全方盈亏平衡，共奏清热燥湿、凉血解毒之功效。

【用法】将药加水适量煎沸，待药液温度适宜时浸纱布湿敷患处 15 ～ 20 分钟，每日 2 ～ 3 次。

【注意事项】忌食辛辣油腻之物。

【献方者】聂庭桂。

【来源】未出版的资料。

【收集者与整理者】文镆。

【采集地】桂林市灌阳县西山乡。

神经性皮炎 / 申京斗省

（1）

【民间秘方】夏枯草 15 克，鸡骨草 15 克，田基黄 15 克，马蹄金 15 克，六月霜 15 克，山枝根 15 克，金银花 5 克，毛冬青 15 克，甘草 5 克。

【功效】清热止痒，凉血解毒。

【方解】夏枯草，辛、苦，寒；清肝泻火，明目，散结消肿。鸡骨草，甘、微苦，凉；清热利湿，散瘀止痛。田基黄，甘、微苦，凉；属风打相兼药；清热解毒，通淋利湿。马蹄金，苦，寒；属打药；清热解毒，利湿通淋，散瘀消肿。六月霜，微苦、涩，平；清热解毒，凉血止血。山枝根，甘、苦，平、凉；补肺肾，祛风湿，活血通络。金银花，甘，寒；清热解毒，疏散风热。毛冬青，苦、甘，凉；清热解毒，生津止渴。甘草，甘，平；益气补中，清热解毒，缓急止痛，调和诸药。方中，夏枯草、鸡骨草、田基黄、马蹄金为主药，以清热、祛湿、解毒、止痒为主；六月霜，山枝根、金银花、毛冬青为配药，以凉血解毒为辅；甘草为引路药，引领以上各药循入脏腑直达病所。全方共奏清热止痒、凉血解毒之功效。

【用法】水煎服。

【注意事项】忌食辛辣油腻之物。

【献方者】赵衷民。

【来源】未出版的资料。

【收集者与整理者】石泽金、李幸。

【采集地】来宾市金秀瑶族自治县三江乡大磨屯。

②

【临床验方】徐长卿、黑九牛、九龙藤、大黄各适量。

【功效】祛风通络，活血止痒。

【方解】本方为瑶医经验方。徐长卿，苦、辛，微寒；祛风止痛，活血通络，止痒。黑九牛，辛、咸，温；属风打相兼药；祛风除湿，通络止痛，利尿消肿。九龙藤，苦、涩，平；属风打相兼药；舒筋活络，活血散瘀，祛风止痛，健脾胃。大黄，苦，寒；泻下攻积，清热泻火，解毒，活血祛瘀，清泻湿热。方中，徐长卿为主药，以祛风止痒、活血通络为主；黑九牛、九龙藤为配药，属风打相兼药，以祛风除湿为辅；大黄为引路药，以清热解毒之力使全方盈亏平衡，共奏祛风通络、活血止痒之功效。

【用法】水煎洗，每日 2～3 次。

【禁忌】孕妇禁用。

【注意事项】忌食辛辣油腻之物。

【献方者】李海强。

【来源】未出版的资料。

【收集者与整理者】李幸、李颖。

【采集地】贺州市中医医院。

③

【民间秘方】苦参 10 克，扛板归 10 克，牡丹皮粉 2 克，川椒 10 克，艾叶 10 克，薄荷脑 1 克，白酒 50 毫升。

【功效】清热，解毒，祛湿，散寒，止痒。

【方解】苦参，苦，寒；清热燥湿，利尿。扛板归，酸，凉；清热解毒，利水消肿。牡丹皮粉，苦、辛，寒；清热凉血，活血散瘀。川椒，辛、苦，温；温中止痛，杀虫止痒。艾叶，辛、苦，温；有小毒；温经止血，散寒止痛，祛湿止痒。薄荷脑，辛，凉；疏风，清热，解毒止痒。白酒，甘、苦、辛，温；辛散温通，行气活血。方中，苦参、扛板归、牡丹皮粉、薄荷脑、白酒为主药，以清热、解毒、祛湿、止痒为主；川椒、艾叶为配药，以温中散寒、止痒为辅。全方盈亏平衡、寒热协调，共奏清热、解毒、祛湿、散寒、止痒之功效。

【用法】苦参、扛板归、川椒、艾叶加水 100 毫升，煎取药液 50 毫升，待冷后加入牡丹皮粉、薄荷脑和白酒制成 100 毫升药液装瓶，外擦患处，每日 5～6 次。

【注意事项】忌食辛辣油腻之物。

【献方者】蒋汝汉。

【来源】未出版的资料。

【收集者与整理者】文钦。

【采集地】桂林市灌阳县西山乡。

④

【民间秘方】鲜丝瓜叶 15 克。

【功效】祛风，通络，解毒。

【方解】本方为瑶医经验方。鲜丝瓜叶，苦、辛，平；祛风通络，化痰解毒，对神经性皮炎有较好疗效。

【用法】将药洗净晾干，将叶搓烂，置于患处反复摩擦，直至局部皮肤发红为止。每日 1 次，连用 3～4 次。

【注意事项】忌食辛辣油腻之物。

【献方者】袁基富。

【来源】未出版的资料。

【收集者与整理者】文钦。

【采集地】桂林市灌阳县西山乡。

⑤

【民间秘方】紫草 25～50 克。

【功效】凉血活血，解表透疹。

【方解】本方为瑶医经验方。紫草，甘、咸，寒；凉血活血，解表透疹，对神经性皮炎有较好疗效。

【用法】水煎，每日或隔日 1 剂，分 3 次服，7 日为 1 个疗程。

【注意事项】儿童及体弱者应减量。

【献方者】梁发财。

【来源】未出版的资料。

【收集者与整理者】文钦。

【采集地】桂林市灌阳县西山乡。

毛虫皮炎 / 培结斗省

【民间秘方】六月冻叶 10～15 克。

【功效】清热消肿。

【方解】本方为瑶医经验方。六月冻叶，苦，寒；清热，消肿，对毛虫皮炎有较好疗效。

【用法】将药捣烂，取汁搽患处，每次 1 分钟以上。

【注意事项】忌食辛辣油腻之物。

【献方者】邓敬日。

【来源】未出版的资料。

【收集者与整理者】文嵚。

【采集地】桂林市灌阳县西山乡。

【民间秘方】灯笼苞根皮、鲜夏枯草叶适量。

【功效】清热利湿，消肿散结。

【方解】本方为瑶医经验方。灯笼苞根皮为主药，苦，凉；清热利湿。鲜夏枯草叶为配药，辛、苦，寒；清肝明目，消肿散结。主药、配药结合使全方盈亏平衡，共奏清热利湿、消肿散结之功效。

【用法】将药捣烂，取汁搽患处。

【注意事项】忌食辛辣油腻之物。

【献方者】袁碧山。

【来源】未出版的资料。

【收集者与整理者】文嵚。

【采集地】桂林市灌阳县西山乡。

【民间秘方】白毛夏枯草 50 克。

【功效】清热解毒。

【方解】本方为瑶医经验方。白毛夏枯草，苦，寒；属打药；祛湿，清热解毒，凉血，对毛虫皮炎有较好疗效。

【用法】将药捣烂，取汁搽患处，每日多次。

【注意事项】忌食辛辣油腻之物。

【献方者】袁家勋。

【来源】未出版的资料。

【收集者与整理者】文嶔。

【采集地】桂林市灌阳县西山乡。

毛囊炎 / 培卜省

【民间秘方】鱼腥草 50 克，猪蹄 100 克。

【功效】清热解毒，消肿排脓。

【方解】本方为瑶医药膳方。方中鱼腥草为主药，辛，微寒；清热解毒，消痈排脓，利尿通淋。猪蹄为配药，甘、咸，平；补气血，托疮毒，润肌肤。主药、配药结合使全方盈亏平衡，共奏清热解毒、消肿排脓之功效，对毛囊炎有较好疗效。

【用法】将猪蹄改成小块炖熟，加鱼腥草同煎，加盐适量，每日 1 次，连服 3 ～ 4 日。

【注意事项】忌食辛辣油腻之物。

【献方者】袁家勋。

【来源】未出版的资料。

【收集者与整理者】文嶔。

【采集地】桂林市灌阳县西山乡。

疔疮 / 布方

【民间秘方】野菊花 30 克，地丁草 30 克，蒲公英 30 克，莲子心 15 克，豨莶草 9 克，苍耳子 9 克，半边莲 9 克，麻黄 9 克。

【功效】清热解毒，除湿止痛。

【方解】野菊花，甘、苦，微寒；清热解毒。地丁草，苦、辛，寒；清热解毒，凉血消肿。蒲公英，苦、甘，寒；清热解毒，利湿。莲子心，苦，寒；清心安神。豨莶草，苦，寒；祛除风湿，强健筋骨，清热解毒。苍耳子，辛、苦，温；有小毒；祛风解表，除湿止痛。半边莲，辛，平；清热解毒，利尿消肿。麻黄，辛、微苦，温；发汗解表，利水消肿。方中，野菊花、地丁草、蒲公英为主药，以清热解毒为主；莲子心、豨莶草、苍耳子、半边莲为配药，以除湿止痛为辅；麻黄为引路药，轻扬上达，善于宣肺气、开腠理、透毛窍。全方盈亏平衡，共奏清热解毒、除湿止痛之功效。

【用法】水煎，每日 1 剂，分 3 次服，每次 200 毫升。

【注意事项】忌食辛辣油腻之物。

【献方者】袁家勋。

【来源】未出版的资料。

【收集者与整理者】文钦。

【采集地】桂林市灌阳县西山乡。

２

【民间秘方】野蜂房 15～20 克，元林咪 9 克，黄芩 9 克，黄柏 9 克。

【功效】攻毒止痛，清热泻火。

【方解】野蜂房，甘，平；攻毒杀虫，祛风止痒，祛风止痛。元林咪，苦，寒；清热燥湿，泻火解毒。黄芩，苦，寒；清热燥湿，泻火解毒，止血。黄柏，苦，寒；清热燥湿，泻火解毒。方中，野蜂房为主药，以攻毒止痛为主；元林咪、黄芩、黄柏为配药，以清热泻火为辅。全方共奏攻毒止痛、清热泻火之功效。

【用法】野蜂房煅烧至外衣呈黑褐色、里面为黄褐色时研末，后三味研末与蜂房末混匀，调茶油敷患处，如干脱则换药。

【注意事项】忌食辛辣油腻之物。

【献方者】袁家勋。

【来源】未出版的资料。

【收集者与整理者】文钦、李幸。

【采集地】桂林市灌阳县西山乡。

冻疮 / 来冻

１

【临床验方】桑枝 100 克，甘草 50 克，米酒适量。

【功效】活血散寒，通络止痛。

【方解】桑枝为主药，微苦，平；祛风湿，利关节。甘草为配药，甘，平；益气补中，缓急止痛。米酒为引路药，甘、苦、辛，温；引领各药循入病所。全方共奏活血散寒、通络止痛之功效。

【用法】水煎洗患处。

【禁忌】患处破溃严重者慎用。

【注意事项】禁内服。

【来源】瑶医药秘方、验方数据库。

【收集者与整理者】李彤、闫国跃、韦晓嵘。

【采集地】广西中医药大学瑶医药学院。

【临床验方】仙人掌 320 克。

【功效】清热解毒，消肿止痛。

【方解】本方为瑶医经验方。仙人掌，苦，寒；清热解毒，消肿止痛，行气活血，对冻疮效果佳。

【用法】仙人掌去刺，捣成糊状，敷于患处，外用纱布包扎，连敷 5 日后除去敷料。此法适用于Ⅰ～Ⅱ度冻疮，冻疮已溃破者不宜用此法。

【注意事项】禁内服。

【来源】瑶医药秘方、验方数据库。

【收集者与整理者】李彤、闫国跃、韦晓嵘。

【采集地】广西中医药大学瑶医药学院。

【临床验方】狗骨灰、麻油各适量。

【功效】解毒生肌。

【方解】本方为瑶医经验方。狗骨灰为主药，甘，平；活血，生肌，止血。麻油为配药，甘，凉；解毒，生肌，润肤。主药、配药结合使全方盈亏平衡，共奏解毒生肌之功效，对冻疮效果极佳。

【用法】狗骨烧灰，麻油调敷患处。

【注意事项】禁内服，患处破溃严重者慎用。

【来源】瑶医药秘方、验方数据库。

【收集者与整理者】李彤、闫国跃、李幸。

【采集地】广西中医药大学瑶医药学院。

【临床验方】陈旧棉花 200 克。

【功效】解毒杀虫，理气散瘀。

【方解】本方为瑶医经验方。棉花，甘，温；烧成灰，具有解毒、灭菌杀虫、理气散瘀之功效，善治冻疮破溃。

【用法】烧灰，用麻油调涂患处，每日 3 次。

【注意事项】注意清洁棉花，禁内服。

【来源】瑶医药秘方、验方数据库。

【收集者与整理者】李彤、闫国跃、韦晓嵘。

【采集地】广西中医药大学瑶医药学院。

疥疮 / 布库

1

【民间秘方】竹叶风根皮适量。

【功效】消肿止痛。

【方解】本方为瑶医经验单方，药专力宏。竹叶风根皮，苦、辛，平；属风打相兼药；活血散瘀，消肿止痛，舒筋活络。

【用法】研细末，用茶油调涂患处。

【注意事项】忌食辛辣油腻之物。

【献方者】田应国。

【来源】广西壮族自治区少数民族验方、秘方、诊疗方法调查表。

【收集者与整理者】邵金宝、李幸。

【采集地】河池市都安瑶族自治县下坳乡下坳村。

2

【民间秘方】苦楝树皮 250 克。

【功效】杀虫疗癣。

【方解】本方为瑶医经验单方，药专力宏。苦楝树皮，苦、辛，平；有小毒；杀虫，疗癣，对疥疮有较好疗效。

【用法】加水 1500 毫升，煎至 1200 毫升，趁温热洗浴，每日 1 次，每次 15 ～ 20 分钟。

【注意事项】忌食辛辣油腻之物。

【献方者】袁奎山。

【来源】未出版的资料。

【收集者与整理者】文钦。

【采集地】桂林市灌阳县西山乡。

【民间秘方】谷樟亮 50 克，万里明 50 克，荆芥 50 克，苍术 50 克，花椒 25 克。

【功效】祛风止痒，温中止痛。

【方解】谷樟亮，辛、苦，温；祛风散寒，行气止痛，活血祛瘀，杀虫止痒。万里明，苦，寒；清热解毒，止痒。荆芥，辛，微温；解表散风，透疹，消疮。苍术，辛、苦，温；燥湿健脾。花椒，辛、苦，温；温中止痛，杀虫止痒。方中，谷樟亮、万里明、荆芥为主药，以祛风止痒为主；苍术为配药，以燥湿为辅；花椒为引路药，以温中止痛之力使全方共奏祛风止痒、温中止痛之功效。

【用法】加水 1800 毫升，煎至 1500 毫升，趁温洗浴全身，每日 1 次，每次 15 ～ 20分钟，连用数日。

【注意事项】忌食辛辣油腻之物。

【献方者】谢序恒。

【来源】未出版的资料。

【收集者与整理者】文钦。

【采集地】桂林市灌阳县西山乡。

4

【民间秘方】谷樟亮 25 克，百部 25 克，蛇床子 25 克，苦参 25 克，黄柏 25 克，花椒25 克。

【功效】清热燥湿，杀虫止痒。

【方解】谷樟亮，辛、苦，温；祛风散寒，行气止痛，活血祛瘀，杀虫止痒。百部，甘、苦，微温；杀虫灭虱。蛇床子，辛、苦，温；有小毒；杀虫止痒，祛风燥湿。苦参，苦，寒；清热燥湿，杀虫。黄柏，苦，寒；清热燥湿，泻火解毒。花椒，辛、苦，温；温中止痛，杀虫止痒。方中，谷樟亮、百部、蛇床子为主药，以杀虫止痒为主；苦参、黄柏为配药，以清热燥湿为辅；花椒为引路药，以温中之力调和诸药，使全方盈亏平衡，共奏清热燥湿、杀虫止痒之功效。

【用法】加水 2000 毫升，煎沸 5 分钟，趁温热洗全身，每日 1 次，每次 15 ～ 20 分钟，连用 2 ～ 3 日，同时配合硫磺软膏涂患处。

【注意事项】忌食辛辣油腻之物。

【献方者】梁斌。

【来源】未出版的资料。

【收集者与整理者】文钦。

【采集地】桂林市灌阳县西山乡。

⑤

【民间秘方】硫黄 500 克，苦楝树皮 15 克，谷樟亮 15 克，斑蝥 3 克，达撒亮 3 克。

【功效】杀虫止痒，蚀疮散结。

【方解】硫黄，酸，温；有毒；杀虫止痒。苦楝树皮，苦、辛，平；有小毒；杀虫，疗癣。谷樟亮，辛、苦，温；祛风散寒，行气止痛，活血祛瘀，杀虫止痒。斑蝥，辛，热；有大毒；破血逐瘀消癥，攻毒蚀疮散结。达撒亮，辛，热；散寒止痛，疏肝降逆。方中，硫黄、苦楝树皮、谷樟亮为主药，以杀虫止痒为主；斑蝥为配药，以攻毒蚀疮散结为辅；达撒亮为引路药，调和诸药，使全方盈亏平衡，共奏杀虫止痒、蚀疮散结之功效。

【用法】共研细末，放入锅内加热，加水适量拌匀，灌入竹筒内冲紧，使汽凝后成为药锭。患者先洗浴，再取药锭盛乳钵里，加适量黄油调磨成糊状涂擦患处，每日 1 次。

【禁忌】孕妇禁用。

【注意事项】禁内服，忌食辛辣油腻之物。

【献方者】谢序恒。

【来源】未出版的资料。

【收集者与整理者】文钦。

【采集地】桂林市灌阳县西山乡。

⑥

【临床验方】鲜鸡爪风根皮、米醋各适量。

【功效】解毒，止痛。

【方解】鸡爪风为主药，辛，温；属风打相兼药；行气消滞，祛风止痛。米醋为配药，酸、甘，温；止血散瘀，消肿解毒，解毒，杀虫。主药、配药结合使全方盈亏平衡，共奏解毒、止痛之功效。

【用法】鸡爪风根皮捣烂，泡米醋涂患处。

【注意事项】忌食辛辣油腻之物。

【来源】《常用瑶药临床手册》。

【收集者与整理者】李彤、闫国跃、李幸、潘雪萍。

肚脐疮 / 卡西昆锤

【民间秘方】水杨柳根皮适量。

【功效】清热，解毒，消炎。

【方解】本方为瑶医经验方。水杨柳根皮，苦，寒；清热，解毒，消炎。

【用法】瓦片焙干研粉，敷患处。

【注意事项】伤口有感染者忌用。

【献方者】熊经忠。

【来源】未出版的资料。

【收集者与整理者】李幸、李颖。

【采集地】桂林市灌阳县西山乡。

黄水疮 / 补锤怎翁黄

【临床验方】白头翁 30 克，黄柏 20 克，秦皮 20 克，大黄 30 克，苦参 30 克，蛇床子 30 克，入山虎 20 克，黄花参 20 克，红花 30 克，艾叶 20 克。

【功效】清热解毒，祛湿疗疮。

【方解】白头翁，苦，寒；有小毒；清热解毒，凉血止痢。黄柏，苦，寒；清热燥湿，泻火解毒。秦皮，苦，寒；清热解毒，燥湿止痢。大黄，甘，平；泻下攻积，清热泻火，解毒，活血祛瘀，清泻湿热。苦参，苦，寒；清热燥湿，利尿。蛇床子，辛、苦，温；有小毒；杀虫止痒，祛风燥湿。入山虎，辛、苦，温；有小毒；属打药；清热解毒，消肿止痛，活血散瘀。黄花参，甘、微苦，平；属风药；滋补肝肾，健脾利湿。红花，甘、微苦，温；活血通经，祛瘀止痛。艾叶，辛、苦，温；有小毒；温经止血，散寒止痛，祛湿止痒。方中，白头翁、黄柏、秦皮、大黄、苦参、蛇床子、入山虎为主药，以清热、解毒、燥湿、杀虫为主；黄花参、红花、艾叶为配药，以风亏之，以活血之力使全方盈亏平衡，共奏清热解毒、祛湿疗疮之功效。

【用法】水煎服，每日 3 ～ 4 次。

【注意事项】禁止大剂量服用，视患者情况酌情给药；忌食辛辣油腻之物。

【献方者】李海强。

【来源】未出版的资料。

【收集者与整理者】李幸、李颖。

②

【临床验方】硫黄 250 克，生石灰 160 克。

【功效】解毒杀虫敛疮。

【方解】本方为瑶医经验方。硫黄为主药，酸，温；有毒；外用可解毒杀虫疗疮。生石灰为配药，辛、苦、涩，温；解毒蚀腐，敛疮止血，杀虫止痒。全方共奏解毒杀虫敛疮之功效。

【用法】共粉碎过筛，加水 1250 毫升，文火煎 2 小时，如水不足时可加水，最后煎至1000 毫升，静置，取上清液，贮瓶，盖紧，蜡封备用。以棉签蘸药液涂患处，每日 3 ～ 5 次。

【禁忌】疮口红肿者禁用。

【注意事项】禁内服。

【来源】瑶医药秘方、验方数据库。

【收集者与整理者】李彤、闫国跃、韦晓嵘。

【采集地】广西中医药大学瑶医药学院。

③

【临床验方】抹创棒 30 克。

【功效】收湿敛疮。

【方解】本方为瑶医经验方。抹创棒，辛，寒；有大毒；收湿敛疮，止痒，可治疗黄水疮。

【用法】研为细末，香油调涂患部，每日 2 次。

【禁忌】孕妇禁用。

【注意事项】有毒，应在医生指导下使用。

【来源】瑶医药秘方、验方数据库。

【收集者与整理者】李彤、闫国跃、韦晓嵘。

【采集地】广西中医药大学瑶医药学院。

梅毒 / 布梗病

【民间秘方】青牛胆适量。

【功效】清热解毒，消肿。

【方解】本方为瑶医经验单方，药专力宏。青牛胆，苦，寒；属打药；清热解毒，散瘀消肿，祛风，止血。

【用法】捣烂外敷患处，每日1次。

【注意事项】忌食辛辣油腻之物。

【献方者】马恒裕。

【来源】广西壮族自治区少数民族验方、秘方、诊疗方法调查表。

【收集者与整理者】邵金宝、唐一洲、李幸。

【采集地】河池市都安瑶族自治县下坳乡板实村。

丹毒 / 当毒

【民间秘方】鲜鸭跖草叶50片，醋500毫升。

【功效】清热泻火解毒。

【方解】本方为瑶医经验方。鲜鸭跖草为主药，甘、淡，寒；清热泻火，解毒，利水消肿。米醋为配药，酸、甘，温；止血散瘀，消肿解毒，解毒，杀虫。主药、配药结合使全方盈亏平衡，共奏清热泻火解毒之功效。

【用法】将鲜鸭跖草洗净，置于醋中浸泡1小时，取叶片敷盖局部病灶，干后更换。

【注意事项】忌食辛辣油腻之物。

【献方者】袁家勋。

【来源】未出版的资料。

【收集者与整理者】文钦。

【采集地】桂林市灌阳县西山乡。

【民间秘方】生囊中适量。

【功效】清热，通络。

【方解】本方为瑶医经验单方。生囊中，苦、微甘，寒；清热息风，通络。

【用法】浸入清水中吐净泥土，按生囊中与白糖2：1的比例拌入白糖置于清洁容器中，洗净患处四周，取浸液涂敷。

【注意事项】忌食辛辣油腻之物。

【献方者】黄大球。

【来源】巴马少数民族验方、秘方、诊疗方法调查表。

【收集者与整理者】王艺锦。

【采集地】河池市巴马瑶族自治县凤凰乡京屯村光火屯。

【民间秘方】白背风 15 克。

【功效】祛风除湿。

【方解】本方为瑶医药膳方。白背风，微苦、涩，温；属打药；祛风消肿，活络除湿。

【用法】水煎服。

【禁忌】孕妇禁用。

【注意事项】忌食辛辣油腻之物。

【献方者】唐方

【来源】《灌阳县验方秘方案编》。

【收集者与整理者】潘雪萍、李幸。

【采集地】桂林市灌阳县。

痈 / 果虎

①

【民间秘方】地蜈蚣草（垂盆草、穿山蜈蚣）60 ～ 150 克。

【功效】清热解毒。

【方解】本方为瑶医经验单方。地蜈蚣草（垂盆草、穿山蜈蚣），甘、淡，凉；清热解毒，对痈疖肿毒有较好疗效。

【用法】洗净捣烂，加滑石粉适量，调成糊状（夏天可用全草洗净捣烂加凡士林适量、苯甲酸少许制成软膏），外敷患处，穿孔者勿封口，1 ～ 2 日换药 1 次。

【注意事项】忌食辛辣油腻之物。

【献方者】袁家勋。

【来源】未出版的资料。

【收集者与整理者】文钦。

【采集地】桂林市灌阳县西山乡。

②

【民间秘方】九节风适量。

【功效】清热解毒，消痈止痛。

【方解】本方为瑶医经验单方。九节风，苦、涩、辛，凉；属打药；清热解毒，祛风除湿，消肿止痛，杀菌。

【用法】水煎洗患处。

【禁忌】溃烂处禁用。

【注意事项】忌食辛辣油腻之物。

【献方者】岑德新。

【来源】《富川县中医验方汇锦》。

【收集者与整理者】李颖、李幸。

【采集地】贺州市富川瑶族自治县。

【民间秘方】四季风根 15 克，七仔莲 20 克。

【功效】清热解毒，消肿止痛。

【方解】本方为瑶医经验方。四季风根为主药，苦、辛，温；有毒；属打药；解毒消肿，活血止痛，祛风除湿。七仔莲为配药，苦，微寒；有小毒；属风打相兼药；清热解毒，散瘀止痛。主药、配药结合使全方盈亏平衡，共奏清热解毒、消肿止痛之功效。

【用法】水煎服。

【禁忌】孕妇禁用。

【注意事项】忌食辛辣油腻之物。

【献方者】陈森坤。

【来源】《(恭城)中草医秘验方汇集》。

【收集者与整理者】李幸。

【采集地】桂林市恭城瑶族自治县。

疖 / 补赖

【民间秘方】黄花一枝香 15 克，一点红 10 克，地桃花 30 克。

【功效】清热解毒祛湿。

【方解】本方为瑶医经验方。黄花一枝香，苦，凉；属打药；利湿，祛风，止痒。一点红，微苦，凉；属打药；清热利湿，祛风，消肿，杀菌，杀虫。地桃花，甘、辛，凉；

属风药；祛风利湿，活血消肿，清热解毒。方中，地桃花为主药，以解毒活血消肿为主；黄花一枝香、一点红为配药，以祛风除湿为辅；主药、配药结合使全方盈亏平衡，共奏清热解毒祛湿之功效。

【用法】水煎服。

【禁忌】孕妇禁用。

【注意事项】忌食辛辣油腻之物。

【献方者】田芳梅。

【来源】《（恭城）中草医秘验方汇集》。

【收集者与整理者】李幸。

【采集地】桂林市恭城瑶族自治县。

② 2

【民间秘方】芙蓉花叶适量。

【功效】凉血解毒，消肿止痛。

【方解】本方为瑶医经验单方。芙蓉花叶，辛，平；凉血解毒，消肿止痛，对痈疽焮肿、缠身蛇丹、烫伤、目赤肿痛，跌打损伤效果好。

【用法】打粉，加凡士林调敷患处，1～2日换药1次。

【注意事项】忌食辛辣油腻之物。

【献方者】袁家勋。

【来源】未出版的资料。

【收集者与整理者】文嶔。

【采集地】桂林市灌阳县西山乡。

③ 3

【民间秘方】鱼腥草、半边莲各50克。

【功效】清热解毒，消痈排脓。

【方解】本方为瑶医经验方。鱼腥草为主药，辛，微寒；清热解毒，消痈排脓，利尿通淋。半边莲为配药，辛，寒；有小毒；清热解毒，利水消肿。主药、配药结合使全方盈亏平衡，共奏清热解毒、消痈排脓之功效。

【用法】将药洗净，加适量食盐捣烂，外敷疖肿周围，每日换药1次，药干燥时可滴水浸润，敷至疖肿成熟化脓穿孔流出。

【注意事项】忌食辛辣油腻之物。

【献方者】袁家勋。

【来源】未出版的资料。

【收集者与整理者】文嶔。

【采集地】桂林市灌阳县西山乡。

【民间秘方】蛇皮 5 克，全蝎 10 克，蜂房 10 克。

【功效】祛风解毒，通络止痛。

【方解】本方为瑶医经验方。蛇皮，咸、甘，平；祛风，解毒。全蝎，甘，平；息风止痉，攻毒散结，通络止痛。蜂房，甘，平；攻毒杀虫，祛风止痒。方中，蛇皮为主药，以祛风解毒为主；全蝎、蜂房为配药，以通络止痛为辅。主药、配药结合使全方盈亏平衡，共奏祛风解毒、通络止痛之功效。

【用法】外用，将上药泡入 300 毫升石蜡中，1 日后使用，使用时以药棉蘸药涂敷患处，每日 3 次。

【注意事项】忌食辛辣油腻之物。

【献方者】袁家勋。

【来源】未出版的资料。

【收集者与整理者】文嶔。

【采集地】桂林市灌阳县西山乡。

【民间秘方】天钻根 15 克。

【功效】清热解毒。

【方解】本方为瑶医经验方。天钻根，苦，寒；有小毒；属打药；清热解毒，止痛。

【用法】磨酒涂患处。

【注意事项】忌食辛辣油腻之物。

【献方者】秦希。

【来源】广西壮族自治区少数民族验方、秘方、诊疗方法调查表。

【收集者与整理者】邵金宝、唐一洲、李幸。

【采集地】河池市都安瑶族自治县公安局大化派出所。

【民间秘方】过节风适量。

【功效】清热解毒，拔毒散结，散瘀止痛。

【方解】本方为瑶医经验方。过节风，苦、涩、平；有小毒；属打药；清热解毒，祛风除湿，拔毒散结，散瘀止痛。

【用法】涂搽患处。

【注意事项】忌食辛辣油腻之物。

【来源】《常用瑶药临床手册》。

【收集者与整理者】李彤、闫国跃、李幸、潘雪萍。

【临床验方】老虎芋适量。

【功效】清热解毒，消肿。

【方解】老虎芋，辛，寒；有毒；属打药；清热解毒，消肿止痛。

【用法】加生盐少许共捣烂敷患处，每日换药1次。

【注意事项】忌食辛辣油腻之物。

【来源】《常用瑶药临床手册》。

【收集者与整理者】李彤、闫国跃、李幸、潘雪萍。

牛皮癣 / 身度得

①

【民间秘方】寮刁竹10克。

【功效】祛风消肿，解毒祛瘀。

【方解】本方为瑶医经验单方。寮刁竹，辛，温；祛风消肿，解毒祛瘀。

【用法】水煎服，另用适量水煎洗。

【注意事项】禁止大剂量服用，视患者情况酌情给药；忌食辛辣油腻之物。

【献方者】陈福。

【来源】《富川县中医验方汇锦》。

【收集者与整理者】李幸。

【采集地】贺州市富川瑶族自治县。

②

【临床验方】生苦杏仁适量。

【功效】消炎止痒。

【方解】本方为瑶医经验方。生苦杏仁，苦，微温；有小毒；外用可消炎止痒，对牛皮癣有较好疗效。

【用法】研成细末，加食醋调成糊状，摊在布上，洗净患处，将药敷在患处皮肤上，用绷带固定，24 小时换药 1 次。

【注意事项】忌食辛辣油腻之物。

【来源】瑶医药秘方、验方数据库。

【收集者与整理者】李彤、闫国跃、文钦。

【采集地】广西中医药大学瑶医药学院。

【临床验方】紫苏叶 200 克，侧柏叶 200 克，蒺藜 40 克。

【功效】凉血解毒，祛风止痒。

【方解】本方为瑶医经验方。侧柏叶为主药，苦、涩，寒；凉血止血。蒺藜为配药，辛、苦，微温；平肝解郁，活血祛风，止痒。紫苏叶为引路药，辛，温；解表散寒，行气和胃。全方盈亏平衡，共奏凉血解毒、祛风止痒之功效。

【用法】共研粗末，装纱布袋内，加水 3000 毫升煎沸，改文火再煎 30 分钟，涂洗患处，每日 3 次。

【注意事项】忌食辛辣油腻之物。

【来源】瑶医药秘方、验方数据库。

【收集者与整理者】李彤、闫国跃、文钦。

【采集地】广西中医药大学瑶医药学院。

手足癣 / 布照癣

【民间秘方】钻地风 15 克，地骨皮 15 克，羌活 15 克，独活 15 克，飞天蜈蚣 15 克，五加皮 15 克，骨碎补 15 克，川椒 15 克。

【功效】祛风除湿，凉血止痒。

【方解】钻地风，苦、辛，温；祛风除湿。地骨皮，甘，寒；凉血除蒸，清肺降火。羌活，辛、苦，温；发散风寒，胜湿止痛。独活，辛，温；有小毒；祛风湿，止痹痛，解表。飞天蜈蚣，辛，温；消肿止痛。五加皮，微苦、甘，温；祛风湿，强筋骨，利尿。骨碎补，苦，温；活血续筋，补骨强骨。川椒，辛、麻，温；温中止痛，杀虫止痒。全方共奏祛风除湿，凉血止痒之功效。方中，钻地风、地骨皮、羌活、独活、飞天蜈蚣、五加皮为主药，以清热解毒、祛风除湿为主；骨碎补为配药，以补肾、活血为辅；川椒为引路药，杀虫止痒。全方盈亏平衡，共奏祛风除湿、凉血止痒之功效。

【用法】加水 600 毫升，加食盐 30 克，食醋 150 毫升，浓煎至 300 毫升倒入盆中，趁热先熏蒸后擦洗患处，每日 1 次，每次 15～20 分钟，连用 2～5 日，每剂药渣可复煎 1 次。

【注意事项】忌食辛辣油腻之物。

【献方者】袁奎山。

【来源】未出版的资料。

【收集者与整理者】文钦、李幸。

【采集地】桂林市灌阳县西山乡。

2

【民间秘方】苦参 30 克，木瓜 35 克，甘草 35 克。

【功效】清热燥湿，解毒止痒。

【方解】本方为瑶医经验方。苦参为主药，苦，寒；清热燥湿，利尿。木瓜为配药，甘，平；舒筋活络，除湿。甘草为引路药，甘，平；清热解毒，缓急止痛，调和诸药。全方盈亏平衡，共奏清热燥湿、解毒止痒之功效。

【用法】加水 600 毫升，煎至 300～400 毫升，趁温洗脚部患处 5～10 分钟，每日 2 次，连洗 2～5 日。

【注意事项】忌食辛辣油腻之物。

【献方者】袁基富。

【来源】未出版的资料。

【收集者与整理者】文钦、李幸。

【采集地】桂林市灌阳县西山乡。

3

【民间秘方】谷壳（谷糠）30 克。

【功效】杀虫止痒。

【方解】本方为瑶医经验单方。谷壳（谷糠）烧成灰，具有祛湿散寒、消炎杀菌、杀虫止痒之功效，对手足癣有较好疗效。

【用法】取饭碗一个，碗口盖封一层白布，将谷壳（谷糠）堆于布中央，勿摊散，取烧红的木炭一块加在堆上使其燃起细火，待其燃至接近底部白布时，将谷糠与白布一同取下，可见碗内盛有黄色油样液体，为糠油，用以涂擦各种癣患，每日 2 ～ 3 次，连擦 3 ～ 5 日。

【注意事项】忌食辛辣油腻之物。

【献方者】袁家勋。

【来源】未出版的资料。

【收集者与整理者】文钦。

【采集地】桂林市灌阳县西山乡。

4

【民间秘方】苦参 20 克，地肤子 20 克，白鲜皮 20 克，白矾 30 克，大风子 10 克，川椒 10 克，蝉脱 10 克，醋 50 克。

【功效】清热燥湿，杀虫止痒。

【方解】苦参，苦，寒；清热燥湿。地肤子，辛、苦，寒；清热利湿，止痒。白鲜皮，苦，寒；清热燥湿，解毒，祛风。白矾，酸、涩，寒；收敛燥湿，杀虫，解毒。大风子，辛，热；祛风燥湿，攻毒杀虫。川椒，辛、麻，温；温中止痛，杀虫止痒。蝉蜕，甘、咸，凉；疏散风热，透疹，息风止痉。醋，酸，平；散瘀清积，解毒。方中，苦参、地肤子、白鲜皮、白矾、大风子、蝉蜕为主药，以清热燥湿、杀虫止痒为主；川椒为配药，配合主药，一寒一热，杀虫止痒；醋为引路药，引领以上各药直达病所。全方共奏清热燥湿、杀虫止痒之功效。

【用法】外用。除醋外，其余药加水 1000 毫升，煎至 600 ～ 700 毫升，去渣加醋，趁温浸泡手足患处 30 ～ 60 分钟，使表皮发白软化为度。指甲癣每次浸泡后，可用消毒刀片刮去病甲。

【注意事项】忌食辛辣油腻之物。

【献方者】袁基楚。

【来源】未出版的资料。

【收集者与整理者】文钦、李幸。

【采集地】桂林市灌阳县西山乡。

5

【民间秘方】荆芥 25 克，防风 25 克，地骨皮 25 克，白矾 25 克，大风子 35 克，红花 25 克。

【功效】祛风止痒，清热燥湿。

【方解】荆芥，辛，微温；解表散风，透疹，消疮。防风，辛、甘，微温；祛风解表，胜湿止痛，止痉。地骨皮，甘，寒；凉血除蒸，清肺降火。白矾，酸、涩，寒；收敛燥湿，杀虫，解毒。大风子，辛，热；祛风燥湿，攻毒杀虫。红花，甘、微苦，温；活血通经，祛瘀止痛。方中，荆芥、防风、地骨皮、白矾、大风子为主药，以清热解毒、祛风止痒为主；红花为配药，以活血化瘀为辅；醋为引路药，引领以上各药直达病所。全方共奏祛风止痒、清热燥湿之功效。

【用法】外用。将药装入大玻璃瓶中，加醋500毫升浸泡7日后使用。每日浸泡手足患处1次，每次20～30分钟，每剂用3～5日，2剂为1个疗程。

【注意事项】忌食辛辣油腻之物。

【献方者】梁斌。

【来源】未出版的资料。

【收集者与整理者】文嶔、李幸。

【采集地】桂林市灌阳县西山乡。

体癣/新癣

【民间秘方】白花丹50克，大飞扬65克，鲜百部100克，鲜闹羊花25克，白矾50克，辣椒65克。

【功效】祛风除湿，杀虫止痒。

【方解】白花丹，辛、苦，温；有小毒；属打药；散瘀消肿，祛风除湿，消炎止痛。大飞扬，苦、涩，平；清热，除湿。鲜百部，甘、苦，微温；杀虫。鲜闹羊花，辛、苦，平；有小毒；祛风除湿，散瘀定痛。白矾，酸、涩，寒；收敛燥湿，杀虫，解毒。辣椒，辛，热；温中散寒，抗菌消炎。方中，白花丹、大飞扬、鲜百部、鲜闹羊花、白矾为主药，以祛风除湿、杀虫止痒为主；辣椒为配药，辛热以调和诸药；食醋为引路药，引领以上各药直达病所。全方共奏祛风除湿、杀虫止痒之功效。

【用法】外用。将白花丹、大飞扬、鲜百部、鲜闹羊花、辣椒切碎捣烂，置器皿内加醋600毫升密封浸泡7日，每日摇1次，过滤去渣，取白矾溶液与浸液混合，加水至600毫升瓶装备用。用时，以棉签蘸药液涂患处，每日多次。

【注意事项】忌食辛辣油腻之物。

【献方者】梁斌。

【来源】未出版的资料。

【收集者与整理者】文嶔。

【采集地】桂林市灌阳县西山乡。

【民间秘方】土大黄根 150 克，食醋 500 毫升。

【功效】清热解毒，散瘀消肿。

【方解】本方为瑶医经验方。土大黄根为主药，苦、辛，凉；清热解毒，散瘀消肿，健胃止痛。食醋为配药，酸、苦，温；散瘀解毒，收敛气血。主药、配药结合使全方盈亏平衡，共奏清热解毒、散瘀消肿之功效。

【用法】将土大黄根洗净切碎捣烂，加食醋浸泡 1 周去渣，用棉签蘸药液搽患处，每日 2～4 次。

【注意事项】忌食辛辣油腻之物。

【献方者】袁奎山、李幸。

【来源】未出版的资料。

【收集者与整理者】文歆。

【采集地】桂林市灌阳县西山乡。

铜钱癣／铜进癣

【临床验方】古铜钱 2～3 个，米醋、石灰各适量。

【功效】解毒除癣，杀虫止痒。

【方解】本方为瑶医经验方。古铜钱为主药，辛，平；止血，消疮，杀虫。石灰为配药，辛、苦、涩，温；解毒蚀腐，敛疮止血，杀虫止痒。醋为引路药，酸、甘，温；散瘀消积，止血，解毒，杀虫。全方共奏解毒除癣、杀虫止痒之功效。

【用法】将古铜钱烧红放入米醋中，再加石灰水适量，涂患处，2 日见效。

【禁忌】皮肤有外伤感染或溃疡破损者禁用。

【注意事项】忌食辛辣油腻之物。

【献方者】李珍清。

【来源】未出版的资料。

【收集者与整理者】刘小梅、李幸、王艺锦。

【采集地】贺州市中医医院瑶医名医李珍清工作室。

湿疹 / 身谢

【民间秘方】①蛇床子软膏：蛇床子 35 克，凡士林 50 克。

②蛇床子洗剂：蛇床子 35 克，轻粉 15 克。

【功效】祛风止痒。

【方解】本方为瑶医经验方。方①中，蛇床子，辛、苦、温；有小毒；杀虫止痒，祛风燥湿。凡士林为引路药。方②中，轻粉外用攻毒敛疮。两方均有祛风止痒之功效，对湿疹有较好疗效。

【用法】方①将蛇床子与凡士林混合搅拌为软膏，方②蛇床子和轻粉水煎沸，冷却为洗剂。用时，先以蛇床子洗剂洗患处拭干，然后用蛇床子软膏涂于消毒棉垫上贴敷患处，绷带包扎，每隔 2 ～ 3 日换药 1 次。

【禁忌】孕妇禁用。

【注意事项】忌食辛辣油腻之物。

【献方者】谢序恒。

【来源】未出版的资料。

【收集者与整理者】文钦。

【采集地】桂林市灌阳县西山乡。

2

【民间秘方】火炭母 100 克，飞扬草 100 克，苦参 100 克，蒲公英 100 克，毛冬青 100 克。

【功效】清热祛湿，止痒。

【方解】本方为瑶医经验方。火炭母，酸、涩、凉；属风打相兼药；清热解毒，利湿止痒。飞扬草，辛、酸、凉；清热解毒，利湿止痒。苦参，苦，寒；清热燥湿。蒲公英，苦、甘，寒；清热解毒，利湿。毛冬青，苦、甘，凉；清热解毒，生津止渴。方中，火炭母、飞扬草为主药，以清热利湿止痒为主；苦参、蒲公英为配药，以清热燥湿为辅；毛冬青为引路药，生津止渴，平衡药力。全方共奏清热祛湿、止痒之功效，对慢性湿疹效果好。

【用法】水煎洗，每日 1 剂。

【注意事项】忌食辛辣油腻之物。

【来源】《富川县中医验方汇锦》。

【收集者与整理者】李幸。

【采集地】贺州市富川瑶族自治县。

③

【民间秘方】鲜韭菜 150 克（带根）。

【功效】行气理血，解毒消疹。

【方解】本方为瑶医经验方。鲜韭菜，辛，温；行气理血，解毒，对湿疹有较好疗效。

【用法】外用。水煎洗或湿敷，每日 2 ～ 3 次。

【注意事项】忌食辛辣油腻之物。

【献方者】袁奎山。

【来源】未出版的资料。

【收集者与整理者】文钦。

【采集地】桂林市灌阳县西山乡。

④

【民间秘方】紫苏叶 200 克，炉甘石 15 克，朋背粉 20 克，石膏 15 克，冰片 5 克。

【功效】清热解毒，祛湿敛疮。

【方解】紫苏叶，辛，温；解表解毒。炉甘石，苦、辛，平；有小毒；收湿生肌敛疮。朋背粉，苦，寒；利尿通淋，清热，祛湿敛疮。石膏，辛、甘，大寒；清热泻火，收敛生肌。冰片，辛、苦，微寒；开窍醒神，清热止痛。方中，炉甘石、朋背粉、石膏为主药，以清热解毒、祛湿敛疮为主；紫苏叶为配药，以发汗解毒为辅；冰片为引路药，使全方共奏清热解毒、祛湿敛疮之功效。

【用法】将炉甘石、朋背粉、石膏、冰片碾成粉备用。用紫苏叶 200 克，加水 800 毫升，煎至 600 毫升倒入盆中，先趁热熏蒸患处 15 ～ 20 分钟，再利用余温浇洗患处 10 分钟，不拭干，将药粉撒于患处，每日 1 ～ 2 次，连用 3 ～ 5 日。

【注意事项】忌食辛辣油腻之物。

【献方者】袁基楚。

【来源】未出版的资料。

【收集者与整理者】文钦。

【采集地】桂林市灌阳县西山乡。

荨麻疹/风热疹

① 1

【**民间秘方**】黑老虎 20 克，刺五加 20 克，救必应 15 克，拦路虎 30 克，桑寄生 30 克，牛膝 10 克，杜仲 15 克，黄芪 20 克，木姜树 20 克，鹰爪风 20 克。

【**功效**】清热，解毒，补虚。

【**方解**】黑老虎，苦、辛、涩，温；属打药；行气活血，祛风活络，散瘀止痛。刺五加，辛、苦，温；健脾益气，补肾强腰，养心安神。救必应，苦，凉；属风打相兼药；清热解毒，消肿止痛，止血生肌。拦路虎，苦，平；解毒，清热利尿。桑寄生，苦、甘，平；祛风湿，益肝肾，强筋骨。牛膝，苦、酸、甘，平；活血通经，补肝肾，强筋骨，引火（血）下行，利尿通淋。杜仲，甘，温；补肝肾，强筋骨。黄芪，甘，温；补气升阳，益卫固表，利水消肿，托疮生肌。木姜树，辛，温；祛风散寒止痛。鹰爪风，苦、涩，平；属风药；清热平肝，息风定惊，消肿。方中，黑老虎、刺五加、救必应、拦路虎为主药，以清热解毒、活络为主；桑寄生、牛膝、杜仲、黄芪、木姜树为配药，以补虚为辅；鹰爪风为引路药，调和诸药，引领以上各药循入脏腑直达病所。全方共奏清热、解毒、补虚之功效。

【**用法**】水煎服。

【**注意事项**】忌食辛辣油腻之物。

【**献方者**】赵衷民。

【**来源**】未出版的资料。

【**收集者与整理者**】石泽金、李幸。

【**采集地**】来宾市金秀瑶族自治县三江乡大磨屯。

② 2

【**民间秘方**】田皂角适量。

【**功效**】清热解毒。

【**方解**】田皂角，淡，凉；属打药；清热解毒，利尿消肿，平肝，止血。

【**用法**】水煎洗。

【**注意事项**】注意水温，防止烫伤。

【**来源**】《灌阳县验方秘方案编》。

【**收集者与整理者**】罗远带、李幸。

【**采集地**】桂林市灌阳县。

3

【民间秘方】防风 12 克，荆芥 12 克，地肤子 35 克，益母草 18 克，何首乌 35 克。

【功效】祛风解表，清热祛湿。

【方解】防风，辛、甘、微温；祛风解表，胜湿止痛。荆芥，辛，微温；解表散风，透疹，消疮。地肤子，辛、苦，寒；清热利湿，止痒。益母草，苦、辛，微寒；活血祛瘀，利尿消肿，清热解毒。何首乌，苦、甘、涩，微温；补益精血。方中，防风、荆芥为主药，以祛风解表为主；地肤子为配药，以清热利湿为辅；益母草、何首乌为引路药，补虚以增强祛风解表之功效。全方共奏祛风解表、清热祛湿之功效。

【用法】水煎服，每日或隔日 1 剂，分 3 次服，服时加白糖适量。

【注意事项】忌食辛辣油腻之物。

【献方者】姜孝熹。

【来源】未出版的资料。

【收集者与整理者】文钦、李幸。

【采集地】桂林市灌阳县西山乡。

4

【民间秘方】樟木叶 100 克，苦参 30 克，浮萍 30 克，白矾 30 克。

【功效】祛风燥湿，止痒。

【方解】樟木叶，辛，温；祛风散寒，温中理气，活血通络。苦参，苦，寒；清热燥湿。浮萍，辛，寒；发汗解表，透疹止痒，利水消肿。白矾，酸、涩，寒；收敛燥湿，止血，杀虫，解毒。方中，苦参、浮萍、白矾为主药，以燥湿止痒为主；樟木叶为配药，以活血通络为辅。全方共奏祛风燥湿、止痒之功效。

【用法】水煎 3000 毫升，外洗或擦身，每日 1 剂，洗擦 2～3 次。

【注意事项】禁内服，忌食辛辣油腻之物。

【献方者】梁安然。

【来源】未出版的资料。

【收集者与整理者】文钦。

【采集地】桂林市灌阳县西山乡。

5

【民间秘方】鲜苦蘵子 200 克。

【功效】祛风解表。

【方解】本方为瑶医经验方。鲜苦藁子，辛，温；祛风散寒，除湿止痛，对荨麻疹有较好疗效。

【用法】水煎 1500～2000 毫升，先熏蒸患处，再洗擦患处，每日熏洗 2～3 次，连用 2～3 日。

【注意事项】忌食辛辣油腻之物。

【献方者】袁家勋。

【来源】未出版的资料。

【收集者与整理者】文钦。

【采集地】桂林市灌阳县西山乡。

【临床验方】山芝麻 200 克，枫树叶 250 克，鸡爪风 250 克。

【功效】清热解毒，祛风除湿。

【方解】山芝麻为主药，辛、微苦，凉；有小毒；属风打相兼药；清热解毒，消肿止痛。枫树叶为配药，辛、微苦，平；祛风除湿，行气止痛。鸡爪风为引路药，辛，温；属风打相兼药；行气消滞，祛风止痛。全方盈亏平衡，共奏清热解毒、祛风除湿之功效。

【用法】水煎洗全身。

【注意事项】忌食辛辣油腻之物。

【来源】《常用瑶药临床手册》

【收集者与整理者】李彤、闫国跃、李幸、潘雪萍。

【临床验方】鲜浮萍 100 克，米酒 500 克。

【功效】解表止痒。

【方解】鲜浮萍为主药，辛，寒；发汗解表，透疹止痒。米酒为引路药，甘、苦、辛，温；辛散温通，行气活血，引领主药循入病所。全方共奏解表止痒之功效。

【用法】水煎，每日 1 剂，分 2～3 次服，每次 200 毫升。

【禁忌】酒精过敏者禁用，孕妇慎用。

【注意事项】忌食辛辣油腻之物。

【来源】瑶医药秘方、验方数据库。

【收集者与整理者】李彤、闫国跃、韦晓嵘。

【采集地】广西中医药大学瑶医药学院。

【临床验方】西河柳（河边柳叶）、芫荽各 50 克。

【功效】清热解毒，发表透疹。

【方解】本方为瑶医经验方。西河柳（河边柳叶）为主药，苦，寒；清热，解毒，透疹，利尿，平肝，止痛。芫荽为配药，辛，温；发表透疹，健胃。主药、配药结合使全方盈亏平衡，共奏清热解毒、发表透疹之功效。

【用法】水煎洗全身。

【注意事项】忌食辛辣油腻之物。

【来源】瑶医药秘方、验方数据库。

【收集者与整理者】李彤、闫国跃、文钦。

【采集地】广西中医药大学瑶医药学院。

【临床验方】白鸡冠花适量。

【功效】清热凉血。

【方解】本方为瑶医经验方。白鸡冠花，甘、涩，凉；清热凉血，对荨麻疹有较好疗效。

【用法】水煎洗患处。

【注意事项】忌食辛辣油腻之物。

【来源】瑶医药秘方、验方数据库。

【收集者与整理者】李彤、闫国跃、文钦。

【采集地】广西中医药大学瑶医药学院。

【临床验方】地肤子 50 ～ 100 克。

【功效】清热利湿止痒。

【方解】本方为瑶医经验方。地肤子，辛、苦，寒；清热利湿止痒，对荨麻疹有较好疗效。

【用法】水煎 2 次，混合药液，浓缩至 400 ～ 500 毫升，成人每日 1 剂，小儿酌减，分 2 次服。同时将药渣用纱布包好，趁热涂擦皮损部。3 日为 1 个疗程。

【注意事项】忌食辛辣油腻之物。

【来源】瑶医药秘方、验方数据库。

【收集者与整理者】李彤、闫国跃、文钦。

【采集地】广西中医药大学瑶医药学院。

【临床验方】夜交藤 6 ～ 12 克。

【功效】祛风止痒。

【方解】本方为瑶医经验方。夜交藤，甘、微苦，平；祛风，通络，养心安神。

【用法】连叶水煎洗。

【注意事项】忌食辛辣油腻之物。

【来源】瑶医药秘方、验方数据库。

【收集者与整理者】李彤、闫国跃、文钦。

【采集地】广西中医药大学瑶医药学院。

【临床验方】蝉衣 5 个，野生浮萍 250 克。

【功效】疏风解表，透疹止痒。

【方解】本方为瑶医经验方。蝉衣为主药，甘、咸，凉；疏散风热，透疹，息风止痉。野生浮萍为配药，辛，寒；发汗解表，透疹止痒，利水消肿。主药、配药结合使全方盈亏平衡，共奏疏风解表、透疹止痒之功效。

【用法】水煎，每日 1 剂，分 2 次服。

【注意事项】忌食辛辣油腻之物。

【来源】瑶医药秘方、验方数据库。

【收集者与整理者】李彤、闫国跃、文钦。

【采集地】广西中医药大学瑶医药学院。

脂溢性皮炎 / 扑巩省

①

【民间秘方】槐枝 500 克。

【功效】清热燥湿，祛风止痒。

【方解】本方为瑶医经验方。槐枝，微苦，平；清热燥湿，祛风杀虫，散瘀止血，对脂溢性皮炎有较好疗效。

【用法】将槐枝切片，加水 150 毫升煎沸 10 ～ 15 分钟，待药液冷却后洗患处，每日 2 ～ 3 次，每次 5 ～ 10 分钟。

【注意事项】忌食辛辣油腻之物。

【献方者】李光学。

【来源】未出版的资料。

【收集者与整理者】文钦。

【采集地】桂林市灌阳县西山乡。

【民间秘方】皂角 30 克，白矾 50 克，钻地风 30 克。

【功效】解毒，杀虫。

【方解】皂角，辛、咸，温；有小毒；开窍通闭，杀虫散结。白矾，酸、涩，寒；收敛燥湿，杀虫，解毒。钻地风，苦、淡，凉；属风打相兼药；活血散瘀，消肿止痛。方中，皂角、白矾为主药，以解毒杀虫为主；钻地风为配药，以活血散瘀为辅。全方共奏解毒、杀虫之功效。

【用法】加水适量煎沸后冷却洗患处，每日 1 次，每次洗 15 分钟。

【注意事项】忌食辛辣油腻之物。

【献方者】李光学。

【来源】未出版的资料。

【收集者与整理者】文钦。

【采集地】桂林市灌阳县西山乡。

【民间秘方】麻牙咪、薏苡仁、萝卜缨各 30 克。

【功效】清热解毒。

【方解】麻牙咪，苦、涩，寒；清热解毒，凉血，通淋。薏苡仁，甘、淡，凉；清利湿热，除风湿，利小便，健脾胃，强筋骨。萝卜缨，辛、苦，平；清肺热，利肝脏。方中，麻牙咪、薏苡仁为主药，以清热解毒祛湿为主；萝卜缨为配药，以清肺热为辅。主药、配药结合使全方盈亏平衡，共奏清热解毒之功效。

【用法】水煎，每日 1 剂，分 3 次服。

【注意事项】忌食辛辣油腻之物。

【献方者】袁基楚。

【来源】未出版的资料。

【收集者与整理者】文嶔。

【采集地】桂林市灌阳县西山乡。

脂溢性脱发 / 扑巩培匍

【临床验方】透骨草 45 克。

【功效】祛风除湿生发。

【方解】本方为瑶医经验方。透骨草，辛、苦、温；祛风除湿，活血止痛，对脂溢性脱发有较好疗效。

【用法】水煎熏洗头发，每次 20 分钟，洗后勿再用水冲洗头发。每日 1 剂，多为用药 3 日见效，表现为头发脱落明显减少，头皮瘙痒减轻，继续坚持用药至愈。

【注意事项】禁内服，忌食辛辣油腻之物。

【来源】瑶医药秘方、验方数据库。

【收集者与整理者】李彤、闫国跃、文嶔。

【采集地】广西中医药大学瑶医药学院。

【临床验方】侧柏叶 30 克，榧子 3 枚，胡桃 2 个。

【功效】生发。

【方解】本方为瑶医经验方。侧柏叶为主药，苦、涩、寒；凉血止血，生发乌发。榧子为配药，甘，寒；杀虫消积。胡桃为引路药，甘，温；补肾固精。全方共奏生发之功效。

【用法】共捣浸雪水梳头，发久不脱落且光润。

【注意事项】忌食辛辣油腻之物。

【来源】瑶医药秘方、验方数据库。

【收集者与整理者】李彤、闫国跃、文嶔。

【采集地】广西中医药大学瑶医药学院。

斑秃 / 扑杯扑

【临床验方】何首乌 200 克，黑芝麻 200 克。

【功效】补益精血，固肾乌须。

【方解】本方为瑶医经验方。何首乌为主药，甘、苦、涩，微温；补益精血，固肾乌须。黑芝麻为配药，甘、涩，平；补肝肾，益精血，润肠燥。主药、配药结合使全方盈亏平衡，共奏补益精血、固肾乌须之功效。

【用法】研末，每日早晚各服 15 克。

【注意事项】忌食辛辣油腻之物。

【来源】瑶医药秘方、验方数据库。

【收集者与整理者】李彤、闫国跃、文钦。

【采集地】广西中医药大学瑶医药学院。

【临床验方】茯苓 500 克。

【功效】利水渗湿，健脾安神。

【方解】本方为瑶医经验方。茯苓，甘、淡，平；利水渗湿，健脾安神。

【用法】研成细粉，每日 3 次，每次 6 克，温开水送服，1 ～ 2 个月为 1 个疗程。

【禁忌】阴虚而无湿热、虚寒滑精、气虚下陷者慎服。

【注意事项】忌食辛辣油腻之物。

【来源】瑶医药秘方、验方数据库。

【收集者与整理者】李彤、闫国跃、文钦。

【采集地】广西中医药大学瑶医药学院。

【临床验方】何首乌 20 克，枸杞子 15 克，大枣 6 枚，鸡蛋 2 个。

【功效】固肾乌须，补益肝肾。

【方解】何首乌，苦、甘、涩，微温；补益精血，固肾乌须。枸杞子，甘，平；补肝肾。大枣，甘，温；补中益气，养血安神，缓和药。鸡蛋，甘，平；补气养血，健脾益胃，滋阴润燥。方中，何首乌为主药，以固肾乌须为主；枸杞子、大枣为配药，以补气血、益肝肾为辅；鸡蛋为引路药，引领以上各药直达病所。全方共奏固肾乌须、补益肝肾之功效。

【用法】将上药共煮熟，去渣，食蛋饮汤。每日 1 剂，连服 10 ～ 15 日。

【注意事项】忌食辛辣油腻之物。

【来源】瑶医药秘方、验方数据库。

【收集者与整理者】李彤、闫国跃、文钦。

【采集地】广西中医药大学瑶医药学院。

【临床验方】侧柏叶 90 克，白酒 250 克。

【功效】生发。

【方解】本方为瑶医经验方。侧柏叶为主药，苦、涩，寒；凉血止血，生发乌发。白酒为配药，甘、苦、辛，温；辛散温通，行气活血。主药、配药结合使全方盈亏平衡，对斑秃、神经性脱发有较好疗效。

【用法】用白酒浸泡侧柏叶，密封放置阴凉处 20 日即可启封饮用，每日早晚各饮 15 毫升。

【注意事项】忌食辛辣油腻之物。

【来源】瑶医药秘方、验方数据库。

【收集者与整理者】李彤、闫国跃、文钦。

【采集地】广西中医药大学瑶医药学院。

【临床验方】斑蝥 4 只，秦椒 15 克，补骨脂 15 克，白酒 300 克。

【功效】破瘀生发。

【方解】本方为瑶医经验方。斑蝥，辛，热；有大毒；破血逐瘀消症，攻毒蚀疮散结。秦椒，辛，温；温中散寒，燥湿杀虫，行气止痛。补骨脂，苦、甘、辛，微温；补肾助阳。白酒，甘、苦、辛，温；辛散温通，行气活血。方中，斑蝥为主药，以逐瘀散结为主；秦椒、补骨脂为配药，以温中补虚为辅；白酒为引路药，使全方共奏破瘀生发之功效。

【用法】将前三味研碎，用白酒密封浸泡 15 日后，用棉球蘸药液涂擦患处，每日 3 次。

【禁忌】孕妇禁用。

【注意事项】禁内服，忌食辛辣油腻之物。

【来源】瑶医药秘方、验方数据库。

【收集者与整理者】李彤、闫国跃、文钦。

【采集地】广西中医药大学瑶医药学院。

【临床验方】红花15克，骨碎补15克，洋金花30克，白酒300克。

【功效】活血化瘀，祛风生发。

【方解】红花，甘、微苦，温；活血通经，祛瘀止痛。骨碎补，苦，温；活血续筋，补骨强骨。洋金花，辛，温；有毒；祛风，止痛。白酒，甘、苦、辛，温；辛散温通，行气活血。方中，红花、骨碎补为主药，以活血化瘀为主；洋金花为配药，以祛风为辅；白酒为引路药，使全方共奏活血化瘀、祛风生发之功效。

【用法】将前三味研碎，用白酒密封浸泡15日后，用棉球蘸药液涂擦患处，每日3次。

【禁忌】孕妇禁用。

【注意事项】忌食辛辣油腻之物。

【来源】瑶医药秘方、验方数据库。

【收集者与整理者】李彤、闫国跃、文钦。

【采集地】广西中医药大学瑶医药学院。

7

【临床验方】侧柏叶30克，当归20克。

【功效】活血化瘀，生发。

【方解】本方为瑶医经验方。侧柏叶为主药，苦、涩，寒；凉血止血，生发。当归为配药，甘、辛，温；补血，活血，止痛。主药、配药结合使全方盈亏平衡，共奏活血化瘀、生发之功效，对斑秃、神经性脱发有较好疗效。

【用法】水煎。每日1剂，分2次服。

【注意事项】忌食辛辣油腻之物。

【来源】瑶医药秘方、验方数据库。

【收集者与整理者】李彤、闫国跃、文钦。

【采集地】广西中医药大学瑶医药学院。

8

【临床验方】侧柏叶100克，金毛狗脊50克，补骨脂200克，生姜100克（洗净晾干）。

【功效】凉血，补肾，生发。

【方解】本方为瑶医经验方。侧柏叶，苦、涩，寒；凉血止血、生发。金毛狗脊，苦、甘，温；补肝肾，祛风湿。补骨脂，苦、甘、辛，微温；补肾助阳。生姜，辛，微温；发汗解表，温中散寒。方中，侧柏叶为主药，以凉血生发为主；金毛狗脊、补骨脂为配药，以补肾为辅；生姜为引路药，使全方盈亏平衡，共奏凉血、补肾、生发之功效。

【用法】加 50 ～ 56 度白酒浸泡 7 周后备用。

【禁忌】孕妇禁用。

【注意事项】忌食辛辣油腻之物。

【献方者】李海强。

【来源】未出版的资料。

【收集者与整理者】李幸、李颖。

【采集地】贺州市中医医院。

⑨

【临床验方】侧柏叶、双亮、苦丁茶各 10 克～ 20 克。

【功效】发散风热，凉血生发。

【方解】本方为瑶医经验方。侧柏叶，苦、涩，寒；凉血止血。双亮，甘、苦，寒；发散风热。苦丁茶，苦、甘，寒；清热利湿，散风热，清头目。方中，侧柏叶为主药，以凉血生发为主；双亮、苦丁茶为配药，以发散风热为辅。主药、配药结合使全方盈亏平衡，共奏发散风热、凉血生发之功效。

【用法】水煎洗头。

【注意事项】忌食辛辣油腻之物。

【来源】瑶医药秘方、验方数据库。

【收集者与整理者】李彤、闫国跃、文钦。

【采集地】广西中医药大学瑶医药学院。

指头炎 / 扑堵哥

【民间秘方】号筒杆适量。

【功效】解毒止痛。

【方解】本方为瑶医经验方。号筒杆，苦，寒；有大毒；散瘀，祛风，解毒，止痛，对指头炎有较好疗效。

【用法】水煎，熏洗患处 15 分钟，再将煎过的叶片贴于患处，每日 2 ～ 3 次，连用 2 ～ 3 日。

【注意事项】忌食辛辣油腻之物。

【献方者】袁家勋。

【来源】未出版的资料。

【收集者与整理者】文钦。

【采集地】桂林市灌阳县西山乡。

鸡眼 / 蒋介白精

【民间秘方】蓖麻子 10 ～ 15 粒。

【功效】消肿拔毒。

【方解】本方为瑶医经验单方。蓖麻子，甘、辛，平；消肿拔毒，对鸡眼有较好疗效。

【用法】先用热水浸泡鸡眼使其角质层软化，取刀片削去鸡眼突起的角质层，再用细铁丝将蓖麻子串起置于火上烤，待蓖麻子外壳烧至渗油时，将其按在鸡眼上，如此反复多次，连用 2 ～ 3 日。

【注意事项】忌食辛辣油腻之物。

【献方者】袁家发。

【来源】未出版的资料。

【收集者与整理者】文钦。

【采集地】桂林市灌阳县西山乡。

【临床验方】红花 100 克，地骨皮 100 克。

【功效】活血化瘀散结。

【方解】本方为瑶医经验方。红花为主药，甘、微苦，温；活血通经，祛瘀止痛。地骨皮为配药，苦，寒；清虚热，清热凉血。主药、配药结合使全方盈亏平衡，共奏活血化瘀散结之功效。

【用法】共研为散，敷患处，用胶布固定，一般用 7 ～ 15 日。

【禁忌】皮肤易过敏者慎用。

【注意事项】禁食辛辣油腻之物。

【来源】瑶医药秘方、验方数据库。

【收集者与整理者】李彤、闫国跃、覃枫。

【采集地】广西中医药大学瑶医药学院。

皮肤瘙痒/身谢

①

【民间秘方】鲜五层风藤 600 克。

【功效】透疹止痒。

【方解】本方为瑶医经验单方，药专力宏。五层风，甘，平；属风打相兼药；解表退热，生津止渴，透疹。

【用法】捣烂冲开水，洗浴。

【注意事项】忌食辛辣油腻之物。

【献方者】李晴珊。

【来源】《（恭城）中草医秘验方汇集》。

【收集者与整理者】李幸。

【采集地】桂林市恭城瑶族自治县。

②

【临床验方】蚂蚱刺适量。

【功效】清热解毒止痒。

【方解】蚂蚱刺，酸，凉；属风药；清热解毒，收敛，止痒。

【用法】水煎洗患处。

【注意事项】忌食辛辣油腻之物。

【来源】《常用瑶药临床手册》。

【收集者与整理者】李彤、闫国跃、李幸、潘雪萍。

③

【临床验方】盐肤木 100 克，葫芦钻 50 克，扛板归 50 克，熊胆木 100 克，火炭母 50 克。

【功效】清热祛湿止痒。

【方解】盐肤木，酸、涩，凉；属打药；止痒，收敛。葫芦钻，淡、涩，凉；属打药；清热解毒，凉血止血，利尿消肿。扛板归，酸，凉；属风药；清热解毒，利尿消肿，收敛，止痒。熊胆木，苦，寒；属风药；清热解毒，消肿止痛。火炭母，酸、涩，凉；属风打相兼药；清热解毒，利湿止痒。方中，盐肤木、葫芦钻为主药，属打药，以清热解毒止痒为主；扛板归、熊胆木、火炭母为配药，以清热祛湿、解毒消肿为辅。主药、配药结合使全方盈亏平衡，共奏清热祛湿止痒之功效。

【用法】水煎至450毫升，分3次温服。

【注意事项】忌食辛辣油腻之物。

【来源】《常用瑶药临床手册》。

【收集者与整理者】李彤、闫国跃、李幸、潘雪萍。

【临床验方】过墙风100克，苦李根100克，盐肤木100克，扛板归60克，熊胆木100克，粘手风100克。

【功效】清热祛湿止痒。

【方解】过墙风，苦、辛，凉；属打药；祛风除湿，活血止痛，清热解毒。苦李根，苦，平；属打药；利湿，退黄，杀虫止痒。盐肤木，酸、涩，凉；属打药；止痒，收敛。扛板归，酸，凉；属风药；清热解毒，利尿消肿，止痒。熊胆木，苦，寒；属风药；清热解毒，消肿止痛。粘手风，辛、微苦，凉；属风打相兼药；祛风活血，散瘀消肿，凉血止血，止痒。方中，过墙风、苦李根、盐肤木为主药，属打药，以清热祛湿止痒为主；扛板归、熊胆木为配药，属风药，以清热解毒消肿为辅；粘手风为引路药，属风打相兼药，以凉血止血之力使全方盈亏平衡，共奏清热祛湿止痒之功效。

【用法】泡浴。

【注意事项】忌食辛辣油腻之物。

【来源】《常用瑶药临床手册》。

【收集者与整理者】李彤、闫国跃、李幸、潘雪萍。

【临床验方】刺手风50克，苦参50克，粘手风100克，熊胆木50克，毛冬青100克。

【功效】清热祛湿止痒。

【方解】刺手风，甘、辛，温；属风打相兼药；祛风除湿。苦参，苦，寒；清热燥湿。粘手风，辛、微苦，凉；属风打相兼药；祛风活血，散瘀消肿，凉血止血、止痛、止痒。熊胆木，苦，寒；属风药；清热解毒，消肿止痛。毛冬青，苦、甘，凉；清热解毒，生津止渴。方中，刺手风、苦参为主药，以清热祛湿止痒为主；粘手风、熊胆木为配药，以凉血止血为辅；毛冬青为引路药，以清热生津之力使全方盈亏平衡，共奏清热祛湿止痒之功效。

【用法】水煎外洗。

【注意事项】忌食辛辣油腻之物。

【来源】《常用瑶药临床手册》。

【收集者与整理者】李彤、闫国跃、李幸、潘雪萍。

【临床验方】盐肤木 50 克，苦李根 50 克，毛算盘 50 克，三叉苦 50 克，鸭脚风 50 克，九里明 50 克。

【功效】清热祛湿止痒。

【方解】盐肤木，酸、涩、凉；属打药；止痒，收敛。苦李根，苦、平；属打药；利湿退黄，杀虫止痒。毛算盘，苦、涩、平；属风打相兼药；祛风除湿，散瘀消肿，收敛。三叉苦，苦、涩、凉；属风打相兼药；清热解毒，散瘀消肿，利湿止痛。鸭脚风，甘、微苦、凉；属风打相兼药；清热解毒，祛瘀除湿，活络消肿，凉血止痒。九里明，苦、寒；清热解毒，止痒。方中，盐肤木、苦李根为主药，属打药，以清热祛湿止痒为主；毛算盘、三叉苦、鸭脚风为配药，属风打相兼药，以清热凉血为辅；九里明为引路药，调和诸药，使全方盈亏平衡，共奏清热祛湿止痒之功效。

【用法】水煎外洗。

【注意事项】忌食辛辣油腻之物。

【来源】《常用瑶药临床手册》。

【收集者与整理者】李彤、闫国跃、李幸、潘雪萍。

【临床验方】黄荆叶 12 克。

【功效】杀虫止痒。

【方解】本方为瑶医经验单方，药专力宏。黄荆叶，辛、苦、凉；解表散热，化湿和中，杀虫止痒。

【用法】水煎洗患处，每日 1 ～ 2 次。

【注意事项】忌食辛辣油腻之物。

【献方者】莫记娥。

【来源】未出版的资料。

【收集者与整理者】李珍清、李幸、王艺锦。

【采集地】贺州市中医医院名瑶医李珍清工作室。

8

【临床验方】鱼腥草、猪精肉各适量。

【功效】清热解毒止痒。

【方解】本方为瑶医药膳方。鱼腥草为主药，辛，微寒；清热解毒，消痈排脓，利尿通淋。猪精肉为配药，甘、咸，平；补肾养血，滋阴润燥。主药、配药结合使全方盈亏平衡，共奏清热解毒止痒之功效。

【用法】隔水蒸，吃肉喝汤。

【注意事项】忌食辛辣油腻之物。

【献方者】李江荣。

【来源】未出版的资料。

【收集者与整理者】李珍清、李幸、王艺锦。

【采集地】贺州市中医医院名瑶医李珍清工作室。

【临床验方】白鲜皮 30 克。

【功效】清热燥湿，祛风止痒。

【方解】本方为瑶医经验方。白鲜皮，苦、咸，寒；清热燥湿，祛风解毒，可治疗皮肤瘙痒等症。

【用法】水煎，每日1剂，分2次服，每次 200 毫升，连服 7 日。

【禁忌】虚寒证忌服。

【注意事项】忌食辛辣油腻之物。

【来源】瑶医药秘方、验方数据库。

【收集者与整理者】李彤、闫国跃、韦晓嵘。

【采集地】广西中医药大学瑶医药学院。

10

【临床验方】枯矾 120 克，朴硝 500 克，野菊花 250 克，川椒 120 克。

【功效】清热解毒，燥湿止痒。

【方解】枯矾，酸、涩，寒；燥湿，解毒。朴硝，咸、苦，寒；通便导滞，泻火解毒。野菊花，甘、苦，微寒；清热解毒。川椒，辛、麻，温；温中止痛，杀虫止痒。方中，枯矾、朴硝为主药，以泻火解毒为主；野菊花为配药，以清热解毒为辅；川椒为引路药，调和诸药。全方盈亏平衡，共奏清热解毒、燥湿止痒之功效。

【用法】加水 15～20 升，煮沸，过滤后趁温洗浴，以微出汗为度。每日 1 次，5～7 日为 1 个疗程。

【禁忌】孕妇慎用。

【注意事项】禁内服。

【来源】瑶医药秘方、验方数据库。

【收集者与整理者】李彤、闫国跃、韦晓嵘。

【采集地】广西中医药大学瑶医药学院。

⑪

【临床验方】蛇床子 15 克，地肤子 15 克，百部 10 克，僵蚕 4 克。

【功效】解毒祛风，燥湿止痒。

【方解】蛇床子，辛、苦，温；有小毒；杀虫止痒，祛风燥湿。地肤子，辛、苦，寒；清热利湿，止痒。百部，甘、苦，微温；杀虫灭虱。僵蚕，咸、辛，平；息风止痉，祛风止痛。方中，蛇床子、地肤子为主药，以祛风燥湿止痒为主；百部为配药，以杀虫止痒为辅；僵蚕为引路药，祛风止痒。全方共奏解毒祛风、燥湿止痒之功效。

【用法】将上药用 60 度白酒或 75% 酒精浸泡 5 日，去渣取液，用棉签蘸药液涂患处，每日 3 次。

【禁忌】孕妇慎用。

【注意事项】禁内服，忌食辛辣油腻之物。

【来源】瑶医药秘方、验方数据库。

【收集者与整理者】李彤、闫国跃、韦晓嵘。

【采集地】广西中医药大学瑶医药学院。

⑫

【临床验方】苍耳子 250 克。

【功效】祛风除湿止痒。

【方解】本方为瑶医经验单方。苍耳子，辛、苦，温；有小毒；祛风解表，除湿止痛。外用祛风除湿止痒，可治疗皮肤瘙痒。

【用法】水煎，煎沸 3 ～ 4 次，将煎沸的药液倒入盆中，趁热洗患处，连洗 4 次。

【注意事项】苍耳子有毒，不宜超量使用。

【来源】瑶医药秘方、验方数据库。

【收集者与整理者】李彤、闫国跃、韦晓嵘。

【采集地】广西中医药大学瑶医药学院。

⑬

【临床验方】鱼腥草 30 克，丝瓜叶 30 克，薄荷 20 克。

【功效】清热解毒，祛风止痒。

【方解】鱼腥草，辛，微寒；清热解毒，消痈排脓。丝瓜叶，苦，微寒；清热解毒。薄荷，辛，凉；疏风发表，止痒。方中，鱼腥草、丝瓜叶为主药，以清热解毒为主；薄荷为配药，以疏风解毒止痒为辅。主药、配药结合使全方盈亏平衡，共奏清热解毒、祛风止痒之功效。

【用法】水煎洗浴，每日1次。

【注意事项】禁内服，忌食发物。

【来源】瑶医药秘方、验方数据库。

【收集者与整理者】李彤、闫国跃、韦晓嵘。

【采集地】广西中医药大学瑶医药学院。

【临床验方】艾蒿20克，花椒3克。

【功效】祛湿止痒。

【方解】艾蒿为主药，辛、苦，温；祛湿止痒。花椒为配药，辛、苦，温；温中止痛，杀虫止痒。主药、配药结合使全方盈亏平衡，共奏祛湿止痒之功效。

【用法】水煎沸，待凉后装入瓶中，每日涂擦患处1次。

【注意事项】忌食发物。

【来源】瑶医药秘方、验方数据库。

【收集者与整理者】李彤、闫国跃、韦晓嵘。

【采集地】广西中医药大学瑶医药学院。

【临床验方】白矾、五层风各20克。

【功效】燥湿止痒。

【方解】本方为瑶医经验方。白矾为主药，酸、涩，寒；外用解毒杀虫，燥湿止痒。五层风为配药，甘，平；属风打相兼药；生津止渴，透疹。主药、配药结合使全方盈亏平衡，共奏燥湿止痒之功效，对脚气有较好的疗效。

【用法】每晚水煎泡脚，连用5日。

【注意事项】忌食辛辣油腻之物。

【来源】瑶医药秘方、验方数据库。

【收集者与整理者】李彤、闫国跃、文钦。

【采集地】广西中医药大学瑶医药学院。

【**民间秘方**】柳叶、老茶麸各适量。

【**功效**】清热，解毒，止痒。

【**方解**】本方为瑶医经验方。柳叶为主药，苦，寒；清热，解毒，止痛，透疹。老茶麸为配药，老茶麸，辛、苦、涩，平；养发护发。主药、配药结合共奏祛湿止痒之功效，善治头屑头痒。

【**用法**】老茶麸、柳叶共放入清水中浸泡 3 日以上，闻及酸臭味后即可用来洗头。

【**注意事项**】忌食辛辣油腻之物。

【**献方者**】黄吉汉。

【**来源**】未出版的资料。

【**收集者与整理者**】李海强、李幸、李颖。

【**采集地**】贺州市。

第九章　外科疾病

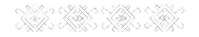

刀伤、外伤 / 足冲怎蒋

【民间秘方】散血丹 5 克，北防风 5 克，白面风 5 克，三七 3 克，血竭 3 克，苏木 5 克。

【功效】清创生肌。

【方解】散血丹，微苦，凉；清热解毒，祛风利湿。北防风，辛、甘，微温；祛风解表，胜湿止痛。白面风，微苦，温；属风打相兼药；行气止痛，舒筋活络，祛风消肿。三七，苦、涩，凉；化瘀止血，消肿定痛。血竭，苦、辛，温；有毒；活血化瘀止痛，止血敛疮生肌。苏木，辛、微苦，温；开窍醒神，辟秽止痛。方中，散血丹、北防风为主药，以清热祛湿生肌为主；三七、血竭为配药，以化瘀止血为辅；白面风、苏木为引路药，开窍止痛。全方共奏清创生肌之功效。

【用法】上药共研细末，装入瓶内备用。伤口消毒后，将药粉撒在伤口上，外用纱布包扎，注意不要沾水。

【注意事项】忌食辛辣油腻之物。

【献方者】何伯周。

【来源】《富川县中医验方汇锦》。

【收集者与整理者】付海霞、李幸。

【采集地】贺州市富川瑶族自治县。

【民间秘方】罗纲藤（软筋藤、扶芳藤）叶适量。

【功效】止血生肌。

【方解】本方为瑶医经验单方，药专力宏。罗纲藤（软筋藤、扶芳藤）叶，甘，寒；清热解毒，活血通络。

【用法】嚼敷伤处。

【注意事项】忌食辛辣油腻之物。

【献方者】曾五楼。

【来源】《富川县中医验方汇锦》。

【收集者与整理者】付海霞。

【采集地】贺州市富川瑶族自治县。

③

【临床验方】地桃花 60 克。

【功效】清热解毒，止血止痛。

【方解】地桃花，甘、辛，凉；属风药；清热解毒，止血止痛。

【用法】焙干研末，撒伤口。

【注意事项】忌食辛辣油腻之物。

【来源】《常用瑶药临床手册》。

【收集者与整理者】李彤、闫国跃、李幸、潘雪萍。

瘰疬 / 章脑痨

【民间秘方】黄柏粉、川连粉、狗牙草、蒲黄粉、轻粉、无壳田螺、地钻、红茹苗各 10 克。

【功效】清热散结。

【方解】黄柏粉，苦，寒；清热燥湿，泻火解毒。川连粉，苦，寒；清热燥湿，泻火解毒。狗牙草，甘、淡，凉；活血通经，利尿消肿。蒲黄粉，苦、涩，平；化瘀，止血，利尿。轻粉，辛，寒；有毒；祛痰消积，逐水通便。无壳田螺，甘、咸，寒；清热，利尿，止渴，解毒。地钻，甘、微涩，温；属风药；强筋壮骨，壮腰补肾，助阳道，健脾消食，祛风除湿。红茹苗，甘，微温；养血，逐瘀，祛风。方中，黄柏粉、川连粉为主药，以清热燥湿解毒为主；狗牙草、蒲黄、轻粉、无壳田螺为配药，以清热利尿、逐水通便为辅；地钻、红茹苗为引路药，补肾养血，调和诸药，使全方盈亏平衡，共奏清热散结之功效。

【用法】水煎，每日 1 剂，分 2 次服，每次 150 毫升。

【注意事项】忌食辛辣油腻之物。

【献方者】宋造贤。

【来源】广西壮族自治区少数民族验方、秘方、诊疗方法调查表。

【收集者与整理者】邵金宝、唐一洲、李幸。

【采集地】河池市都安瑶族自治县安阳镇述辉街。

痔疮 / 改滚章锤

【民间秘方】土大黄 20 克，仙鹤草 20 克，麻灵安 20 克，小钻 15 克。

【功效】清肠消痔。

【方解】土大黄，苦、辛，凉；清热解毒，散瘀消肿，健胃止痛。仙鹤草，苦、涩，平；收敛止血，补虚。麻灵安，苦，寒；凉血止血，解毒敛疮。小钻，甘、苦、辛，温；属风打相兼药；健脾补肾，理气活血，祛风通络，消肿止痛。方中，土大黄为主药，以清热为主；仙鹤草、麻灵安为配药，以凉血止血为辅；小钻为引路药，平衡清肠消痔之药力，引领以上各药循入脏腑直达病所。全方共奏清肠消痔之功效。

【用法】水煎服。

【注意事项】忌食辛辣油腻之物。

【献方者】赵衷民。

【来源】未出版的资料。

【收集者与整理者】石泽金、李幸。

【采集地】来宾市金秀瑶族自治县三江乡大磨屯。

【民间秘方】红刺苋菜 50 克，马鞭草 20 克。

【功效】清热利湿，活血消痔。

【方解】本方为瑶医经验方。红刺苋菜为主药，甘、淡，凉；清热解毒，通利大便，利尿除湿。马鞭草为配药，苦，凉；属打药；活血散瘀，解毒，利水。主药、配药结合使全方盈亏平衡，共奏清热利湿、活血消痔之功效。

【用法】加醋适量，水煎，每日 1 剂，分 2 次服，每次 150 毫升。

【注意事项】忌食辛辣油腻之物。

【献方者】韦启福。

【来源】广西壮族自治区少数民族验方、秘方、诊疗方法调查表。

【收集者与整理者】邵金宝、唐一洲、李幸。

【采集地】河池市都安瑶族自治县安阳镇学荣街。

③

【民间秘方】麻牙咪 20 克，马鞭草 20 克。

【功效】清热凉血，祛湿消痔。

【方解】本方为瑶医经验方。麻牙咪为主药，苦、涩，寒；清热解毒，凉血止血，止痢。马鞭草为配药，苦，凉；属打药；活血散瘀，解毒，利水。主药、配药结合使全方盈亏平衡，共奏清热凉血、祛湿消痔之功效。

【用法】先水煎，后加入米醋 10 ～ 15 克搅匀，每日服 1 剂。

【注意事项】忌食辛辣油腻之物。

【献方者】马树华。

【来源】广西壮族自治区少数民族验方、秘方、诊疗方法调查表。

【收集者与整理者】邵金宝、唐一洲、李幸。

【采集地】河池市都安瑶族自治县下坳乡下坳街。

【民间秘方】生紫背金牛 25 克，生鱼腥草 15 克。

【功效】清热解毒，散瘀排脓。

【方解】生紫背金牛为主药，甘、微苦，凉；清热解毒，健脾消食。生鱼腥草为配药，辛，微寒；清热解毒，消痈排脓，利尿通淋。全方盈亏平衡，共奏清热解毒、散瘀排脓之功效。

【用法】共捣烂，用消毒纱布包似指头大小，长约 2 厘米，外蘸润滑油（如蓖麻油）等，排便前塞入肛门内，以超过患部 2 ～ 3 厘米为宜。每次排便后另换新药，直至好转。

【注意事项】忌食辛辣油腻之物。

【献方者】黄大球。

【来源】巴马少数民族验方、秘方、诊疗方法调查表。

【收集者与整理者】王艺锦、唐一洲。

【采集地】河池市巴马瑶族自治县凤凰乡京屯村光火屯。

【民间秘方】无花果 10 ～ 20 个。

【功效】清热解毒。

【方解】本方为瑶医经验单方，药专力宏。无花果，甘，凉；清热生津，健脾开胃，解毒消肿。

【用法】水煎洗患处，每日 1 次，5 日为 1 个疗程。

【禁忌】脾胃虚寒者慎用，中寒者忌用。

【注意事项】忌食辛辣油腻之物。

【献方者】袁家勋。

【来源】未出版的资料。

【收集者与整理者】文嵚。

【采集地】桂林市灌阳县西山乡。

【民间秘方】鲜大田基黄 30 克、白藓（全木）30 克，瘦猪肉 50 克。

【功效】清热解毒。

【方解】本方为瑶医药膳方。鲜大田基黄为主药，甘、微苦，凉；属风打相兼药；清热解毒，拔毒消肿，通淋利湿。白藓（全木）为配药，苦、咸，寒；清热燥湿，祛风止痒。瘦猪肉为引路药，甘、咸，微寒；补肾滋阴，养血润燥，益气，消肿。全方盈亏平衡，共奏清热解毒之功效。

【用法】前二味加水 300 毫升，煎至 150 毫升，去渣，加入瘦猪肉和盐煮熟食用。每日 1 剂，分早中晚服，连服 3 ～ 5 日。

【注意事项】忌食辛辣油腻之物。

【献方者】袁家勋。

【来源】未出版的资料。

【收集者与整理者】文嵚。

【采集地】桂林市灌阳县西山乡。

【临床验方】蛤蟆草适量。

【功效】解毒消疮。

【方解】本方为瑶医经验单方。蛤蟆草，微苦，凉；解毒消肿，利湿止痒。

【用法】水煎洗患处。

【注意事项】忌食辛辣油腻之物。

【来源】瑶医药秘方、验方数据库。

【收集者与整理者】李彤、闫国跃、覃枫。

【采集地】广西中医药大学瑶医药学院。

【临床验方】红刺苋菜 50 克，水萌根 20 克，嫩猪脚一对。

【功效】解毒止血，补益气血。

【方解】本方为瑶医经验方。红刺苋菜为主药，甘、淡，凉；清热利湿，解毒消肿，凉血止血。水萹根为配药，甘、淡，寒；清心肝热，利水。猪脚为引路药，甘、咸，平；补益气血，固本培元，收敛止血。全方盈亏平衡，药食同源，既可清热解毒止血，又可补益气血，共奏补亏泻盈之功效。

【用法】水煎，每日 1 剂，分 2 次服，每次 150 毫升。

【禁忌】脾胃虚弱者慎服。

【注意事项】忌与山葵同服。

【来源】瑶医药秘方、验方数据库。

【收集者与整理者】李彤、闫国跃、覃枫。

【采集地】广西中医药大学瑶医药学院。

⑨

【临床验方】鲜土牛膝根 50 克，粳米适量。

【功效】清热解毒，活血散瘀。

【方解】本方为瑶医经验食疗方。鲜土牛膝根为主药，甘、苦，寒；清热解毒，活血散瘀，利水通淋。粳米为配药，甘、平；补中益气，健脾和胃，除烦渴。主药、配药结合使全方盈亏平衡，共奏清热解毒、活血散瘀之功效。

【用法】鲜土牛膝根水煎 2 次，用武火煎沸后改文火继续煎 30 分钟，混合 2 次煎液，加入粳米煮粥，分 3 次食用，每次 1 碗。长期食用，直至痔疮根治为止。

【禁忌】孕妇、月经过多者忌服。

【注意事项】避免久蹲久坐，忌饮酒，忌暴饮暴食，定时定量吃饭，吃八分饱，以防胃肠道功能紊乱。

【来源】瑶医药秘方、验方数据库。

【收集者与整理者】李彤、闫国跃、覃枫。

【采集地】广西中医药大学瑶医药学院。

⑩

【临床验方】南瓜子 1000 克。

【功效】解毒消痔。

【方解】本方为瑶医经验单方，南瓜子，甘，平；解毒、杀虫、润肠通便。

【用法】加水煎煮，趁热熏肛门，每日最少 2 次，连熏 3 ～ 5 日可愈。

【注意事项】避免久蹲久坐，忌饮酒，忌暴饮暴食，定时定量吃饭，吃八分饱，以防胃肠道功能紊乱。

【来源】瑶医药秘方、验方数据库。

【收集者与整理者】李彤、闫国跃、覃枫。

【采集地】广西中医药大学瑶医药学院。

【临床验方】槐树籽 20 克。

【功效】凉血止血，清肠消痔。

【方解】本方为瑶医经验单方，药专力宏。槐树籽，甘、寒；清热解毒，凉血止血，清肠消痔。

【用法】水煎代茶饮。如便脓血，槐树籽研粉，用生地黄 6 克煎汤送服，每日 2 次，每次 2 克，效佳。

【禁忌】脾胃虚寒者忌用。

【注意事项】忌食辛辣油腻之物。

【来源】瑶医药秘方、验方数据库。

【收集者与整理者】李彤、闫国跃、覃枫。

【采集地】广西中医药大学瑶医药学院。

【临床验方】黑九牛 90 克。

【功效】祛风除湿，消痔止痛。

【方解】黑九牛，辛、咸，温；属风打相兼药；祛风除湿，通络止痛，利尿消肿，对痔疮疼痛、湿热下注效果佳。

【用法】水煎 1000 毫升，先熏后洗，每日 1 剂，熏洗 2 次，每次 20 分钟。

【禁忌】脾胃虚寒、腹泻者慎服。

【注意事项】忌食辛辣油腻之物。

【来源】瑶医药秘方、验方数据库。

【收集者与整理者】李彤、闫国跃、覃枫。

【采集地】广西中医药大学瑶医药学院。

【临床验方】石榴皮 100 克。

【功效】补气固涩。

【方解】本方为瑶医经验单方，药专力宏。石榴皮，酸、涩、辛，寒；有毒；涩肠止泻，对中气虚所致的痔疮脱出肛门外有一定的固涩作用。

【用法】烘干研末，装入胶囊中，每粒0.3～0.5克，每次服4粒，每日3次，3周为1个疗程，不愈者续服第2个疗程。

【注意事项】不宜过量服用。避免久蹲久坐，忌饮酒，忌暴饮暴食，定时定量吃饭，吃八分饱，以防胃肠道功能紊乱。

【来源】瑶医药秘方、验方数据库。

【收集者与整理者】李彤、闫国跃、覃枫。

【采集地】广西中医药大学瑶医药学院。

14

【临床验方】麻牙咪菜尖49个，小鸡蛋7个。

【功效】清热解毒，祛湿止痛。

【方解】本方为瑶医药膳方。麻牙咪菜尖为主药，苦、涩，寒；清热解毒，凉血止痢，通淋，对湿热、热毒较重，肛门疼痛、便血型痔疮有较好疗效。小鸡蛋为配药，甘，平；补气养血，健脾益胃。主药、配药结合使全方盈亏平衡，共奏清热解毒、祛湿止痛之功效。

【用法】鸡蛋打散与煮麻牙咪菜尖（洗净切碎，每个长约2厘米）同煮3分钟即可，不放佐料。早晨空腹一次吃完，对内痔、外痔、混合痔均有疗效。

【禁忌】脾胃虚弱、泄泻及孕妇忌食，忌与胡椒、鳖甲同食。

【注意事项】忌食辛辣油腻之物。

【来源】瑶医药秘方、验方数据库。

【收集者与整理者】李彤、闫国跃、覃枫。

【采集地】广西中医药大学瑶医药学院。

15

【民间秘方】钻地风、硫黄、茶油各适量。

【功效】清热利湿，消痈止血。

【方解】本方为瑶医经验方。钻地风为主药，苦、淡，凉；属风打相兼药；活血散瘀，消肿止痛。硫黄为配药，酸，温；杀虫止痒，补火助阳通便。茶油为引路药，甘，平；清热解毒，润肠通便。全方盈亏平衡，共奏清热利湿、消痈止血之功效，对内痔效果好。

【用法】上药共置锅内炒至半生半熟，过滤，外涂患部，每日2～3次，3日为1个疗程。

【注意事项】忌食辛辣油腻之物。

【献方者】高树华。

【来源】广西壮族自治区少数民族验方、秘方、诊疗方法调查表。

【收集者与整理者】邵金宝、唐一洲、李幸。

【采集地】河池市都安瑶族自治县下坳乡下坳街。

【民间秘方】扁柏 40 克，扛板归 60 克。

【功效】清热解毒，凉血止血。

【方解】扁柏为主药，苦、涩、微寒；止血、凉血。扛板归为配药，酸，凉；属风药；清热解毒，利尿消肿，收敛。主药、配药结合使全方盈亏平衡，共奏清热解毒、凉血止血之功效。

【用法】水煎服，2 日 1 剂。

【注意事项】忌食羊肉等辛味之物。

【献方者】仝蔚标。

【来源】广西壮族自治区少数民族医医案医话调查表。

【收集者与整理者】周佩鸢、温桂柱、潘雪萍、付海霞。

【采集地】河池市都安瑶族自治县百旺乡仁和村吉光屯。

【临床验方】鹰不扑 100 ～ 150 克，穿破石 30 克，十大功劳 18 克，槐花 15 克，猪大肠适量。

【功效】清热祛湿，凉血解毒。

【方解】本方为瑶医药膳方。鹰不扑，苦、辛，平；散瘀，祛风，利湿，解毒。穿破石，微苦，平；属风打相兼药；清热，利水，祛风除湿，消肿止痛。十大功劳，苦，寒；清热燥湿，泻火解毒。槐花，甘、微辛，平；凉血止血。猪大肠，甘、咸，微寒；调气补虚。方中，鹰不扑、穿破石、十大功劳为主药，以清热祛湿、泻火解毒为主；槐花为配药，以凉血止血为辅；猪大肠为引路药，调和诸药，使全方盈亏平衡，共奏清热祛湿、凉血解毒之功效。

【用法】水煎，每日 1 剂，分 3 ～ 4 次服。

【禁忌】孕妇禁用。

【注意事项】忌食辛辣油腻之物。

【献方者】李海强。

【来源】未出版的资料。

【收集者与整理者】李幸、李颖。

【采集地】贺州市中医医院。

18

【临床验方】炒槐花 10 克，当归 6 克，大黄 2 克，黄芩 6 克，金银花炭 30 克，救必应 10 克，独活 18 克，堂愁 10 克，升麻 5 克，甘草 3 克。

【功效】凉血止血，升阳除湿。

【方解】炒槐花，甘、微辛，平；凉血止血。当归，甘、辛，温；补血，活血，止痛，润肠。大黄，甘，平；泻下攻积，清热泻火，止血，解毒，活血祛瘀，清泻湿热。黄芩，苦，寒；清热燥湿，泻火解毒，止血。金银花炭，甘、微苦、涩，寒；清热解毒，疏散风热，凉血止血。救必应，苦，凉；属风打相兼药；清热解毒，消肿止痛，止血生肌。独活，辛，温；有小毒；祛风湿，止痹痛，解表。堂愁，苦、辛，微寒；疏肝解郁，升举阳气。升麻，辛、微甘，微寒；发表透疹，清热解毒，升举阳气。甘草，甘，平；益气补中，清热解毒，缓急止痛，调和诸药。方中，炒槐花、当归、大黄、黄芩、金银花炭、救必应为主药，风打兼施，以清热解毒、凉血止血为主；独活、堂愁、升麻为配药，以升阳为辅；甘草为引路药，调和诸药，使全方盈亏平衡，共奏凉血止血、升阳除湿之功效。

【用法】水煎，每日 1 剂，分 3 ～ 4 次服。

【禁忌】孕妇禁用。

【注意事项】忌食辛辣油腻之物。

【献方者】李海强。

【来源】未出版的资料。

【收集者与整理者】李幸、李颖。

【采集地】贺州市中医医院。

19

【临床验方】大黄 10 克，木鳖子 10 克，鲜鸭胆 1 个（晾干备用）。

【功效】清热泻火，解毒散结。

【方解】本方为瑶医经验方。大黄为主药，苦，寒；泻下攻积，清热泻火，止血，解毒，活血祛瘀，清泻湿热。木鳖子为配药，苦、微甘，凉；有毒；散结消肿，攻毒疗疮。鲜鸭胆为引路药，苦，寒；清热解毒，清肝利胆。全方盈亏平衡，共奏清热泻火、解毒散结之功效。

【用法】共打粉，用葱花煎水调成糊状，涂外痔，可使痔疮缩小，7 日为 1 个疗程。

【注意事项】忌食辛辣油腻之物。

【献方者】李海强。

【来源】未出版的资料。

【收集者与整理者】李幸、李颖。

【采集地】贺州市中医医院。

20

【临床验方】大黄2克，积雪草30克，青皮鸭蛋1个。

【功效】清热泻火，解毒消肿。

【方解】本方为瑶医经验方。大黄为主药，苦，寒；泻下攻积，清热泻火，止血，解毒，活血祛瘀，清泻湿热。积雪草为配药，苦、辛，寒；清热利湿，解毒消肿。青皮鸭蛋为引路药，甘，凉；滋阴清热，生津益胃。全方盈亏平衡，共奏清热泻火、解毒消肿之功效。

【用法】水煎，每日1剂，分3～4次服。

【禁忌】孕妇禁用。

【注意事项】忌食辛辣油腻之物。

【献方者】李海强。

【来源】未出版的资料。

【收集者与整理者】李幸、李颖。

【采集地】贺州市中医医院。

21

【临床验方】烧白矾、桐油各适量。

【功效】解毒燥湿，敛疮止痒。

【方解】烧白矾为主药，酸、涩，寒；解毒杀虫，燥湿止痒。桐油为配药，甘、辛，寒；清热解毒，收湿敛疮，托毒排脓。全方盈亏平衡，共奏解毒燥湿、敛疮止痒之功效。

【用法】调生茶油少许，外敷痔核，每日1～2次。

【禁忌】皮肤有外伤感染或溃疡破损者禁用。

【注意事项】忌食辛辣油腻之物。

【献方者】钟北光。

【来源】未出版的资料。

【收集者与整理者】李珍清、李幸、王艺锦。

【采集地】贺州市中医医院名瑶医李珍清工作室。

22

【临床验方】青盐、芒硝、白矾、透骨草各25克。

【功效】清热解毒，活血止痛。

【方解】青盐，咸，寒；泻热，凉血。芒硝，咸、苦，寒；泻下通便，润燥软坚，清火消肿。白矾，酸、涩，寒；止血，解毒。透骨草，辛、苦，温；祛风除湿，活血止痛。方中，青盐、皮硝、白矾为主药，以清热解毒、凉血止血为主；透骨草为配药，以活血止痛为辅。全方共奏清热解毒、活血止痛之功效，对肠道湿热导致的痔疮出血疼痛有较好疗效。

【用法】水煎沸，趁热倒入痰盂里，用纸壳盖好，留个小孔对着肛门熏 10 分钟，重者 3 次即愈。

【注意事项】忌食辛辣油腻之物。

【来源】瑶医药秘方、验方数据库。

【收集者与整理者】李彤、闫国跃、覃枫。

【采集地】广西中医药大学瑶医药学院。

㉓

【临床验方】麻牙咪 30 克，枯矾 9 克，鱼腥草 30 克，五倍子 9 克。

【功效】清热解毒，收敛固涩。

【方解】麻牙咪，苦、涩，寒；清热解毒，凉血止痢，通淋。枯矾，酸、涩，寒；有毒；燥湿，止泻，止血，解毒。鱼腥草，辛，微寒；清热解毒，消痈排脓，利尿通淋。五倍子，苦、辛，寒；有毒；涩肠止泻。方中，麻牙咪、枯矾为主药，以凉血止痢为主；鱼腥草为配药，以清热解毒、抗菌消炎为辅；五倍子为引路药，以涩肠止泻之力调和诸药，使全方共奏清热解毒、收敛固涩之功效，对热毒重型外痔有较好疗效。

【用法】水煎 1000 毫升，先熏后洗，每次 20 分钟，每日 2 次，每日 1 剂。

【注意事项】禁内服，避免久蹲久坐，忌饮酒，忌暴饮暴食，定时定量吃饭，做到八分饱，以防胃肠道功能紊乱。

【来源】瑶医药秘方、验方数据库。

【收集者与整理者】李彤、闫国跃、覃枫。

【采集地】广西中医药大学瑶医药学院。

脱肛 / 改滚门端

①

【民间秘方】牡丹花根、八角枫根、猪大肠各适量。

【功效】清热祛湿，活血止痛。

【方解】本方为瑶医经验方。牡丹花根为主药，酸、涩，平；健脾利湿，活血止血。八角枫根为配药，甘、咸，温；有毒；祛风除湿，散瘀止痛。猪大肠为引路药，调气补虚。全方盈亏平衡，共奏清热祛湿、活血止痛之功效。

【用法】共煲熟食之。

【注意事项】忌食辛辣油腻之物。

【献方者】陈福祥。

【来源】《富川县中医验方汇锦》。

【收集者与整理者】李颖、李幸。

【采集地】贺州市富川瑶族自治县。

② 2

【临床验方】龙骨、笔管草各 30 克。

【功效】收敛固涩，利水祛湿。

【方解】龙骨为主药，咸、涩，微寒；收敛固涩，镇惊安神，平肝潜阳。笔管草为配药，淡，平；属打药；利尿消肿。主药、配药结合使全方盈亏平衡，对湿热重型脱肛，既能收敛固涩，又能利水祛湿。

【用法】焙干研粉，调香油涂敷患处。

【注意事项】禁内服。忌辛辣油腻之物，充分补充水分，避免大便太硬，适度运动，忌久坐。

【来源】瑶医药秘方、验方数据库。

【收集者与整理者】李彤、闫国跃、覃枫。

【采集地】广西中医药大学瑶医药学院。

③ 3

【临床验方】石榴皮 30 克，白矾 15 克。

【功效】收敛固涩，止血。

【方解】石榴皮为主药，酸、涩，温；涩肠止泻。白矾为配药，酸、涩，寒；止血止泻，解毒。主药、配药结合使全方盈亏平衡，共奏收敛固涩、止血之功效。

【用法】水煎洗或敷患处。

【禁忌】不宜内服。

【注意事项】忌食辛辣油腻之物。

【来源】瑶医药秘方、验方数据库。

【收集者与整理者】李彤、闫国跃、覃枫。

【民间秘方】苎麻根适量。

【功效】止泻固脱。

【方解】苎麻根，甘，微寒；属风药；止痢，止泻固脱，止血。

【用法】捣烂，水煎熏洗患处。

【注意事项】注意水温，防止烫伤。

【来源】《灌阳县验方秘方案编》。

【收集者与整理者】罗远带、李幸。

【采集地】桂林市灌阳县。

疝气 / 改对仲

【民间秘方】杉寄生 20 克，九层风 20 克，金樱根 15 克，杜仲 20 克，黄芪 20 克，五爪风 20 克，木姜树 20 克。

【功效】补益肾气。

【方解】杉寄生，甘、苦，平；祛风湿，补肝肾，活血止痛，止痢。九层风，微苦、甘、涩，平；属风药；活血补血，通络，祛风除湿。金樱根，酸、涩、甘，平；属风药；涩肠固精，益肾补血。杜仲，甘，温；补肝肾，强筋骨。黄芪，甘，温；补气升阳，益卫固表，利水消肿。五爪风，甘，微温；属风药；健脾补肺，行气利湿。木姜树，辛，温；祛风散寒止痛。方中，杉寄生、九层风为主药，以补益肾气为主；金樱根、杜仲为配药，以补肾壮阳为辅；黄芪、五爪风、木姜树为引路药，平衡温补肾气之药力，使全方盈亏平衡，共奏补益肾气之功效。

【用法】水煎服。

【注意事项】忌食辛辣油腻之物。

【献方者】赵衷民。

【来源】未出版的资料。

【收集者与整理者】石泽金。

【采集地】来宾市金秀瑶族自治县三江乡大磨屯。

【民间秘方】三叉草、牛肉各适量。

【功效】清热解毒消疳。

【方解】本方为瑶医经验方。三叉草为主药，甘、苦、微辛，凉；清热利湿，凉血止血，消肿解毒。牛肉为配药，甘，温；补肾滋阴，养血润燥，益气。主药、配药结合使全方盈亏平衡，共奏清热解毒消疳之功效。

【用法】煲牛肉吃。

【禁忌】孕妇禁用。

【注意事项】忌食辛辣油腻之物。

【献方者】董有文。

【来源】《富川县中医验方汇锦》。

【收集者与整理者】李颖、李幸。

【采集地】贺州市富川瑶族自治县。

【民间秘方】凤尾草 15 克，黄糖 10 克。

【功效】清热解毒消疳。

【方解】本方为瑶医经验方。凤尾草为主药，淡、微苦，寒；清热利湿，消肿解毒，凉血止血。黄糖为配药，甘，温；益气补中，缓急止痛。主药、配药结合使全方盈亏平衡，共奏清热解毒消疳之功效。

【用法】水煎服。

【注意事项】忌食辛辣油腻之物。

【献方者】黄德俊。

【来源】《富川县中医验方汇锦》。

【收集者与整理者】李颖、李幸。

【采集地】贺州市富川瑶族自治县。

4

【临床验方】小茴香 6 克，猪鬃毛 10 克（烧灰研末），黄糖 3 克。

【功效】散寒理气，温中止痛。

【方解】本方为瑶医经验方。小茴香为主药，辛，温；散寒止痛，理气和胃。猪鬃毛为配药，涩，平；止血敛疮；烧成灰治恶疮。黄糖为配药，甘，温；益气补中，缓急止痛。

全方盈亏平衡，共奏散寒理气、温中止痛之功效。

【用法】共研细末，冲酒服，一次见效，两次痊愈。

【禁忌】皮肤有外伤感染或溃疡破损者禁用。

【献方者】李珍清。

【来源】未出版的资料。

【收集者与整理者】刘小梅、李幸、王艺锦。

【采集地】贺州市中医医院名瑶医李珍清工作室。

5

【临床验方】小茴香 60 克，荔枝核 30 克，白酒 500 克。

【功效】散寒理气，温中止痛。

【方解】本方为瑶医经验方。小茴香为主药，辛，温；散寒止痛，理气和中。荔枝核为配药，苦，平；理气止痛，祛寒散结。白酒为引路药，甘、苦、辛，温；通血脉，御寒气，行药势。全方盈亏平衡，共奏散寒理气、温中止痛之功效。

【用法】前二味加白酒浸泡 15 日，每日适量饮服。

【禁忌】对酒精过敏者禁用。

【注意事项】忌食辛辣油腻之物。

【来源】瑶医药秘方、验方数据库。

【收集者与整理者】李彤、闫国跃、覃枫。

【采集地】广西中医药大学瑶医药学院。

伤口感染 / 冲闷补浓

1

【民间秘方】五加皮 15 克，桑寄生 20 克，杜仲 15 克，拦路虎 100 克，九层风 15 克，黄芪 15 克。

【功效】清热解毒，托疮生肌。

【方解】五加皮，微苦、甘，温；祛风湿，强筋骨，利尿。桑寄生，苦、甘，平；祛风湿，益肝肾。杜仲，甘，温；补肝肾，强筋骨。拦路虎，苦，平；清热利尿，解毒。九层风，微苦、甘、涩，平；属风药；活血补血，通络，祛风除湿。黄芪，甘，温；补气升阳，益卫固表，利水消肿，托疮生肌。方中，黄芪为主药，以托疮生肌为主；拦路虎、九层风为配药，以解毒、活血、消肿为辅；五加皮、桑寄生、杜仲为引路药，补虚，促进伤口愈合；全方共奏清热解毒、托疮生肌之功效。

【用法】水煎服。

【注意事项】如有不适，请立即前往医院处理。

【献方者】赵衷民。

【来源】未出版的资料。

【收集者与整理者】石泽金、李幸。

【采集地】来宾市金秀瑶族自治县三江乡大磨屯。

【民间秘方】三角风 60 克。

【功效】清热解毒消肿。

【方解】本方为瑶医经验方。三角风，苦、涩、平；属风打相兼药；清热解毒，活血祛风，消肿止痛。

【用法】水煎服，另取鲜叶适量，捣烂，加糖及米酒少许调敷患处。

【注意事项】忌食辛辣油腻之物。

【来源】《富川县中医验方汇锦》。

【收集者与整理者】李幸。

【采集地】贺州市富川瑶族自治县。

烧烫伤 / 嗡斗鲁甫冲

1

【民间秘方】鸡蛋、楼煤烟灰各适量。

【功效】去腐生肌。

【方解】本方为瑶医经验方。鸡蛋为主药，甘，平；补气养血，滋阴润燥。楼煤烟灰为配药，苦，平；去腐生肌。主药、配药结合使全方盈亏平衡，共奏去腐生肌之功效，对烧烫伤有较好疗效。

【用法】取火炉楼枕上垂吊的煤烟灰适量，研末过细目筛放碗内，根据烧烫伤面积定量，将鸡蛋液与楼煤烟灰调成糊状，用消毒棉签或羽毛蘸药敷于患处，药干后继续涂抹，如此反复，每日数次，有水疱则用消毒针头刺破。

【注意事项】忌食辛辣油腻之物。

【献方者】袁家勋。

【来源】未出版的资料。

【收集者与整理者】文嶔。

【采集地】桂林市灌阳县西山乡。

【民间秘方】鲜芙蓉花、植物油各适量。

【功效】清热凉血，排脓止痛。

【方解】本方为瑶医经验方。鲜芙蓉花为主药，辛，平；消肿止痛，排脓解毒，凉血清热。植物油为配药，可改善血液循环。全方盈亏平衡，对烧烫伤有较好疗效。

【用法】将芙蓉花放入植物油中浸泡沉底约12小时后去渣取液，用消毒纱布浸药液敷患处，每日换药1次。

【注意事项】忌食辛辣油腻之物。

【献方者】袁家勋。

【来源】未出版的资料。

【收集者与整理者】文嶔。

【采集地】桂林市灌阳县西山乡。

3

【临床验方】夏枯草9克。

【功效】清热消肿。

【方解】本方为瑶医经验方。夏枯草，辛、苦，寒；清肝泻火，明目，散结消肿。

【用法】研末，以香油调敷肿处，宜厚敷。

【注意事项】禁内服；切忌食酱，以免愈后面有黑斑。

【来源】瑶医药秘方、验方数据库。

【收集者与整理者】李彤、闫国跃、韦晓嵘。

【采集地】广西中医药大学瑶医药学院。

4

【临床验方】黄柏40克，紫草10克。

【功效】清热解毒，凉血活血。

【方解】本方为瑶医经验方。黄柏为主药，苦，寒；清热燥湿，泻火解毒。紫草为配药，苦、咸，寒；凉血活血，解表透疹。主药、配药结合使全方盈亏平衡，共奏清热解毒、凉血活血之功效。

【用法】打粉，用香油调敷患处，2日换药1次，烧烫伤程度在深Ⅱ度之内，可以治愈无疤痕。

【注意事项】忌食辛辣油腻之物。

【来源】瑶医药秘方、验方数据库。

【收集者与整理者】李彤、闫国跃、文嶔。

【采集地】广西中医药大学瑶医药学院。

【临床验方】柏子树皮、麻油各适量。

【功效】凉血止血，敛疮生肌。

【方解】本方为瑶医经验方。柏子树皮为主药，甘、苦，平；凉血止血，敛疮生肌；麻油为配药，甘，平；解毒，生肌，润肤。全方共奏凉血止血、敛疮生肌之功效。

【用法】柏子树皮研末，麻油调敷。

【注意事项】忌食辛辣油腻之物。

【来源】瑶医药秘方、验方数据库。

【收集者与整理者】李彤、闫国跃、文嶔。

【采集地】广西中医药大学瑶医药学院。

6

【临床验方】麻灵安25克，绿豆25克。

【功效】清热凉血。

【方解】本方为瑶医经验方。麻灵安为主药，苦，寒；凉血止血，解毒敛疮。绿豆为配药，苦，寒；清热解毒，消暑，利尿。主药、配药结合使全方盈亏平衡，共奏清热凉血之功效，适用于轻度烧烫伤。

【用法】麻灵安、绿豆研为细末，加入香油100克调匀，熬成膏状备用，用时以消毒棉签蘸药涂抹患处。盛药容器应消毒。

【注意事项】忌食辛辣油腻之物。

【来源】瑶医药秘方、验方数据库。

【收集者与整理者】李彤、闫国跃、文嶔。

【采集地】广西中医药大学瑶医药学院。

7

【临床验方】花斑竹50克。

【功效】清热，定痛。

【方解】本方为瑶医经验方。花斑竹，苦，凉；属风打相兼药；清热利湿，凉血止血，散瘀定痛，适用于烧烫伤。

【用法】用擀面杖捣碎研末，先用芝麻香油薄涂患处，后用花斑竹粉均匀撒于患处，用消毒纱布包扎。半日后疼痛减轻，次日水疱消失。每日换药1次，1周痊愈，皮肤无异样。

【禁忌】孕妇慎用。

【注意事项】忌食辛辣油腻之物。

【来源】瑶医药秘方、验方数据库。

【收集者与整理者】李彤、闫国跃、文嵚。

【采集地】广西中医药大学瑶医药学院。

⑧

【临床验方】蓖麻仁油500克，冰片10克，黄柏10克。

【功效】消肿拔毒止痛。

【方解】蓖麻仁油，甘、辛，平；有毒；消肿拔毒，泻下通滞。冰片，辛、苦，微寒；开窍醒神，清热止痛。黄柏，苦，寒；清热燥湿，泻火解毒。方中，蓖麻仁油、冰片为主药，以消肿拔毒止痛为主；黄柏为配药，以清热解毒为辅。主药、配药结合使全方盈亏平衡，共奏消肿拔毒止痛之功效。

【用法】将黄柏、冰片共研细，与蓖麻仁油共调敷患处。用药后可止痛，同时亦无继发感染之忧，收效迅速。

【禁忌】孕妇及便滑者忌服。

【注意事项】忌食辛辣油腻之物。

【来源】瑶医药秘方、验方数据库。

【收集者与整理者】李彤、闫国跃、文嵚。

【采集地】广西中医药大学瑶医药学院。

⑨

【民间秘方】石灰25克，冰片少许（研末），芝麻油15克。

【功效】止血生肌。

【方解】石灰为主药，辛、苦、涩，温；解毒蚀腐，敛疮止血，止痒。冰片为配药，辛、苦，微寒；开窍醒神，清热止痛。芝麻油为引路药，甘、涩，平；补肝肾，益精血。主药、配药结合使全方盈亏平衡，共奏止血生肌之功效。

【用法】石灰加水适量搅拌，待沉淀后滤取上清液，与冰片、芝麻油共调匀涂患处，每日 2～3 次，3 日痊愈。

【注意事项】禁内服，忌食辛辣油腻之物。

【献方者】李光。

【来源】广西壮族自治区少数民族医医案医话调查表。

【收集者与整理者】覃理标、潘雪萍、付海霞。

【采集地】河池市都安瑶族自治县都阳乡都阳村红四屯。

【民间秘方】石上风 20 克。

【功效】清热解毒。

【方解】本方为瑶医经验单方。石上风，涩、苦、辛，平；属风打相兼药；清热解毒，活血散结，祛风止痛。

【用法】适量研末，用麻油调涂患处。

【注意事项】忌食辛辣油腻之物。

【来源】《富川县中医验方汇锦》。

【收集者与整理者】李幸。

【采集地】贺州市富川瑶族自治县。

【民间秘方】狗脚还叶 15 克，海螵蛸 10 克，黄丹 12 克，接骨草 10 克。

【功效】止血生肌，祛瘀生新。

【方解】狗脚还叶，甘、平；止血生肌。海螵蛸，咸、涩，温；收敛止血，收湿敛疮。黄丹，拔毒生肌止痒。接骨草，苦，平；祛瘀生新，舒筋活络。方中，黄丹、海螵蛸、接骨草为主药，以拔毒生肌为主；狗脚还叶为配药，以清热解毒为辅。主药、配药结合使全方盈亏平衡，共奏拔毒生肌之功效。

【用法】共研末，调蛋黄、蛋清外涂患处，每日 1 次，涂药前先用茶水洗患处。

【注意事项】禁内服，忌食辛辣油腻之物。

【献方者】唐秀杰。

【来源】广西壮族自治区少数民族医医案医话调查表。

【收集者与整理者】周佩鸾、潘雪萍、付海霞、李幸。

【采集地】河池市都安瑶族自治县澄江乡圣堂村上堆屯。

⑫

【民间秘方】石灰水沉淀后的乳白色液体、茶油各适量。

【功效】收敛生肌。

【方解】本方为瑶医经验方。石灰水为主药，辛、苦、涩，温；有毒；燥湿杀虫，止血定痛，腐蚀恶肉。茶油为配药，甘，平；活血化瘀，解毒消肿，止痛消炎。主药、配药结合使全方盈亏平衡，共奏收敛生肌之功效。

【用法】石灰水沉淀后的乳白色液体，加入茶油，每日涂抹患处多次。

【注意事项】禁内服，忌食辛辣油腻之物。

【献方者】黄吉汉。

【来源】未出版的资料。

【收集者与整理者】李海强、李幸、李颖。

【采集地】贺州市。

⑬

【临床验方】海金沙藤（炭化）适量。

【功效】消肿疗伤。

【方解】本方为瑶医经验方。海金沙藤（炭化），甘，寒；疗伤止血，消肿止痛。

【用法】晒干，烧成炭，调麻油涂患处。

【禁忌】皮肤有外伤感染或溃疡破损者禁用。

【注意事项】忌食辛辣油腻之物。

【献方者】蒋运扬。

【来源】未出版的资料。

【收集者与整理者】李珍清、李幸、王艺锦。

【采集地】贺州市中医医院名瑶医李珍清工作室。

⑭

【临床验方】金刚兜适量。

【功效】清热解毒消肿。

【方解】金刚兜，甘、微涩，寒；属风打相兼药；祛风除湿，消肿止痛，解毒散结，利水。

【用法】水煎服；捣烂，加清水搅拌至起泡沫，取泡沫涂患处。

【注意事项】忌食辛辣油腻之物。

【来源】《常用瑶药临床手册》。

【收集者与整理者】李彤、闫国跃、李幸、潘雪萍。

【临床验方】露水草、粳米各适量。

【功效】清热止痛。

【方解】本方为瑶医经验方。露水草为主药，甘，平；清热，镇痛。粳米为配药，甘，平；补中益气，健脾和胃，除烦止渴。主药、配药结合使全方盈亏平衡，共奏清热止痛之功效。

【用法】共捣烂，加入适量冷开水搅匀，涂抹患处。如烫伤起水疱，用消毒针扎破后再涂药，每日数次。

【禁忌】孕妇禁用。

【注意事项】忌食辛辣油腻之物。

【献方者】冯旭。

【来源】未出版的资料。

【收集者与整理者】李幸、李颖。

【采集地】来宾市金秀瑶族自治县瑶医医院。

下肢慢性溃疡 / 照虎

【民间秘方】①猪蹄甲 30 克，乳香 9 克，没药 9 克，接骨草 9 克。

②信石 1 克，黄柏 15 个，芦荟 9 克，甘草 30 克，大枣 10 枚（去核）。

③黄芪 18 克，生地黄 30 克，当归 30 克，蒲公英 30 克，金银花 9 克，连翘 9 克，川芎 9 克，牡丹皮 12 克，甘草 5 克。

【功效】解毒生肌，活血止痛。

【方解】①猪蹄甲，咸，微寒；解毒生肌。乳香，苦，平；活血止痛，消肿生肌。没药，甘，温；活血止痛，消肿生肌。接骨草，苦，平；祛瘀生新，舒筋活络。方中，乳香、没药为主药，以活血止痛、消肿生肌为主；接骨草为配药，增强活血祛瘀之效，兼舒筋活络；猪蹄甲为引路药，解毒生肌。全方共奏解毒生肌、活血止痛之功效。

②信石，辛，大热；有大毒；蚀疮去腐，平喘化痰，截疟。黄柏，苦，寒；解毒疗疮，清热燥湿，泻火除蒸。芦荟，苦，寒；杀虫疗疳，泻下通便，清肝泻火。甘草，甘，平；

清热解毒，缓急止痛，调和诸药，补脾益气，祛痰止咳。大枣，甘，温；补中益气，养血安神。方中，信石为主药，以蚀疮去腐为主；黄柏、芦荟为配药，以解毒疗疮为辅；甘草、大枣为引路药，调和诸药。全方共奏清热解毒、蚀疮去腐之功效。

③黄芪，甘，微温；托毒排脓，敛疮生肌，补气升阳，固表止汗，利水消肿，生津养血，行滞通痹。生地黄，甘、苦，寒；清热凉血，养阴生津。当归，甘、辛，温；补血活血，调经止痛，润肠通便。蒲公英，苦、甘，寒；清热解毒，消肿散结，利尿通淋。金银花，甘，寒；清热解毒，疏散风热。连翘，苦，微寒；清热解毒，消肿散结，疏散风热。川芎，辛，温；活血行气，祛风止痛。牡丹皮，苦、辛，微寒；清热凉血，活血化瘀。甘草，甘，平；清热解毒，缓急止痛，调和诸药，补脾益气，祛痰止咳。方中，黄芪、生地黄、当归为主药，以补气养血、托毒排脓、敛疮生肌为主；蒲公英、金银花、连翘、牡丹皮、川芎为配药，以清热解毒、消肿散结为辅；甘草为引路药，调和诸药。全方共奏补气血、托疮毒之功效。

【用法】方①猪蹄洗净，烘至焦黄，接骨草烘干；乳香、没药去油，共研末装瓶。用时，清洗创口，撒上药末，棉垫覆盖，每日换药1次。溃疡分泌物多时，加适量氧化锌和药粉同撒创面；分泌物少时，加适量香油与药粉调匀成糊状涂创面。创面呈紫色，久治不愈者，可将方②研粉，与适量香油调匀涂创面，待腐肉蚀净后，再用方①。同时，中药水煎方③，每日1剂，分3次服。

【禁忌】孕妇禁用。

【注意事项】信石有大毒，如有不适，请立即前往医院就医。

【献方者】袁家勋。

【来源】未出版的资料。

【收集者与整理者】文钦。

【采集地】桂林市灌阳县西山乡。

【民间秘方】紫草30克，松香30克，猪蹄甲30克，茶油250毫升。

【功效】清热解毒，排脓拔毒。

【方解】本方为瑶医经验方。紫草，甘、咸，寒；凉血活血，解表透疹。松香，苦、甘，温；排脓拔毒，生肌止痛，祛风燥湿。猪蹄甲，咸，微寒；解毒生肌。茶油，甘、苦，凉；清热解毒，润肠，杀虫。方中，紫草为主药，以凉血活血为主；松香、猪蹄甲为配药，以拔毒生肌为辅；茶油为引路药，调和诸药。全方共奏凉血活血、排脓拔毒之功效。

【用法】将紫草置茶油中煎沸5分钟，去渣离火，再加松香熔化，猪蹄甲洗净烘干成焦黄色并研粉，放入搅拌均匀成膏。用时需清洗创面，将药膏涂于棉垫上贴患处，2～5

日换药 1 次。

【注意事项】忌食辛辣油腻之物。

【献方者】袁家勋。

【来源】未出版的资料。

【收集者与整理者】文钦。

【采集地】桂林市灌阳县西山乡。

③

【民间秘方】蚯蚓液适量。

【功效】清热通络。

【方解】本方为瑶医经验方。蚯蚓，咸，寒；清热，通络，对下肢慢性溃疡有较好疗效。

【用法】蚯蚓 30～50 条，洗净放入容器内吐干净泥后，再次洗净放入干净玻璃杯内，撒白糖 15 克，置存于冷暗处约 10 小时，蚯蚓体液渗出至尽，与白糖融合，呈淡黄色黏液，过滤弃蚯蚓，将溶液高压消毒处理即成，存于容器并放置冰箱保存。用时，先常规清创，再按创口大小裁剪纱布，放入蚯蚓液中浸透外敷患处，加盖棉垫固定，每日或隔日换药 1 次。

【注意事项】忌食辛辣油腻之物。

【献方者】袁家勋。

【来源】未出版的资料。

【收集者与整理者】文钦。

【采集地】桂林市灌阳县西山乡。

④

【民间秘方】蓖麻叶、醋各适量。

【功效】祛风除湿，拔毒消肿。

【方解】本方为瑶医经验方。蓖麻叶为主药，苦、辛，平；有小毒；祛风除湿，拔毒消肿。醋为配药，酸、甘，温；散瘀消积，止血，解毒，杀虫。主药、配药结合使全方盈亏平衡，共奏祛风除湿、拔毒消肿之功效。

【用法】蓖麻叶洗净、晾干，置于醋中浸泡 1 周，加 2% 苯甲酸钠少许装瓶。用时，常规清洗创面，按溃疡大小，剪蓖麻叶敷盖患处并固定，每日或隔日换药 1 次。

【注意事项】忌食辛辣油腻之物。

【献方者】袁家勋。

【来源】未出版的资料。

【收集者与整理者】文钦。

⬡5

【民间秘方】金银花藤 30 克，黄钻 30 克，毛冬青 30 克。

【功效】清热解毒消炎。

【方解】金银花藤为主药，甘、寒；清热解毒，疏风通络。毛冬青为配药，苦、甘、凉；清热解毒，生津止渴。黄钻为引路药，淡、甘、辛，平；属风打相兼药；祛风除湿，舒筋活血，通经止痛，平肝息风。全方共奏清热解毒消炎之功效。

【用法】水煎服。

【注意事项】忌食辛辣油腻之物。

【来源】广西壮族自治区少数民族验方、秘方、诊疗方法调查表。

【收集者与整理者】邵金宝、李幸。

【采集地】河池市都安瑶族自治县。

乳房囊肿 / 虐朋壅

【民间秘方】鸡骨草 50 克，夏枯草 20 克，马蹄金 20 克，狗肝菜 15 克，鱼腥草 20 克，淡竹叶 15 克，金钱风 15 克，金银花 30 克，六月霜 15 克，排钱草 15 克，甘草 5 克。

【功效】消痈散结。

【方解】鸡骨草，甘、微苦，凉；清热利湿，散瘀止痛。夏枯草，辛、苦，寒；清肝泻火，明目，散结消肿。马蹄金，苦，寒；属打药；清热解毒，利湿通淋，散瘀消肿。狗肝菜，甘、苦，寒；清热解毒，凉血利尿。淡竹叶，甘、淡，寒；清热除烦，利尿。鱼腥草，辛，微寒；清热解毒，消痈排脓，利尿通淋。金钱风，淡、涩，平；属风打相兼药；清热解毒，祛风除湿，活血散瘀，止痛，利水。金银花，甘，寒；清热解毒，疏散风热。六月霜，微苦、涩，平；清热解毒，凉血止血。排钱草，淡、苦，平；疏风清热，解毒消肿。甘草，甘，平；益气补中，清热解毒，缓急止痛，调和诸药。方中，鸡骨草、夏枯草、马蹄金为主药，以消肿散结为主；鱼腥草、狗肝菜、六月霜为配药，以清热凉血为辅；金钱风、金银花、排钱草、淡竹叶、甘草为引路药，前四味清热利湿，后一味调和诸药，共同引领以上各药循入脏腑直达病所。全方共奏消痈散结之功效。

【用法】水煎，每日 1 剂，分 3 次服，每次 150 毫升。

【禁忌】孕妇禁用。

【注意事项】忌食辛辣油腻之物。

【献方者】赵衷民。

【来源】未出版的资料。

【收集者与整理者】付海霞、李幸。

【采集地】来宾市金秀瑶族自治县三江乡大磨屯。

乳腺增生 / 弱嘴闷

【民间秘方】三叶青、金果榄、猕猴桃果及根各适量。

【功效】清热解毒消肿。

【方解】本方为瑶医经验方。三叶青，苦，寒；清热解毒。金果榄，苦、酸，平；清热解毒，止痛。猕猴桃，甘、酸，寒；解热，止渴，通淋。猕猴桃果及根，酸、微甘，凉；有小毒；清热解毒，凉血，消肿，抗炎。方中，三叶青、金果榄为主药，以清热解毒为主；猕猴桃果及根为配药，以凉血解毒为辅。主药、配药结合使全方盈亏平衡，共奏清热解毒消肿之功效。

【用法】水煎，每日 1 剂，分 3 次服，每次 150 毫升。

【注意事项】忌食辛辣油腻之物。

【献方者】黄韬。

【来源】未出版的资料。

【收集者与整理者】李幸、李颖。

【采集地】桂林市灌阳县大市场。

【临床验方】藕节 50 克，蒲公英 40 克。

【功效】清热，凉血，消炎。

【方解】藕节，辛、苦，温；收敛，散瘀。蒲公英，苦、甘，寒；清热解毒，清结消肿。方中，藕节为主药，散瘀止血；蒲公英为配药，清热解毒。主药、配药结合使全方盈亏平衡，共奏清热、凉血、消炎之功效。

【用法】水煎，每日 1 剂，分 3 次温服，一般连服 3 ～ 5 日。

【禁忌】经期妇女慎用。

【注意事项】忌食辛辣油腻之物。

【来源】瑶医药秘方、验方数据库。

【收集者与整理者】李彤、闫国跃、韦晓嵘。

【采集地】广西中医药大学瑶医药学院。

【临床验方】蒲公英 15 克，金银花 15 克，黄酒 100 克。

【功效】清热解毒消肿。

【方解】蒲公英，苦、甘，寒；清热解毒，消肿散结。金银花，甘，寒；清热解毒。黄酒，甘、苦、辛，温；辛散温通，行气活血。方中，蒲公英、金银花为主药，以清热解毒为主；黄酒为引路药，引主药循入病所。全方共奏清热解毒消肿之功效。

【用法】水煎，每日 1 剂，分 2～3 次服，每次 200 毫升。

【禁忌】酒精过敏者禁用。

【注意事项】忌食辛辣油腻之物。

【来源】瑶医药秘方、验方数据库。

【收集者与整理者】李彤、闫国跃、韦晓嵘。

【采集地】广西中医药大学瑶医药学院。

【临床验方】蛇蜕 15 克。

【功效】解毒，祛风。

【方解】本方为瑶医经验单方，药专力宏。蛇蜕，咸、甘，平；解毒，祛风，定惊，退翳。

【用法】蛇蜕研磨成末备用，取出 1 克，打入 1 个鸡蛋，锅里放少许植物油煎熟吃，每日 1 次，连吃 7 日。

【禁忌】蛋白过敏者禁用。

【注意事项】忌心情暴躁。

【来源】瑶医药秘方、验方数据库。

【收集者与整理者】李彤、闫国跃、韦晓嵘。

【采集地】广西中医药大学瑶医药学院。

第十章 骨伤科疾病

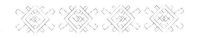

颈椎病 / 钢闷

【民间秘方】黑老虎 15 克，牛膝 10 克，杜仲 15 克，入山虎 15 克，山菠萝 20 克，五爪风 10 克，牛尾菜 15 克，黑九牛 10 克，救必应 15 克，桑寄生 25 克，九节风 15 克，刺五加 15 克。

【功效】补益肝肾，祛风通络。

【方解】黑老虎，苦、辛、涩，温；属打药；行气活血，祛风活络，散瘀止痛。牛膝，苦、酸、甘，平；补肝肾，强筋骨。杜仲，甘，温；补肝肾，强筋骨。入山虎，辛、苦，温；有小毒；属打药；清热解毒，消肿止痛，活血散瘀。山菠萝，甘、淡，凉；发汗解表，清热解毒，利尿。五爪风，甘，微温；属风药；健脾补肺，行气利湿。牛尾菜，甘、微苦，平；属风药；强筋壮骨。黑九牛，辛、咸，温；祛风湿，通经络，治骨鲠。救必应，苦，凉；属风打相兼药；清热解毒，消肿止痛，止血生肌。桑寄生，苦、甘，平；祛风湿，益肝肾，强筋骨。九节风，苦、涩、辛，凉；属打药；清热解毒，祛风除湿，消肿止痛，杀菌。刺五加，辛、苦，温；健脾益气，补肾强腰，养心安神，化痰平喘。方中，牛膝、杜仲、桑寄生、牛尾菜、刺五加为主药，以补益肝肾、祛风通络为主；黑老虎、入山虎、九节风、救必应、山菠萝为配药，以清热解毒通络为辅；五爪风、黑九牛为引路药，解表、祛风除湿。全方共奏补益肝肾、祛风通络之功效。

【用法】水煎服。

【注意事项】防劳累。

【献方者】赵衷民。

【来源】未出版的资料。

【收集者与整理者】石泽金、李幸。

【采集地】来宾市金秀瑶族自治县三江乡大磨屯。

【民间秘方】九节风 20 克，龙骨风 15 克，九层风 15 克，刺五加 20 克，杉寄生 15 克，牛膝 10 克，杜仲 15 克，地钻 10 克，黄芪 15 克，牛尾菜 15 克，黑九牛 10 克，地桃花 15 克，救必应 20 克。

【功效】清热祛湿，补肝肾，强筋骨。

【方解】九节风，苦、涩、辛，凉；属打药；清热解毒，祛风除湿，消肿止痛，杀菌。龙骨风，微苦，平；祛风除湿，活血通络，清热解毒。九层风，微苦、甘、涩，平；属风药；活血补血，通络，祛风除湿。刺五加，辛、苦，温；健脾益气，补肾强腰，养心安神。杉寄生，甘、苦，平；理气止痛，活血化瘀。牛膝，苦、酸、甘，平；补肝肾，强筋骨，引火（血）下行，利尿通淋。杜仲，甘，温；补肝肾，强筋骨。地钻，甘、微涩，温；属风药；强筋壮骨，壮腰补肾，助阳道，健脾消食，祛风除湿。黄芪，甘，温；补气升阳，益卫固表，利水消肿。牛尾菜，甘、微苦，平；属风药；强筋壮骨。黑九牛，辛、咸，温；属风打相兼药；祛风除湿，通络止痛，利尿消肿。地桃花，甘、辛，凉；属风药；祛风利湿，活血消肿，清热解毒。救必应，苦，凉；属风打相兼药；清热解毒，消肿止痛，止血生肌。方中，九节风、龙骨风、九层风为主药，以清热解毒、祛风除湿为主；刺五加、杉寄生、牛膝、杜仲、地钻、黄芪、牛尾菜为配药，以补益肝肾、益气活血为辅；黑九牛、地桃花、救必应为引路药，活血消肿。全方盈亏平衡，共奏清热祛湿、补肝肾、强筋骨之功效。

【用法】水煎服。

【注意事项】忌食辛辣油腻之物。

【献方者】赵衷民。

【来源】未出版的资料。

【收集者与整理者】石泽金、李幸。

【采集地】来宾市金秀瑶族自治县三江乡大磨屯。

【民间秘方】九节风 15 克，排钱草 15 克，地桃花 15 克，黑老虎 20 克，救必应 15 克，杉寄生 20 克，五爪风 15 克，刺五加 20 克，牛尾菜 15 克。

【功效】清热解毒，舒筋通络。

【方解】九节风，苦、涩、辛，凉；属打药；清热解毒，祛风除湿，消肿止痛，杀菌。排钱草，苦、淡，平；祛风利水，散瘀消肿，解毒。地桃花，甘、辛，凉；属风药；祛风利湿，活血消肿，清热解毒。黑老虎，苦、辛、涩，温；属打药；行气活血，祛风活络，散瘀止痛。救必应，苦，凉；属风打相兼药；清热解毒，消肿止痛，止血生肌。杉寄生，甘、苦，平；理气止痛，活血化瘀。五爪风，甘，微温；健脾补肺，行气利湿。刺五加，辛、苦，温；健脾益气，补肾强腰，养心安神。牛尾菜，甘、微苦，平；属风药；强筋壮骨。方中，九节风、排钱草、地桃花、黑老虎、救必应为主药，以清热解毒、舒筋通络为主；杉寄生、五爪风、刺五加为配药，以补益肝肾为辅；牛尾菜为引路药，平衡舒筋通络止痛之药力，引领以上各药循入脏腑直达病所。全方共奏清热解毒、舒筋通络之功效。

【用法】水煎服。

【注意事项】忌食辛辣油腻之物。

【献方者】赵衷民。

【来源】未出版的资料。

【收集者与整理者】石泽金、李幸。

【采集地】来宾市金秀瑶族自治县三江乡大磨屯。

【民间秘方】黑九牛 72 克，当归 35 克，防风 35 克，血竭 35 克，钻地风 35 克，土鳖虫 35 克。

【功效】活血散瘀，胜湿止痛。

【方解】黑九牛，辛、咸，温；祛风湿，通经络。当归，甘、辛，温；补血，活血，止痛。防风，辛、甘，微温；祛风解表，胜湿止痛，止痉。血竭，苦、辛，温；有毒；活血化瘀止痛，止血敛疮生肌。钻地风，苦、淡，凉；利尿排石，活血散瘀，消肿止痛。土鳖虫，辛，寒；有大毒；破血逐瘀，续筋接骨。方中，黑九牛、防风、钻地风为主药；以祛风胜湿、通络止痛为主；当归、血竭为配药，以活血散瘀止痛为辅；土鳖虫为引路药，引领以上各药循入脏腑直达病所，全方共奏活血散瘀、胜湿止痛之功效。

【用法】共研粉，装瓶备用。每日 3 次，每次 3 克，开水送服，1 个月为 1 个疗程。

【注意事项】忌食辛辣油腻之物。

【献方者】袁家勋。

【来源】未出版的资料。

【收集者与整理者】李幸、王艺锦。

【采集地】桂林市灌阳县西山乡。

【民间秘方】全蝎 9 克，蜈蚣 3 条，含羞草 30 克，当归 15 克，川芎 15 克，自然铜 15 克，乌梢蛇 15 克。

【功效】息风通络，活血止痛。

【方解】全蝎，甘，平；息风止痉，攻毒散结，通络止痛。蜈蚣，甘、微苦，平；息风止痉，攻毒散结，通络止痛。含羞草，甘、涩、微苦，微寒；凉血解毒，清热利尿。当归，甘、辛，温；补血，活血，止痛。川芎，辛，温；活血行气。自然铜，咸，微寒；散瘀止痛，接骨疗伤。乌梢蛇，苦、辛，温；祛风通络，定惊止痉。方中，全蝎、蜈蚣、乌梢蛇为主药；以息风通络止痛为主；当归、川芎、自然铜为配药，以活血化瘀止痛为辅；含羞草为引路药，调和诸药。全方共奏息风通络、活血止痛之功效。

【用法】水煎，每日或隔日 1 剂，分 3 次服，7 剂为 1 个疗程。

【注意事项】忌食辛辣油腻之物。

【献方者】袁家勋。

【来源】未出版的资料。

【收集者与整理者】李幸、王艺锦。

【采集地】桂林市灌阳县西山乡。

【临床验方】羊骨头（生的或煮过均可）250 克。

【功效】补肾壮骨。

【方解】羊骨头，甘，温；补肾壮骨，温中止泻，对脊柱、四肢关节退变产生的疼痛有疗效。

【用法】砸碎炒黄，浸白酒 500 克，3 日后擦颈部，每日 3 次，一般不超过 15 日，疗效明显。

【注意事项】忌食生冷辛辣之物，避免久坐、举重物及过量运动。

【来源】瑶医药秘方、验方数据库。

【收集者与整理者】李彤、闫国跃、覃枫。

【采集地】广西中医药大学瑶医药学院。

7

【临床验方】钻骨风 15 克，枸骨 20 克，榕树 50 克。

【功效】健脾，补肾，止痛。

【方解】钻骨风，甘、苦、辛，温；属风打相兼药；健脾补肾，理气活血，祛风通络，消肿止痛。枸骨，苦，凉；祛风止痛。榕树，微苦、涩，凉；清热，解表，化湿，发汗，透疹。方中，钻骨风、枸骨为主药，以健脾补肾、祛风止痛为主；榕树为配药，以清热祛湿为辅。全方共奏健脾、补肾、止痛之功效。

【用法】水煎，每日 1 剂，分 2 次服，3 ~ 5 日为 1 个疗程，2 个疗程可治愈。

【注意事项】忌食辛辣油腻之物。

【献方者】唐福妹。

【来源】未出版的资料。

【收集者与整理者】李珍清、李幸、王艺锦。

【采集地】贺州市中医医院名瑶医李珍清工作室。

【临床验方】三角风 15 克。

【功效】活血祛风，消肿止痛。

【方解】本方为瑶医经验单方，药专力宏。三角风，苦，温；活血祛风，消肿止痛，强腰膝。

【用法】水煎服。

【注意事项】忌食辛辣油腻之物。

【献方者】黄水莲。

【来源】未出版的资料。

【收集者与整理者】李珍清、李幸、王艺锦。

【采集地】贺州市中医医院名瑶医李珍清工作室。

【临床验方】五层风 30 克，下山虎 20 克，牛骨风 30 克，猪排骨 500 克。

【功效】祛风活络，祛瘀止痛。

【方解】五层风，甘，平；属风打相兼药；解表退热，生津止渴，透疹，止泻。下山虎，辛，温；属风打相兼药；祛风除湿，舒筋活络，活血祛瘀，止痛。牛骨风，甘，寒；祛风除湿，通络止痛。猪排骨，甘，温；温中益气，补虚填精，健脾胃，活血脉，强筋骨。方中，下山虎、牛骨风为主药，以祛风湿、通经络、止痹痛为主；五层风为辅药，以舒筋活络为辅；猪排骨为引路药，调和诸药。全方盈亏平衡，共奏舒筋活络、散瘀止痛之功效。

【用法】食疗炖汤，每月 3 ～ 4 次。

【注意事项】忌食辛辣油腻之物。

【献方者】李珍清。

【来源】未出版的资料。

【收集者与整理者】刘小梅、李幸、王艺锦。

【采集地】贺州市中医医院名瑶医李珍清工作室。

肩周炎 / 白岛哥

【民间秘方】白背风 100 克，大散骨风 100 克，扭骨风 150 克，大钻 100 克，麻骨风 100 克，小散骨风 100 克，紫九牛 100 克，小钻 100 克，沉樟香 100 克，花斑竹 150 克。

【功效】祛风除湿，通络止痛。

【方解】白背风，苦，温；属打药；续筋接骨，消肿止痛，祛风除湿，通络。大散骨风，苦、涩，平；属打药；祛风除湿，散毒消肿，止痛。扭骨风，微苦、涩，平；有小毒；属打药；祛风除湿，活血通络。大钻，苦、辛、涩，温；属打药；行气活血，祛风活络，散瘀止痛。麻骨风，淡、微苦，平；有小毒；属风打相兼药；祛风除湿，散毒消肿。小散骨风，淡、涩，平；属风打相兼药；祛风除湿，消肿。紫九牛，苦、涩、甘，微温；属风药；补血活血，强壮筋骨，消肿止痛。小钻，甘、苦、辛，温；属风打相兼药；健脾补肾，理气活血，祛风通络，消肿止痛。沉樟香，微辛，温；温中散寒。花斑竹，苦，凉；有毒；利胆退黄，清热解毒，活血祛瘀。方中，白背风、大散骨风、扭骨风、大钻为主药，属打药，以祛风除湿、通络止痛为主；麻骨风、小散骨风为配药，属风打相兼药，以祛湿消肿为辅；紫九牛、小钻、沉樟香、花斑竹为引路药，以理气活血之力调和诸药，使全方盈亏平衡，共奏祛风除湿、通络止痛之功效。

【用法】水煎至 50 升，泡洗全身。

【禁忌】皮肤溃烂者忌用。

【注意事项】忌食生冷、辛辣油腻之物。

【来源】《常用瑶药临床手册》。

【收集者与整理者】李彤、闫国跃、李幸、潘雪萍。

2

【民间秘方】黄芩 12 克，花斑竹 25 克，羌活 20 克，独活 20 克，木瓜 30 克，黄芪 20 克，过岗龙 20 克，血风 50 克，黑九牛 20 克，麻骨风 30 克，白背风 20 克，白芍 30 克，三姐妹 30 克，天麻 20 克。

【功效】清热解表，祛风除湿，消肿止痛。

【方解】黄芩，苦，寒；清热燥湿，泻火解毒。花斑竹，苦，凉；利胆退黄，清热解毒，活血祛瘀。羌活，辛、苦，温；发散风寒，胜湿止痛。独活，辛，温；有小毒；祛风湿，止痹痛，解表。木瓜，甘，平；舒筋活络，除湿和胃。黄芪，甘，温；补气升阳，益卫固表，利水消肿。过岗龙，苦，温；属打药；续筋接骨，消肿止痛，祛风除湿，通络。血风，苦、微辛，温；属风打相兼药；祛风活络，消肿止痛，生肌止血。黑九牛，辛、咸，温；祛风湿，通经络。麻骨风，淡、微苦，平；有小毒；属风打相兼药；祛风除湿，散毒消肿。白背风，苦，温；属打药；续筋接骨，消肿止痛，祛风除湿，通络。白芍，苦、酸，微寒；养血调经，平肝止痛。三姐妹，甘、微苦，凉；属风打相兼药；清热解毒，利湿疏肝。天麻，甘、微苦，微温；息风止痉，平抑肝阳，祛风通络。方中，黄芩、花斑竹、羌活、独活、木瓜、黄芪为主药，以清热解表为主；过岗龙、血风、黑九牛、麻骨风、白背风为配药，以祛风除湿、消肿止痛为辅；白芍、三姐妹、天麻为引路药，以息风平肝之力引领诸药直达病所，共奏清热解表、祛风除湿、消肿止痛之功效。

【用法】水煎至 450 毫升，分 3 次温服。

【注意事项】忌食辛辣油腻之物。

【来源】《常用瑶药临床手册》。

【收集者与整理者】李彤、闫国跃、李幸、潘雪萍。

膝关节炎 / 波罗盖闷

【民间秘方】海风藤、九层风、山莲藕、地钻、五加皮、钻地风、血风、七叶莲、川乌、草乌、千斤力、蜈蚣各 10 克。

【功效】祛风活络，强筋壮骨。

【方解】海风藤，苦、辛，温；属风打相兼药；祛风除湿，理气止痛，活血消肿。九层风，微苦、甘、涩，平；属风药；活血补血，通络，祛风除湿。山莲藕，甘，平；属风药；强筋壮骨，补虚。地钻，甘、微涩，温；属风药；强筋壮骨，壮腰补肾，助阳道，健脾消食，祛风除湿。五加皮，微苦、甘，温；祛风湿，强筋骨，利尿。钻地风，苦、淡，凉；属风打相兼药；利尿排石，活血散瘀，消肿止痛。血风，苦、微辛，温；属风打相兼药；祛风活络，消肿止痛，生肌止血。七叶莲，甘、辛，温；属风打相兼药；祛风通络，消肿止痛。川乌，辛，温；有大毒；祛风除湿，散寒止痛。草乌，辛，温；有大毒；祛风除湿，散寒止痛。千斤力，祛风利湿，强筋壮骨，消瘀解毒。蜈蚣，甘、微苦，平；息风止痉，攻毒散结，通络止痛。方中，海风藤、九层风、山莲藕、地钻为主药，以祛风除湿、强筋壮骨为主；五加皮、钻地风、血风、七叶莲为配药，以祛风活络、消肿止痛为辅；川乌、草乌、千斤力、蜈蚣为引路药，平衡药力，引领诸药直达病所，共奏祛风活络、强筋壮骨之功效。

【用法】水煎，每日 1 剂，分 2 次服，每次 150 毫升。

【注意事项】忌食辛辣油腻之物。

【献方者】韦明参。

【来源】广西壮族自治区少数民族验方、秘方、诊疗方法调查表。

【收集者与整理者】邵金宝、唐一洲、李幸。

【采集地】河池市都安瑶族自治县高岭乡江城村。

【民间秘方】毛茎紫金牛干根 3～6 克。

【功效】活血化瘀止痛。

【方解】毛茎紫金牛干根，微甜、涩，平；属打药；活血化瘀止痛。

【用法】水煎或调酒服。

【注意事项】忌食辛辣油腻之物。

【来源】广西壮族自治区少数民族验方、秘方、诊疗方法调查表。

【收集者与整理者】邵金宝、李幸。

【采集地】河池市都安瑶族自治县。

腰椎病 / 改碰别

【民间秘方】刺五加 15 克，黑老虎 15 克，一针两咀 15 克，杉寄生 15 克，牛膝 10 克，杜仲 15 克，鸟不站 15 克，花斑竹 15 克，救必应 15 克，山菠萝 15 克，细辛 3 克，黑九牛 10 克。

【功效】补益肝肾，活血通络。

【方解】刺五加，辛、苦，温；健脾益气，补肾强腰，养心安神。黑老虎，苦、辛、涩，温；属打药；行气活血，祛风活络，散瘀止痛。一针两咀，苦、辛，平；活血化瘀，行气止痛，祛风通络，解毒消肿。杉寄生，甘、苦，平；祛风湿，补肝肾，活血止痛。牛膝，苦、酸、甘，平；活血通经，补肝肾，强筋骨，引火（血）下行，利尿通淋。杜仲，甘，温；补肝肾，强筋骨。鸟不站，苦、辛，平；祛风除湿，活血通经，解毒消肿。花斑竹，苦，凉；属风打相兼药；清热利湿，凉血止血，散瘀定痛。救必应，苦，凉；属风打相兼药；清热解毒，消肿止痛，止血生肌。山菠萝，甘、淡，凉；发汗解表，清热解毒。细辛，辛，温；有小毒；祛风解表，散寒止痛，温肺化饮，通窍。黑九牛，辛、咸，温；属风打相兼药；祛风除湿，通络止痛，利尿消肿。方中，刺五加、黑老虎、一针两咀、杉寄生、牛膝、杜仲为主药，以补益肝肾、祛风除湿为主；鸟不站、花斑竹、黑九牛、救必应、山菠萝为配药，以活血散瘀止痛为辅；细辛为引路药，平衡药力，引领以上各药循入脏腑直达病所。全方共奏补益肝肾、活血通络之功效，对腰肌劳损效果更佳。

【用法】水煎，每日1剂，分3次服，每次150毫升。

【禁忌】孕妇禁用。

【注意事项】忌食辛辣油腻之物。

【献方者】赵衷民。

【来源】未出版的资料。

【收集者与整理者】付海霞。

【采集地】来宾市金秀瑶族自治县三江乡大磨屯。

【民间秘方】五加皮20克，黑老虎15克，龙骨风15克，杉寄生15克，金樱根20克，巴戟天15克，杜仲15克，枸杞子15克，五爪风15克，山莲藕10克。

【功效】补益肝肾。

【方解】五加皮，微苦、甘，温；祛风湿，强筋骨，利尿。黑老虎，苦、辛、涩，温；属打药；行气活血，祛风活络，散瘀止痛。龙骨风，微苦，平；祛风除湿，活血通络，清热解毒。杉寄生，甘、苦，平；祛风湿，补肝肾，活血止痛。金樱根，酸、涩、甘，平；属风药；益肾补血，壮筋。巴戟天，甘，温；壮肾阳，益精血，强筋骨，祛风湿。杜仲，甘，温；补肝肾，强筋骨。枸杞子，甘，平；补肝肾。五爪风，甘，微温；健脾补肺，行气利湿。山莲藕，甘，平；属风药；强筋壮骨，补虚。方中，五加皮、黑老虎、龙骨风为主药，以祛风除湿为主；杉寄生、金樱根、巴戟天、杜仲、枸杞子为配药，以补益肝肾为辅；五爪风、山莲藕为引路药，平衡补益肝肾之药力，引领以上各药循入脏腑直达病所。全方共奏补益肝肾之功效，对腰部胀痛效果更佳。

【用法】水煎服。

【注意事项】忌食辛辣油腻之物。

【献方者】赵衷民。

【来源】未出版的资料。

【收集者与整理者】石泽金、李幸。

【采集地】来宾市金秀瑶族自治县三江乡大磨屯。

【民间秘方】磨盆花根20克，猪腰子或猪瘦肉250克。

【功效】活血止痛。

【方解】本方为瑶医药膳方。磨盆花根，甘，平；清热利湿，开窍活血。猪腰子或猪瘦肉为血肉有情之品，具有调气补虚之功效。本方对腰部胀痛疗效更佳。

【用法】水煎服。

【注意事项】忌食辛辣油腻之物。

【献方者】周振心。

【来源】《富川县中医验方汇锦》。

【收集者与整理者】石泽金、李幸。

【采集地】贺州市富川瑶族自治县。

【临床验方】小紫金牛根、米酒各适量。

【功效】清热解毒，散瘀止痛。

【方解】小紫金牛根为主药，苦，平；属打药；清热解毒，活血止血，散瘀，止痛，清热利湿。米酒为配药，苦、甘、辛，大热；滋阴补肾，祛风除湿，健脾养胃，补血活血。全方共奏清热解毒、散瘀止痛之功效。对肾虚型腰痛效果佳。

【用法】按块根紫金牛根 200 克浸米酒 500 毫升的比例，浸半个月后可用。每次饮药酒 10 ~ 20 毫升，每日 3 次。

【注意事项】忌食辛辣油腻之物。

【来源】《常用瑶药临床手册》。

【收集者与整理者】李彤、闫国跃、李幸、潘雪萍。

⑤

【民间秘方】地钻 30 克，红九牛 15 克，五加皮 15 克，山薄荷 15 克，猪脊骨 100 克。

【功效】强筋壮骨，壮腰补肾。

【方解】地钻，甘、微涩，温；属风药；强筋壮骨，壮腰补肾，助阳道，健脾消食，祛风除湿。红九牛，苦、涩、微辛，平；属风药；祛风活络，壮腰膝，强筋骨，消肿。五加皮，微苦、甘，温；祛风湿，强筋骨，利尿。山薄荷，苦，寒；属打药；清热解毒，活血散瘀，消肿止痛。猪脊骨，甘，平；填精益髓。方中，地钻、红九牛、五加皮为主药，以强筋壮骨、壮腰补肾为主；山薄荷为配药，以活血散瘀为辅；猪脊骨为引路药，填精益髓。全方盈亏平衡，共奏壮腰补肾之功效，对肾虚型腰痛效果佳。

【用法】水煎服。

【注意事项】注意水温，防止烫伤。

【来源】《灌阳县验方秘方案编》。

【收集者与整理者】罗远带、李幸。

【采集地】桂林市灌阳县。

【民间秘方】七叶一枝花 1500 克，黑老虎根 500 克，珠沙根 500 克，大接骨 800 克，入山虎 1500 克，四块瓦 250 克，走血风 500 克，救必应根 250 克，枫树根 250 克，红牛膝 1500 克，地钻 1500 克，尾叶那藤 500 克，小接骨 800 克。

【功效】祛风除湿，散瘀止痛。

【方解】七叶一枝花，苦，微寒；有小毒；清热解毒，消肿止痛。黑老虎根，苦、辛、涩，温；属打药；行气活血，祛风活络，散瘀止痛。珠沙根，苦、辛，凉；清热解毒，散瘀止痛。大接骨，苦，凉；属风打相兼药；清热利湿，凉血止血，散瘀定痛。入山虎，辛、苦，温；有小毒；属打药；清热解毒，消肿止痛，活血散瘀。四块瓦，辛、苦，温；有毒；祛风除湿，散瘀止痛，解毒消肿。走血风，苦、辛、涩，温；有小毒；属打药；祛风除湿，活血散瘀，止血，止痛。救必应根，苦，凉；属风打相兼药；清热解毒，消肿止痛，止血生肌。枫树根，辛、微苦，平；祛风止痛。红牛膝，苦、酸、甘，平；活血化瘀，引血下行，利尿通淋，补肝益肾。地钻，甘、微涩，温；属风药；强筋壮骨，壮腰补肾，助阳道，祛风除湿。尾叶那藤，苦，寒；祛风止痛，化瘀消肿。小接骨，辛，温；祛风止痛，续筋接骨。方中，七叶一枝花、黑老虎、珠沙根、大接骨、入山虎、四块瓦、尾叶那藤为主药，以清热解毒、散瘀止痛为主；走血风、救必应根、枫树根为配药，以祛风止痛为辅；红牛膝、地钻、小接骨为引路药，补益肝肾、平衡药力。全方共奏祛风除湿、散瘀止痛之功效。

【用法】打粉，避光泡酒，饮药酒。

【禁忌】孕妇禁用。

【注意事项】忌食辛辣油腻之物。

【献方者】邓强。

【来源】未出版的资料。

【收集者与整理者】李幸、王艺锦。

【采集地】广东省清远市连南瑶族自治县瑶医馆。

【民间秘方】兰香草根茎、米酒各适量。

【功效】清热解毒，活血化瘀。

【方解】兰香草根茎为主药，苦，寒；属打药；清热解毒，活血散瘀，消肿止痛。米酒为配药，苦、甘、辛，大热；滋阴补肾，祛风除湿，健脾养胃，补血活血。主药、配药结合使全方盈亏平衡，共奏清热解毒、活血化瘀之功效。

【用法】按兰香草根茎100克浸米酒500毫升的比例，浸泡15日即可饮用。每次饮10～20毫升，每日2～3次；外用适量揉擦患处。

【注意事项】忌食辛辣油腻之物。

【来源】《常用瑶药临床手册》。

【收集者与整理者】李彤、闫国跃、李幸、潘雪萍。

⑧

【临床验方】半边风15克，松筋草15克，肉松筋15克，黑九牛15克，黑老虎15克，小茴香20克，川芎15克，牛膝15克，杜仲15克，狗脊20克，黄芪25克，桂枝10克，甘草10克。

【功效】祛风除湿，舒筋活络，补益肝肾。

【方解】半边风，甘、淡、微温；属打药；祛风除湿，消肿止痛，舒筋活络，利关节。松筋草，祛风湿，舒筋络，活血，止血。肉松筋，辛，温；舒筋活络。黑九牛，辛、咸，温；祛风湿，通经络。黑老虎，苦、辛、涩，温；属打药；行气活血，祛风活络，散瘀止痛。小茴香，辛，温；散寒止痛，理气和中。川芎，辛，温；活血行气，祛风止痛。牛膝，苦、酸、甘，平；活血通经，补肝肾，强筋骨，引火（血）下行，利尿通淋。杜仲，甘，温；补肝肾，强筋骨。狗脊，辛，平；祛风湿，补肝肾，强腰膝。黄芪，甘，温；补气升阳，利水消肿。桂枝，辛、甘，温；发汗解肌，温经通脉，通阳化气。甘草，甘，平；益气补中，清热解毒，缓急止痛，调和诸药。方中，半边风、松筋草、黑九牛、黑老虎、小茴香、川芎为主药，以祛风除湿、舒筋活络为主；牛膝、杜仲、狗脊为配药，以补益肝肾为辅；黄芪、桂枝、甘草为引路药，温通经络、调和诸药，引领以上各药循入脏腑直达病所。全方共奏祛风除湿、舒筋活络、补益肝肾之功效。

【用法】水煎，每天1剂，早晚饭后各服1次。

【注意事项】忌食辛辣油腻之物。

【献方者】刘志翠。

【来源】未出版的资料。

【收集者与整理者】李珍清、李幸、王艺锦。

【采集地】贺州市中医医院名瑶医李珍清工作室。

【临床验方】六方钻 30 克，黄花倒水莲 20 克，红九牛 15 克，紫九牛 15 克。

【功效】补益肝肾，活血化瘀。

【方解】六方钻，微淡、略涩，平；属风打相兼药；舒筋活络，散瘀活血。黄花倒水莲，甘、微苦，平；属风药；滋补肝肾，健脾利湿。红九牛，苦、涩、微辛，平；属风药；祛风活络，壮腰膝，强筋骨，消肿。紫九牛，苦、涩、甘，微温；属风药；补血活血，强壮筋骨，消肿止痛。方中，六方钻、紫九牛为主药，以补益肝肾、强壮筋骨为主；黄花倒水莲、红九牛为配药，以散瘀消肿止痛为辅；主药、配药结合使全方盈亏平衡，共奏补益肝肾、活血化瘀之功效。

【用法】水煎服。

【注意事项】忌食辛辣油腻之物。

【来源】广西壮族自治区少数民族验方、秘方、诊疗方法调查表。

【收集者与整理者】邵金宝、李幸。

【采集地】河池市都安瑶族自治县。

【临床验方】九龙藤 150 克。

【功效】舒筋活络，活血散瘀。

【方解】本方为瑶医经验单方。九龙藤，苦、涩，平；属风打相兼药；舒筋活络，活血散瘀，祛风止痛，健脾胃。

【用法】水煎服，每日 1 剂，分 3 次服。

【注意事项】忌食辛辣油腻之物。

【献方者】赵德莲。

【来源】未出版的资料。

【收集者与整理者】李珍清、李幸、王艺锦。

【采集地】贺州市中医医院名瑶医李珍清工作室。

11

【临床验方】追骨风 30 克，黄荆树根 30 克，桃子树根 30 克，了哥王 20 克。

【功效】祛风除湿，舒筋通络，消肿止痛。

【方解】追骨风，苦、涩，平；属风打相兼药；祛风除湿，舒筋通络，活血消肿，通经行气。黄荆树根，辛、微苦，温；解表，祛风除湿，理气止痛。桃子树根，苦，平；清热利湿，活血止痛。了哥王，苦、辛，寒；清热解毒，消肿止痛，化痰散结，通经利水。方中，追骨风、黄荆树根、桃子树根为主药，以祛风除湿、舒筋通络为主；了哥王为配药，以清热解毒、消肿止痛为辅。全方共奏祛风除湿、舒筋通络、消肿止痛之功效。

【用法】鲜品捣烂，依患处大小，取适量鲜药摊于纱布上敷患处，用绷带包扎固定，隔日换药 1 次。

【禁忌】皮肤有外伤感染或溃疡破损者禁用。

【注意事项】忌食辛辣油腻之物。

【献方者】王爱权。

【来源】未出版的资料。

【收集者与整理者】李珍清、李幸、王艺锦。

【采集地】贺州市中医医院名瑶医李珍清工作室。

12

【临床验方】牛膝风 20 克，牛尾伸筋 20 克，竹节伸筋 15 克，大钻 10 克，野金荞麦 15 克，走血风 10 克，紫九牛 20 克，钻地风 15 克，野高粱根 20 克，峨眉钻 20 克，红九牛 20 克，狗脊 15 克，猴子姜 10 克，贡盖根 15 克，九层风 20 克，猪尾巴一条。

【功效】祛风活络，消肿止痛，强壮筋骨。

【方解】牛膝风，苦、酸，平；属风打相兼药；舒筋活络，强筋壮骨，活血散瘀，清热利湿。牛尾伸筋，微苦、辛，温；祛风除湿，舒筋活络。竹节伸筋，辛、甘，微寒；祛湿解毒，消肿止痛。大钻，苦、辛、涩，温；属打药；行气活血，祛风活络，散瘀止痛。野金荞麦，辛、苦，寒；清热解毒，活血化瘀。走血风，苦、辛、涩，温；有小毒；属打药；祛风除湿，活血散瘀，止血，止痛。紫九牛，苦、涩、甘，微温；属风药；补血活血，强壮筋骨，消肿止痛。钻地风，苦、淡，凉；属风打相兼药；活血散瘀，消肿止痛。野高粱根，辛、微苦，温；活血散瘀，祛风除湿，行气止痛。峨眉钻，苦、淡，凉；除风湿，利小便。红九牛，苦、涩、微辛，平；属风药；祛风活络，壮腰膝，强筋骨，消肿。狗脊，辛，平；祛风湿，补肝肾，强腰膝。猴子姜，辛，温；有毒；活血续筋，补骨强骨。贡盖根，苦，凉；补肝益肾，疏风清热。九层风，微苦、甘、涩，平；属风药；活血补血，通络，祛风除湿。猪尾巴，甘，温；补中益气，补虚填精，健脾胃，活血脉，强筋骨。方中，牛膝风、牛尾伸筋、竹节伸筋、大钻、野金荞麦、走血风、紫九牛、钻地风、野高粱根、峨眉钻为主药，以祛风除湿、通络止痛为主；红九牛、狗脊、猴子姜、贡盖根、九层风为配药，以补肝肾、强筋骨为辅；猪尾巴为引路药，调和诸药，使全方盈亏平衡，共奏祛风活络、消肿止痛、强壮筋骨之功效。

【用法】水煎服，3～7 剂可愈。

【注意事项】忌食辛辣油腻之物。

【献方者】李珍清。

【来源】未出版的资料。

【收集者与整理者】刘小梅、李幸、王艺锦。

【采集地】贺州市中医医院名瑶医李珍清工作室。

【临床验方】九牛藤 15 克，地钻 15 克，山莲藕 15 克，五加皮 10 克，猪龙骨 500 克，龙骨风 15 克，牛尾藤 15 克，黄花参 15 克。

【功效】补肝肾，强筋骨。

【方解】九牛藤，苦、涩，微温；强筋骨，治腰痛。地钻，甘、微涩，温；属风药；强筋壮骨，壮腰补肾，助阳道，健脾消食，祛风除湿。山莲藕，甘，平；属风药；强筋壮骨，补虚。五加皮，微苦、甘，温；祛风湿，强筋骨，利尿。猪龙骨，滋补肾阴，益精填髓。龙骨风，微苦，平；祛风除湿，活血通络，清热解毒。牛尾藤，甘、酸，平；消肿散毒止痛。黄花参，甘、微苦，平；属风药；滋补肝肾，健脾利湿。方中，九牛藤、地钻、山莲藕、五加皮、黄花参为主药，以补肝肾、强筋骨为主；龙骨风、牛尾藤为配药，以活血通络为辅；猪龙骨为引路药，以风亏之，益精填髓，平衡强筋骨与活血通络之药力。全方共奏补肝肾、强筋骨之功效。

【用法】共炖，分早中晚 3 次服。

【禁忌】孕妇禁用。

【注意事项】忌食辛辣油腻之物。

【献方者】冯旭。

【来源】未出版的资料。

【收集者与整理者】李幸、李颖。

【采集地】来宾市金秀瑶族自治县瑶医医院。

【临床验方】龙骨枫 50 克，猪脚适量。

【功效】祛风除湿，活血通络。

【方解】本方为瑶医药膳方。龙骨枫为主药，微苦，平；祛风除湿，活血通络，清热解毒。猪脚为配药，补肾滋阴，养血润燥，益气。主药、配药结合使全方盈亏平衡，共奏祛风除湿、活血通络之功效。

【用法】煲汤顿服。

【注意事项】忌食辛辣油腻之物。

【献方者】赵美玲。

【来源】未出版的资料。

【收集者与整理者】李珍清、李幸、王艺锦。

【采集地】贺州市中医医院名瑶医李珍清工作室。

⑮

【临床验方】杜仲9克，补骨脂9克，小茴香9克，鲜猪腰1对。

【功效】补肝肾，强筋骨，散寒止痛。

【方解】本方为瑶医药膳方。杜仲，甘，温；补肝肾，强筋骨。补骨脂，苦、甘、辛，微温；补肾助阳。小茴香，辛，温；散寒止痛，理气和中。鲜猪腰，咸，平；补肾益阴。方中，杜仲、补骨脂为主药，以补肝肾、强筋骨为主；小茴香为配药，以散寒止痛为辅；鲜猪腰为引路药，引领以上各药循入脏腑直达病所。全方共奏补肝肾、强筋骨、散寒止痛之功效，对肾阳虚腰腿部寒痛有疗效。

【用法】将猪腰切成片，加水与前三味共煮至猪腰片发黑。喝汤吃猪腰片，每日1剂，连用3剂，腰痛消失，连用5剂即可根除。

【注意事项】忌食生冷辛辣之物，避免久坐、举重物及过量运动。

【来源】瑶医药秘方、验方数据库。

【收集者与整理者】李彤、闫国跃、覃枫。

【采集地】广西中医药大学瑶医药学院。

⑯

【临床验方】杜仲、橘核各15克。

【功效】补肾壮骨，行气止痛。

【方解】本方为瑶医经验方。杜仲为主药，甘，温；补肝肾，强筋骨。橘核为配药，苦，平；理气，散结，止痛。全方共奏强筋骨、行气止痛之功效。

【用法】炒后研末，每次服6克，每日2次，用盐酒送服。

【注意事项】忌食生冷辛辣之物，避免久坐、举重物及过量运动。

【来源】瑶医药秘方、验方数据库。

【收集者与整理者】李彤、闫国跃、覃枫。

【采集地】广西中医药大学瑶医药学院。

17

【临床验方】鲜桃树根 60 克。

【功效】活血化瘀止痛。

【方解】本方为瑶医经验单方，药专力宏。鲜桃树根，苦，平；活血化瘀止痛，对瘀血型腰腿痛有疗效。

【用法】洗净切片，水煎服。最好温服后盖被使汗出，对早期的各种腰痛效果最佳。

【禁忌】孕妇忌服。

【注意事项】忌食生冷辛辣之物，避免久坐、举重物及过量运动。

【来源】瑶医药秘方、验方数据库。

【收集者与整理者】李彤、闫国跃、覃枫。

【采集地】广西中医药大学瑶医药学院。

18

【临床验方】大黑豆 30 克，川续断 20 克。

【功效】补肝肾，强筋骨，止痹痛。

【方解】本方为瑶医药膳方。川续断为主药，苦、辛，微温；补肝肾，强筋骨，疗伤续折。大黑豆为配药，甘，平；补肾养血，活血化瘀，乌发明目。全方盈亏平衡，共奏补肝肾、强筋骨、止痹痛之功效，可用于慢性腰痛或妊娠腰痛。

【用法】水煎，每日 1 剂，兑适量黄酒，分 2 ～ 3 次服，每次 200 毫升。

【注意事项】忌食生冷辛辣之物，避免久坐、举重物及过量运动。

【来源】瑶医药秘方、验方数据库。

【收集者与整理者】李彤、闫国跃、覃枫。

【采集地】广西中医药大学瑶医药学院。

19

【临床验方】杜仲 30 克，补骨脂 18 克，鹿角霜 18 克，苍术 18 克，白酒 1000 克。

【功效】补肝肾，温肾阳，强筋骨，祛风湿。

【方解】本方为瑶医经验方。杜仲，甘，温；补肝肾，强筋骨。补骨脂，苦、辛，温；补肾壮阳，固精缩尿。鹿角霜，咸、涩，温；温肾助阳，收敛止血。苍术，辛、苦，温；燥湿健脾，祛风散寒，发表。白酒，甘、苦、辛，温；辛散温通，行气活血。方中，杜仲、补骨脂、鹿角霜为主药，以补肝肾、温肾阳、强筋骨为主；苍术为配药，以祛风湿为辅；白酒为引路药，温通经络、行气活血，通痹且助药势。全方共奏补肝肾、温肾阳、强筋骨、祛风湿之功效。

【用法】水煎，每日 1 剂，分 2 次服，每次 200 毫升。

【禁忌】酒精过敏者禁用。

【注意事项】忌食辛辣油腻之物。

【来源】瑶医药秘方、验方数据库。

【收集者与整理者】李彤、闫国跃、韦晓嵘。

【采集地】广西中医药大学瑶医药学院。

20

【临床验方】狗脊 150 克，黑豆 120 克，白酒 1000 克。

【功效】补肾强腰，祛风除湿。

【方解】狗脊为主药，辛，平；祛风湿，补肝肾，强腰膝。黑豆为配药，甘，平；补肾养血。白酒为引路药，甘、苦、辛，温；辛散温通，行气活血，通痹且助药势。全方共奏补肾强腰、祛风除湿之功效，对腰膝无力效果更佳。

【用法】水煎，每日 1 剂，分 2 次服，每次 200 毫升。

【禁忌】酒精过敏者禁用。

【注意事项】忌食辛辣油腻之物。

【来源】瑶医药秘方、验方数据库。

【收集者与整理者】李彤、闫国跃、韦晓嵘。

【采集地】广西中医药大学瑶医药学院。

21

【临床验方】黄芪 50 克，青风藤 50 克，黑豆 50 克。

【功效】补肝肾，通经络。

【方解】本方为瑶医经验方。黄芪为主药，甘、咸，温；补气升阳，益卫固表，利水消肿。青风藤为配药，苦、辛，平；祛风湿，通经络，利小便。黑豆为引路药，甘，平；补肾养血，清热解毒，活血化瘀。全方共奏补肝肾、通经络之功效，对腰椎间盘突出症疗效更佳。

【用法】水煎服，每日 1 剂，7 日为 1 个疗程，大多服 2 ～ 3 剂见效。

【注意事项】忌食生冷辛辣之物，避免久坐、举重物及过量运动。

【来源】瑶医药秘方、验方数据库。

【收集者与整理者】李彤、闫国跃、覃枫。

【采集地】广西中医药大学瑶医药学院。

【临床验方】核桃壳半斤，鸭蛋 2 个。

【功效】补益肝肾。

【方解】本方为瑶医经验方。核桃壳为主药，苦、辛，温；固肾补气。鸭蛋为配药，甘，平；大补虚劳、滋阴养血。主药、配药结合使全方盈亏平衡，盈亏平衡，对腰椎间盘突出症疗效佳。

【用法】水煎，喝汤吃蛋。

【注意事项】忌食辛辣油腻之物。

【来源】瑶医药秘方、验方数据库。

【收集者与整理者】李彤、闫国跃、覃枫。

【采集地】广西中医药大学瑶医药学院。

【临床验方】珠兰 500 克，白酒 1000 克。

【功效】祛风除湿，通络止痛。

【方解】本方为瑶医经验方。珠兰为主药，辛、甘，温；祛风湿，活血止痛。白酒为配药，甘、苦、辛，温；辛散温通，行气活血通络。全方共奏祛风除湿、通络止痛之功效，用于风寒湿痹、肢节疼痛、关节拘挛，对腰椎间盘突出症疗效更佳。

【用法】水煎，每日 1 剂，分 2～3 次服，每次 200 毫升。

【禁忌】酒精过敏者禁用。

【注意事项】忌食辛辣油腻之物。

【来源】瑶医药秘方、验方数据库。

【收集者与整理者】李彤、闫国跃、韦晓嵘。

【采集地】广西中医药大学瑶医药学院。

坐骨神经痛 / 锥碰江闷

【民间秘方】齿菊尾花草 20 克，入山虎 12 克，益母草 5 克，海风藤 15 克。

【功效】祛风除湿，活血止痛。

【方解】齿菊尾花草，辛、苦，寒；祛风除湿、理气止痛。入山虎，辛、苦，温；有小毒；属打药；清热解毒，消肿止痛，活血散瘀。益母草，苦、辛，微寒。清热解毒，活血调经，利尿消肿。海风藤，苦、辛，温；属风打相兼药；祛风除湿，理气止痛，活血消肿。方中，齿菊尾花草、入山虎、海风藤为主药，以祛风除湿、清热解毒、消肿止痛为主；益母草为配药，以活血为辅。全方盈亏平衡，共奏祛风除湿、活血止痛之功效。

【用法】水煎，每日 1 剂，分 2～3 次服，每次 150 毫升。

【禁忌】孕妇禁用。

【注意事项】忌食辛辣油腻之物。

【献方者】李育宽。

【来源】广西壮族自治区少数民族医医案医话调查表。

【收集者与整理者】覃理标、潘雪萍、付海霞。

【采集地】河池市都安瑶族自治县江南乡江洲村朝美屯。

②

【民间秘方】鲜折骨藤（水麻鲜叶）叶适量。

【功效】活血止痛，祛风清热。

【方解】本方为瑶医经验方。折骨藤（水麻鲜叶），辛、微苦，平；活血止痛，祛风清热。

【用法】鲜叶捣烂，与糯米按 2∶1 的比例磨成浆敷患处。

【禁忌】皮肤有外伤感染或溃疡破损者禁用。

【注意事项】忌食辛辣油腻之物。

【献方者】覃世荣。

【来源】巴马少数民族验方、秘方、诊疗方法调查表。

【收集者与整理者】王艺锦、唐一洲。

【采集地】河池市巴马瑶族自治县皮肤疾病防预治疗卫生站。

③

【民间秘方】马钱子 50 克（油炸），牛膝 50 克，乳香 30 克，桃仁 30 克，红花 30 克，制川乌 30 克，黑九牛 30 克，桂枝 30 克，千里健 30 克，当归 30 克，丹参 30 克，独活 30 克，海风藤 30 克，寻骨风 30 克，苍术 30 克，甘草 25 克。

【功效】通络止痛，祛风除湿。

【方解】马钱子，辛，微温；有小毒；通络止痛，散结消肿。牛膝，苦、酸、甘，平；活血通经，补肝肾，强筋骨，引火（血）下行，利尿通淋。乳香，苦，平；活血止痛，消肿生肌。桃仁，苦、甘，平；活血祛瘀，润肠通便。红花，甘、微苦，温；活血通经，祛瘀止痛。制川乌，辛，温；有大毒；祛风除湿，散寒止痛。黑九牛，辛、咸，温；祛风湿，通经络。桂枝，辛、甘，温；发汗解肌，温经通脉，通阳化气。千里健，辛、苦，温；祛风湿，强筋骨，止痹痛。当归，甘、辛，温；补血，活血，止痛。丹参，苦，微寒；活血，凉血，清心安神。独活，辛，温；有小毒；祛风湿，止痹痛，解表。海风藤，苦，平；祛风湿，通经络。寻骨风，苦、辛，平；祛风除湿，通络止痛。苍术，辛、苦，温；燥湿健脾，祛风散寒。甘草，甘，平；益气补中，清热解毒，缓急止痛，调和诸药。方中，马钱子、牛膝为主药，以通络止痛、活血通经为主；乳香、桃仁、红花、制川乌、黑九牛、桂枝、千里健、当归、丹参、独活、海风藤、寻骨风、苍术为配药，以祛风除湿、活血化瘀为辅；甘草为引路药，调和诸药，使全方共奏通络止痛、祛风除湿之功效。

【用法】烘干，共研末装瓶，每日2次，每次3克，温开水送服，痛剧者每日服3次。

【注意事项】忌食辛辣油腻之物。

【献方者】袁家勋。

【来源】未出版的资料。

【收集者与整理者】文钦。

【采集地】桂林市灌阳县西山乡。

【民间秘方】黑杜仲15克，伸筋草15克，牛膝15克，川续断15克，桑寄生15克，当归9克，白术9克。

【功效】活血止痛、补肾健骨。

【方解】黑杜仲，甘，温；补肝肾，强筋骨。伸筋草，微苦、辛，温；祛风除湿，舒筋活血。牛膝，苦、酸、甘，平；活血通经，补肝肾，强筋骨，引火（血）下行，利尿通淋。川续断，苦、辛，微温；补肝肾，强筋骨，止血安胎，疗伤续折。桑寄生，苦、甘，平；祛风湿，益肝肾，强筋骨。当归，甘、辛，温；补血活血，舒筋活络。白术，辛、甘，温；补气健脾，燥湿利水。方中，黑杜仲、伸筋草、牛膝、川续断、桑寄生为主药，以补益肝肾、强筋骨、舒筋活络为主；当归、白术为配药，以健脾燥湿、活血通络为辅。主药、配药结合使全方盈亏平衡，共奏活血止痛、补肾健骨之功效，对腰扭伤（改扭闷）效果好。

【用法】水煎，每日或隔日1剂，分3次服，连服3～5剂。

【禁忌】孕妇禁用。

【注意事项】忌食辛辣油腻之物。

【献方者】梁斌。

【来源】未出版的资料。

【收集者与整理者】李幸、邵金宝。

【民间秘方】五加皮 12 克，当归 12 克，杜仲 12 克，木瓜 12 克，软筋藤 9 克，九层风 10 克，伸筋草 10 克，黑九牛 9 克，红花 9 克，牛膝 15 克。

【功效】补益肝肾，强壮筋骨，祛风除湿，活血通络。

【方解】五加皮，微苦、甘，温；祛风湿，强筋骨，利尿。当归，甘、辛，温；补血活血，舒筋活络。杜仲，甘，温；补肝肾，强筋骨。木瓜，甘，平；舒筋活络，除湿和胃。软筋藤，微苦，凉；祛风止痛，舒筋活络。九层风，微苦、甘、涩，平；属风药；活血补血，通络，祛风除湿。伸筋草，微苦、辛，温；祛风除湿，舒筋活血。黑九牛，辛、咸，温；祛风湿，通经络，治骨鲠。红花，甘、微苦，温；活血通经，祛瘀止痛。牛膝，苦、酸、甘，平；活血通经，补肝肾，强筋骨，引火（血）下行，利尿通淋。方中，五加皮、当归、杜仲、牛膝为主药，以补肝肾、强筋骨、活血通络为主；伸筋草、黑九牛、红花、软筋藤、九层风为配药，以祛风除湿、舒筋活络为辅；木瓜为引路药，舒筋活络。全方共奏补益肝肾、强壮筋骨、祛风除湿、活血通络之功效，对腰扭伤效果好。

【用法】水煎，每日或隔日 1 剂，分 3 次服。

【禁忌】孕妇禁用。

【注意事项】忌食辛辣油腻之物。

【献方者】梁斌。

【来源】未出版的资料。

【收集者与整理者】李幸、邵金宝。

【采集地】桂林市灌阳县西山乡。

6

【民间秘方】五指风果实 3 ～ 6 克，猪腰 1 个。

【功效】补肾强腰膝。

【方解】五指风果实为主药，微苦、辛，温；属风打相兼药；清热解毒，行气止血，消肿。猪腰为配药，咸，平；补肾益阴。主药、配药结合使全方盈亏平衡，共奏补肾强腰膝之功效。

【用法】五指风果实研末，猪腰剖开，纳入药末，蒸熟，药汁连肉一起服。

【注意事项】忌食辛辣油腻之物。

【来源】《灌阳县验方秘方案编》。

【收集者与整理者】罗远带、李幸。

【民间秘方】羊角风叶适量。

【功效】祛风通络，散瘀止痛。

【方解】羊角风叶，苦、微辛，寒；有毒；属打药；祛风通络，散瘀止痛。

【用法】水煎洗。

【注意事项】注意水温，防止烫伤。

【来源】《灌阳县验方秘方案编》。

【收集者与整理者】罗远带、李幸。

【采集地】桂林市灌阳县。

8

【临床验方】大钻 15 克，上山虎 15 克，入山虎 9 克，黄钻 15 克，小钻 15 克，四方钻 15 克，下山虎 15 克。

【功效】活血化瘀，通络止痛，祛风除湿。

【方解】大钻，苦、辛、涩，温；属打药；行气活血，祛风活络，散瘀止痛。上山虎，辛、苦，温；有小毒；属打药；清热解毒，消肿止痛，活血散瘀。入山虎，辛、苦，温；有小毒；属打药；清热解毒，消肿止痛，活血散瘀。黄钻，淡、甘、辛，平；属风打相兼药；祛风除湿，舒筋活血，通经止痛，平肝息风。小钻，甘、苦、辛，温；属风打相兼药；健脾补肾，理气活血，祛风通络，消肿止痛。四方钻，微酸、涩，平；属风打相兼药；祛风除湿，舒筋通络。下山虎，辛，温；属风打相兼药；祛风除湿，舒筋活络，活血祛瘀，止痛。方中，大钻、上山虎、入山虎为主药，属打药，以活血化瘀、通络止痛为主；黄钻、小钻、四方钻、下山虎为配药，以祛风除湿为辅。全方盈亏平衡，共奏活血化瘀、通络止痛、祛风除湿之功效。

【用法】水煎或浸酒服。

【注意事项】忌食辛辣油腻之物。

【来源】《灌阳县验方秘方案编》。

【收集者与整理者】罗远带、李幸。

【采集地】桂林市灌阳县。

股骨头坏死 / 股骨碰虎

【临床验方】四方钻 20 克，白钻 20 克，浸骨风 18 克，黑九牛 15 克，白九牛 15 克，血风 20 克，扁骨风 15 克，五爪风 20 克，红九牛 15 克，当归藤 20 克，丹参 20 克，九层风 15 克。

【功效】祛湿，活血，通络。

【方解】四方钻，微酸、涩，平；属风打相兼药；祛风除湿，舒筋通络。白钻，涩、苦，微温；属风打相兼药；祛风，利湿，消肿，舒筋活血，止痛生肌，强筋骨。浸骨风，微甘，温；属风打相兼药；祛风活血，消肿镇痛，舒筋活络。黑九牛，辛、咸，温；属风打相兼药；祛风除湿，通络止痛，利尿消肿。白九牛，微苦、涩，平；属风打相兼药；祛风止痛，舒筋活络，消肿散毒，清热利尿。血风，苦、微辛，温；属风打相兼药；祛风活络，消肿止痛，生肌止血。扁骨风，酸、涩，平；属风打相兼药；祛风除湿，通络解痉，消肿止血，强筋壮骨。五爪风，甘，微温；属风药；健脾益气，化湿舒筋，行气止痛。红九牛，苦、涩、微辛，平；属风药；祛风活络，壮腰膝，强筋骨，消肿。当归藤，微苦、涩，温；属风药；补血调经，活血止血，祛风止痛，舒筋活络，接骨。丹参，苦，微寒；活血调经，凉血消痈，清心安神。九层风，微苦、甘、涩，平；属风药；活血补血，通络，祛风除湿。方中，四方钻、白钻、浸骨风、黑九牛、白九牛、血风、扁骨风为主药，以祛风除湿、舒筋通络为主；五爪风、红九牛为配药，以活血补血、行气止痛为辅；当归藤、丹参、九层风为引路药，以活血通络之力引领诸药直达病所，共奏祛湿、活血、通络之功效。

【用法】水煎服。

【注意事项】忌食辛辣油腻之物。

【来源】《常用瑶药临床手册》。

【收集者与整理者】李彤、闫国跃、李幸、潘雪萍。

骨膜炎 / 碰膜哥

【民间秘方】刺五加 15 克，九节风 20 克，小钻 15 克，牛膝 10 克，杜仲 10 克，桑寄生 15 克，入山虎 15 克，九层风 15 克，救必应 15 克，黑九牛 10 克，茯苓 15 克，黄芪 15 克。

【功效】舒筋活血，消肿止痛。

【方解】刺五加，辛、苦，温；健脾益气，补肾强腰，养心安神。九节风，苦、涩、辛，凉；属打药；清热解毒，祛风除湿，消肿止痛，杀菌。小钻，甘、苦、辛，温；属风打相兼药；健脾补肾，理气活血，祛风通络，消肿止痛。牛膝，酸、甘，平；活血散瘀，利水通淋。杜仲，甘，温；补肝肾，强筋骨。桑寄生，苦、甘，平；祛风湿，益肝肾，强筋骨。入山虎，辛、苦，温；有小毒；属打药；清热解毒，消肿止痛，活血散瘀。九层风，微苦、甘、涩，平；属风药；活血补血，通络，祛风除湿。救必应，苦，凉；属风打相兼

中国瑶医秘验方

药；清热解毒，消肿止痛，止血生肌。黑九牛，辛、咸，温；祛风湿，通经络。茯苓，甘、淡，平；利水渗湿，健脾安神。黄芪，甘，温；补气升阳，益卫固表，利水消肿。方中，刺五加、九节风、小钻、牛膝、杜仲、桑寄生为主药，以补益肝肾、舒筋活血为主；入山虎、九层风、救必应为配药，以活血消肿止痛为辅；黑九牛、茯苓、黄芪为引路药，前三味平衡舒筋活血、消肿止痛之药力，后一味引领诸药循入脏腑直达病所。全方共奏舒筋活血、消肿止痛之功效。

【用法】水煎服。

【禁忌】孕妇禁用。

【注意事项】忌食辛辣油腻之物。

【献方者】赵衷民。

【来源】未出版的资料。

【收集者与整理者】石泽金、李幸。

【采集地】来宾市金秀瑶族自治县三江乡大磨屯。

骨髓炎 / 逢中歌闷

【民间秘方】鲜花斑竹 30 克，鲜毛算盘叶 30 克。

【功效】清热解毒，散瘀消肿。

【方解】鲜花斑竹为主药，苦，凉；活血祛瘀，清热解毒，利胆退黄。鲜毛算盘叶为配药，苦、涩，平；属风打相兼药；祛风除湿，散瘀消肿，收敛。主药、配药结合使全方盈亏平衡，共奏清热解毒、散瘀消肿之功效。

【用法】共捣烂，加酒少许，调匀外敷患处，每日换药 1 次。

【注意事项】忌食辛辣油腻之物。

【来源】《常用瑶药临床手册》。

【收集者与整理者】李彤、闫国跃、李幸、潘雪萍。

【民间秘方】拦路虎 250 克，杉寄生 20 克，九节风 20 克，牛膝 10 克，杜仲 15 克，五爪风 15 克，黑九牛 9 克，山菠萝 15 克，九层风 10 克。

【功效】补益肝肾，舒筋活血，消肿止痛。

【方解】拦路虎，苦，平；清热利尿，解毒。杉寄生，甘、苦，平；祛风湿，补肝肾，活血止痛。九节风，苦、涩、辛，凉；属打药；清热解毒，祛风除湿，消肿止痛，杀菌。牛膝，苦、酸、甘，平；清热解毒，活血散瘀，利水通淋。杜仲，甘，温；补肝肾，强筋骨。五爪风，甘，微温；属风药；健脾补肺，行气利湿。黑九牛，辛、咸，温；祛风湿，通经络。山菠萝，甘、淡，凉；发汗解表，清热解毒，利尿。九层风，微苦、甘、涩，平；属风药；活血补血，通络，祛风除湿。方中，杉寄生、九节风、牛膝、杜仲、山菠萝为主药，以补益肝肾、舒筋活血为主；拦路虎、五爪风、黑九牛为配药，以消肿止痛为辅；九层风为引路药，平衡舒筋活血、行气止痛之药力，引领以上各药循入脏腑直达病所。全方共奏舒筋活血、消肿止痛之功效。

【用法】水煎服。

【禁忌】孕妇禁用。

【注意事项】忌食辛辣油腻之物。

【献方者】赵衷民。

【来源】未出版的资料。

【收集者与整理者】石泽金。

【采集地】来宾市金秀瑶族自治县三江乡大磨屯。

③

【民间秘方】杉寄生 20 克，拦路虎 100 克，五爪风 15 克，黄芪 15 克，杜仲 15 克，九节风 20 克。

【功效】补益肝肾，清热解毒。

【方解】杉寄生，甘、苦，平；理气止痛，活血化瘀。拦路虎，苦，平；解毒，清热利尿。五爪风，甘，微温；健脾补肺，行气利湿。黄芪，甘，温；补气升阳，益卫固表，利水消肿，托疮生肌。杜仲，甘，温；补肝肾，强筋骨。九节风，苦、涩、辛，凉；属打药；清热解毒，祛风除湿，消肿止痛，杀菌。方中，杉寄生、黄芪、杜仲为主药，以补益肝肾、补气升阳为主；拦路虎、五爪风、九节风为配药，以清热解毒、祛风除湿为辅。全方盈亏平衡，共奏补益肝肾、清热解毒之功效。

【用法】水煎服。

【注意事项】忌食辛辣油腻之物。

【献方者】赵衷民。

【来源】未出版的资料。

【收集者与整理者】石泽金、李幸。

【采集地】来宾市金秀瑶族自治县三江乡大磨屯。

4

【民间秘方】杉寄生 20 克，地桃花 20 克，龙骨风 20 克，木姜树 15 克，五爪风 15 克，山莲藕 15 克，金银花 15 克，金银花藤 15 克，花斑竹 15 克。

【功效】清热解毒，祛风除湿，活血化瘀。

【方解】杉寄生，甘、苦，平；理气止痛，活血化瘀。地桃花，甘、辛，凉；属风药；祛风利湿，活血消肿，清热解毒。龙骨风，微苦，平；祛风除湿，活血通络，清热解毒。木姜树，辛，温；祛风散寒，止痛。五爪风，甘，微温；健脾补肺，行气利湿。山莲藕，甘，平；属风药；强筋壮骨，补虚。金银花，甘，寒；清热解毒，疏散风热。金银花藤，甘，寒；清热解毒，利水祛湿。花斑竹，苦，凉；属风打相兼药；清热利湿，凉血止血，散瘀定痛。方中，杉寄生、金银花、金银花藤、龙骨风、花斑竹、地桃花为主药，以清热解毒、祛风除湿、化瘀消肿为主；木姜树、五爪风、山莲藕为配药，以补虚为辅。全方盈亏平衡，共奏清热解毒、祛风除湿、活血化瘀之功效。

【用法】水煎服。

【禁忌】孕妇禁用。

【注意事项】忌食辛辣油腻之物。

【献方者】赵衷民。

【来源】未出版的资料。

【收集者与整理者】石泽金。

【采集地】来宾市金秀瑶族自治县三江乡大磨屯。

痹病 / 补风逢敢闷

1

【临床验方】小发散风 30 克，黑九牛 15 克，独脚风 15 克，过墙风 15 克，牛耳风 20 克，白九牛 15 克，小钻 15 克，鸡爪风 13 克，白背风 13 克，防风 10 克，十八症 10 克。

【功效】祛风通痹。

【方解】小发散风，甘、微涩，温；祛风除湿，散瘀消肿。黑九牛，辛、咸，温；属风打相兼药；祛风除湿，通络止痛，利尿消肿。独脚风，微苦、涩，温；属风药；祛风除湿，活血止痛，壮腰补肾，强筋骨。过墙风，苦、辛，凉；属打药；祛风除湿，活血止痛，清热解毒。牛耳风，苦、涩，平；属风药；祛风活络，安神镇痉，消肿止痛。白九牛，微苦、涩，平；属风打相兼药；祛风止痛，舒筋活络，消肿散毒，清热利尿。小钻，甘、苦、辛，温；属风打相兼药；健脾补肾，理气活血，祛风通络，消肿止痛。鸡爪风，辛，温；属风打相兼药；行气消滞，祛风止痛。白背风，辛、苦，温；有小毒；祛风活络，散瘀消肿，行气止痛，化痰止咳，驳骨，止血，除湿止痒，祛腐生新。防风，辛、甘，微温；祛风解表，胜湿止痛，止痉。十八症，辛，温；祛风散寒，散瘀止痛。方中，小发散风、黑九牛、独脚风、过墙风为主药，风打兼施，以祛风除湿为主；牛耳风、白九牛、小钻、鸡爪风、白背风为配药，风打兼施，以祛风通络为辅；防风、十八症为引路药，祛风散寒。全方共奏祛风通痹之功效，善治风痹。

【用法】水煎，每日 1 剂，分 3 ～ 4 次服。

【禁忌】孕妇禁用。

【注意事项】忌食辛辣油腻之物。

【献方者】赵进周。

【来源】未出版的资料。

【收集者与整理者】李幸、李颖。

【采集地】来宾市金秀瑶族自治县瑶医医院。

【临床验方】黑九牛 15 克，九层风 20 克，麻骨钻 15 克，刺手风 13 克，大钻 15 克，爬墙风 20 克，小钻 15 克，白九牛 20 克，浸骨风 20 克。

【功效】祛风通痹。

【方解】黑九牛，辛、咸，温；属风打相兼药；祛风除湿，通络止痛，利尿消肿。九层风，微苦、甘、涩，平；属风药；活血补血，通络，祛风除湿。麻骨钻，苦、涩，平；属风打相兼药；祛风除湿，活血散瘀，消肿止痛。刺手风，甘、辛，温；属风药；祛风除湿，活血利水。大钻，苦、辛、涩，温；属打药；行气活血，祛风活络，散瘀止痛。爬墙风，涩，平；属风打相兼药；祛风除湿，凉血消肿，通络止痛。小钻，甘、苦、辛，温；属风打相兼药；健脾补肾，理气活血，祛风通络，消肿止痛。白九牛，微苦、涩，平；属风打相兼药；祛风止痛，舒筋活络，消肿散毒，清热利尿。浸骨风，微甘，温；属风打相兼药；祛风活血，消肿镇痛，舒筋活络。方中，黑九牛、九层风、麻骨钻、刺手风为主药，以祛风除湿为主；大钻、爬墙风、小钻、白九牛、浸骨风为配药，以祛风通络为辅。全方共奏祛风通痹之功效，善治风痹。

【用法】水煎，每日 1 剂，分 3 ～ 4 次服。

【禁忌】孕妇禁用。

【注意事项】忌食辛辣油腻之物。

【献方者】赵进周。

【来源】未出版的资料。

【收集者与整理者】李幸、李颖。

【采集地】来宾市金秀瑶族自治县瑶医医院。

【临床验方】下山虎 15 克，糯米风 15 克，九层风 15 克，黑老虎 15 克，白背风 13 克，小钻 15 克，一针两咀 15 克。

【功效】祛风除湿通痹。

【方解】下山虎，辛，温；属风打相兼药；祛风除湿，舒筋活络，活血祛瘀，止痛，健胃消食。糯米风，辛、微苦，微温；属风打相兼药；祛风除湿，通经活络。九层风，微苦、甘、涩，平；属风药；活血补血，通络，祛风除湿。黑老虎，苦、辛、涩，温；属打药；行气活血，祛风活络，散瘀止痛。白背风，辛、苦，温；有小毒；祛风活络，散瘀消肿，行气止痛，驳骨，止血，除湿止痒，祛腐生新。小钻，甘、苦、辛，温；属风打相兼药；健脾补肾，理气活血，祛风通络，消肿止痛。一针两咀，苦、辛，平；祛风湿，通经络，利小便。方中，下山虎、糯米风、九层风为主药，以祛风除湿为主；黑老虎、白背风、小钻、一针两咀为配药，以祛风通络为辅。全方共奏祛风除湿通痹之功效，善治寒痹。

【用法】水煎，每日 1 剂，分 3 ～ 4 次服。

【禁忌】孕妇禁用。

【注意事项】忌食辛辣油腻之物。

【献方者】赵进周。

【来源】未出版的资料。

【收集者与整理者】李幸、李颖。

【采集地】来宾市金秀瑶族自治县瑶医医院。

4

【临床验方】小发散风 20 克，一针两咀 15 克，麻骨风 15 克，十八症 10 克，小肠风 10 克，血风 10 克，紫九牛 10 克。

【功效】温经通痹。

【方解】小发散风，甘、微涩，温；祛风除湿，散瘀消肿。一针两咀，苦、辛，平；祛风湿，通经络，利小便。麻骨风，淡、微苦，平；有小毒；属风打相兼药；祛风除湿，散毒消肿，化痰止咳。十八症，辛，温；祛风散寒，散瘀止痛。小肠风，辛，温；属风打相兼药；祛风散寒，舒筋活络，消肿止痛，镇痉。血风，苦、微辛，温；属风打相兼药；祛风活络，消肿止痛，生肌止血。紫九牛，苦、涩、甘，微温；属风药；补血活血，强壮筋骨，消肿止痛。方中，小发散风、一针两咀、麻骨风为主药，风打兼施，以祛风除湿为主；十八症、小肠风、血风为配药，风打兼施，前二味祛风散寒，后一味祛风活络；紫九牛为引路药，以风亏之，强筋骨。全方共奏温经通痹之功效，善治寒痹。

【用法】水煎，每日 1 剂，分 3 ～ 4 次服。

【禁忌】孕妇禁用。

【注意事项】忌食辛辣油腻之物。

【献方者】赵进周。

【来源】未出版的资料。

【收集者与整理者】李幸、李颖。

【采集地】来宾市金秀瑶族自治县瑶医医院。

5

【临床验方】白九牛 20 克，蓝九牛 20 克，白钻 20 克，四季风 20 克，薏苡仁 30 克，土茯苓 20 克，防己 10 克。

【功效】祛湿除痹。

【方解】白九牛，微苦、涩，平；属风打相兼药；祛风止痛，舒筋活络，消肿散毒，清热利尿。蓝九牛，苦、辛、涩，微温；属风药；宁心除烦，生津止渴，退热，通筋活络。白钻，涩、苦，微温；属风打相兼药；祛风，利湿，消肿，舒筋活血，止痛生肌，强筋骨。四季风，苦、辛，温；有毒；属打药；解毒消肿，活血止痛，祛风除湿。薏苡仁，甘、淡，凉；利水渗湿，健脾止泻，清热排脓，除痹。土茯苓，甘、淡，平；解毒利咽，通利关节。防己，苦，寒；祛风湿，止痛，利水消肿。方中，白九牛、蓝九牛为主药，风打兼施，以舒筋活络为主；白钻、四季风为配药，以祛风除湿为辅；薏苡仁、土茯苓、防己为引路药，加强祛湿之效，引诸药至关节部位。全方共奏祛湿除痹之功效，善治寒痹。

【用法】水煎，每日 1 剂，分 3 ～ 4 次服。

【禁忌】孕妇禁用。

【注意事项】忌食辛辣油腻之物。

【献方者】赵进周。

【来源】未出版的资料。

【收集者与整理者】李幸、李颖。

【采集地】来宾市金秀瑶族自治县瑶医医院。

【临床验方】鲜黑节风适量。

【功效】祛风除湿，消肿止痛。

【方解】鲜黑节风，苦、辛，微温；属风打相兼药；祛风除湿，消肿止痛，善治湿痹。

【用法】水煎服；捣烂，开水冲泡洗患处。

【注意事项】忌食辛辣油腻之物。

【来源】《常用瑶药临床手册》。

【收集者与整理者】李彤、闫国跃、李幸、潘雪萍。

【临床验方】萆薢 20 克，苍术 10 克，海风藤 15 克，麻骨风 15 克，九节风 15 克，黑钻 15 克，防己 10 克，茯苓 20 克，薏苡仁 20 克。

【功效】祛湿除痹。

【方解】萆薢，苦、平；利湿浊，祛风湿。苍术，辛、苦，温；燥湿健脾，祛风散寒。海风藤，苦、平；祛风湿，通经络。麻骨风，淡、微苦，平；有小毒；属风打相兼药；祛风除湿，散毒消肿。九节风，苦、涩、辛，凉；属打药；清热解毒，祛风除湿，消肿止痛，杀菌。黑钻，苦、涩，平；属风打相兼药；祛风除湿，散瘀止痛，利湿消肿。防己，苦，寒；祛风湿，止痛，利水消肿。茯苓，甘、淡，平；利水渗湿，健脾安神。薏苡仁，甘、淡，凉；利水渗湿，健脾止泻，清热排脓，除痹。方中，萆薢、苍术、海风藤、麻骨风、九节风、黑钻为主药，风打兼施，以祛风除湿为主；防己、茯苓、薏苡仁为配药，以利水渗湿为辅。全方共奏祛湿除痹之功效，善治湿痹。

【用法】水煎，每日 1 剂，分 3～4 次服。

【禁忌】孕妇禁用。

【注意事项】忌食辛辣油腻之物。

【献方者】赵进周。

【来源】未出版的资料。

【收集者与整理者】李幸、李颖。

【采集地】来宾市金秀瑶族自治县瑶医医院。

8

【民间秘方】宽筋藤、杜仲、皂角刺、过江龙、九层风、金刚藤、七叶莲、入山虎、九龙藤、黑九牛、骨碎补各 20 克。

【功效】祛风除湿，补肾壮骨，舒筋活络。

【方解】宽筋藤，微苦，凉；祛风止痛，舒筋活络。杜仲，甘，温；补肝肾，强筋骨。皂角刺，辛，温；消肿托毒，排脓。过江龙，辛、苦，温；祛风除湿，活血通络。九层风，微苦、甘、涩，平；属风药；活血补血，通络，祛风除湿。金刚藤，甘、淡，平；祛风除湿，消肿止痛，解毒。七叶莲，甘、辛，温；属风打相兼药；祛风通络，消肿止痛。入山虎，辛、苦，温；有小毒；属打药；清热解毒，消肿止痛，活血散瘀。九龙藤，苦、涩，平；属风打相兼药；舒筋活络，活血散瘀，祛风止痛，健脾胃。黑九牛，辛、咸，温；属风打相兼药；祛风除湿，通络止痛，利尿消肿。骨碎补，苦，温；活血续筋，补骨强骨。方中，宽筋藤、杜仲为主药，以补肝肾、祛风湿为主；皂角刺、过江龙、九层风、金刚藤、七叶莲、入山虎、九龙藤为配药，以舒筋活络为辅；黑九牛、骨碎补为引路药，活血散瘀、祛风止痛，引领诸药直达病所。全方共奏祛风除湿、补肾壮骨、舒筋活络之功效，善治湿痹。

【用法】水煎，取温热药液涂擦患处，再用灯草灼烧患处及其周围。

【注意事项】忌食辛辣油腻之物。

【献方者】韦财。

【来源】广西壮族自治区少数民族验方、秘方、诊疗方法调查表。

【收集者与整理者】邵金宝、唐一洲、李幸。

【采集地】河池市都安瑶族自治县六也乡华善村。

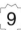

9

【民间秘方】杜仲、桑寄生、血风、大钻、爬山虎、地钻、蓝九牛各 15 克。

【功效】散寒除湿，祛风蠲痹。

【方解】杜仲，甘，温；补肝肾，强筋骨。桑寄生，苦、甘，平；祛风湿，益肝肾，强筋骨。血风，苦、微辛，温；属风打相兼药；祛风活络，消肿止痛，生肌止血。大钻，苦、辛、涩，温；属打药；行气活血，祛风活络，散瘀止痛。爬山虎，苦、涩，平；属风打相兼药；祛风通络，活血消肿。地钻，甘、微涩，温；属风药；强筋壮骨，壮腰补肾，助阳道，健脾消食，祛风除湿。蓝九牛，苦、辛、涩，微温；属风药；宁心除烦，生津止渴，退热，通经活络。方中，杜仲、桑寄生、血风为主药，以祛风除湿、补益肝肾为主；大钻、爬山虎为配药，以祛风通络为辅；地钻、蓝九牛为引路药，平衡祛风除湿、强筋健骨之药力，引领诸药直达病所。全方共奏散寒除湿、祛风蠲痹之功效，善治湿痹。

【用法】水煎，每日 1 剂，分 2 次服，每次 150 毫升。

【注意事项】忌食辛辣油腻之物。

【献方者】黄富昌。

【来源】广西壮族自治区少数民族验方、秘方、诊疗方法调查表。

【收集者与整理者】邵金宝、唐一洲、李幸。

【采集地】河池市都安瑶族自治县都阳乡都阳村。

（10）

【民间秘方】榕树根、水泽兰、铁罗伞、小罗伞、青九牛、杜仲、狗脊、五加皮、骨碎补、黑九牛、爬山虎、扭骨风、牛尾菜、水蜈蚣、千层纸各60克。

【功效】祛风除湿，活血化瘀。

【方解】榕树根，微苦、涩，凉；发汗，清热，透疹。水泽兰，甘，温；活血化瘀，通经，利水消肿。铁罗伞，苦、微辛，温；活血止痛，消肿止血。小罗伞，苦、甘、辛，温；活血调经，祛风除湿。青九牛，微苦，凉；属打药；祛风除湿，舒筋活络，消肿止痛。杜仲，甘，温；补肝肾，强筋骨。狗脊，辛，平；祛风湿，补肝肾，强腰膝。五加皮，微苦、甘，温；祛风湿，强筋骨，利尿。骨碎补，苦，温；活血续筋，补骨强骨。黑九牛，辛、咸，温；属风打相兼药；祛风除湿，通络止痛，利尿消肿。爬山虎，苦、涩，平；属风打相兼药；祛风除湿，舒筋通络，活血消肿，通经行气。扭骨风，微苦、涩，平；有小毒；属打药；祛风除湿，活血通络。牛尾菜，甘、微苦，平；属风药；强筋壮骨，补虚，祛痰，止咳。水蜈蚣，甘、微苦，平；息风止痉，攻毒散结，通络止痛。千层纸，甘、寒；清热利咽，疏肝和胃。方中，水泽兰、铁罗伞、小罗伞、黑九牛、青九牛、水蜈蚣、爬山虎、扭骨风为主药，以祛风除湿、活血通络为主；杜仲、狗脊、五加皮、骨碎补、牛尾菜为配药，以补肾强骨为辅；千层纸、榕树根为引路药，平衡祛风除湿、舒筋活络之药力，引领诸药直达病所。全方共奏祛风止痛、活血化瘀之功效，善治湿痹。

【用法】用2500毫升白酒浸泡药物，置于阴凉处15日后服用。每日2次，每次30毫升。

【注意事项】忌食辛辣油腻之物。

【献方者】谭子规。

【来源】广西壮族自治区少数民族验方、秘方、诊疗方法调查表。

【收集者与整理者】邵金宝、唐一洲、李幸。

【采集地】河池市都安瑶族自治县都阳乡都阳村。

（11）

【民间秘方】满山香、独活、颠茄根、八角莲、宽筋藤、黄花参及其寄生虫、过江龙各适量。

【功效】清热解毒，祛风除湿，祛瘀止痛。

【方解】满山香，苦，平；清热解毒，消肿止痛。独活，辛，温；有小毒；祛风湿，止痹痛，解表。颠茄根，苦、辛，平；解痉止痛。八角莲，苦、辛，凉；有毒；化痰散结，祛瘀止痛，清热解毒。宽筋藤，苦，凉；舒筋活络，祛风止痛。黄花参及其寄生虫，甘、微苦，平；属风药；滋补肝肾，养血健脾利湿。过江龙，辛、苦，温；祛风除湿，活血通络。方中，满山香、八角莲为主药，以清热解毒、祛风除湿为主；独活、过江龙、颠茄根、宽筋藤为配药，以祛风湿、止痹痛为辅；黄花参及其寄生虫为引路药，以补肝肾之力使全方盈亏平衡，共奏清热解毒、祛风除湿、祛瘀止痛之功效，善治湿痹。

【用法】水煎服或药洗浴。

【注意事项】注意水温，防止烫伤。皮肤有外伤感染或溃疡破损者禁用。

【献方者】赵福金夫妇。

【来源】未出版的资料。

【收集者与整理者】李海强、李幸、王艺锦。

【采集地】贺州市平桂区鹅塘镇槽堆村。

骨刺痛 / 找姑逢噜闷

【民间秘方】九节风 10 克，小钻 10 克，入山虎 5 克，水石榴 10 克，毛冬青 15 克，夏枯草 15 克，地桃花 15 克，山菠萝 10 克，草鞋根 10 克。

【功效】消肿散结，清热解毒。

【方解】九节风，苦、涩、辛，凉；属打药；清热解毒，祛风除湿，消肿止痛，杀菌。小钻，甘、苦、辛，温；属风打相兼药；健脾补肾，理气活血，祛风通络，消肿止痛。入山虎，辛、苦，温；有小毒；属打药；清热解毒，消肿止痛，活血散瘀。水石榴，涩，凉；属打药；清热利水、平肝。毛冬青，苦、甘，凉；清热解毒，生津止渴。夏枯草，辛、苦，寒；清肝泻火，明目，散结消肿。地桃花，甘、辛，凉；属风药；祛风利湿，活血消肿，清热解毒。山菠萝，甘、淡，凉；发汗解表，清热解毒。草鞋根，苦，寒；属打药；祛湿，清热解毒，凉血。方中，九节风、小钻、入山虎为主药，以消肿止痛为主；水石榴、毛冬青、夏枯草为配药，以散结消肿为辅；地桃花、山菠萝、草鞋根为引路药，以清热解毒之力引领以上各药循入脏腑直达病所。全方共奏消肿散结、清热解毒之功效。

【用法】水煎，每日 1 剂，分 3 次服，每次 150 毫升。

【禁忌】孕妇禁用。

【注意事项】忌食辛辣油腻之物。

【献方者】赵衷民。

【来源】未出版的资料。

【收集者与整理者】付海霞。

【采集地】来宾市金秀瑶族自治县三江乡大磨屯。

【民间秘方】鲜皂角刺 60 克，鲜三白草 16 克。

【功效】解毒消肿。

【方解】鲜皂角刺为主药，辛，温；消肿托毒，排脓。鲜三白草为配药，甘、辛，寒；清利湿热，消肿解毒。全方共奏解毒消肿之功效，对跟骨刺痛效果佳。

【用法】水煎沸，泡洗足跟部，每日 1 ～ 2 次，每次 30 分钟以上。

【注意事项】忌食辛辣油腻之物。

【献方者】范有祥。

【来源】未出版的资料。

【收集者与整理者】李幸、王艺锦。

【采集地】桂林市灌阳县西山乡。

【临床验方】乌头 10 克，冰片 3 克。

【功效】消肿止痛，化瘀散结。

【方解】乌头为主药，辛、苦，热；有大毒；温经消肿止痛。冰片，辛、苦，微寒；开窍醒神，清热止痛。方中，乌头为主药，消肿止痛；冰片为引路药，既能止痛，又能将乌头之药力渗透入里。主药、配药结合使全方盈亏平衡，共奏消肿止痛、化瘀散结之功效，对跟骨刺痛效果佳。

【用法】共研细粉末，装入纱布袋，垫在脚后跟处，每周换药 1 次。

【注意事项】有大毒，禁内服。

【来源】瑶医药秘方、验方数据库。

【收集者与整理者】李彤、闫国跃、韦晓嵘。

【采集地】广西中医药大学瑶医药学院。

骨折 / 松脱

【民间秘方】刺加五 20 克，黑老虎 15 克，九节风 20 克，鸡骨草 15 克，满山香 15 克，五爪风 15 克，牛膝 10 克，杜仲 15 克，黄芪 20 克，木姜树 15 克。

【功效】补益肝肾，强壮筋骨，散瘀止痛。

【方解】刺加五，辛、苦，温；健脾益气，补肾强腰，养心安神。黑老虎，苦、辛、涩，温；属打药；行气活血，祛风活络，散瘀止痛。九节风，苦、涩、辛，凉；属打药；清热解毒，祛风除湿，消肿止痛，杀菌。鸡骨草，甘、微苦，凉；清热利湿，散瘀止痛。满山香，辛，温；属风打相兼药；祛风除湿，舒筋活络，活血祛瘀。五爪风，甘，微温；属风药；疏风清热，健脾除湿，行气散瘀。牛膝，苦、酸、甘，平；活血通经，补肝肾，强筋骨，引火（血）下行，利尿通淋。杜仲，甘，温；补肝肾，强筋骨。黄芪，甘，温；补气升阳，益卫固表，利水消肿，托疮生肌。木姜树，辛，温；健脾，燥湿，调气，消食。方中，牛膝、杜仲、黄芪、刺加五为主药，以补肝肾、益气血、强筋骨为主；黑老虎、九节风、鸡骨草、满山香、五爪风为配药，以祛风除湿、活血止痛为辅；木姜树为引路药，调和诸药，使全方共奏补益肝肾、强壮筋骨、散瘀止痛之功效。

【用法】水煎，每日 1 剂，分 3 次服，每次 150 毫升。

【禁忌】孕妇禁用。

【注意事项】忌食辛辣油腻之物。

【献方者】赵衷民。

【来源】未出版的资料。

【收集者与整理者】付海霞、李幸。

【采集地】来宾市金秀瑶族自治县三江乡大磨屯。

【民间秘方】金盏银盘、蚂蚁草、泽兰各适量，水蛭 1 条，螃蟹 1 只，童子鸡 1 只。

【功效】活血化瘀，接骨疗伤。

【方解】金盏银盘，苦，平；属打药；清热解毒，祛瘀，祛湿，利尿消肿。蚂蚁草，辛、寒；清热解毒，活血消肿。泽兰，苦、辛，微温；活血化瘀，利水消肿。水蛭，苦、咸，平；有小毒；破血，逐瘀，通经。螃蟹，咸，寒；清热，散瘀，消肿解毒。童子鸡，甘，温；温中益气，补虚填精，健脾胃，活血脉，强筋骨。方中，金盏银盘、蚂蚁草、泽兰为主药，以活血消肿、解毒止痛为主；水蛭、螃蟹为配药，以破血逐瘀、祛瘀生新为辅；童子鸡为引路药，引领诸药直达脏腑经络。全方共奏活血化瘀、接骨疗伤之功效。

【用法】捣烂敷患处，夹板固定，每剂敷6日。

【注意事项】忌食辛辣油腻之物。

【献方者】黄志和。

【来源】广西壮族自治区少数民族验方、秘方、诊疗方法调查表。

【收集者与整理者】邵金宝、唐一洲、李幸。

【采集地】河池市都安瑶族自治县安阳镇。

【民间秘方】接骨仙子、驳骨草、大叶藤（藤、叶）各50克。

【功效】活血通络，散瘀消肿。

【方解】大叶藤（藤、叶）为主药，辛、微苦，微温；壮筋骨，活血通络。接骨仙子为配药，淡、凉；清热解毒，散瘀消肿，凉血止血。驳骨草为引路药，苦、凉；清热解毒，祛风止痛。全方共奏活血通络、散瘀消肿之功效。

【用法】捣烂，加酒混匀敷患处。

【禁忌】皮肤有外伤感染或溃疡破损者禁用。

【注意事项】忌食辛辣油腻之物。

【献方者】罗朝勤。

【来源】巴马少数民族验方、秘方、诊疗方法调查表。

【收集者与整理者】王艺锦、唐一洲。

【采集地】河池市巴马瑶族自治县那桃乡那敏村那乱屯。

4

【民间秘方】破骨风全草适量。

【功效】祛风除湿，活血止痛。

【方解】本方为瑶医经验方。破骨风全草，涩、微苦，平；属打药；祛风除湿，活血散瘀，消肿止痛。

【用法】水煎服15～20克，并捣烂敷患处。

【禁忌】孕妇禁用。

【注意事项】忌食辛辣油腻之物。

【献方者】覃世荣。

【来源】巴马少数民族验方、秘方、诊疗方法调查表。

【收集者与整理者】王艺锦、唐一洲。

【民间秘方】黑老虎 30 克，九节风 30 克，入山虎 15 克，牛膝 15 克，杜仲 15 克，五脂牛奶 20 克。

【功效】行气活血，接骨止痛。

【方解】黑老虎，苦、辛、涩，温；属打药；行气活血，祛风活络，散瘀止痛。九节风，苦、涩、辛，凉；属打药；清热解毒，祛风除湿，消肿止痛，杀菌。入山虎，辛、苦，温；有小毒；属打药；清热解毒，消肿止痛，活血散瘀。牛膝，苦、酸、甘，平；活血通经，补肝肾，强筋骨，引火（血）下行，利尿通淋。杜仲，甘，温；补肝肾，强筋骨。五脂牛奶，微涩；属风药；疏风清热，消积化痰，健脾除湿，行气散瘀。方中，黑老虎、九节风、入山虎为主药，以行气活血、消肿止痛为主；牛膝、杜仲、五脂牛奶为配药，以补肝肾、强筋骨、益气血为辅。主药、配药结合使全方盈亏平衡，共奏行气活血、接骨止痛之功效。

【用法】水煎，每日 1 剂，分 7 次服，每次服 50 毫升。

【禁忌】孕妇禁用。

【注意事项】忌食辛辣油腻之物。

【献方者】赵衷民。

【来源】未出版的资料。

【收集者与整理者】李幸、王艺锦。

【采集地】来宾市金秀瑶族自治县三江乡大磨屯。

6

【民间秘方】小驳骨、小金樱子根（有毛刺者）、茶树根各适量。

【功效】强筋骨，续断伤。

【方解】本方为瑶医经验方。小驳骨为主药，涩、微苦，平；属打药；续筋接骨，祛瘀生新，消肿止痛。小金樱子根为配药，甘，温；益肾固涩。茶树根为引路药，强心利尿，活血清热解毒。全方共奏强筋骨、续断伤之功效，对骨折后骨痂生长疗效确切。

【用法】捣烂敷局部。

【禁忌】孕妇禁用。

【注意事项】忌食辛辣油腻之物。

【献方者】黄吉汉。

【来源】未出版的资料。

【收集者与整理者】李海强、李幸、李颖。

【采集地】贺州市。

【民间秘方】刺五加皮、黑老虎根、九节风、大田基黄各适量。

【功效】活血散瘀，续骨疗伤。

【方解】刺五加皮，辛，温；祛风湿，强筋骨，活血祛瘀。黑老虎，苦、辛、涩、温；属打药；行气活血，祛风活络，散瘀止痛。九节风，苦、涩、辛，凉；属打药；清热解毒，祛风除湿，消肿止痛，杀菌。大田基黄，甘、微苦，凉；属风打相兼药；清热解毒，拔毒消肿，通淋利湿。方中，黑老虎根、九节风为主药，以行气活血、散瘀止痛为主；刺五加皮为配药，以强筋骨为辅；大田基黄为引路药，平衡药力。全方共奏活血散瘀、续骨疗伤之功效。

【用法】打粉，用纱布袋包好，米酒浸湿加热，包在骨折伤处，反复多次，每包药可用 3 ～ 4 日。

【注意事项】忌食辛辣油腻之物。

【献方者】赵衷民。

【来源】未出版的资料。

【收集者与整理者】李幸、王艺锦。

【采集地】来宾市金秀瑶族自治县三江乡大磨屯。

【民间秘方】丹参 20 克，九层风 10 克，四季青 15 克，黄芪 10 克，莪术 10 克，续断 10 克，三棱 8 克，鳖甲 5 克，红花 5 克，蓝九牛 3 克，甘草 3 克。

【功效】活血化瘀，续筋接骨，通络止痛。

【方解】丹参，苦，微寒；活血祛瘀，通经止痛。九层风，微苦、甘、涩，平；属风药；活血补血，通络，祛风除湿。四季青，辛，微寒；清热解毒，凉血止血，敛疮。黄芪，甘，温；补气升阳，益卫固表，托疮生肌。莪术，辛、咸，温；有小毒；破血行气，消积止痛。续断，苦、辛，微温；补肝肾，强筋骨，疗伤续折。三棱，苦、辛、咸，微温；破血行气，消积止痛。鳖甲，咸，微寒；滋阴潜阳，软坚散结。红花，甘、微苦，温；活血通经，祛瘀止痛。蓝九牛，苦、辛、涩，微温；属风药；生津止渴，退热，通经活络。甘草，甘，平；益气补中，清热解毒，缓急止痛，调和诸药。方中，丹参、九层风、四季青、莪术、续断、三棱、鳖甲、红花、蓝九牛为主药，以活血化瘀、续筋接骨、通络止痛为主；黄芪为配药，以托疮生肌为辅；甘草为引路药，平衡药力。全方共奏活血化瘀、续筋接骨、通络止痛之功效。

【用法】水煎，每日1剂，分3次服，每次50毫升，6日为1个疗程，一般用3个疗程。再取上药碾成细粉，用米酒拌成糊状敷伤口，开放性伤口先用凉开水浸湿，纱布固定，2～3日换药1次，药粉干后用酒或凉开水调湿。

【注意事项】忌食辛辣油腻之物。

【献方者】范有祥。

【来源】未出版的资料。

【收集者与整理者】李幸、王艺锦。

【采集地】桂林市灌阳县西山乡。

⑨

【民间秘方】麻骨钻皮、上山虎皮、大钻皮、大接骨风叶、九节风皮各适量。

【功效】活血化瘀，消肿止痛。

【方解】麻骨钻皮，苦、涩、平；属风打相兼药；祛风除湿，活血散瘀，消肿止痛。上山虎皮，辛、苦、温；有小毒；属打药；清热解毒，消肿止痛，活血散瘀。大钻皮，苦、辛、涩、温；属打药；行气活血，祛风活络，散瘀止痛。大接骨风叶，苦、微涩、平；属打药；活血散瘀，续筋接骨，消肿定痛。九节风皮，苦、涩、辛、凉；属打药；清热解毒，祛风除湿，消肿止痛，杀菌。方中，上山虎皮、大钻皮、大接骨风叶、九节风皮为主药，均属打药，以行气活血散瘀、解毒消肿止痛为主；麻骨钻皮为配药，属风打相兼药，增强主药药效，主药、配药结合使全方盈亏平衡，共奏活血化瘀、消肿止痛之功效。

【用法】捣烂，调酒敷或浸酒搽患处。

【注意事项】忌食辛辣油腻之物。

【来源】广西壮族自治区少数民族验方、秘方、诊疗方法调查表。

【收集者与整理者】邵金宝、李幸。

【采集地】河池市都安瑶族自治县。

⑩

【民间秘方】大接骨50克，散血丹50克，红花15克，水泽兰50克，小接骨草50克，骨碎补50克，辣椒心50克，白芷15克，千年鞘50克，荞麦50克。

【功效】活血续筋，散瘀定痛。

【方解】大接骨，苦，凉；属风打相兼药；清热利湿，凉血止血，散瘀定痛。散血丹，甘，凉；活血散瘀，消肿止痛，清热解毒，止血。红花，甘、微苦，温；活血通经，祛瘀止痛。水泽兰，苦、辛，微温；活血化瘀，利水消肿。小接骨草，味辛，温；祛风止痛，续筋接骨。骨碎补，苦，温；活血续筋，补骨强骨。辣椒心，辛，热；温中散寒，抗菌消炎。白芷，辛，温；祛风散寒，通窍止痛，消肿排脓。千年鞭，辛，苦，微温；消肿止痛，清热解毒，止血。荞麦，甘，凉；开胃宽肠，下气消积。方中，散血丹、小接骨草、骨碎补、红花、大接骨、千年鞭、水泽兰为主药，以活血续筋、散瘀定痛为主；辣椒心、白芷为配药，以散寒为辅；荞麦为引路药，平衡药力。全方共奏活血续筋、散瘀定痛之功效。

【用法】上药共捣烂成泥，行手法复位后，小夹板固定，再取适量药泥与蛋清搅拌均匀，铺摊于布块上，敷盖患处，绷带包扎，每 3 日换药 1 次，连敷 3 ～ 5 剂痊愈，如药泥干燥，可随时加米汤浸润。

【禁忌】皮肤有外伤感染或溃疡破损者禁用。

【注意事项】忌食辛辣油腻之物。

【献方者】范有祥。

【来源】未出版的资料。

【收集者与整理者】李幸、王艺锦。

【采集地】桂林市灌阳县西山乡。

【民间秘方】黄花参 10 克，杜仲 10 克，钻骨风 10 克，松筋藤 10 克，红花 12 克，白芷 12 克。

【功效】补益肝肾，散瘀止痛。

【方解】黄花参，甘、微苦，平；属风药；滋补肝肾，养血健脾利湿。杜仲，甘，温；补肝肾，强筋骨。钻骨风，甘，苦、辛，温；属风打相兼药；健脾补肾，理气活血，祛风通络，消肿止痛。松筋藤，苦，凉；舒筋活络，祛风止痛。红花，甘、微苦，温；活血通经，祛瘀止痛。白芷，辛，温；祛风散寒，通窍止痛，消肿排脓。方中，黄花参、杜仲、钻骨风为主药，以补肝肾、强筋骨为主；红花、松筋藤为配药，以活血散瘀止痛为辅；白芷为引路药，平衡药力。全方盈亏平衡，共奏补益肝肾、散瘀止痛之功效。

【用法】水煎，每日或隔日 1 剂，分 3 次服，连服 3 ～ 5 日。

【注意事项】忌食辛辣油腻之物。

【献方者】范有祥。

【来源】未出版的资料。

【收集者与整理者】李幸、王艺锦。

【采集地】桂林市灌阳县西山乡。

【民间秘方】青莲 50 克，土田七 50 克，芙蓉花根 500 克，破血丹 50 克，倒生根二层皮 500 克，蚂蟥 50 克，扣子兰 50 克，黄花参根 500 克，杜仲 50 克，木桐木根 500 克，泽兰 50 克。

【功效】活血散瘀止痛，补肾强骨疗伤。

【方解】青莲，苦、甘、辛、涩，平；续筋接骨，消肿散瘀，行气活血，祛风利湿，清热解毒。土田七，辛、微苦，温；散瘀消肿，活血止血。芙蓉花根，辛，平；清热解毒，凉血消肿。破血丹，苦，寒；活血散瘀，消肿止痛，清热解毒，止血。倒生根二层皮，涩、苦、辛，平；属风打相兼药；清热解毒，活血散结，止血生肌，祛风止痛。蚂蟥，苦、咸，平；破血逐瘀，通经消症。扣子兰，甘、辛，凉；利湿，消瘀，清热解毒。黄花参根，甘、微苦，平；属风药；滋补肝肾，健脾利湿，养血调经。杜仲，甘，温；补肝肾，强筋骨。木桐木根，甘、苦，平；利水渗湿。泽兰，苦、辛，微温；活血化瘀，利水消肿。方中，青莲、土田七、芙蓉花根、破血丹、倒生根二层皮、蚂蟥、扣子兰为主药，以行气活血止痛、散瘀消肿解毒为主；黄花参根、杜仲为配药，以补肝肾、强筋骨为辅；木桐木根、泽兰为引路药，调和诸药，使全方共奏活血散瘀止痛、补肾强骨疗伤之功效。

【用法】秋后采集，烘干，研末过筛，装瓶，保存备用。用药前先行手法复位固定，将药末与白醋调成糊状，消毒伤口，将药糊涂在患处，药干随时用水浸润，每 3 日换药 1 次，连用 5～7 次。

【禁忌】皮肤有外伤感染或溃疡破损者禁用。

【注意事项】忌食辛辣油腻之物。

【献方者】范有祥。

【来源】未出版的资料。

【收集者与整理者】李幸、王艺锦。

【采集地】桂林市灌阳县西山乡。

13

【临床验方】钻地风、九节风各适量，米酒 250 毫升。

【功效】活血散瘀，消肿止痛。

【方解】钻地风为主药，苦、淡，凉；属风打相兼药；活血散瘀，消肿止痛。九节风为配药，苦、涩、辛，凉；属打药；清热解毒，祛风除湿，消肿止痛，杀菌。米酒为引路药，苦、甘、辛，大热；滋阴补肾，祛风除湿，补血活血。全方共奏活血散瘀、消肿止痛之功效。

【用法】前二味捣烂调酒炒热，温敷患处，并用九节风根 15 ～ 30 克浸米酒 250 毫升，每次服 30 毫升，每日 2 ～ 3 次。

【注意事项】忌食辛辣油腻之物。

【来源】《富川县中医验方汇锦》。

【收集者与整理者】李辛。

【采集地】贺州市富川瑶族自治县。

【临床验方】鲜杨梅根 30 ～ 60 克，黄酒适量。

【功效】接骨疗伤。

【方解】鲜杨梅根，辛、微酸，温；理气止痛，化瘀止血，解毒疗疮，接骨疗伤，善于续筋接骨，对骨折有奇效。

【用法】鲜杨梅根放入黄酒中煮沸，取适量敷患处。

【禁忌】骨折开放性伤口处不可敷。

【注意事项】忌食生冷辛辣之物，避免久坐、举重物及过量运动。

【来源】瑶医药秘方、验方数据库。

【收集者与整理者】李彤、闫国跃、覃枫。

【采集地】广西中医药大学瑶医药学院。

【临床验方】鲜接骨草 500 克，酒精适量。

【功效】祛瘀生新，接骨疗伤。

【方解】本方为瑶医经验方。鲜接骨草，苦，平；祛瘀生新，舒筋活络，可加速骨折愈合，促进末梢循环，消肿。

【用法】鲜接骨草捣碎，加酒精适量，敷于骨折处。

【禁忌】孕妇忌用，酒精过敏者禁用。

【注意事项】忌食辛辣油腻之物。

【来源】瑶医药秘方、验方数据库。

【收集者与整理者】李彤、闫国跃、韦晓嵘。

【采集地】广西中医药大学瑶医药学院。

【民间秘方】大血藤、小驳骨、海风藤、伸筋草、六耳菊各适量。

【功效】祛风除湿，活血祛瘀，续筋接骨。

【方解】本方为瑶医经验方。大血藤，涩、苦，平；属打药；活血祛瘀，消肿止痛，通经活络。小驳骨，涩、微苦，平；属打药；续筋接骨，祛瘀生新，消肿止痛。海风藤，苦，平；祛风湿，通经络。伸筋草，微苦、辛，温；祛风除湿，舒筋活络。六耳菊，苦、辛，微温；祛风利湿，活血解毒。方中，大血藤、小驳骨为主药，属打药，以活血祛瘀、续筋接骨为主；海风藤、伸筋草、六耳菊为配药，以祛风除湿、活血通经为辅。全方盈亏平衡，共奏祛风除湿、活血祛瘀、续筋接骨之功效，对骨折恢复期屈伸不利有特效。

【用法】水煎洗患处。

【注意事项】禁内服。

【献方者】黄韬。

【来源】未出版的资料。

【收集者与整理者】李幸、李颖。

【采集地】桂林市灌阳县大市场。

【临床验方】红花 10 克，苏木 10 克，当归 10 克，红糖 9 克，白酒 50 克。

【功效】活血化瘀，通络止痛。

【方解】红花，甘、微苦，温；活血通经，祛瘀止痛。苏木，甘、咸、辛，平；活血祛瘀，消肿止痛。当归，甘、辛，温；补血，活血，止痛。红糖，甘，温；补中缓急，和血止痛，化瘀。白酒，甘、苦、辛，温；辛散温通，行气活血。方中，红花、苏木为主药，两药合用，活血通经、消瘀止痛之力增强；当归、红糖为配药，活血止痛，辅主药以活血破瘀；白酒为引路药，既温通经络、行气活血，又轻扬上行而助药势。全方共奏活血化瘀、通络止痛之功效，对骨折血肿疼痛效果好。

【用法】水煎，每日 1 剂，分 2 ～ 3 次服，每次 200 毫升。

【禁忌】孕妇禁用，脾胃湿热及糖尿病患者慎用。

【注意事项】忌食辛辣油腻之物。

【来源】瑶医药秘方、验方数据库。

【收集者与整理者】李彤、闫国跃、韦晓嵘。

【采集地】广西中医药大学瑶医药学院。

18

【民间秘方】芙蓉花叶、倒水莲叶各 25 克。

【功效】散瘀接骨，消肿止痛。

【方解】芙蓉花叶为主药，辛，平；清热解毒，消肿止痛，凉血止血。倒水莲叶为配药，甘、微苦，平；补益，强壮，祛湿，散瘀。主药、配药结合使全方盈亏平衡，共奏散瘀接骨、消肿止痛之功效。

【用法】共捣烂，加酒糟半小碗炒热敷患处，每日换药 1 次，连用 2 日再换第方。

【注意事项】忌食辛辣油腻之物。

【献方者】杨毓峯。

【来源】《富川县中医验方汇锦》。

【收集者与整理者】付海霞。

【采集地】贺州市富川瑶族自治县。

19

【民间秘方】三钱三、大驳骨、大凉散、小凉散、小驳骨、叶下珠各适量。

【功效】活血散瘀，续筋接骨，消肿止痛。

【方解】三钱三，苦，寒；有大毒。属打药。散瘀消肿，祛风镇痛，麻醉。大驳骨，苦、微涩，平；属打药；活血散瘀，续筋接骨，消肿定痛。大凉散，辛、苦，平；化瘀活血，祛风除湿，解毒泻火。小凉散，苦、甘、辛，温；祛风除湿，活血调经。小驳骨，涩、微苦，平；属打药；续筋接骨，祛瘀生新，消肿止痛。叶下珠，微苦，凉；清热解毒，利水消肿。方中，三钱三、大驳骨、小驳骨为主药，以续筋接骨、散瘀止痛为主；大凉散、小凉散为配药，以祛风除湿为辅；叶下珠为引路药，调和诸药，使全方共奏活血散瘀、续筋接骨、消肿止痛之功效。

【用法】捣烂敷骨折端，治疗较多闭合骨折及骨折术后患者，骨折恢复快。

【禁忌】皮肤有外伤感染或溃疡破损者禁用。

【注意事项】禁内服。

【献方者】盘金。

【来源】未出版的资料。

【收集者与整理者】李海强、李幸、王艺锦。

【采集地】贺州市八步区黄洞都江村。

20

【临床验方】山莲藕 80 克，自然铜 15 克，大黄 4 克，红花 25 克，苏木 10 克，白术 50 克，救必应 20 克。

【功效】活血化瘀消肿，生肌接骨止痛。

【方解】山莲藕，甘，平；属风药；强筋壮骨，补虚。自然铜，咸，微寒；散瘀止痛，接骨疗伤。大黄，苦，寒；泻下攻积，清热泻火，止血，解毒，活血祛瘀，清泻湿热。红花，甘、微苦，温；活血通经，祛瘀止痛。苏木，甘、咸、辛，凉；活血祛瘀，消肿止痛。白术，辛、甘，温；补气健脾，燥湿利水，固表止汗。救必应，苦，凉；属风打相兼药；清热解毒，消肿止痛，止血生肌。方中，自然铜、红花、苏木、救必应、大黄为主药，以活血祛瘀、消肿止痛为主；山莲藕、白术为配药，以强筋壮骨、补气健脾为辅；主药、配药结合使全方盈亏平衡，共奏活血化瘀消肿、生肌接骨止痛之功效。

【用法】水煎，每日 1 剂，分 3 ～ 4 次服。

【禁忌】孕妇禁用。

【注意事项】忌食辛辣油腻之物。

【献方者】李海强。

【来源】未出版的资料。

【收集者与整理者】李幸、李颖。

【采集地】贺州市中医医院。

21

【临床验方】接骨木嫩枝叶、接骨丹嫩枝叶、黑九牛各适量。

【功效】活血化瘀，消肿止痛。

【方解】本方为瑶医经验方。接骨木嫩枝叶，苦、涩、辛，凉；属打药；清热解毒，祛风除湿，消肿止痛，杀菌。黑九牛，辛、咸，温；属风打相兼药；祛风除湿，通络止痛，利尿消肿。接骨丹嫩枝叶，甘，平；活血，止痛，除风湿。方中，接骨木嫩枝叶、黑九牛为主药，以祛风除湿、消肿止痛为主；接骨丹嫩枝叶为配药，以活血化瘀为辅，加强主药功效。主药、配药结合使全方盈亏平衡，共奏活血化瘀、消肿止痛之功效。

【用法】共捣烂，加醋及生鸡蛋或鸡仔调成糊状，敷患处。

【禁忌】孕妇禁用。

【注意事项】忌食辛辣油腻之物。

【献方者】李海强。

【来源】未出版的资料。

【收集者与整理者】李幸、李颖。

【采集地】贺州市中医医院。

【临床验方】红九牛、小驳骨、补骨脂、续断、白九牛、救必应、血风、大黄各适量。

【功效】消肿，生肌，接骨。

【方解】红九牛，苦、涩、微辛，平；属风药；祛风活络，壮腰膝，强筋骨，消肿。小驳骨，涩、微苦，平；属打药；续筋接骨，祛瘀生新，消肿止痛。补骨脂，苦、甘、辛，微温；补肾助阳，固精缩尿。续断，苦、辛，微温；补肝肾，强筋骨，疗伤续折。白九牛，微苦、涩，平；属风打相兼药；祛风止痛，舒筋活络，消肿散毒，清热利尿。救必应，苦，凉；属风打相兼药；清热解毒，消肿止痛，止血生肌。血风，苦、微辛，温；属风打相兼药；祛风活络，消肿止痛，生肌止血。大黄，苦，寒；泻下攻积，清热泻火，止血，解毒，活血祛瘀，清泻湿热。方中，红九牛、小驳骨、补骨脂、续断为主药，以强筋续骨为主；白九牛、救必应、血风为配药，风打兼施，以消肿止痛为辅；大黄为引路药，活血祛瘀。全方共奏消肿、生肌、接骨之功效。

【用法】上药共研粉，加数个打烂的青皮生螃蟹调成糊状，敷患处周围。

【禁忌】孕妇禁用。

【注意事项】忌食辛辣油腻之物。

【献方者】李海强。

【来源】未出版的资料。

【收集者与整理者】李幸、李颖。

【采集地】贺州市中医医院。

【临床验方】大茶叶根（断肠草）、大黄、铁凉伞、童子尿各适量。

【功效】祛风通络止痛。

【方解】本方为瑶医经验方。大茶叶根（断肠草），苦、辛，温；有大毒；属打药；祛风，攻毒，止痛。大黄，苦，寒；活血祛瘀，泻下攻积，清热泻火，止血，解毒。铁凉伞，辛、苦，微温；有毒；祛风除湿，解毒活血，消肿止痛。童子尿，咸，寒；滋阴降火，凉血散瘀。方中，大茶叶根（断肠草）、铁凉伞为主药，以祛风湿、消肿痛为主；大黄为配药，以活血祛瘀为辅；童子尿为引路药，调和诸药，使全方共奏祛风通络止痛之功效。

【禁忌】孕妇禁用。

【注意事项】忌食辛辣油腻之物。

【献方者】李海强。

【来源】未出版的资料。

【收集者与整理者】李幸、李颖。

【采集地】贺州市中医医院。

关节扭伤/扭伤

【民间秘方】鲜接骨兰、石杨梅、千里损、箭杆风、破血丹、水桐木根二层皮、韭菜、骨碎补、夏枯草各适量。

【功效】活血散瘀，消肿止痛。

【方解】鲜接骨兰，苦、涩、辛，凉；属打药；清热解毒，祛风除湿，消肿止痛，杀菌。石杨梅，苦、甘，平；利湿通浊，清透虚热。千里损，淡，温；活血消肿。箭杆风，辛、微苦，温；祛风除湿，行气止痛。破血丹，苦，寒；活血散瘀，消肿止痛，清热解毒，止血。水桐木根二层皮，甘，平；祛风除湿。韭菜，甘，微寒；温补肝肾，壮阳固精，行气理血，解毒。骨碎补，苦，温；疗伤止痛，补肾强骨。夏枯草，辛、苦，寒；清肝泻火，明目，散结消肿。方中，鲜接骨兰、石杨梅、千里损、箭杆风、破血丹、水桐木根二层皮为主药，以行气止痛、活血化瘀、祛湿解毒为主；韭菜、骨碎补为配药，以补肾强骨为辅；夏枯草为引路药，疏通肝气，平衡药力，引领以上各药直达病所。全方共奏活血散瘀、消肿止痛之功效。

【用法】将药洗净捣烂，用酒炒热，手法复位后尽快将药敷于患处，小夹板固定包扎，隔3日换药1次，药干时，用盐开水浸润。

【注意事项】忌食辛辣油腻之物。

【献方者】袁奎山。

【来源】未出版的资料。

【收集者与整理者】文钦。

【采集地】桂林市灌阳县西山乡。

【民间验方】接骨兰、泽兰、牛尾蕨、破血丹、铜钱草、石杨梅、倒水莲、骨碎补、石菖蒲各适量。

【功效】活血散瘀，消肿止痛。

【方解】接骨兰，苦、涩、辛，凉；属打药；清热解毒，祛风除湿，消肿止痛，杀菌。泽兰，苦、辛，微温；活血化瘀，利水消肿。牛尾蕨，甘、辛，温；有小毒；祛风除湿，活血消痈。破血丹，苦，寒；活血散瘀，消肿止痛，清热解毒，止血。铜钱草，苦、辛，寒；清热利湿，消肿解毒。石杨梅，苦、甘，平；利湿通浊，清透虚热。倒水莲，甘、微苦，平；属风药；滋补肝肾，养血健脾利湿。骨碎补，苦，温；疗伤止痛，补肾强骨。石菖蒲，辛、苦，温；开窍宁神，化湿和胃。方中，接骨兰、泽兰、牛尾蕨、破血丹、铜钱草、石杨梅为主药，以清热解毒、活血化瘀、消肿止痛为主；倒水莲、骨碎补为配药，以补肾强骨为辅；石菖蒲为引路药，引领以上各药循入脏腑直达病所。全方共奏活血散瘀、消肿止痛之功效。

【用法】洗净捣碎，配米酒糟烘热，手法复位后敷药，小夹板固定包扎，每日或隔日换药 1 次。

【注意事项】忌食辛辣油腻之物。

【献方者】谢序恒。

【来源】未出版的资料。

【收集者与整理者】文钦。

【采集地】桂林市灌阳县西山乡。

【民间秘方】当归 50 克，五加皮 50 克，川芎 15 克，牛膝 15 克，木瓜 15 克，续断 15 克，杜仲 15 克，血风 15 克，扣子兰 25 克，松筋藤 25 克，软筋藤 25 克，卷柏 10 克。

【功效】行气活血，补益肝肾，强壮筋骨。

【方解】当归，甘、辛，温；补血，活血，止痛。五加皮，微苦、甘，温；祛风湿，强筋骨，利尿。川芎，辛，温；活血行气，祛风止痛。牛膝，苦、酸、甘，平；活血通经，补肝肾，强筋骨，引火（血）下行，利尿通淋。木瓜，甘，平；舒筋活络，除湿和胃。续断，苦、辛，微温；补肝肾，强筋骨，疗伤续折。杜仲，甘，温；属风药；祛风活络，壮腰膝，强筋骨，消肿。血风，苦、微辛，温；属风打相兼药；祛风活络，消肿止痛，生肌止血。扣子兰，甘、辛，凉；活血止痛，润肺化痰，滋阴养胃。松筋藤，苦，凉；舒筋活络，祛风止痛。软筋藤，辛、微苦，平；祛风除湿，活血通络。卷柏，辛，平；活血通经，消炎止血。方中，血风、扣子兰、松筋藤、软筋藤、木瓜、卷柏、川芎、当归为主药，以行气活血、舒筋活络为主；牛膝、续断、杜仲、五加皮为配药，以补肝肾、强筋骨为辅；主药、配药结合使全方盈亏平衡，共奏行气活血、补益肝肾、强壮筋骨之功效。

【用法】切片，用高度米酒 10 斤浸泡 5～7 日后服用，每次 20～50 毫升，每日 2 次。

【注意事项】酒精过敏者慎用。

【献方者】姜孝熹。

【来源】未出版的资料。

【收集者与整理者】文嶔。

【采集地】桂林市灌阳县西山乡。

关节肿痛 / 关节壅闷

【临床验方】露蜂房 1 个，白酒 250 克。

【功效】祛风镇痛，攻毒散结。

【方解】露蜂房为主药，甘、平；祛风镇痛，攻毒散结，杀虫止痒。白酒为引路药，甘、苦、辛，温；御寒气，通血脉，行药势。全方盈亏平衡，共奏祛风解毒、攻毒散结之功效。

【用法】外用，露蜂房浸酒 10 日，取药酒涂擦患处。

【禁忌】皮肤有外伤感染或溃疡破损者禁用。

【注意事项】忌食辛辣油腻之物。

【献方者】黄传武。

【来源】未出版的资料。

【收集者与整理者】李珍清、李幸、王艺锦。

【采集地】贺州市中医医院名瑶医李珍清工作室。

关节脱位 / 碰作

【民间秘方】宽筋藤、王不留行、刘寄奴、大黄、荆芥、防风、金银花、鹰爪风各 15 克。

【功效】活血祛瘀通经。

【方解】宽筋藤，苦，凉；舒筋活络，祛风止痛。王不留行，辛、苦，温；活血通经，消痈，利水通淋。刘寄奴，辛，温；破血，通经，止痛，止血。大黄，苦，寒；清热泻火，止血，解毒，活血祛瘀，清泻湿热。荆芥，辛，微温；解表散风，透疹，消疮。防风，辛、甘，微温；祛风解表，胜湿止痛，止痉。金银花藤，甘，寒；清热解毒，疏散风热。鹰爪风，苦、涩，平；属风药；清热平肝，息风定惊。方中，宽筋藤、王不留行、刘寄奴、大黄为主药，以活血祛瘀通经为主；荆芥、防风、金银花为配药，以清热、解表为辅；鹰爪风为引路药，引领以上各药直达病所。全方共奏活血祛瘀通经之功效。

【用法】加水 1000 毫升煎至 700 毫升，趁热熏洗患处，每日早晚各 1 次，每次 20 分钟，每剂可用 2 ～ 3 日。

【注意事项】忌食辛辣油腻之物。

【献方者】姜孝熹。

【来源】未出版的资料。

【收集者与整理者】李幸、王艺锦。

【采集地】桂林市灌阳县西山乡。

溃筋 / 灿虎改

【民间秘方】九龙藤 20 克，松木草 30 克。

【功效】接骨疗伤，散瘀止痛。

【方解】松木草为主药，苦，温；祛风除湿，活血止血，敛疮生肌。九龙藤为配药，苦、辛，平；祛风，去瘀，止痛。主药、配药结合使全方盈亏平衡，共奏接骨疗伤、散瘀消肿之功效。

【用法】捣烂敷患处，每日换药 1 次。

【注意事项】忌食辛辣油腻之物。

【献方者】赵明保。

【来源】《富川县中医验方汇锦》。

【收集者与整理者】付海霞。

【采集地】贺州市富川瑶族自治县。

无名肿痛 / 眸名肿毒

【临床验方】田猪藤根（猪婆藤）100 克（野生者 50 克）。

【功效】消肿止痛。

【方解】本方为瑶医经验单方。田猪藤根，苦、酸，寒；清热利湿，解毒消肿。

【用法】捣烂敷患处。

【禁忌】皮肤有外伤感染或溃疡破损者禁用。

【注意事项】忌食辛辣油腻之物。

【献方者】李登勋。

【来源】未出版的资料。

【收集者与整理者】李珍清、李幸、王艺锦。

【采集地】贺州市中医医院名瑶医李珍清工作室。

韧带扭伤 / 逢敢扭足

①

【民间秘方】鲜鸟泡冷根、鲜大接骨、鲜干大槌、鲜松树龙头、鲜破血丹、鲜千干笋、鲜强盗药、鲜卷柏各适量。

【功效】散瘀止痛，续筋接骨。

【方解】鲜鸟泡冷根，微苦、甘，温；祛风除湿，通络止痛。鲜大接骨，苦、微涩、平；属打药；活血散瘀，续筋接骨，消肿定痛。鲜干大槌，辛，平；祛风除湿，止痛，温经散寒。鲜松树龙头，苦，温；祛风、燥湿，通络，舒筋活络。鲜破血丹，苦，寒；活血散瘀，消肿止痛，清热解毒，止血。鲜千干笋，甘，微寒；活血化瘀。鲜强盗药，辛、苦，温；通经活络、活血止痛。鲜卷柏，辛，平；活血祛瘀，通利经脉。方中，鲜大接骨、鲜破血丹、鲜卷柏、鲜强盗药、鲜千干笋为主药，以活血散瘀止痛、续筋接骨活络为主；鲜干大槌、鲜鸟泡冷根、鲜松树龙头为配药，以祛风除湿为辅。主药、配药结合使全方盈亏平衡，共奏散瘀止痛、续筋接骨之功效。

【用法】洗净捣烂，搓成泥状，敷患处，纱布覆盖，包扎固定，药干时用水浸润，每隔 3 日换药 1 次，连用 3 ～ 5 次。

【禁忌】孕妇禁用。

【注意事项】忌食辛辣油腻之物。

【献方者】袁家勋。

【来源】未出版的资料。

【收集者与整理者】李幸、邵金宝。

【采集地】桂林市灌阳县西山乡。

②

【民间秘方】破骨风、爬山虎各适量。

【功效】活血化瘀止痛。

【方解】本方为瑶医经验方。破骨风为主药，涩、微苦，平；属打药；祛风除湿，活血散瘀，消肿止痛。爬山虎为配药，苦、涩，平；属风打相兼药；祛风除湿，舒筋通络，活血消肿，通经行气。主药、配药结合使全方盈亏平衡，共奏活血化瘀止痛之功效。

【用法】浸酒服或外擦患处。

【注意事项】忌食辛辣油腻之物。

【来源】《富川县中医验方汇锦》。

【收集者与整理者】李幸。

【采集地】贺州市富川瑶族自治县。

跌打损伤／多波闷

【民间秘方】刺五加 100 克，黑老虎 50 克，三七 10 克。

【功效】活血散瘀。

【方解】刺五加，辛、微苦、温；健脾益气，补肾强腰，养心安神。黑老虎，苦、辛、涩、温；属打药；行气活血，祛风活络，散瘀止痛。三七，甘、微苦，温；散瘀止血，消肿定痛。方中，黑老虎、三七为主药，以行气活血、散瘀止痛为主；刺五加为配药，以补肾、益气为辅；主药、配药结合使全方盈亏平衡，共奏活血散瘀之功效，对跌打伤及筋伤效果佳。

【用法】打成粗粉，60 克药粉使用 1 升 30 度白酒浸泡 1 日后涂擦患处，每日 3 次。

【注意事项】忌食辛辣油腻之物。

【献方者】赵衷民。

【来源】未出版的资料。

【收集者与整理者】李颖、李幸。

【采集地】来宾市金秀瑶族自治县三江乡大磨屯。

【民间秘方】石上柏 30 克。

【功效】清热散结，消肿止血。

【方解】本方为瑶医经验方。石上柏，淡、平；属风打相兼药；清热解毒，利湿，散结，消肿，止血。

【用法】加水 300 毫升，煎至 200 毫升，每日 1 剂，分 2 次冲白糖服。

【注意事项】忌食辛辣油腻之物。

【来源】《富川县中医验方汇锦》。

【收集者与整理者】李幸。

【采集地】贺州市富川瑶族自治县。

3

【民间秘方】大接骨风 20 克，毛老虎 15 克，猛老虎 20 克，花斑竹 20 克。

【功效】活血化瘀止痛。

【方解】大接骨风，苦、微涩，平；属打药；活血散瘀，续筋接骨，消肿定痛。毛老虎，辛，温；有大毒；属打药；祛风除湿，消肿止痛。猛老虎，辛、苦，温；有小毒；属打药；散瘀消肿，祛风除湿，消炎止痛。花斑竹，苦，凉；属风打相兼药；清热利湿，凉血止血，散瘀定痛。方中，大接骨风、毛老虎、猛老虎为主药，以活血散瘀、消肿止痛为主；花斑竹为配药，以清热凉血为辅。主药、配药结合使全方盈亏平衡，共奏活血化瘀止痛之功效。

【用法】浸酒搽。

【注意事项】忌食辛辣油腻之物。

【来源】广西壮族自治区少数民族验方、秘方、诊疗方法调查表。

【收集者与整理者】邵金宝、李幸。

【采集地】河池市都安瑶族自治县。

4

【民间秘方】鲜鸡爪风叶 100 克。

【功效】行气止痛。

【方解】本方为瑶医经验方。鸡爪风，辛，温；属风打相兼药；行气消滞，祛风止痛。

【用法】捣碎下锅炒至焦黄，拌适量米酒煮沸，取酒饮之。

【注意事项】忌食辛辣油腻之物。

【来源】《富川县中医验方汇锦》。

【收集者与整理者】李幸。

【采集地】贺州市富川瑶族自治县。

5

【民间秘方】铜卡扎咪、三钱三、马蹄莲、羌活、韭菜头、桂花树皮、生蛇兰、四叶莲、有刺慈姑根各适量。

【功效】散结消肿止痛。

【方解】铜卡扎咪，辛，温；祛风除湿，消肿止痛。三钱三，苦，寒；有大毒；属打药；散瘀消肿，祛风镇痛，麻醉，杀虫止痒。马蹄莲，苦，寒；清热解毒，利湿。羌活，辛、苦，温；发散风寒，胜湿止痛。韭菜头，甘、辛，温；补肾助阳，活血化瘀，通络止痛。

桂花树皮，甘、微涩，平；祛风湿，散寒止痛。生蛇兰，辛，温；散瘀消肿。四叶莲，甘，平；清热利尿，解毒消肿。有刺慈姑根，辛、苦，凉；有小毒；清热解毒，散结消肿。方中，三钱三、马蹄莲、有刺慈姑根为主药，以清热解毒、消肿散结为主；羌活、韭菜头、桂花树皮、生蛇兰、铜卡扎咪为配药，以补肾助阳、散寒止痛为辅；四叶莲为引路药，调和诸药。全方共奏散结消肿止痛之功效。

【用法】捣烂敷局部，每日换药 1 次，3 ～ 5 日为 1 个疗程，1 个疗程后多能消肿止痛。

【禁忌】孕妇禁用。

【注意事项】忌食辛辣油腻之物。

【献方者】黄吉汉。

【来源】未出版的资料。

【收集者与整理者】李海强、李幸、李颖。

【采集地】贺州市。

【民间秘方】满山香、玉石牛各适量。

【功效】消肿生肌。

【方解】玉石牛为主药，苦、辛，寒；清热解毒，行气止痛。满山香为配药，辛，温；属风打相兼药；祛风除湿，舒筋活络，活血祛瘀。主药、配药结合使全方盈亏平衡，共奏消肿生肌之功效。

【用法】捣烂敷患处。

【注意事项】忌食辛辣油腻之物。

【献方者】韦相辉。

【来源】《富川县中医验方汇锦》。

【收集者与整理者】付海霞。

【采集地】贺州市富川瑶族自治县。

【民间秘方】刺五加 15 克，九节茶 20 克，钻骨风 15 克，牛膝 10 克，杜仲 15 克，山菠萝 20 克。

【功效】补益肝肾，强壮筋骨，活血止痛。

【方解】刺五加，辛、苦，温；健脾益气，补肾强腰，养心安神。九节茶，微甘、涩，平；抗菌消炎，祛风除湿，活血止痛。钻骨风，甘、苦、辛，温；属风打相兼药；健脾补肾，理气活血，祛风通络，消肿止痛。牛膝，苦、酸、甘，平；补肝肾，强筋骨，利尿通淋，引血下行，逐瘀通经。杜仲，甘，温；补肝肾，强筋骨。山菠萝，甘、淡、凉；发汗解表，清热解毒，利尿。方中，刺五加、钻骨风、牛膝、杜仲为主药，以补益肝肾、强壮筋骨为主；山菠萝、九节茶为配药，以清热解毒、活血止痛为辅；主药、配药结合使全方盈亏平衡，共奏补益肝肾、强壮筋骨、活血止痛之功效。

【用法】水煎服。

【禁忌】孕妇禁用。

【注意事项】忌食辛辣油腻之物。

【献方者】赵衷民。

【来源】未出版的资料。

【收集者与整理者】石泽金、李幸。

【采集地】来宾市金秀瑶族自治县三江乡大磨屯。

8

【民间秘方】九节风 20 克，黑老虎 15 克，入山虎 15 克，杉寄生 15 克，五爪风 15 克，刺五加 15 克。

【功效】活血散瘀，消肿止痛。

【方解】九节风，苦、涩、辛，凉；属打药；清热解毒，祛风除湿，消肿止痛，杀菌。黑老虎，苦、辛、涩，温；属打药；行气活血，祛风活络，散瘀止痛。入山虎，辛、苦，温；有小毒；属打药；清热解毒，消肿止痛，活血散瘀。杉寄生，甘、苦，平；祛风湿，补肝肾，活血止痛，止咳，止痢。五爪风，甘，微温；健脾补肺，行气利湿。刺五加，辛、苦，温；健脾益气，补肾强腰，养心安神。方中，九节风、黑老虎、入山虎为主药，以活血散瘀、消肿止痛为主；杉寄生、刺五加、五爪风为配药，以补虚为辅。主药、配药结合使全方盈亏平衡，共奏活血散瘀、消肿止痛之功效。

【用法】水煎服。

【禁忌】孕妇禁用。

【注意事项】忌食辛辣油腻之物。

【献方者】赵衷民。

【来源】未出版的资料。

【收集者与整理者】石泽金、李幸。

【采集地】来宾市金秀瑶族自治县三江乡大磨屯。

9

【民间秘方】散血灵（乌口树）叶适量。

【功效】清热解毒止痛。

【方解】散血灵（乌口树）叶，微苦，凉；清热解毒，祛风利湿。

【用法】捣烂敷患处。

【注意事项】忌食辛辣油腻之物。

【献方者】韦仕得。

【来源】广西壮族自治区少数民族医医案医话调查表。

【收集者与整理者】覃理标、潘雪萍、付海霞。

【采集地】河池市都安瑶族自治县江南乡龙凤村可巧屯。

⑩

【民间秘方】①白雪丹、破血丹、大雷公树、牛膝、接骨草各适量。

②独活、半枫荷、铁凉伞、野当归、打散草、艾樱草各适量。

③过江龙、三角风、盘龙草、千足虫、大白艾各适量。

【功效】活血散瘀，消肿止痛。

【方解】①白雪丹，苦、辛，凉；拔毒，去脓血。破血丹，苦，寒；活血散瘀，消肿止痛，清热解毒，止血。大雷公树，微苦、涩，寒；活血化瘀，消肿止痛。牛膝，苦、酸、甘，平；逐瘀通经，补肝肾，强筋骨，利尿通淋，引血下行。接骨草，苦、辛，微温；祛风除湿，消肿止痛。方中，白雪丹、破血丹、大雷公树为主药，以活血散瘀止痛为主；牛膝为配药，以补肾强骨为辅；接骨草为引路药，引领以上各药直达病所。全方共奏活血散瘀、消肿止痛之功效。

②独活，辛，温；有小毒；祛风湿，止痹痛，解表。半枫荷，淡、涩，微温；属风打相兼药；祛风除湿，活血散瘀。铁凉伞，苦、辛，平；行血祛风，解毒消肿。野当归，甘、辛，温；养血调经，活血止痛，润肠通便。打散草，苦，寒；消炎，凉血，接骨。艾樱草，辛、苦，温；温经止血，散寒止痛。方中，独活、半边荷为主药，以解毒散瘀止痛为主；铁凉伞、野当归、打散草为配药，以活血消肿为辅；艾樱草为引路药，调和诸药。全方共奏活血散瘀、消肿止痛之功效。

③过江龙，辛、苦，温；祛风除湿，活血通络。三角风，苦，温；祛风除湿，解毒接骨。盘龙草，苦、辛，温；祛风散寒，除湿消肿，舒筋活血。千足虫，辛，温；有毒；破积解毒。大白艾，苦、辛，温；温经止血，散寒止痛。方中，过江龙、三角风、盘龙草为主药，以祛风除湿、通络止痛为主；千足虫为配药，增强主药解毒功效；大白艾为引路药，调和诸药。全方共奏活血散瘀、消肿止痛之功效。

【用法】内服或外洗均有较好疗效。

【禁忌】孕妇禁用。

【注意事项】忌食辛辣油腻之物。

【献方者】赵寸福。

【来源】未出版的资料。

【收集者与整理者】李海强、李幸、王艺锦。

【采集地】贺州市富川县朝东镇高宅村。

【临床验方】没药 15 克，生鸡蛋 3 个，米酒 500 克。

【功效】活血化瘀，通络止痛。

【方解】没药为主药，甘，温；活血止痛，消肿生肌。米酒为配药，甘、苦、辛，温；辛散温通，行气活血，辅主药活血破瘀，两药伍用，活血通经、消瘀止痛之力增强；鸡蛋为引路药，甘，平；调和诸药。全方共奏活血化瘀、通络止痛之功效。

【用法】水煎服，每日 1 剂，每日 2～3 次，每次 200 毫升。

【禁忌】酒精过敏者禁用。

【注意事项】孕妇忌用。

【来源】瑶医药秘方、验方数据库。

【收集者与整理者】李彤、闫国跃、韦晓嵘。

【采集地】广西中医药大学瑶医药学院。

【临床验方】拐子药适量。

【功效】行气止痛，活血消肿。

【方解】拐子药，辛、苦，温；行气止痛，活血消肿。

【用法】用童便浸泡 7 日，阴干磨米酒，饮酒。

【禁忌】皮肤有外伤感染或溃疡破损者禁用。

【注意事项】忌食辛辣油腻之物。

【献方者】龙秀珍。

【来源】未出版的资料。

【收集者与整理者】李珍清、李幸、王艺锦。

【采集地】贺州市中医医院名瑶医李珍清工作室。

【临床验方】猛老虎（白花丹）适量。

【功效】散结消肿，消炎止痛。

【方解】猛老虎，辛、苦，温；有小毒；属打药；散瘀消肿，祛风除湿，消炎止痛。

【用法】全株可用。生用 15 ～ 25 克，捣烂外敷。

【禁忌】皮肤有外伤感染或溃疡破损者禁用。

【注意事项】忌食辛辣油腻之物。

【献方者】李登勋。

【来源】未出版的资料。

【收集者与整理者】李珍清、李幸、王艺锦。

【采集地】贺州市中医医院名瑶医李珍清工作室。

【民间秘方】鲜上山虎皮 10 克，活血丹 50 克。

【功效】清热解毒，活血化瘀。

【方解】鲜上山虎皮为主药，辛、苦，温；有小毒；属打药；清热解毒，消肿止痛，活血散瘀。活血丹为配药，苦、辛，凉；利湿通淋，清热解毒，散瘀消肿。全方共奏清热解毒、活血化瘀之功效。

【用法】捣烂敷患处。

【禁忌】孕妇禁用。

【注意事项】忌食辛辣油腻之物。

【来源】《（恭城）中草医秘验方汇集》。

【收集者与整理者】李幸、潘雪萍、付海霞。

【采集地】桂林市恭城瑶族自治县。

【临床验方】接骨风 20 克，大钻 25 克，九龙藤 30 克，黑血藤 15 克，杜仲 15 克。

【功效】活血散瘀止痛。

【方解】接骨风，苦、微涩，平；属打药；活血散瘀，续筋接骨，消肿定痛。大钻，苦、辛、涩，温；属打药；行气活血，祛风活络，散瘀止痛。九龙藤，苦、辛，平、温；祛风除湿，行气活血。黑血藤，涩、微苦，平；属风药；祛风除湿，舒筋活络，活血补血，止痛。杜仲，甘，温；补肝肾，强筋骨，安胎。方中，接骨风、大钻为主药，以活血散瘀定痛为主；九龙藤、黑血藤为配药，以祛风除湿为辅；杜仲为引路药，引领以上各药循入脏腑直达病所。全方共奏活血散瘀止痛之功效。

【用法】水煎服，每次 60 毫升。也可浸酒服或涂擦患处。

【注意事项】忌食辛辣油腻之物。

【献方者】赵财福。

【来源】未出版的资料。

【收集者与整理者】李珍清、李幸、王艺锦。

【采集地】贺州市中医医院名瑶医李珍清工作室。

【临床验方】钻骨风30克，枫寄生20克，青藤15克，梅花血藤25克，活血风25克。

【功效】舒筋活络。

【方解】钻骨风，甘、苦、辛，温；属风打相兼药；健脾补肾，理气活血，祛风通络，消肿止痛。枫寄生，微苦，平；祛风利湿，舒筋活络，止血。青藤，苦、辛，平；祛风通络，除湿止痛。梅花血藤，甘、苦，微温；散瘀消肿，祛风活血。活血风，苦，寒；清热解毒，破瘀活血。方中，钻骨风、枫寄生为主药，以补肾、益气为主；青藤、梅花血藤、活血风为配药，以祛风通络为辅。主药、配药结合使全方盈亏平衡，共奏舒筋活络之功效。

【用法】浸酒搽，每日3次，连搽7日，也可口服5～10毫升。

【禁忌】皮肤有外伤感染或溃疡破损者禁用。

【注意事项】忌食辛辣油腻之物。

【献方者】赵财福。

【来源】未出版的资料。

【收集者与整理者】李珍清、李幸、王艺锦。

【采集地】贺州市中医医院名瑶医李珍清工作室。

⑰

【临床验方】豨莶草适量。

【功效】通络止痛。

【方解】豨莶草，辛、苦，平；祛风除湿，通经活络，清热解毒。

【用法】全草晒干研末，和甜酒（或黄酒）为丸，每丸5克，每次服1丸，每日2次；或水煎兑酒服。

【注意事项】忌食辛辣油腻之物。

【献方者】黄传武。

【来源】未出版的资料。

【收集者与整理者】李珍清、李幸、王艺锦。

【采集地】贺州市中医医院名瑶医李珍清工作室。

【临床验方】金刚苋 10 ～ 30 克。

【功效】解毒消肿止痛。

【方解】本方为瑶医经验单方。金刚苋，甘，温；祛风利湿，解毒消肿止痛。

【用法】水煎服。

【注意事项】忌食辛辣油腻之物。

【献方者】赵任发。

【来源】未出版的资料。

【收集者与整理者】李珍清、李幸、王艺锦。

【采集地】贺州市中医医院名瑶医李珍清工作室。

19

【临床验方】九龙藤 15 克，马尾伸筋 15 克，苍术 10 克，麻灵安 8 克，泽兰 15 克，五加皮 15 克，四季青 15 克，接骨茶 10 克，桂枝 15 克，牛膝 15 克，班草根 15 克。

【功效】舒筋活血，散瘀止痛。

【方解】九龙藤，苦、涩，平；属风打相兼药；舒筋活络，活血散瘀，祛风止痛。马尾伸筋，苦，平；舒筋活血，通络止痛。苍术，辛，温；燥湿健脾，祛风湿。麻灵安，苦，寒；凉血止血，解毒敛疮。泽兰，苦、辛，微温；活血化瘀，利水消肿。五加皮、苦，温；祛风除湿，补益肝肾，强筋壮骨，利水消肿。四季青，辛，微寒；清热解毒，凉血止血，敛疮。接骨茶，苦、涩、辛，凉；清热解毒，祛风除湿，消肿止痛，杀菌。桂枝，辛、甘，温；发汗解肌，温经通脉，通阳化气。牛膝，苦、酸、甘，平；补肝肾，强筋骨，引火（血）下行，利尿通淋。班草根，微苦，凉；清热燥湿，解毒消肿。方中，九龙藤、马尾伸筋、泽兰、接骨茶、班草根为主药，以活血通络、散瘀止痛为主；四季青、麻灵安、苍术为配药，以凉血止血为辅；桂枝、牛膝、五加皮为引路药，强筋健骨，引领以上各药循入脏腑直达病所。全方共奏舒筋活血、散瘀止痛之功效。

【用法】水煎服。

【注意事项】忌食辛辣油腻之物。

【献方者】刘桂连。

【来源】未出版的资料。

【收集者与整理者】李珍清、李幸、王艺锦。

【采集地】贺州市中医医院名瑶医李珍清工作室。

【民间秘方】红毛毡（开口候）鲜叶适量。

【功效】清热解毒，活血止痛。

【方解】红毛毡，苦、辛，微凉；清热解毒，活血止血，祛风利湿。

【用法】捣烂外敷。

【禁忌】皮肤有外伤感染或溃疡破损者禁用。

【注意事项】忌食辛辣油腻之物。

【献方者】张会尤。

【来源】巴马少数民族验方、秘方、诊疗方法调查表。

【收集者与整理者】王艺锦、唐一洲。

【采集地】河池市巴马瑶族自治县甲篆乡仁乡村龙作屯。

风湿骨痛 / 多波闷

【民间秘方】枫叶寄生、过江龙、火蜂蛹、露蜂房、红花倒水莲根、五爪风、米酒各适量。

【功效】活血通络止痛。

【方解】枫叶寄生，微苦，平；祛风利湿，舒筋活络，止血。过江龙，辛、苦，温；祛风除湿，活血通络。火蜂蛹，甘，平、微寒；祛风除湿，温肾壮阳，益精血。露蜂房，甘，平；祛风镇痛，攻毒散结。红花倒水莲根，甘、微苦，平；补益，强壮，祛湿，散瘀。五爪风，甘，微温；属风药；健脾益气，化湿舒筋，行气止痛。米酒，甘、苦、辛，温；辛散温通，行气活血。方中，枫叶寄生、过江龙为主药，以活血通络止痛为主；火蜂蛹、露蜂房、红花倒水莲根、五爪风为配药，以补益气血、强筋健骨为辅；米酒为引路药，温通活血，又轻扬上行而助药势。全方共奏活血通络止痛之功效，对风湿及类风湿关节炎引起的疼痛有较好的疗效。

【用法】加 38 度米酒浸泡 1 个月以上，痛时每次服 20 ～ 30 毫升，每日 1 次。

【禁忌】皮肤有外伤感染或溃疡破损者禁用。

【注意事项】忌食辛辣油腻之物。

【献方者】赵福金夫妇。

【来源】未出版的资料。

【收集者与整理者】李海强、李幸、王艺锦。

【采集地】贺州市平桂区鹅塘镇槽堆村。

②

【民间秘方】刺五加 15 克，牛膝 15 克，杜仲 15 克，桑寄生 15 克，黄芪 15 克，九节风 20 克，九层风 15 克，黑九牛 10 克，千金拔 15 克，水东哥 15 克，入山虎 15 克。

【功效】祛湿，通络止痛。

【方解】刺五加，辛、苦，温；健脾益气，补肾强腰，养心安神。牛膝，苦、酸、甘，平；清热解毒，活血散瘀，利水通淋。杜仲，甘，温；补肝肾，强筋骨。桑寄生，苦、甘，平；祛风湿，益肝肾，强筋骨。黄芪，甘，温；补气升阳，益卫固表，利水消肿，托疮生肌。九节风，苦、涩、辛，凉；属打药；清热解毒，祛风除湿，消肿止痛，杀菌。九层风，微苦、甘、涩，平；属风药；活血补血，通络，祛风除湿。黑九牛，辛、咸，温；祛风湿，通经络，治骨鲠。千金拔，甘、微涩，温；属风药；强筋壮骨，壮腰补肾，助阳道，健脾消食，祛风除湿。水东哥，甘，平；清热解毒，疏风止痛，止生肌。入山虎，辛、苦，温；有小毒；属打药；清热解毒，消肿止痛，活血散瘀。方中，刺五加、牛膝、杜仲、桑寄生、黄芪为主药，以补益肝肾为主；九节风、九层风、黑九牛、千金拔为配药，以通络止痛为辅；水东哥、入山虎为引路药，平衡祛湿、通络止痛之药力。全方共奏祛湿、通络止痛之功效。

【用法】水煎服。

【注意事项】忌食辛辣油腻之物。

【献方者】赵衷民。

【来源】未出版的资料。

【收集者与整理者】石泽金、李幸。

【采集地】来宾市金秀瑶族自治县三江乡大磨屯。

③

【民间秘方】过江龙、九龙藤、八角枫、水麻叶、火炭母、五指毛桃各 150 克。

【功效】祛风除湿，散瘀止痛。

【方解】过江龙，辛、苦，温；祛风胜湿，舒筋活络，散瘀止痛，利尿。九龙藤，苦、涩，平；属风打相兼药；舒筋活络，活血散瘀，祛风止痛，健脾胃。八角枫，辛、苦，温；有毒；祛风除湿，舒筋活络，散瘀止痛。水麻叶，淡、微苦，凉；利湿，清热，退黄。火炭母，酸、涩，凉；属风打相兼药；清热解毒，利湿止痒。五指毛桃，甘，微温；属风药；健脾益气，化湿舒筋，行气止痛。方中，过江龙、九龙藤、八角枫为主药，以祛风除湿、散瘀止痛为主；水麻叶、火炭母、五指毛桃为配药，前二味清利湿，后一味健脾益气化湿，调和诸药。全方共奏祛风除湿、舒筋活络之功效。

【用法】小竹筒同煮，趁热在患处拔罐。

【注意事项】禁内服，忌食辛辣油腻之物。

【献方者】童根旺。

【来源】广西壮族自治区少数民族医医案医话调查表。

【收集者与整理者】温桂柱、周佩鸾、潘雪萍、付海霞。

【采集地】河池市都安瑶族自治县三只羊乡果力村加藤屯。

④

【民间秘方】吹风藤、千斤藤、青藤、鹰爪风各 60 克。

【功效】祛风除湿，舒筋通络。

【方解】吹风藤，辛，微温；祛风散寒，除湿通络。千斤藤，苦，微温；舒筋活络，止血消瘀。青藤，苦、辛，平；祛风湿，通筋络，利小便。鹰爪风，苦、涩、平；属风药；清热平肝，息风定惊。方中，吹风藤、千斤藤为主药，以除湿通络为主；青藤为配药，以祛湿利尿为辅；鹰爪风为引路药，引诸药遁入脏腑直达病所。全方共奏祛风除湿、舒筋通络之功效。

【用法】水煎，每日 1 剂，分 2～3 次服，每次 150 毫升。

【禁忌】孕妇禁用，脾胃虚寒者慎用。

【注意事项】忌食辛辣油腻之物。

【献方者】吴汉秋。

【来源】广西壮族自治区少数民族医医案医话调查表。

【收集者与整理者】温桂柱、周佩鸾、潘雪萍、付海霞。

【采集地】河池市都安瑶族自治县下拗乡光隆村山脚屯。

⑤

【民间秘方】钻地风 15 克，钻骨风 30 克，血藤 15 克，五加皮 15 克，五爪金龙 15 克，九节风 15 克，扁骨风 15 克，牛膝 15 克。

【功效】祛风除湿，通络除痹。

【方解】钻地风，苦、淡，凉；属风打相兼药；活血散瘀，消肿止痛。钻骨风，甘、苦、辛，温；属风打相兼药；健脾补肾，理气活血，祛风通络，消肿止痛。血藤，涩、苦，平；属打药；活血祛瘀，消肿止痛，通经活络。五加皮，微苦、甘，温；祛风湿，强筋骨，利尿。五爪金龙，辛，温；祛风除湿，接骨续筋，散瘀消肿。九节风，苦、涩、辛，凉；属打药；清热解毒，祛风除湿，消肿止痛，杀菌。扁骨风，微苦，凉；祛风除湿，通络解痉，消肿止血，强筋壮骨。牛膝，苦、酸、甘、平；活血通经，补肝肾，强筋骨，引火（血）下行，利尿通淋。方中，钻地风、钻骨风、血藤为主药，主打盈，以活血祛瘀为主；五加皮、五爪金龙、九节风、扁骨风为配药，以祛风除湿为辅；牛膝为引经药，引诸药循入经络直达病所。全方共奏祛风除湿、通络除痹之功效。

【用法】加白酒 1000 克浸泡 15 日，每日服 2 次，每次 6 克。

【注意事项】忌食辛辣油腻之物。

【献方者】谢荣江。

【来源】《富川县中医验方汇锦》。

【收集者与整理者】李颖、李幸。

【采集地】贺州市富川瑶族自治县。

6

【民间秘方】接骨风、九节茶、吊子枫、凤凰尾、钻骨风、五爪风、石菖蒲各适量。

【功效】祛风除湿，通络除痹。

【方解】本方为瑶医经验方。接骨风，苦、微涩，平；属打药；活血散瘀，续筋接骨，消肿定痛。九节茶，微甘、涩，平；属打药；活血化瘀。吊子枫，苦、微寒；属风打相兼药；祛风，镇静，消炎。凤凰尾，辛、苦，平。清热利湿，消肿解毒，凉血止血。钻骨风，甘、苦、辛，温；属风打相兼药；健脾补肾，理气活血，祛风通络，消肿止痛。五爪风，甘、微温；属风药；健脾益气，化湿舒筋，行气止痛。石菖蒲，辛、苦，温；开窍宁神，化湿和胃。方中，接骨风、九节茶、吊子枫、凤凰尾为主药，以活血散瘀、通络止痛为主；钻骨风、五爪风为配药，以健脾、补肾、行气、活血为辅；石菖蒲为引路药，调和诸药。全方共奏祛风除湿、通络除痹之功效。

【用法】水煎洗浴，用根浸酒饮并搽患处。

【注意事项】忌食辛辣油腻之物。

【献方者】周敬友。

【来源】《富川县中医验方汇锦》。

【收集者与整理者】李颖、李幸。

【采集地】贺州市富川瑶族自治县。

7

【民间秘方】宽筋藤 15 克，过节风 12 克，半边风 15 克，八挂风 12 克，八角枫 15 克，艾叶 20 克。

【功效】祛风除湿，散瘀止痛。

【方解】宽筋藤，苦，凉；舒筋活络，祛风止痛。过节风，苦、涩，平；有小毒；属打药；清热解毒，祛风除湿，拔毒散结，散瘀止痛。半边风，甘、淡，微温；属打药；祛风除湿，消肿止痛，舒筋活络，利关节。八挂风，甘、咸，温；有毒；祛风除湿，舒筋活络，散瘀止痛。八角枫，辛、苦，温；有毒；祛风除湿，舒筋活络，散瘀止痛。艾叶，辛、苦，温；有小毒；温经止血，散寒止痛，调经安胎，祛湿止痒。方中，过节风、半边风、八挂风、八角枫为主药，主打盈，以祛风除湿、散瘀止痛为主；宽筋藤为配药，以舒筋活络为辅；艾叶为引路药，温通经络。全方盈亏平衡，共奏祛风除湿、散瘀止痛之功效。

【用法】水煎洗。

【注意事项】忌食辛辣油腻之物。

【献方者】潘堂佳。

【来源】《富川县中医验方汇锦》。

【收集者与整理者】李颖、李幸。

【采集地】贺州市富川瑶族自治县。

8

【民间秘方】青风藤、海风藤、千年健、寻骨风、防风、钻地风、地龙、生甘草各9克。

【功效】祛风除湿，通经活络。

【方解】青风藤，苦、辛，平；祛风湿，通经络。海风藤，苦、辛，温；属风打相兼药；祛风除湿，理气止痛，活血消肿。千年健，辛、苦，温；祛风湿，强筋骨，止痹痛。寻骨风，苦、辛，平；祛风除湿，通络止痛。防风，辛、甘，微温；祛风解表，胜湿止痛。钻地风，苦、淡，凉；属风打相兼药；活血散瘀，消肿止痛。地龙，咸，寒；清热息风，通络。生甘草，甘，平；益气补中，清热解毒，缓急止痛，调和诸药。方中，青风藤、海风藤、千年健、寻骨风、防风为主药，以祛风除湿、舒筋止痛为主；钻地风、地龙为配药，以活血通络为辅；生甘草为引路药，调和诸药。全方共奏祛风除湿、通经活络之功效。

【用法】水煎，每日1剂，分3次服，每次200毫升。

【注意事项】忌食辛辣油腻之物。

【献方者】袁家勋。

【来源】未出版的资料。

【收集者与整理者】文嶔。

【采集地】桂林市灌阳县西山乡。

9

【民间秘方】木瓜15克，天南星15克，肉桂15克，五加皮15克，独活15克，半夏

15 克，川芎 15 克，川乌 15 克，麻骨风 15 克，九节风 25 克，大钻 25 克，铜钻 25 克，铁钻 25 克，白筋藤 25 克，熟地黄 15 克，当归 15 克，黄芪 25 克，党参 25 克，杜仲 25 克。

【功效】祛风除湿，通经活络，益气养血。

【方解】木瓜，甘，平；舒筋活络，除湿和胃。天南星，苦、辛，温；有毒；燥湿化痰，祛风解痉，外用消肿止痛。肉桂，辛、甘，大热；补火助阳。五加皮，微苦、甘，温；祛风湿，强筋骨，利尿。独活，辛，温；有小毒；祛风湿，止痹痛，解表。半夏，辛，温；燥湿化痰，降逆止呕，消痞散结，外用消肿止痛。川芎，辛，温；活血行气。川乌，辛，温；有大毒；祛风除湿，散寒止痛。麻骨风，淡、微苦，平；有小毒；属风打相兼药；祛风除湿，散毒消肿，化痰止咳。九节风，苦、涩、辛，凉；属打药；清热解毒，祛风除湿，消肿止痛，杀菌。大钻，苦、辛、涩，温；属打药；行气活血，祛风活络，散瘀止痛。铜钻，甘、淡，平；属风打相兼药；清热解毒，祛风除湿，通经活血。铁钻，辛、微涩，温；属风打相兼药；祛风活血，消肿止痛，强筋骨。白筋藤，辛、微苦，温；祛风除湿，活血止痛。熟地黄，甘，微温；补血滋阴，益精填髓。当归，甘、辛，温；补血，活血，止痛。黄芪，甘，温；补气升阳，益卫固表，利水消肿，托疮生肌。党参，甘，温；补中益气，生津，养血。杜仲，甘，温；补肝肾，强筋骨。方中，木瓜、天南星、肉桂、五加皮、独活、半夏、川芎、川乌、麻骨风、九节风、大钻、铜钻、铁钻、白筋藤为主药，以祛风除湿、舒筋活络为主；熟地黄、当归、黄芪、党参为配药，以益气养血为辅；杜仲为引路药，调和诸药。全方共奏祛风除湿、通经活络、益气养血之功效。

【用法】用淘米水浸泡 7 日，每日早晚各服 10 ～ 20 毫升。

【注意事项】忌食辛辣油腻之物。

【献方者】袁家勋。

【来源】未出版的资料。

【收集者与整理者】文钦。

【采集地】桂林市灌阳县西山乡。

【民间验方】双鹰爪风 30 克，桑寄生 30 克，枸杞子 20 克，何首乌 20 克，续断 15 克，蚕 20 克，防风 20 克，海风藤 20 克，当归 20 克。

【功效】补益肝肾，祛风除湿，消肿止痛。

【方解】双鹰爪风，苦、涩，平；属风药；清热平肝，息风定惊。桑寄生，苦、甘，平；祛风湿，益肝肾，强筋骨。枸杞子，甘，平；补肝肾。何首乌，苦、甘、涩，微温；解毒，润肠通便。续断，苦、辛，微温；补肝肾，强筋骨，疗伤续折。蚕，甘、辛、咸，温；温阳补肾，祛风除湿，健脾消积。防风，辛、甘，微温；祛风解表，胜湿止痛。海风藤，苦、辛，温；属风打相兼药；祛风除湿，理气止痛，活血消肿。当归，甘、辛，温；补血，活血，止痛。方中，双鹰爪风、桑寄生、枸杞子、何首乌、续断、蚕为主药，以补益肝肾、强筋健骨为主；防风、海风藤为配药，以祛风除湿、消肿止痛为辅；当归为引路药，调和诸药。全方共奏补益肝肾、祛风除湿、消肿止痛之功效。

【用法】水煎，每日 1 剂，分 3 次服，每次 200 毫升。

【注意事项】忌食辛辣油腻之物。

【献方者】袁家勋。

【来源】未出版的资料。

【收集者与整理者】文钦。

【采集地】桂林市灌阳县西山乡。

⑪

【民间秘方】山苍子、白酒各适量。

【功效】祛风除湿止痛。

【方解】本方为瑶医经验方。山苍子为主药，辛、微苦，温；温肾健胃，行气散结。白酒为配药，甘、苦、辛，温；辛散温通，行气活血。主药、配药结合使全方盈亏平衡，共奏祛风除湿止痛之功效，对关节痛效果好。

【用法】山苍子生用或晒干后加高度酒浸泡 1 周，每日涂抹患处多次。

【禁忌】孕妇禁用。

【注意事项】忌食辛辣油腻之物。

【献方者】黄吉汉。

【来源】未出版的资料。

【收集者与整理者】李海强、李幸、李颖。

【采集地】贺州市。

⑫

【临床验方】见风消 50 克。

【功效】解毒活络，祛风止痛。

【方解】见风消，辛，温；解毒活络，祛风止痛，对风湿肿痛效果好。

【用法】浸酒涂。

【注意事项】禁内服。

【献方者】刘桂连。

【来源】未出版的资料。

【收集者与整理者】李珍清、李幸、王艺锦。

【采集地】贺州市中医医院名瑶医李珍清工作室。

【临床验方】冷骨枫 50 克。

【功效】祛风除湿，祛瘀止血。

【方解】本方为瑶医经验单方，药专力宏。冷骨枫，甘，寒；属风药；祛风除湿，祛瘀止血。

【用法】水煎洗浴。

【禁忌】皮肤有外伤感染或溃疡破损者禁用。

【注意事项】注意水温，防止烫伤。

【献方者】赵美玲。

【来源】未出版的资料。

【收集者与整理者】李珍清、李幸、王艺锦。

【采集地】贺州市中医医院名瑶医李珍清工作室。

（14）

【临床验方】半边枫 50 克。

【功效】祛风除湿。

【方解】本方为瑶医经验单方，药专力宏。半边枫，甘、淡，微温；属打药；祛风除湿，消肿止痛，舒筋活络，利关节。

【用法】水煎洗浴。

【禁忌】皮肤有外伤感染或溃疡破损者禁用。

【注意事项】注意水温，防止烫伤。

【献方者】黄兰英。

【来源】未出版的资料。

【收集者与整理者】李珍清、李幸、王艺锦。

【采集地】贺州市中医医院名瑶医李珍清工作室。

第十一章　妇科疾病

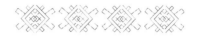

月经不调 / 腊结别

1

【民间秘方】鲜小蓝靛 50 ～ 100 克。

【功效】清热解毒。

【方解】鲜小蓝靛，苦，寒；清热解毒，凉血。

【用法】水煎，每日 1 剂，分 3 次服，每次 50 毫升，连服 2 ～ 3 日。

【注意事项】忌食公鸡肉和辛辣油腻之物。

【献方者】熊秀莲。

【来源】巴马少数民族验方、秘方、诊疗方法调查表。

【收集者与整理者】王艺锦、唐一洲。

【采集地】河池市巴马瑶族自治县凤凰乡德纳村水洞区。

2

【民间秘方】阿胶 12 克，杜仲 12 克，续断 12 克，熟地黄 12 克，当归 15 克，丹参 30 克，桑寄生 30 克，炒白芍 18 克，堂愁 6 克，陈皮 9 克，达卡扎 9 克，甘草 3 克。

【功效】补益气血，调理冲任。

【方解】阿胶，甘，平；补血，滋阴润燥。杜仲，甘，温；补肝肾，强筋骨。续断，苦、辛，微温；补肝肾，强筋骨，止崩漏，疗伤续折。熟地黄，甘，微温；补血滋阴，益精填髓。当归，甘、辛，温；补血，活血，止血，祛风止痛，舒筋活络，接骨。丹参，苦，微寒；活血凉血，清心安神。桑寄生，苦、甘，平；祛风湿，益肝肾，强筋骨。炒白芍，苦、酸，微寒；养血平肝止痛，敛阴止汗。堂愁，苦、辛，微寒；属风打相兼药；清热解毒，疏肝升阳，除湿消肿。陈皮，辛，温；理气健脾，燥湿化痰。达卡扎，辛、苦，温；疏肝理气，调经止痛。甘草，甘，平；益气补中，清热解毒，缓急止痛，调和诸药。方中，阿胶、杜仲、续断、熟地黄、当归为主药，以补血止血、补益肝肾为主；丹参、桑寄生、炒白芍为配药，以活血调经为辅；堂愁、陈皮、达卡扎、甘草为引路药，疏肝理气，引领诸药直达病所。全方共奏补益气血、调理冲任之功效。

【用法】水煎，每日或隔日 1 剂，分 3 次服，10 日为 1 个疗程。

【注意事项】忌食辛辣油腻之物。

【献方者】梁斌。

【来源】未出版的资料。

【收集者与整理者】李幸、邵金宝。

【采集地】桂林市灌阳县西山乡。

【临床验方】当归 10 克，月季花 13 克，益母草 15 克，白芍 20 克，堂愁 15 克，白背风 15 克，白术 15 克。

【功效】养血调经。

【方解】当归，甘、辛，温；补血，活血，止痛。月季花，苦、辛，平；活血解郁，消肿。益母草，苦、辛，微寒；活血祛瘀，利尿消肿，清热解毒。白芍，苦、酸，微寒；养血平肝止痛，敛阴止汗。堂愁，苦、辛，微寒；疏散退热，疏肝解郁，升举阳气。白背风，辛、苦，温；有小毒；祛风活络，散瘀消肿，行气止痛，止血。白术，辛、甘，温；补气健脾，燥湿利水，固表止汗。方中，当归、月季花、益母草为主药，以活血调经为主；白芍、堂愁为配药，以疏肝解郁为辅；白背风、白术为引路药，祛湿。全方共奏养血调经之功效。

【用法】水煎，每日 1 剂，分 3 ～ 4 次服。

【禁忌】孕妇禁用。

【注意事项】忌食辛辣油腻之物。

【献方者】赵进周。

【来源】未出版的资料。

【收集者与整理者】李幸、李颖。

【采集地】来宾市金秀瑶族自治县瑶医医院。

【临床验方】白芍 20 克，生地黄 15 克，墨旱莲 15 克，茜草 15 克，鸡冠花 15 克，赤芍 13 克，五爪风 15 克。

【功效】养血调经。

【方解】白芍，苦、酸，微寒；养血调经，柔肝止痛。生地黄，甘、苦，寒；清热凉血，养阴生津。墨旱莲，甘、酸，寒；补肝肾阴，凉血止血。茜草，苦，寒；凉血止血，活血通经。鸡冠花，甘、涩，凉；收敛止血，清热凉血。赤芍，苦，微寒；清热凉血，祛瘀止痛。五爪风，甘，微温；属风药；健脾益气，化湿舒筋，行气止痛。方中，生地黄、白芍、赤芍为主药，以养血调经为主；墨旱莲、茜草、鸡冠花为配药，以凉血为辅；五爪风为引路药，补虚，行气。全方盈亏平衡，共奏养血调经之功效。

【用法】水煎，每日 1 剂，分 3～4 次服。

【禁忌】孕妇禁用。

【注意事项】忌食辛辣油腻之物。

【献方者】赵进周。

【来源】未出版的资料。

【收集者与整理者】李幸、李颖。

【采集地】来宾市金秀瑶族自治县瑶医医院。

月经先期 / 蒋经就

【民间秘方】阿胶 12 克，侧柏叶 12 克，生地黄 15 克，白芍 9 克，当归 9 克，川芎 3 克，黑山栀子 9 克。

【功效】养血调经。

【方解】阿胶，甘，平；补血，滋阴润燥。侧柏叶，苦、涩，寒；凉血止血。生地黄，甘、苦，寒；清热凉血，养阴生津。白芍，苦、酸，微寒；养血平肝止痛，敛阴止汗。当归，甘、辛，温；补血活血，通经活络。川芎，辛，温；活血行气。黑山栀子，苦，寒；泻火除烦，清热利湿，凉血解毒。方中，阿胶、生地黄、白芍、当归、川芎为主药，以养血补血活血为主；侧柏叶为配药，以凉血为辅；黑山栀子为引路药，清热泻火。全方盈亏平衡，共奏养血调经之功效。

【用法】水煎，每日或隔日 1 剂，分 3 次服。

【注意事项】忌食辛辣油腻之物。

【献方者】梁发财。

【来源】未出版的资料。

【收集者与整理者】李幸、邵金宝。

【采集地】桂林市灌阳县西山乡。

崩漏 / 绵使蒋邦

【民间验方】九层风 15 克，益母草 20 克，杉寄生 20 克，仙鹤草 30 克，朝天罐 20 克，五爪风 15 克，红痧草 20 克，拦路虎 20 克，红丝线 15 克。

【功效】调经止血。

【方解】九层风，微苦，甘、涩，平；属风药；活血补血，通络，祛风除湿。益母草，苦、辛，微寒；活血调经，利尿消肿，清热解毒。杉寄生，甘、苦，平；祛风湿，补肝肾，活血止痛。仙鹤草，苦、涩，平；收敛止血，补虚。朝天罐，酸、涩，微温；属风药；健脾利湿，活血解毒，收敛止血。五爪风，甘，微温；属风药；疏风清热，健脾除湿，行气散瘀。红痧草，辛、苦，凉；祛风解暑，利湿消肿，凉血解毒。拦路虎，苦，平；解毒，清热利尿。红丝线，甘、淡，凉；清肝降浊，散瘀消肿止痛。方中，九层风、益母草、杉寄生、仙鹤草、朝天罐为主药，以补益气血、收敛止血为主；五爪风、红痧草、拦路虎为配药，以行清热止血之辅；红丝线为引路药，调和肝气。全方盈亏平衡，共奏调经止血之功效。

【用法】水煎，每日 1 剂，分 3 次服，每次 150 毫升。

【禁忌】孕妇禁用。

【注意事项】忌食辛辣油腻之物。

【献方者】赵衷民。

【来源】未出版的资料。

【收集者与整理者】付海霞。

【采集地】来宾市金秀瑶族自治县三江乡大磨屯。

【民间秘方】仙鹤草 20 克，红痧草 15 克，麻灵安 20 克，刺菜根 20 克，杉寄生 20 克，山菠萝 15 克，益母草 15 克，过塘藕 15 克，草鞋根 15 克。

【功效】清热解毒祛湿。

【方解】仙鹤草，苦、涩，温；收敛止血，补虚。红痧草，辛、苦，凉；祛风解暑，利湿消肿，凉血解毒。麻灵安，苦，寒；凉血止血，解毒敛疮。刺菜根，甘，凉；凉血，止血，祛瘀，消痈肿。杉寄生，甘、苦，平；祛风湿，补肝肾，活血止痛。山菠萝，甘、淡，凉；清热解毒，发汗解表，利尿。益母草，苦、辛，微寒；活血祛瘀，利尿消肿，清热解毒。过塘藕，甘、辛，寒；属风药；清热解毒，利尿通淋，祛腐生肌，涩肠固脱。草鞋根，苦，寒；属打药；祛湿，清热解毒，凉血。方中，过塘藕、山菠萝、红痧草、刺菜根、草鞋根为主药，以清热解毒祛湿为主；麻灵安、益母草为配药，以解毒为辅；杉寄生、仙鹤草为引路药，调和诸药，使全方盈亏平衡，共奏清热解毒祛湿之功效。

【用法】水煎，每日 1 剂，分 3 次服，每次 150 毫升。

【禁忌】孕妇禁用。

【注意事项】忌食辛辣油腻之物。

【献方者】赵衷民。

【来源】未出版的资料。

【收集者与整理者】付海霞。

【采集地】来宾市金秀瑶族自治县三江乡大磨屯。

③

【民间秘方】七爪风 30 克，鸡冠花 30 克，九层风 20 克，红毛毡 15 克，杜仲 15 克。

【功效】收敛止血，固冲止崩。

【方解】七爪风，苦、酸、涩、平；属风打相兼药；祛风除湿，强筋骨，收敛止血，活血调经。鸡冠花，甘、涩，凉；收敛止血。九层风，微苦、甘、涩，平；属风药；活血补血，通络，祛风除湿。红毛毡，苦、辛，微凉；清热利湿，散瘀止血。杜仲，甘，温；补肝肾，强筋骨。方中，七爪风、鸡冠花为主药，以收敛止血为主；九层风、红毛毡为配药，以活血补血为辅；杜仲为引路药，补益肝肾，调和诸药，使全方盈亏平衡，共奏收敛止血、固冲止崩之功效。

【用法】水煎服。

【注意事项】忌食辛辣油腻之物。

【来源】广西壮族自治区少数民族验方、秘方、诊疗方法调查表。

【收集者与整理者】邵金宝、李幸。

【采集地】河池市都安瑶族自治县。

④

【民间秘方】阿胶 30 克，仙鹤草 20 克，当归 30 克，红花 25 克，冬瓜仁 15 克。

【功效】补血止血，收敛化瘀。

【方解】阿胶，甘，平；补血，止血，滋阴润燥。仙鹤草，苦、涩，平；收敛止血，补虚。当归，甘、辛，温；补血活血，通经活络。红花，甘、微苦，温；活血通经，祛瘀止痛。冬瓜仁，甘，凉；润肺，化痰，消痈，利水。方中，阿胶、仙鹤草为主药，以补血止血为主；当归、红花为配药，以补血活血为辅；冬瓜仁为引路药，平衡补血止血、收敛化瘀之药力。全方共奏补血止血、收敛化瘀之功效。

【用法】水煎 1～2 次，每日或隔日 1 剂，分 3 次服用。

【注意事项】忌食辛辣油腻之物。

【献方者】袁家勋。

【来源】未出版的资料。

【收集者与整理者】李幸、邵金宝。

【采集地】桂林市灌阳县西山乡。

【民间秘方】炒鸡冠花 30 克，红糖 30 克。

【功效】收敛止血，固冲止崩。

【方解】本方为瑶医经验方。鸡冠花为主药，甘、涩，凉；收敛止血，清热凉血。红糖为配药，补血活血，散瘀止痛。主药、配药结合使全方盈亏平衡，共奏收敛止血、固冲止崩之功效。

【用法】水煎，每日 1 剂，分 3 次服。

【注意事项】忌食辛辣油腻之物。

【献方者】梁发财。

【来源】未出版的资料。

【收集者与整理者】李幸、邵金宝。

【采集地】桂林市灌阳县西山乡。

【民间秘方】炒鸡冠花 30 克，白果 10 个。

【功效】收敛止血，固冲止崩。

【方解】本方为瑶医经验方。鸡冠花为主药，甘、涩，凉；收敛止血，清热凉血。白果为配药，苦、辛，微温；收敛固涩。主药、配药结合使全方盈亏平衡，共奏收敛止血、固冲止崩之功效。

【用法】水煎，每日 1 剂，分 3 次服。

【注意事项】忌食辛辣油腻之物。

【献方者】袁奎山。

【来源】未出版的资料。

【收集者与整理者】李幸、邵金宝。

【采集地】桂林市灌阳县西山乡。

7

【民间秘方】阿胶 30 克，当归 30 克，红花 12 克，冬瓜仁 12 克，仙鹤草 12 克。

【功效】收敛止血，固冲止崩。

【方解】阿胶，甘，平；补血，止血，滋阴润燥。当归，甘、辛，温；补血活血，通经活络。红花，甘、微苦，温；活血通经，祛瘀止痛。冬瓜仁，甘，凉；润肺，化痰，消痈，利水。仙鹤草，苦、涩，平；收敛止血，补虚。方中，阿胶为主药，以补血止血为主；当归、红花为配药，以补血活血为辅；冬瓜仁、仙鹤草为引路药，平衡补血止血、收敛化瘀之药力。全方共奏收敛止血、固冲止崩之功效。

【用法】水煎，每日 1 剂，分 3 次服。

【注意事项】忌食辛辣油腻之物。

【献方者】梁小平。

【来源】未出版的资料。

【收集者与整理者】李幸、邵金宝。

【采集地】桂林市灌阳县西山乡。

8

【临床验方】鲜朝天罐根 100 ～ 150 克，猪白骨 150 克。

【功效】收敛止血。

【方解】鲜朝天罐根，酸、涩，微温；属风药；健脾利湿，活血解毒，收敛止血，调经。与猪白骨合用，共奏收敛止血之功效。

【用法】水煎，分 2 次服。

【注意事项】忌食辛辣油腻之物。

【来源】《常用瑶药临床手册》。

【收集者与整理者】李彤、闫国跃、李幸、潘雪萍。

9

【临床验方】路边菊根 30 克，饿蚂蝗根 30 克，黄酒 50 毫升。

【功效】凉血止血。

【方解】路边菊根为主药，辛，凉；凉血止血，清热利湿，解毒消肿。饿蚂蝗根为配药，苦，凉；属风药；清热解毒，健脾开胃，消积。黄酒为引路药，甘、苦、辛，温；辛散温通，行气活血。全方共奏凉血止血之功效。

【用法】路边菊根、饿蚂蝗根炒干，黄酒煎服。

【来源】《常用瑶药临床手册》。

【收集者与整理者】李彤、闫国跃、李幸、潘雪萍。

【民间秘方】鸡冠花15克，薯茛15克。

【功效】收敛止血。

【方解】本方为瑶医经验方。鸡冠花为主药，甘、涩，凉；收敛止血，清热凉血。薯茛为配药，苦、涩；属风打相兼药；止血，固脱。主药、配药结合使全方盈亏平衡，共奏收敛止血之功效。

【用法】水煎服。

【注意事项】忌食辛辣油腻之物。

【来源】《富川县中医验方汇锦》。

【收集者与整理者】李幸。

【采集地】贺州市富川瑶族自治县。

【临床验方】爬山虎（扶芳藤）15克，鸡蛋适量。

【功效】补气养血。

【方解】爬山虎（扶芳藤）为主药，涩、微苦，微温；属风药；补气养血，祛风除湿，散瘀止血。鸡蛋为配药，甘，平；补气养血，健脾益胃，滋阴润燥。全方共奏补气养血之功效。

【用法】水煎服。

【注意事项】忌食辛辣油腻之物。

【来源】《富川县中医验方汇锦》。

【收集者与整理者】李幸。

【采集地】贺州市富川瑶族自治县。

【民间秘方】红天葵、酒各适量。

【功效】活血化瘀止血。

【方解】红天葵为主药，酸，凉；属打药；活血散瘀。酒为配药，甘、苦、辛，温；辛散温通，行气活血。主药、配药结合使全方盈亏平衡，共奏活血化瘀止血之功效。

【用法】晒干研末，热酒冲服，每日2次，每次一汤匙。

【注意事项】忌食辛辣油腻之物。

【来源】《灌阳县验方秘方案编》。

【收集者与整理者】罗远带、李幸。

【采集地】桂林市灌阳县。

⑬

【临床验方】冷骨风 20 克，百草霜 10 克。

【功效】调经止血。

【方解】冷骨风为主药，甘，寒；属风药；祛瘀调经，止血。百草霜为配药，辛，温；止血。主药、配药结合使全方盈亏平衡，共奏调经止血之功效。

【用法】冷骨风水煎 500 毫升，冲百草霜，分早、中、晚 3 次服。

【注意事项】忌食辛辣油腻之物。

【来源】《常用瑶药临床手册》。

【收集者与整理者】李彤、闫国跃、李幸、潘雪萍。

⑭

【临床验方】生地黄 60 克，当归尾 60 克，黄酒 500 克。

【功效】凉血，补血，止血。

【方解】生地黄，甘、苦，寒；清热凉血，养阴生津。当归尾，甘、辛，温；补血，活血，止痛。黄酒，甘、苦、辛，温；辛散温通，行气活血，引领以上各药直达病所。全方共奏凉血、补血、止血之功效。

【用法】水煎，每日 1 剂，分 2 ～ 3 次服，每次 200 毫升。

【禁忌】酒精过敏者禁用，经期妇女慎服。

【来源】瑶医药秘方、验方数据库。

【收集者与整理者】李彤、闫国跃、韦晓嵘。

【采集地】广西中医药大学瑶医药学院。

⑮

【临床验方】炒荆芥穗 25 克。

【功效】止血。

【方解】本方为瑶医经验单方，药专力宏。炒荆芥穗，辛、涩，微温；炒用后可止血。

【用法】水煎服。

【禁忌】经期妇女禁用，孕妇慎用。

【来源】瑶医药秘方、验方数据库。

【收集者与整理者】李彤、闫国跃、韦晓嵘。

【采集地】广西中医药大学瑶医药学院。

【临床验方】川芎 60 克，大蓟根 60 克，小蓟根 60 克，米酒 500 克。

【功效】凉血，化瘀，固经。

【方解】川芎，辛，温；活血行气。大蓟根，甘、苦，凉；凉血止血，散瘀。小蓟根，甘、苦，凉；凉血止血，散瘀。米酒，甘、苦、辛，温；辛散温通，行气活血。方中，川芎、大蓟根、小蓟根为主药，以凉血、化瘀、固经为主；米酒为配药兼引路药，温通经络，活血，同时引领以上各药循入病所。全方共奏凉血、化瘀、固经之功效。

【用法】水煎，每日 1 剂，分 2 ～ 3 次服，每次 200 毫升。

【禁忌】酒精过敏者禁用。

【注意事项】经期妇女慎用。

【来源】瑶医药秘方、验方数据库。

【收集者与整理者】李彤、闫国跃、韦晓嵘。

【采集地】广西中医药大学瑶医药学院。

【临床验方】苎麻根 50 克，黄酒 500 克。

【功效】凉血散瘀。

【方解】苎麻根为主药，酸、涩，平；凉血止血。黄酒为引路药，甘、苦、辛，温；辛散温通，行气活血，同时引领主药循入病所。全方共奏凉血散瘀之功效。

【用法】水煎，每日 1 剂，分 2 ～ 3 次服，每次 200 毫升。

【禁忌】酒精过敏者禁用，无瘀滞者忌服。

【注意事项】忌食辛辣油腻之物。

【来源】瑶医药秘方、验方数据库。

【收集者与整理者】李彤、闫国跃、韦晓嵘。

【采集地】广西中医药大学瑶医药学院。

18

【临床验方】麻灵安 60 克，甜酒 200 克。

【功效】凉血止血。

【方解】麻灵安为主药，苦，寒；凉血止血。甜酒为引路药，甘、苦、辛，温；辛散温通，行气活血，引领主药循入病所。全方共奏凉血止血之功效。

【用法】水煎，每日1剂，分2～3次服，每次200毫升。

【禁忌】酒精过敏者禁用，经期妇女慎用。

【注意事项】忌食辛辣油腻之物。

【来源】瑶医药秘方、验方数据库。

【收集者与整理者】李彤、闫国跃、韦晓嵘。

【采集地】广西中医药大学瑶医药学院。

倒经 / 倒丽吗

①

【民间秘方】小蓟65克，灶心土15克。

【功效】调理冲任。

【方解】本方为瑶医经验方。小蓟为主药，甘、苦、凉；凉血止血，散瘀解毒消肿。灶心土为配药，辛，微温；温中、止血、理气。主药、配药结合使全方盈亏平衡，共奏调理冲任之功效。

【用法】水煎1～2次，每日或隔日1剂，分3次服。

【注意事项】忌食辛辣油腻之物。

【献方者】袁奎山。

【来源】未出版的资料。

【收集者与整理者】李幸、邵金宝。

【采集地】桂林市灌阳县西山乡。

②

【临床验方】红花倒水莲30克，青皮花椒30克，朝天罐30克，保暖风50克，红九牛30克，生姜60克。

【功效】活血通经，补益肝肾。

【方解】本方为瑶医泡浴经验方。红花倒水莲，辛、微酸，微寒；清热散瘀，通经。青皮花椒，辛、苦，温；温中止痛。朝天罐，酸、涩，微温；属风药；健脾利湿，活血解毒，收敛止血，调经。保暖风，甘、辛，温；属风药；舒筋活络，益肝补肾，健脾补血，消肿散寒。红九牛，苦、涩、微辛，平；属风药；祛风活络，壮腰膝，强筋骨，消肿。生姜，辛，微温；发汗解表，温中止痛。方中，红花倒水莲、青皮花椒、朝天罐为主药，以活血通经为主；保暖风、红九牛为配药，以补益肝肾为辅；生姜为引路药，调和诸药，使全方盈亏平衡，共奏活血通经、补益肝肾之功效。

【用法】水煎泡浴。

【禁忌】孕妇禁用。

【注意事项】忌食辛辣油腻之物。

【献方者】李海强。

【来源】未出版的资料。

【收集者与整理者】李幸、李颖。

【采集地】贺州市中医医院。

③

【临床验方】桑寄生 15 克，川续断 15 克，骨碎补 15 克，菟丝子 20 克，仙茅 15 克，九层风 20 克，当归 8 克，泽兰 15 克，红藤 18 克，紫石英 10 克，浙贝母 10 克，柴胡 18 克，皂角刺 18 克，陈皮 10 克。

【功效】补益肝肾，养血调经。

【方解】桑寄生，苦、甘，平；祛风湿，益肝肾，强筋骨。川续断，苦、辛，微温；补肝肾，强筋骨，止血安胎，疗伤续折。骨碎补，苦，温；活血续筋，补骨强骨。菟丝子，辛、甘，平；补肾固精，养肝明目，止泻。仙茅，甘，温；温肾壮阳，强筋骨，祛风湿，温脾止泻。九层风，微苦、甘、涩，平；属风药；活血补血，通络，祛风除湿。当归，甘、辛，温；补血，活血，止痛。泽兰，苦、辛，微温；活血化瘀，痛经，利水消肿。红藤，甘、淡，平；清热解毒，活血止痛。紫石英，甘，温；镇心，安神，降逆，暖胞宫。浙贝母，苦，寒；清热散结，化痰止咳。柴胡，苦、辛，微寒；疏散退热，疏肝解郁，升举阳气，清胆截疟。皂角刺，辛，温；消肿托毒，排脓。陈皮，辛，温；理气健脾，燥湿化痰。方中，桑寄生、川续断、骨碎补、菟丝子、仙茅为主药，以风亏之，以补益肝肾为主；九层风、当归、泽兰、红藤、紫石英为配药，前四味养血活血，后一味暖胞宫；柴胡、陈皮、浙贝母、皂角刺为引路药，前三味疏肝、理气、化痰，后一味消肿托毒。全方共奏补益肝肾、养血调经之功效。

【用法】水煎，每日 1 剂，分 3 次服，每次 150 毫升。

【禁忌】孕妇禁用。

【注意事项】忌食辛辣油腻之物。

【献方者】李海强。

【来源】未出版的资料。

【收集者与整理者】李幸、李颖。

【采集地】贺州市中医医院。

【临床验方】益母草 200 克，当归 100 克，白酒 1000 克。

【功效】活血，养血，调经。

【方解】益母草，苦、辛，微寒；活血祛瘀。当归，甘、辛，温；补血，活血，止痛。白酒，甘、苦、辛，温；辛散温通，行气活血。方中，益母草活血为主药，当归活血补血为配药，两者相辅相成。白酒温通活血，又可引主药入病所，助药势。全方共奏活血、养血、调经之功效。

【用法】益母草切碎，当归切片，装入纱布袋中，扎紧袋口，置酒中密封浸泡 30 日，取药酒服用，每晚温服 10 ～ 20 毫升。

【禁忌】酒精过敏者禁用，孕妇慎用。

【注意事项】忌食辛辣油腻之物。

【来源】瑶医药秘方、验方数据库。

【收集者与整理者】李彤、闫国跃、韦晓嵘。

【采集地】广西中医药大学瑶医药学院。

【临床验方】当归 100 克，红花 100 克，白酒 2000 克。

【功效】活血祛瘀，调经止痛。

【方解】当归，甘、辛，温；补血，活血，止痛。红花，甘、微苦，温；活血通经，祛瘀止痛。白酒，甘、苦、辛，温；辛散温通，行气活血。方中，当归活血补血，红花活血调经止痛，共为主药；白酒辛散温通，行气活血，既为配药又为引路药，引主药入病所，助药势。全方共奏活血祛瘀、调经止痛之功效。

【用法】将当归、红花装入纱布袋内，扎紧袋口，置酒中密封浸泡 7 日即可饮用。

【禁忌】酒精过敏者禁用，孕妇慎用。

【注意事项】忌食辛辣油腻之物。

【来源】瑶医药秘方、验方数据库。

【收集者与整理者】李彤、闫国跃、韦晓嵘。

【采集地】广西中医药大学瑶医药学院。

6

【临床验方】小茴香 60 克，桂枝 45 克，黄酒 1000 克。

【功效】温经通阳。

【方解】小茴香，辛，温；散寒止痛，理气和中。桂枝，辛、甘，温；温经通脉，通阳化气。黄酒，甘、苦、辛，温；辛散温通，行气活血。方中，小茴香为主药，散寒止痛；桂枝为配药，温通经脉，助阳；白酒既为配药又为引路药，辛散温通，行气活血，引主药入病所，助药势。全方共奏温经通阳之功效。

【用法】将桂枝、小茴香切碎，装入纱布袋内，扎紧袋口，置于黄酒中密封浸泡 7 日，常摇动。7 日后去除药袋，过滤药酒，适量饮用。

【禁忌】酒精过敏者禁用，孕妇慎用。

【注意事项】忌食辛辣油腻之物。

【来源】瑶医药秘方、验方数据库。

【收集者与整理者】李彤、闫国跃、韦晓嵘。

【采集地】广西中医药大学瑶医药学院。

闭经 / 买埋腊经呆

1

【民间秘方】①复膜汤：熟地黄 12 克，山药 12 克，覆盆子 12 克，淫羊藿 15 克，山茱萸 12 克，当归 12 克，白芍 12 克，鹿角胶 12 克，菟丝子 20 克，五味子 10 克，枸杞子 10 克，羌活 4 克，细辛 3 克，胎盘粉 3 克。

②蜕膜汤：益母草 45 克，丹参 24 克，雷可 15 克，当归 15 克，炒达卡扎 15 克，川芎 12 克，川牛膝 12 克，桃仁 12 克，僵蚕 12 克。

【功效】调理冲任。

【方解】①复膜汤：熟地黄，甘，微温；补血滋阴，益精填髓。山药，甘，平；益气养阴，补脾肺肾，固精止遗。覆盆子，甘，平；固精缩尿，益肾养肝。淫羊藿，辛、甘，温；温肾壮阳，强筋骨，祛风湿。山茱萸，酸、涩，微温；补益肝肾，收敛固涩。当归，甘、辛，温；补血活血，通经活络。白芍，苦、酸，微寒；养血平肝止痛，敛阴止汗。鹿角胶，甘、咸，温；温补肝肾，益精养血。菟丝子，辛、甘，平；补肾固精。五味子，酸、甘，温；敛肺滋肾，生津敛汗，涩精止泻，宁心安神。枸杞子，甘，平；补肝肾。羌活，辛、苦，温；发散风寒，胜湿止痛。细辛，辛，温；有小毒；祛风解表，散寒止痛，温肺化饮。胎盘粉，甘，平；温肾补精，益气养血。方中，熟地黄、当归、白芍、胎盘粉为主药，以补血养血为主；覆盆子、山药、淫羊藿、山茱萸、鹿角胶、菟丝子、五味子、枸杞子为配药，以益肾养肝为辅；羌活、细辛为引路药，以散寒之力，使全方盈亏平衡，共奏补血养血、益肾养肝之功效。

②蜕膜汤：益母草，苦、辛，微寒；活血祛瘀，利尿消肿，清热解毒。丹参，苦，微寒；活血祛瘀，通经止痛。雷可，苦、甘，微寒；活血消症，通经。当归，甘、辛，温；补血活血，调经止痛。炒达卡扎，辛、苦，温；疏肝理气，调经止痛。川芎，辛，温；活血行气。川牛膝，苦、酸、甘，平；活血通经，补肝肾，强筋骨，引火（血）下行，利尿通淋。桃仁，苦、甘，平；活血祛瘀，润肠通便。僵蚕，咸、辛，平；祛风止痉，化痰散结。方中，益母草、丹参、雷可、川牛膝、桃仁、川芎、僵蚕为主药，以为活血化瘀通经主；当归为配药，以补血活血、调经止痛为辅；炒达卡扎为引路药，疏肝理气。全方盈亏平衡，共奏活血化瘀通经之功效。

【用法】上两方均为水煎服，每日或隔日 1 剂，分 3 次服，先服方① 21 日，再与方②同服，25 日为 1 个疗程。用药后如月经来潮，于行经第 5 日开始续服下一个疗程。

【注意事项】忌食辛辣油腻之物。

【献方者】谢序恒。

【来源】未出版的资料。

【收集者与整理者】李幸、邵金宝。

【采集地】桂林市灌阳县西山乡。

2

【民间秘方】急性子 15 ～ 30 克。

【功效】活血调经。

【方解】本方为瑶医经验单方，药专力宏。急性子，微苦、辛，温；破血软坚，消积。

【用法】水煎，每日 1 剂，分 3 次服。

【注意事项】忌食辛辣油腻之物。

【献方者】梁斌。

【来源】未出版的资料。

【收集者与整理者】李幸、邵金宝。

【采集地】桂林市灌阳县西山乡。

3

【临床验方】蚕沙 500 克，白酒 1000 克。

【功效】化湿浊，通瘀闭。

【方解】蚕沙，辛、苦，平；除湿，舒筋活络，化湿和中。白酒，甘、苦、辛，温；辛散温通，行气活血。方中，蚕沙为主药，除湿，活络，化湿；白酒既是配药又可为引路药，既可活血通络，又引主药入病所。全方共奏化湿浊、通瘀闭之功效。

【用法】蚕沙炒微黄，纱布袋装，扎口，用白酒浸泡。7日后去除药袋，过滤药酒，适量饮用。

【禁忌】酒精过敏者禁用，孕妇慎用。

【注意事项】忌食辛辣油腻之物。

【来源】瑶医药秘方、验方数据库。

【收集者与整理者】李彤、闫国跃、韦晓嵘。

【采集地】广西中医药大学瑶医药学院。

【临床验方】常春果200克，枸杞子200克，黄酒2000克。

【功效】温通补虚。

【方解】常春果，甘、苦，温；补肝肾，强腰膝，行气止痛。枸杞子，甘，平；补肝肾。黄酒，甘、苦、辛，温；辛散温通，行气活血。方中，常春果为主药，以补肝肾为主；枸杞子为配药，亦加强补肝肾之功；黄酒为引路药，既通经络，又助药效。全方共奏温通补虚之功效。

【用法】常春果、枸杞子捣碎，密封浸泡7日后饮用。每日1次，每次50毫升。

【禁忌】酒精过敏者禁用，孕妇慎用。

【注意事项】忌食辛辣油腻之物。

【来源】瑶医药秘方、验方数据库。

【收集者与整理者】李彤、闫国跃、韦晓嵘。

【采集地】广西中医药大学瑶医药学院。

【临床验方】桃仁60克，麻子仁150克，黄酒1500克。

【功效】活血化瘀，通经。

【方解】桃仁为主药，苦、甘，平；活血祛瘀。麻子仁为配药，甘，平；润肠通便，可助瘀血从大便排出。黄酒为引路药，甘、苦、辛，温；辛散温通，行气活血。全方共奏活血化瘀、通经之功效。

【用法】桃仁去皮、尖，与麻子仁同捣烂混匀，装入纱布内，扎紧袋口，放入酒坛中加盖浸泡，再将酒坛蒸煮 1～2 小时，取出待冷，密封置阴凉处，经常摇晃，7 日后开封，滤取药酒，装瓶备用。

【禁忌】酒精过敏者禁用，孕妇慎用。

【注意事项】忌食辛辣油腻之物。

【来源】瑶医药秘方、验方数据库。

【收集者与整理者】李彤、闫国跃、韦晓嵘。

【采集地】广西中医药大学瑶医药学院。

【临床验方】茜草根 30 克，黄酒 1500 克。

【功效】行血通经。

【方解】茜草根为主药，苦，寒；行血止血，通经活络。黄酒为配药兼引路药，甘、苦、辛，温；辛散温通，行气活血，引主药入病所。全方共奏行血通经之功效。

【用法】茜草根切碎放砂锅内，加入黄酒，文火煎沸 2～3 分钟，滤取药酒备用。

【禁忌】酒精过敏者禁用，脾胃虚寒及无瘀滞者忌服。

【注意事项】忌食辛辣油腻之物。

【来源】瑶医药秘方、验方数据库。

【收集者与整理者】李彤、闫国跃、韦晓嵘。

【采集地】广西中医药大学瑶医药学院。

痛经 / 辣给闷

【民间秘方】向日葵 15 克，干山楂 13 克，红糖 60 克。

【功效】补血活血，调经止痛。

【方解】本方为瑶医经验方。红糖为主药，甘，温；补血活血，散瘀止痛。干山楂为配药，酸、甘，微温；行气散瘀，消食化积。向日葵为引路药，淡，平；养肝补肾，降压，止痛。全方共奏补血活血、调经止痛之功效。

【用法】将向日葵、山楂烤焦；研细粉，加红糖分 3 次冲开水服，每日 1 剂，于经期前 1～2 日开始服用。或直接研粉，每次经期服 2～4 剂，连服 1～2 个月。月经周期正常，亦可水煎服。

【注意事项】忌食辛辣油腻之物。

【献方者】梁小平。

【来源】未出版的资料。

【收集者与整理者】李幸、邵金宝。

【采集地】桂林市灌阳县西山乡。

【民间秘方】血风50克，血党50克，红丝线根50克，米酒500毫升。

【功效】活血散瘀止痛。

【方解】本方为瑶医经验方。血风，苦、微辛，温；属风打相兼药；祛风活络，消肿止痛，生肌止血。血党，苦、微涩，平；属风打相兼药；祛风通络，散瘀消肿。红丝线根，甘、淡、凉；散瘀消肿止痛。米酒，甘、苦、辛，温；辛散温通，行气活血。方中，血风、血党、红丝线根为主药，以活血散瘀为主；米酒为配药，以行气活血为辅；主药、配药结合使全方盈亏平衡，共奏活血散瘀止痛之功效。

【用法】前三味加米酒浸泡7日，每日早晚各服50毫升。

【注意事项】忌食辛辣油腻之物。

【来源】《富川县中医验方汇锦》。

【收集者与整理者】李幸。

【采集地】贺州市富川瑶族自治县。

【临床验方】入山虎6克，血党10克，益母草15克。

【功效】活血化瘀止痛。

【方解】益母草为主药，苦、辛，微寒；活血祛瘀，利尿消肿。入山虎为配药，辛、苦，温；有小毒；属打药；清热解毒，消肿止痛，活血散瘀。血党为引路药，苦、微涩，平；属风打相兼药；祛风通络，散瘀消肿。全方共奏活血化瘀止痛之功效。

【用法】水煎服。

【注意事项】本方含有毒药物，请在医生指导下使用。

【来源】《（恭城）中草医秘验方汇集》。

【收集者与整理者】李幸、潘雪萍、付海霞。

【采集地】桂林市恭城瑶族自治县。

【临床验方】绿九牛 15 克，入山虎 6 克，当归藤 15 克，九层风 15 克，紫九牛 15 克，益母草 15 克。

【功效】补血活血，散瘀止痛。

【方解】绿九牛，苦、涩，平；属打药；散瘀止痛，利水消肿，止血。入山虎，辛、苦、温；有小毒；属打药；清热解毒，消肿止痛，活血散瘀。当归藤，甘、辛，温；属风药；补血调经，活血止血，祛风止痛。九层风，微苦、甘、涩，平；属风药；活血补血，通络，祛风除湿。紫九牛，苦、涩、甘，微温；属风药；补血活血，消肿止痛。益母草，苦、辛，微寒；活血祛瘀，利尿消肿，清热解毒。方中，绿九牛、入山虎、益母草为主药，以活血散瘀止痛为主；当归藤、九层风、紫九牛为配药，以补血活血止痛为辅；主药、配药结合使全方盈亏平衡，共奏补血活血、散瘀止痛之功效。

【用法】水煎服。

【注意事项】忌食辛辣油腻之物。

【来源】《常用瑶药临床手册》。

【收集者与整理者】李彤、闫国跃、李幸、潘雪萍。

【民间秘方】小钻 15 克，茜草根 15 克，墨旱莲 10 克，益母草 15 克。

【功效】活血化瘀止痛。

【方解】小钻，甘、苦、辛，温；属风打相兼药；健脾补肾，理气活血，祛风通络，消肿止痛。茜草根，苦，寒；凉血止血，活血通经。墨旱莲，甘、酸，寒；补肝肾阴，凉血止血。益母草，苦、辛，微寒；活血祛瘀，利尿消肿，清热解毒。方中，益母草为主药，以活血化瘀为主；茜草根、墨旱莲为配药，以凉血止血、活血通经为辅；小钻为引路药，理气活血，使全方盈亏平衡，共奏活血化瘀止痛之功效。

【用法】水煎服。

【注意事项】忌食辛辣油腻之物。

【来源】广西壮族自治区少数民族验方、秘方、诊疗方法调查表。

【收集者与整理者】邵金宝、李幸。

【采集地】河池市都安瑶族自治县。

6

【民间秘方】①月月红、活血丹、半边风、黑风药、芙蓉花、雪花皮、钻骨风、车前草各适量。

②艾叶、红花倒水莲、白雪丹、七叶一枝花、破血丹、野莲藕、黄芪、当归各适量。

【功效】活血调经，散瘀止痛。

【方解】①月月红，甘，温；活血调经，消肿解毒，疏肝理气。活血丹，苦、辛，凉；利湿通淋，清热解毒，散瘀消肿。半边风，甘、淡，微温；属打药；祛风除湿，消肿止痛，舒筋活络，利关节。黑风药，苦，凉；祛风通络，活血散瘀。芙蓉花，辛，平；清热解毒，凉血止血。雪花皮，辛、苦，凉；祛风除湿，活血止痛。钻骨风，甘、苦、辛，温；属风打相兼药；健脾补肾，理气活血，祛风通络，消肿止痛。车前草，甘，寒；清热利尿通淋，祛痰，凉血，解毒。方中，月月红、活血丹、半边风、黑风药、芙蓉花、雪花皮为主药，以活血调经、散瘀止痛为主；钻骨风为配药，以健脾补肾、理气活血为辅；车前草引路药，清热解毒，调和诸药。全方共奏活血调经、散瘀止痛之功效。

②艾叶，苦、辛，温；温经止血，散寒止痛。红花倒水莲，辛、苦，平；活血调经。白雪丹，苦、辛，凉；拔毒，去脓血。七叶一枝花，苦，微寒；有小毒；属风打相兼药；清热解毒，散瘀止痛。破血丹，苦，寒；活血散瘀，消肿止痛，清热解毒，止血。野莲藕，甘，寒；清热生津，凉血，散瘀，止血。黄芪，甘，温；补气升阳，益卫固表，利水消肿，托疮生肌。当归，甘、辛，温；补血，活血。方中，艾叶、红花倒水莲为主药，以温经活血为主；白雪丹、七叶一枝花、破血丹、野莲藕为配药，以活血散瘀、消肿止痛为辅；黄芪、当归为引路药，平衡药力。全方共奏活血调经、散瘀止痛经之功效。

【用法】水煎服。

【注意事项】忌食辛辣油腻之物。

【献方者】赵寸福。

【来源】未出版的资料。

【收集者与整理者】李海强、李幸、王艺锦。

【采集地】贺州市富川瑶族自治县朝东镇高宅村。

【临床验方】破血丹 10 ~ 20 克。

【功效】活血散瘀，消肿止痛。

【方解】破血丹，苦，寒；活血散瘀，消肿止痛，清热解毒，止血。

【用法】水煎，配鸡蛋服。

【注意事项】忌食辛辣油腻之物。

【献方者】赵唐斌。

【来源】未出版的资料。

【收集者与整理者】李珍清、李幸、王艺锦。

【采集地】贺州市中医医院名瑶医李珍清工作室。

8

【临床验方】月月红15克，九叶麦冬15克。

【功效】养阴活血，调经止痛。

【方解】月月红为主药，微苦，平；活血消肿止痛，清热解毒。九叶麦冬为配药，咸，寒；养阴润肺，益胃生津，清心除烦。主药、配药结合使全方盈亏平衡，共奏养阴活血、调经止痛之功效。

【用法】水煎，配鸡蛋服。

【注意事项】忌食辛辣油腻之物。

【献方者】钟显庆。

【来源】未出版的资料。

【收集者与整理者】李珍清、李幸、王艺锦。

【采集地】贺州市中医医院名瑶医李珍清工作室。

9

【临床验方】橘红60克，当归60克，延胡索60克，黄酒1500克。

【功效】活血，理气，通经。

【方解】橘红，辛、苦，温；散寒，燥湿，利气。当归，甘、辛，温；补血，活血，止痛。延胡索，辛、苦，温；活血散瘀，理气止痛。黄酒，甘、苦、辛，温；辛散温通，行气活血。方中，橘红为主药，以散寒利气为主；当归、延胡索均为配药，当归补血活血，延胡索活血理气止痛，主药、配药相辅相成；黄酒为引路药，既可活血通络，又引主药入病所。全方共奏活血、理气、通经之功效。

【用法】水煎，每日1剂，分2～3次服，每次200毫升。

【禁忌】酒精过敏者禁用，脾胃虚寒及无瘀滞者忌用，孕妇慎用。

【注意事项】忌食辛辣油腻之物。

【来源】瑶医药秘方、验方数据库。

【收集者与整理者】李彤、闫国跃、韦晓嵘。

【采集地】广西中医药大学瑶医药学院。

10

【临床验方】制何首乌150克，生地黄50克，白酒1000克。

【功效】补肝肾，益气血。

【方解】制何首乌，苦、甘、涩，微温；补益精血，固肾。生地黄，甘、苦，寒；清热凉血，养阴生津。白酒，甘、苦、辛，温；辛散温通，行气活血。方中，制何首乌益精血、固肾，为主药；生地黄养阴生津，入肾，为配药，主药、配药相辅相成；白酒引各药入病所。全方共奏补肝肾、益气血之功效。

【用法】水煎，每日 1 剂，分 2～3 次服，每次 200 毫升。

【禁忌】酒精过敏者禁用，孕妇慎用。

【注意事项】忌食辛辣油腻之物。

【来源】瑶医药秘方、验方数据库。

【收集者与整理者】李彤、闫国跃、韦晓嵘。

【采集地】广西中医药大学瑶医药学院。

【临床验方】当归 60 克，制附子 60 克，白酒 500 克。

【功效】温经散寒，活血止痛。

【方解】当归，甘、辛，温；补血，活血，止痛。制附子，辛、甘，大热；有毒；回阳救逆，补火助阳，散寒止痛。白酒，甘、苦、辛，温；辛散温通，行气活血。方中，当归补血活血，制附子散寒止痛，共为主药；白酒辛散温通，行气活血，既为配药又为引路药，引领以上各药直达病所，助药势。三药合用，共奏温经散寒、活血止痛之功效。

【用法】水煎，每日 1 剂，分 2～3 次服，每次 200 毫升。

【禁忌】酒精过敏者禁用，孕妇慎用。

【注意事项】忌食辛辣油腻之物。

【来源】瑶医药秘方、验方数据库。

【收集者与整理者】李彤、闫国跃、韦晓嵘。

【采集地】广西中医药大学瑶医药学院。

【临床验方】红花 6 克，黑豆 30 克。

【功效】活血通经，散瘀止痛。

【方解】红花为主药，辛，温；活血通经，散瘀止痛。黑豆为配药，甘，平；活血利水，祛风解毒，健脾益肾。主药、配药结合使全方盈亏平衡，共奏活血通经、散瘀止痛之功效。

【用法】水煎，去红花，仅食黑豆喝汤，每日 1 剂，分 2 次服。

【禁忌】孕妇禁用。

【注意事项】忌食辛辣油腻之物。

【来源】瑶医药秘方、验方数据库。

【收集者与整理者】李彤、闫国跃、韦晓嵘。

【采集地】广西中医药大学瑶医药学院。

功能性子宫出血 / 绵使蒋邦

【民间秘方】鬼刺风 30 克，鸡冠花 30 克，不出林 20 克，仙鹤草 30 克。

【功效】益气补虚，收敛止血。

【方解】本方为瑶医经验方。鬼刺风，苦、涩、平；属风药；益气补虚，祛风活血，消肿止血。鸡冠花，甘、涩、凉；收敛止血。不出林，辛，平；属风打相兼药；清热解毒，活血散结。仙鹤草，苦、涩、平；收敛止血，补虚。方中，仙鹤草、鬼刺风、鸡冠花为主药，以益气补虚、收敛止血为主；不出林为配药，以清热解毒为辅；主药、配药结合使全方盈亏平衡，共奏益气补虚、收敛止血之功效。

【用法】水煎服。

【注意事项】忌食辛辣油腻之物。

【来源】《富川县中医验方汇锦》。

【收集者与整理者】李幸。

【采集地】贺州市富川瑶族自治县。

【临床验方】鲜桃金娘根 60 克。

【功效】收涩止血，补肾养血。

【方解】鲜桃金娘根，涩，温；属风药；收敛固脱，化瘀止血，益肾养血。

【用法】水煎，每日 1 剂，分 2 次服。出血停止后，每周服 1～2 剂以巩固疗效，服至下月月经来潮。

【注意事项】忌食辛辣油腻之物。

【来源】《常用瑶药临床手册》。

【收集者与整理者】李彤、闫国跃、李幸、潘雪萍。

【临床验方】①九层风 50 克，打鸣公鸡 1 只。

②五指毛桃 60 克，九牛藤 15 克，当归藤 15 克，鸡冠花 30 克，仙鹤草 30 克，益母草 15 克，炙甘草 10 克，打鸣公鸡 1 只。水煎，每日 1 剂，分早中晚 3 次服，直到痊愈为止。

【功效】调经止血。

【方解】①本方为瑶医药膳方。九层风为主药，微苦、甘、涩，平；属风药；活血补血，通络，祛风除湿。打鸣公鸡为配药，甘，温；温中益气，补虚填精，健脾胃，活血脉，强筋骨。主药、配药结合使全方盈亏平衡，共奏益气补虚、补血活血之功效。

②本方为瑶医经验方。五指毛桃，甘，微温；属风药；健脾益气，化湿舒筋，行气止痛。九牛藤，苦、涩，微温；活血调经。当归藤，甘、辛，温；属风药；补血活血止血，祛风止痛，通经活络。鸡冠花，甘、涩，凉；收敛止血，清热凉血。仙鹤草，苦、涩，平；收敛止血，补虚。益母草，苦、辛，微寒；活血祛瘀，利尿消肿，清热解毒。炙甘草，甘，平；益气补中，清热解毒，缓急止痛，调和诸药。打鸣公鸡，甘，温；温中益气，补虚填精。方中，五指毛桃、当归藤为主药，以补益气血、补血活血为主；九牛藤、鸡冠花、仙鹤草、益母草、打鸣公鸡为配药，以收敛止血、补虚为辅；炙甘草为引路药，调和诸药，使全方共奏调经止血之功效。

【用法】方①九层风放入铁锅内（必须是铁锅），加入清水 500 毫升煮开后文火煎 30 分钟，倒出药渣和药液，留半碗药液在锅内，放入少许食盐、油调味。然后取出公鸡宰杀，把鸡血淋入药里，边淋边搅拌至鸡血煮熟，即把鸡血药液倒出，趁温热时给患者一次服完。倒出的药液和药渣再和公鸡肉煎煮，如药液过少可加清水煎煮，放少许食盐、油调味，分 2～3 次服。同时方②水煎，每日 1 剂，分早中晚 3 次服，直到痊愈为止。

【禁忌】孕妇禁用。

【注意事项】忌食辛辣油腻之物。

【献方者】冯旭。

【来源】未出版的资料。

【收集者与整理者】李幸、李颖。

【采集地】桂林市灌阳县。

带下病 / 漓白过种

①

【民间秘方】元林咪 15 克，车前草 15 克，三叉苦 15 克，苦楝皮二层皮 10 克。

【功效】清热利湿。

【方解】元林咪，苦，寒；清热燥湿，泻火解毒。车前草，甘，寒；清热利尿通淋，祛痰，凉血，解毒。三叉苦，苦、涩，凉；属风打相兼药；清热解毒，散瘀消肿，利湿止痛。苦楝皮，苦、辛，平；有小毒；杀虫，疗癣。方中，元林咪、车前草为主药，以清热利湿为主；三叉苦为配药，风打兼施，以祛风止痒为辅；苦楝皮为引路药，杀虫。全方共奏清热利湿之功效。

【用法】水煎，每日 1 剂，分 3 次服，每次 150 毫升。

【禁忌】孕妇禁用。

【注意事项】忌食辛辣油腻之物。

【献方者】黄韬。

【来源】未出版的资料。

【收集者与整理者】李幸、李颖。

【采集地】桂林市灌阳县大市场。

②

【民间秘方】棉花籽 15 克，臭椿树根皮 30 ～ 40 克。

【功效】收敛止带。

【方解】本方为瑶医经验方。臭椿树根皮为主药，苦、涩，寒；清热燥湿，收敛止带，止泻，止血，杀虫。棉花籽为配药，辛，热；有毒；活血止血，温肾，补虚，通乳。主药、配药结合使全方盈亏平衡，共奏收敛止带之功效。

【用法】水煎，每日 1 剂，分 3 次服。

【禁忌】阴虚火旺者忌服。

【注意事项】忌食辛辣油腻之物。

【献方者】袁家勋。

【来源】未出版的资料。

【收集者与整理者】李幸、邵金宝。

【采集地】桂林市灌阳县西山乡。

③

【民间秘方】向日葵 50 克。

【功效】燥湿止带。

【方解】本方为瑶医经验单方，药专力宏。向日葵，甘，平；滋阴养血，燥湿止带。

【用法】向日葵洗净切片，水煎，每日 1 剂，分 3 次服，服用时加白糖适量。

【注意事项】忌食辛辣油腻之物。

【献方者】梁小平。

【来源】未出版的资料。

【收集者与整理者】李幸、邵金宝。

【采集地】桂林市灌阳县西山乡。

④

【民间秘方】扁豆花 6 ～ 8 克，鸡冠花 30 克。

【功效】清热凉血，祛湿止带。

【方解】方中，鸡冠花为主药，甘，凉；凉血，止血。扁豆花为配药，甘，平；解暑化湿，和中健脾。主药、配药结合使全方盈亏平衡，共奏清热凉血、祛湿止带之功效。

【用法】扁豆花烘干研末，用鸡冠花煎水送服，每日 1 剂，分 3 次服。

【注意事项】忌食辛辣油腻之物。

【献方者】盘发英。

【来源】未出版的资料。

【收集者与整理者】李幸、邵金宝。

【采集地】桂林市灌阳县西山乡。

⑤

【民间秘方】朝天罐 15 克，过塘藕 15 克，臭牡丹 6 克。

【功效】清热解毒、健脾利湿。

【方解】臭牡丹为主药，苦、辛，凉；属打药；祛风除湿，活血止痛，清热解毒。过塘藕为配药，甘、辛，寒；属风药；清热解毒，利尿通淋，祛腐生肌，涩肠固脱。朝天罐为引路药，酸、涩，微温；属风药；健脾利湿，活血解毒，收敛止血，调经。全方共奏清热解毒、健脾利湿之功效。

【用法】水煎服，每日 1 剂。

【注意事项】忌食辛辣油腻之物。

【来源】《灌阳县验方秘方案编》。

【收集者与整理者】罗远带、李幸。

【采集地】桂林市灌阳县。

⑥

【民间秘方】过塘藕 60 克，白背木根 30 克，鸡肉适量。

【功效】清热解毒，祛湿止带。

【方解】过塘藕为主药，甘、辛，寒；属风药；清热解毒，利尿通淋，祛腐生肌。白背木根为配药，微苦、涩，寒；属风打相兼药；清热解毒，止血，止痛，利湿，收敛。鸡肉为引路药，甘，温；补中益气，补虚填精，健脾胃，活血脉，强筋骨。全方共奏清热解毒、祛湿止带之功效。

【用法】炖服。

【注意事项】忌食辛辣油腻之物。

【来源】《灌阳县验方秘方案编》。

【收集者与整理者】罗远带、李幸。

【采集地】桂林市灌阳县。

⑦

【临床验方】三白草全草 60 克，瘦猪肉适量。

【功效】清热解毒。

【方解】三白草全草为主药，甘、辛，寒；属风药；清热解毒，利尿通淋，祛腐生肌。瘦猪肉为配药，甘、咸，微寒；调气补虚。全方共奏清热解毒之功效。

【用法】加水适量炖汤，每日 1 剂，分 3 次服。

【注意事项】忌食辛辣油腻之物。

【来源】《常用瑶药临床手册》。

【收集者与整理者】李彤、闫国跃、李幸、潘雪萍。

⑧

【临床验方】白背桐 20 克，白凡木 20 克，茯苓 20 克，薏苡仁 30 克，白术 15 克，白芍 20 克，九节风 20 克。

【功效】清热利湿止痒。

【方解】白背桐，微苦、涩，寒；清热，利湿，止痛，解毒，止血。白凡木，涩、微苦，凉；有小毒；属打药；清热解毒，消瘀止痛，祛风除湿。茯苓，甘、淡，平；利水渗湿，健脾安神。薏苡仁，甘、淡，凉；利水渗湿，健脾止泻。白术，辛、甘，温；补气健脾，燥湿利水。白芍，苦、酸，微寒；养血平肝止痛。九节风，苦、涩、辛，凉；属打药；清热解毒，祛风除湿，消肿止痛，杀菌。方中，茯苓、薏苡仁、白术为主药，以利湿为主；九节风、白背桐、白凡木为配药，主打盈，以清热解毒为辅；白芍为引路药，平肝敛阴。全方共奏清热利湿止痒之功效。

【用法】水煎，每日1剂，分3～4次服。

【禁忌】孕妇禁用。

【注意事项】忌食辛辣油腻之物。

【献方者】赵进周。

【来源】未出版的资料。

【收集者与整理者】李幸、李颖。

【采集地】来宾市金秀瑶族自治县瑶医医院。

【临床验方】五爪风15克，墨旱莲20克，翻白草20克，土茯苓15克，地胆草15克，水东哥15克，黄柏10克。

【功效】清热利湿止痒。

【方解】五爪风，甘，微温；属风药；健脾益气，化湿舒筋，行气止痛。墨旱莲，甘、酸，寒；补肝肾阴，凉血止血。翻白草，甘、微苦、微涩，平，寒；止血，清热解毒，消肿。土茯苓，甘、淡，平；清热解毒利湿。地胆草，苦、辛，寒；凉血，清热，利水，解毒。水东哥，甘，平；清热解毒，疏风止痛。黄柏，苦，寒；清热燥湿，泻火解毒。方中，五爪风为主药，以风亏之，以化湿为主；墨旱莲、地胆草、水东哥、黄柏、土茯苓、翻白草为配药，前二味凉血，后四味清热解毒。全方共奏清热利湿止痒之功效。

【用法】水煎，每日1剂，分3～4次服。

【禁忌】孕妇禁用。

【注意事项】忌食辛辣油腻之物。

【献方者】赵进周。

【来源】未出版的资料。

【收集者与整理者】李幸、李颖。

【采集地】来宾市金秀瑶族自治县瑶医医院。

【临床验方】奶浆草10～20克。

【功效】收敛止带。

【方解】奶浆草，辛，平；清热解毒，活血止血，收敛止带。

【用法】放入鸡蛋，水煎服，每日1次。

【注意事项】忌食辛辣油腻之物。

【献方者】李海艳。

【来源】未出版的资料。

【收集者与整理者】李珍清、李幸、王艺锦。

【采集地】贺州市中医医院名瑶医李珍清工作室。

【临床验方】红鸟不站50克。

【功效】祛湿止带。

【方解】红鸟不站，苦、辛，平；祛风除湿，活血行气，解毒消肿。

【用法】水煎，每日1剂，分3次服。

【注意事项】忌食辛辣油腻之物。

【献方者】赵德莲。

【来源】未出版的资料。

【收集者与整理者】李珍清、李幸、王艺锦。

【采集地】贺州市中医医院名瑶医李珍清工作室。

【临床验方】风眼草（臭椿树）荚果30克，艾叶20克，牡蛎15克（先煎）。

【功效】燥湿止带。

【方解】风眼草（臭椿树）荚果，苦、涩，凉；清热燥湿。艾叶，辛、苦，温；有小毒；温经止血，散寒止痛。牡蛎，咸，寒；收敛固涩。方中，风眼草（臭椿树）荚果为主药，燥湿；艾叶为配药，祛湿；牡蛎为引路药，收敛固涩止带。全方盈亏平衡，共奏燥湿止带之功效。

【用法】水煎，每日1剂，分2～3次服，每次200毫升。

【禁忌】经期妇女禁用，体质虚寒者慎用。

【来源】瑶医药秘方、验方数据库。

【收集者与整理者】李彤、闫国跃、韦晓嵘。

【采集地】广西中医药大学瑶医药学院。

13

【临床验方】麻灵安 60 克，黄柏 60 克，海螵蛸 60 克，黄酒 1500 克。

【功效】清热利湿，收敛止带。

【方解】麻灵安，苦，寒；凉血止血。黄柏，苦，寒；清热燥湿。海螵蛸，咸、涩，温；固精止带，收湿敛疮。黄酒，甘、苦、辛，温；辛散温通，行气活血。方中，黄柏、海螵蛸为主药，以清热燥湿、收敛止血为主；麻灵安为配药，以凉血为辅；黄酒为引路药，引领主药循入病所。全方共奏清热利湿、收敛止带之功效。

【用法】水煎，每日 1 剂，分 2 ~ 3 次服，每次 200 毫升。

【禁忌】经期妇女禁用，体质大寒、虚寒者慎用。

【注意事项】忌食辛辣油腻之物。

【来源】瑶医药秘方、验方数据库。

【收集者与整理者】李彤、闫国跃、韦晓嵘。

【采集地】广西中医药大学瑶医药学院。

14

【临床验方】铜亮 18 克，肉桂 18 克，黄酒 300 克。

【功效】行气，温阳，燥湿。

【方解】铜亮，甘、淡，平；燥湿，行气。肉桂，辛、甘，大热；补火助阳。黄酒，甘、苦、辛，温；辛散温通，行气活血。方中，铜亮、肉桂为主药，以行气、温阳、燥湿为主；黄酒为引路药，引领主药循入病所。全方共奏行气、温阳、燥湿之功效。

【用法】水煎，每日 1 剂，分 2 ~ 3 次服，每次 200 毫升。

【禁忌】酒精过敏者禁用。

【注意事项】忌食辛辣油腻之物。

【来源】瑶医药秘方、验方数据库。

【收集者与整理者】李彤、闫国跃、韦晓嵘。

【采集地】广西中医药大学瑶医药学院。

15

【临床验方】苦参 15 克，蛇床子 25 克，黄柏 15 克，川椒 5 克。

【功效】燥湿止痒。

【方解】苦参，苦，寒；清热燥湿。蛇床子，辛、苦，温；有小毒；杀虫止痒，祛风燥湿。黄柏，苦，寒；清热燥湿。川椒，辛、麻，温；止痒。方中，苦参、蛇床子为主药，清热燥湿杀虫；黄柏为配药，清热燥湿；川椒为引路药，止痒。全方共奏燥湿止痒之功效。

【用法】水煎，每日 1 剂，趁热熏洗，早、中、晚睡前各 1 次。

【注意事项】禁内服，皮损者慎用。

【来源】瑶医药秘方、验方数据库。

【收集者与整理者】李彤、闫国跃、韦晓嵘。

【采集地】广西中医药大学瑶医药学院。

附件炎 / 锥尻别

①

【民间秘方】仙鹤草 15 克，黑老虎 15 克，麻灵安 15 克，朝天罐 15 克，救必应 15 克，夏枯草 15 克。

【功效】清热解毒，消肿散结。

【方解】仙鹤草，苦、涩、平；收敛止血，补虚。黑老虎，苦、辛、涩、温；属打药；行气活血，祛风活络，散瘀止痛。麻灵安，苦，寒；凉血止血，解毒敛疮。朝天罐，酸、涩，微温；属风药；健脾利湿，活血解毒，收敛止血，调经。救必应，苦，凉；属风打相兼药；清热解毒，消肿止痛，止血生肌。夏枯草，辛、苦，寒；清肝泻火，明目，散结消肿。方中，黑老虎、夏枯草、救必应、朝天罐为主药，以清热解毒、消肿散结为主；麻灵安为配药，以凉血为辅；仙鹤草为引路药，补虚。全方盈亏平衡，共奏清热解毒、消肿散结之功效。

【用法】水煎服。

【禁忌】孕妇慎用。

【注意事项】忌食辛辣油腻之物。

【献方者】赵衷民。

【来源】未出版的资料。

【收集者与整理者】石泽金、李幸。

【采集地】来宾市金秀瑶族自治县三江乡大磨屯。

②

【民间秘方】仙鹤草 15 克，小钻 15 克，麻灵安 15 克，地桃花 15 克，杉寄生 15 克，救必应 10 克，过塘藕 15 克，饿蚂蝗 15 克，鱼腥草 15 克，夏枯草 15 克。

【功效】清热解毒。

【方解】仙鹤草，苦、涩，平；收敛止血，补虚。小钻，甘、苦、辛，温；属风打相兼药；健脾补肾，理气活血，祛风通络，消肿止痛。麻灵安，苦，寒；凉血止血，解毒敛疮。地桃花，甘、辛，凉；属风药；祛风利湿，活血消肿，清热解毒。杉寄生，甘、苦，平；祛风湿，补肝肾，活血止痛。救必应，苦，凉；属风打相兼药；清热解毒，消肿止痛，止血生肌。过塘藕，甘、辛，寒；属风药；清热解毒，利尿通淋，祛腐生肌。饿蚂蝗，苦，凉；属风药；清热解毒，祛风，消肿，利湿。鱼腥草，辛，微寒；清热解毒，消痈排脓，利尿通淋。夏枯草，辛、苦，寒；清肝泻火，明目，散结消肿。方中，地桃花、救必应、过塘藕、饿蚂蝗、鱼腥草、夏枯草为主药，以清热解毒、消肿止痛为主；仙鹤草、小钻、杉寄生为配药，以补虚为辅；麻灵安为引路药，以解毒敛疮为功。全方盈亏平衡，共奏清热解毒之功效。

【用法】水煎服。

【注意事项】忌食辛辣油腻之物。

【献方者】赵衷民。

【来源】未出版的资料。

【收集者与整理者】石泽金、李幸。

【采集地】来宾市金秀瑶族自治县三江乡大磨屯。

【民间秘方】仙鹤草 15 克，麻灵安 15 克，朝天罐 15 克，地桃花 20 克，白花蛇舌草 15 克，六月霜 15 克，淡竹叶 15 克，山菠萝 15 克，鱼腥草 15 克，过塘藕 15 克，黄荆寄生 15 克。

【功效】清热解毒祛湿。

【方解】仙鹤草，苦、涩，平；收敛止血，补虚，止痢。麻灵安，苦，寒；凉血止血，解毒敛疮。朝天罐，酸、涩，微温；属风药；健脾利湿，活血解毒，收敛止血，调经。地桃花，甘、辛，凉；属风药；祛风利湿，活血消肿，清热解毒。白花蛇舌草，苦、甘，寒；清热解毒消痈，利湿通淋。六月霜，微苦、涩，平；清热解毒，凉血止血。淡竹叶，甘、淡，寒；清热除烦，利尿。山菠萝，甘、淡，凉；发汗解表，清热解毒，利尿。鱼腥草，辛，微寒；清热解毒，消痈排脓，利尿通淋。过塘藕，甘、辛，寒；属风药；清热解毒，利尿通淋，祛腐生肌，涩肠固脱。黄荆寄生，辛、苦，温；祛风解表，理气消食止痛。方中，地桃花、白花蛇舌草、朝天罐、淡竹叶、鱼腥草、过塘藕、山菠萝为主药，以清热解毒祛湿为主；麻灵安、六月霜为配药，以清热解毒凉血为辅；仙鹤草、黄荆寄生为引路药，补虚、理气。全方盈亏平衡，共奏清热解毒祛湿之功效。

【用法】水煎服。

【禁忌】孕妇禁用。

【注意事项】忌食辛辣油腻之物。

【献方者】赵衷民。

【来源】未出版的资料。

【收集者与整理者】石泽金、李幸。

【采集地】来宾市金秀瑶族自治县三江乡大磨屯。

④

【民间秘方】朝天罐 15 克，过塘藕 20 克，蒲公英 15 克，鸡骨草 15 克，地桃花 20 克，山菠萝 15 克，淡竹叶 15 克，白芷 15 克，黄荆寄生 15 克。

【功效】清热利湿。

【方解】朝天罐，酸、涩，微温；健脾利湿，活血解毒。过塘藕，甘、辛，寒；属风药；清热解毒，利尿通淋，祛腐生肌，涩肠固脱。蒲公英，苦、甘，寒；清热解毒，利湿。鸡骨草，甘、微苦，凉；清热利湿，散瘀止痛。地桃花，甘、辛，凉；属风药；祛风利湿，活血消肿，清热解毒。山菠萝，甘、淡，凉；发汗解表，清热解毒，利尿。淡竹叶，甘、淡，寒；清热除烦，利尿。白芷，辛，温；祛风散寒，通窍止痛，消肿排脓，燥湿止带。黄荆寄生，辛、苦，温；祛风解表，理气止痛。方中，过塘藕、蒲公英、鸡骨草、地桃花、山菠萝、淡竹叶、朝天罐为主药，以清热解毒祛湿为主；白芷为配药，以消肿排脓为辅；黄荆寄生为引路药，理气止痛。全方盈亏平衡，共奏清热解毒祛湿之功效。

【用法】水煎服。

【禁忌】孕妇禁用。

【注意事项】忌食辛辣油腻之物。

【献方者】赵衷民。

【来源】未出版的资料。

【收集者与整理者】石泽金、李幸。

【采集地】来宾市金秀瑶族自治县三江乡大磨屯。

⑤

【民间秘方】仙鹤草 15 克，红痧草 15 克，黑老虎 15 克，麻灵安 15 克，黄荆寄生 15 克，益母草 15 克，红丝线 15 克。

【功效】清热解毒。

【方解】仙鹤草，苦、涩，平；收敛止血，补虚。红痧草，辛、苦，凉；祛风解暑，利湿消肿，凉血解毒。黑老虎，苦、辛、涩，温；属打药；行气活血，祛风活络，散瘀止

中国瑶医秘验方

痛。麻灵安，苦，寒；凉血止血，解毒敛疮。黄荆寄生，辛、苦，温；祛风解表，理气止痛。益母草，苦、辛，微寒；活血祛瘀，利尿消肿，清热解毒。红丝线，甘、淡，凉；清肝降浊，散瘀消肿止痛。方中，黑老虎、益母草、红丝线为主药，以清热解毒为主；红瘀草、麻灵安为配药，以凉血为辅；仙鹤草、黄荆寄生为引路药，补虚，理气。全方盈亏平衡，共奏清热解毒之功效。

【用法】水煎，每日 1 剂，分 3 次服，每次 150 毫升。

【禁忌】孕妇禁用。

【注意事项】忌食辛辣油腻之物。

【献方者】赵衷民。

【来源】未出版的资料。

【收集者与整理者】付海霞。

【采集地】来宾市金秀瑶族自治县三江乡大磨屯。

慢性盆腔炎 / 介瓦补歌闷

【民间秘方】钻地风 100 克，三棱 12 克，白芷 10 克，花椒 10 克，路路通 10 克。

【功效】温阳散寒，活血散瘀。

【方解】钻地风，苦、淡，凉；祛风止痛，活血化瘀，舒筋活络。三棱，苦、辛、咸，微温；破血行气，消积止痛。白芷，辛，温；祛风散寒，通窍止痛，消肿排脓，燥湿止带。花椒，辛、苦，温；温中止痛止痒。路路通，苦、甘，温；祛风活络，利水。方中，钻地风为主药，以活血化瘀为主；三棱、白芷为配药，以行气破血、祛风散寒为辅；花椒、路路通为引路药，花椒温中止痛，路路通引领诸药直达病所。全方共奏温阳散寒、活血化瘀之功效。

【用法】将药物洗干净后烘干，研成粉末，装入布袋缝合袋口用水浸湿，放入锅内隔水蒸 30 分钟，趁温热敷于下腹部，每次 30 分钟，每日 1 次，10 日为 1 个疗程，连用 2 ～ 3 个疗程。

【注意事项】忌食辛辣油腻之物。

【献方者】李光学。

【来源】未出版的资料。

【收集者与整理者】李幸、邵金宝。

【采集地】桂林市灌阳县西山乡。

阴道炎 / 阴考壅

【民间秘方】苦参 60 克，入山虎 20 克，雷公根 10 克，雷丸 10 克。

【功效】清热解毒杀虫。

【方解】苦参，苦，寒；清热燥湿，杀虫，利尿。入山虎，辛、苦，温；有小毒；属打药；清热解毒，消肿止痛，活血散瘀。雷公根，苦、辛，寒；祛风除湿，通络止痛，活血止痛，解毒。雷丸，苦、酸，微寒；杀虫。方中，苦参、雷丸为主药，以杀虫为主；雷公根、入山虎为配药，以清热解毒、祛风除湿为辅。主药、配药结合使全方盈亏平衡，共奏清热解毒杀虫之功效。

【用法】水煎洗阴道，每晚睡前 1 次。

【禁忌】孕妇禁用。

【注意事项】注意水温，防止烫伤；忌食辛辣油腻之物。

【献方者】黄韬。

【来源】未出版的资料。

【收集者与整理者】李幸、李颖。

【采集地】桂林市灌阳县大市场。

【民间秘方】熊胆木 100 克，蛇床子 100 克，千里光 80 克。

【功效】清热解毒止痒。

【方解】千里光为主药，苦，平；有小毒；清热，解毒，杀虫。蛇床子为配药，辛、苦，温；有小毒；杀虫止痒，祛风燥湿，温肾壮阳。熊胆木为引路药，苦，寒；属风药；清热解毒，消肿止痛。全方盈亏平衡，共奏清热解毒止痒之功效。

【用法】水煎洗外阴，每日 3 次。

【禁忌】孕妇禁用。

【注意事项】注意水温，防止烫伤；忌食辛辣油腻之物。

【来源】《(恭城) 中草医秘验方汇集》。

【收集者与整理者】李幸、潘雪萍、付海霞。

【采集地】桂林市恭城瑶族自治县。

【民间秘方】龙胆草、雄黄、苦参、蛇床子、胆矾各 1 克。

【功效】清热燥湿，杀虫止痒。

【方解】本方为瑶医经验方。龙胆草，苦，寒；清热燥湿，泻肝胆火。雄黄，辛，温；有毒；解毒杀虫，燥湿祛痰，截疟。苦参，苦，寒；清热燥湿，杀虫，利尿。蛇床子，辛、苦，温；有小毒；杀虫止痒，祛风燥湿，温肾壮阳。胆矾，辛，温；解毒收湿，祛腐蚀疮。方中，龙胆草、苦参、蛇床子为主药，以清热燥湿、杀虫止痒为主；雄黄、胆矾为配药，以杀虫止痒为辅；主药、配药结合使全方盈亏平衡，共奏清热燥湿、杀虫止痒之功效。

【用法】加水至 1500 毫升，煎至 1000 毫升，将药液倒入盆中，先熏蒸后再洗阴部 30 分钟，每日 2 次。

【注意事项】注意水温，防止烫伤；忌食辛辣油腻之物。

【献方者】袁奎山。

【来源】未出版的资料。

【收集者与整理者】李幸、邵金宝。

【采集地】桂林市灌阳县西山乡。

4

【民间秘方】①冲洗方：鲜青蒌叶 150 克，蛇床子 50 克，地骨皮 50 克，五灵脂 50 克。

②外敷方：黄柏 25 克，雄黄 10 克，轻粉 5 克，冰片 5 克。

【功效】清热解毒，杀虫止痒。

【方解】①冲洗方：鲜青蒌叶，苦，微寒；清热解毒，凉血止血，活血化瘀。蛇床子，辛、苦，温；有小毒；杀虫止痒，祛风燥湿，温肾壮阳。地骨皮，甘，寒；凉血除蒸，清肺降火。五灵脂，甘、涩，平；化瘀止血，活血止痛。方中，蛇床子为主药，以杀虫止痒为主；鲜青蒌叶、地骨皮、五灵脂为配药，以清热解毒为辅；主药、配药结合使全方盈亏平衡，共奏清热解毒、杀虫止痒之功效。

②外敷方：黄柏，苦，寒；清热燥湿，泻火解毒。雄黄，辛，温；有毒；外用解毒杀虫。轻粉，辛，寒；有毒；外用杀虫，攻毒，敛疮。冰片，辛、苦，微寒；开窍醒神，清热止痛。方中，雄黄、轻粉为主药，以杀虫止痒为主；黄柏为配药，以清热解毒为辅；冰片为引路药，引领以上各药循入脏腑直达病所，使全方共奏清热解毒、杀虫止痒之功效。

【用法】方①水煎洗阴道，早晚各 1 次；方②烘干共研细粉，与 50 克凡士林混合拌成软膏，用方①洗阴道后涂抹阴部。

【注意事项】雄黄、轻粉有毒，使用如有不适，请停用；忌食辛辣油腻之物。

【献方者】袁基楚。

【来源】未出版的资料。

【收集者与整理者】李幸、邵金宝。

【采集地】桂林市灌阳县西山乡。

⑤

【民间秘方】马鞭草 50 克。

【功效】解毒止痒。

【方解】本方为瑶医经验单方，药专力宏。马鞭草，苦，凉；属打药；活血散瘀，解毒，利水。

【用法】加水至 1000 毫升煮沸。取液体倒入盆中，坐浴泡洗阴部 15 分钟，同时用手指拿消毒纱布蘸取药液深入阴道内清洗阴道黏膜褶皱，每日 1 次，5 日为 1 个疗程。

【注意事项】忌食辛辣油腻之物。

【献方者】盘发英。

【来源】未出版的资料。

【收集者与整理者】李幸、邵金宝。

【采集地】桂林市灌阳县西山乡。

⑥

【民间秘方】花斑竹根 60 克，铜卡扎咪 30 克。

【功效】清热利湿。

【方解】本方为瑶医经验方。花斑竹根为主药，苦，凉；属风打相兼药；清热利湿，凉血止血，散瘀定痛。铜卡扎咪为配药，辛，温；祛风除湿，消肿止痛。主药、配药结合使全方盈亏平衡，共奏清热利湿之功效。

【用法】花斑竹加水 500 毫升，煎至 300 毫升，趁温热冲洗阴道。冲洗后，将研成细粉的铜卡扎咪 0.3 克撒在消毒纱布上，塞入阴道内，并前后搅动，及时取出。每日 1 次，7 日为 1 个疗程。

【注意事项】忌食辛辣油腻之物。

【献方者】袁奎山。

【来源】未出版的资料。

【收集者与整理者】李幸、邵金宝。

【采集地】桂林市灌阳县西山乡。

【民间秘方】芹菜籽 30 克，大米适量。

【功效】清热解毒。

【方解】芹菜籽为主药，甘、辛，凉；清热解毒，利水消肿，凉血止血，平肝。大米为配药，甘，平；补中益气，健脾养胃，益精强志，强壮筋骨，和五脏，通血脉。主药、配药结合使全方盈亏平衡，共奏清热解毒之功效。

【用法】芹菜籽与大米共熬粥服，每日 1 剂，分 3 次服。

【注意事项】忌食辛辣油腻之物。

【献方者】梁发财。

【来源】未出版的资料。

【收集者与整理者】李幸、邵金宝。

【采集地】桂林市灌阳县西山乡。

【临床验方】紫草 100 克。

【功效】清热解毒止痒。

【方解】本方为瑶医经验单方。紫草，甘、咸，寒；清热凉血，活血解毒，透疹消斑。单取紫草外用可清热解毒止痒。

【用法】每次坐浴 20～30 分钟，每日 2 次，每日 1 剂，一般连用 5～7 剂。

【禁忌】有皮损者慎用。

【注意事项】禁内服。

【来源】瑶医药秘方、验方数据库。

【收集者与整理者】李彤、闫国跃、韦晓嵘。

【采集地】广西中医药大学瑶医药学院。

【临床验方】桃树叶 200 克。

【功效】燥湿解毒止痒。

【方解】本方为瑶医经验单方。桃树叶，苦、辛，平；祛风清热，燥湿解毒。单取桃树叶外用，可燥湿解毒止痒。

【用法】加水 1200 毫升，煎至 800 毫升，冲洗阴道，每日 2 次。

【禁忌】有皮损者慎用。

【注意事项】禁内服。

【来源】瑶医药秘方、验方数据库。

【收集者与整理者】李彤、闫国跃、韦晓嵘。

【采集地】广西中医药大学瑶医药学院。

【临床验方】连翘 100 克。

【功效】清热解毒，消痈散结。

【方解】本方为瑶医经验单方。连翘，苦，微寒；清热解毒，消痈散结。

【用法】水煎，用小块无菌纱布浸药液后塞入阴道。每日 1 次，每次保留 3 ～ 4 小时，连用至愈。

【注意事项】禁内服，有皮损者慎用。

【来源】瑶医药秘方、验方数据库。

【收集者与整理者】李彤、闫国跃、韦晓嵘。

【采集地】广西中医药大学瑶医药学院。

宫颈糜烂 / 宫冈肉虎

【民间秘方】鱼腥草 20 克，仙鹤草 20 克，红痧草 20 克，杉寄生 30 克，拦路虎 30 克，过塘藕 30 克，小钻 20 克，救必应 20 克。

【功效】清热解毒。

【方解】鱼腥草，辛，微寒；清热解毒，消痈排脓，利尿通淋。仙鹤草，苦、涩、平；收敛止血，补虚。红痧草，辛、苦、凉；解毒除痧，祛风散邪，凉血。杉寄生，甘、苦、平；祛风湿，补肝肾，活血止痛。拦路虎，苦、平；解毒，清热利尿。过塘藕，甘、辛、寒；属风药；清热解毒，利尿通淋，祛腐生肌。小钻，甘、苦、辛、温；属风打相兼药；健脾补肾，理气活血，祛风通络，消肿止痛。救必应，苦、凉；属风打相兼药；清热解毒，消肿止痛，止血生肌。方中，过塘藕、救必应、鱼腥草、拦路虎为主药，以清热解毒、祛腐生肌为主；红痧草为配药，以凉血为辅；仙鹤草、杉寄生、小钻为引路药，补虚、消肿、止痛。全方盈亏平衡，共奏清热解毒之功效。

【用法】水煎，每日 1 剂，分 3 次服，每次 150 毫升。

【禁忌】孕妇禁用。

【注意事项】忌食辛辣油腻之物。

【献方者】赵衷民。

【来源】未出版的资料。

【收集者与整理者】付海霞。

【采集地】来宾市金秀瑶族自治县三江乡大磨屯。

【民间秘方】金不换、土大黄各适量。

【功效】清热解毒。

【方解】本方为瑶医经验方。土大黄为主药，甘、辛，凉；清热解毒，散瘀消肿，健胃止痛。金不换为配药，甘、微苦，凉；清热解毒，健脾消食。主药、配药结合使全方盈亏平衡，共奏清热解毒之功效。

【用法】土大黄适量，洗净切碎，水煎沸 1 小时后去渣。药液熬成膏状，加入 75% 酒精，适量防腐装瓶备用。用时，先用棉球或消毒纱布擦拭宫颈口上的分泌物，再用带线棉垫涂上药膏，并在宫颈上保留 12 小时，患者可自行牵拉线条取出棉垫，每日换药 1 次，至愈为止。

【注意事项】忌食辛辣油腻之物。

【献方者】盘瑞祥。

【来源】未出版的资料。

【收集者与整理者】李幸、邵金宝。

【采集地】桂林市灌阳县西山乡。

宫颈炎 / 介瓦扑病歌别

【民间秘方】红牛膝 30 克，川谷根 10 克，豆角上的黑壳虫 10 克。

【功效】清热解毒，杀虫止痒。

【方解】红牛膝为主药，甘、苦，寒；清热解毒，活血散瘀，利水通淋。川谷根为配药，甘、淡，微寒；清热利湿，通淋止血，消积杀虫。黑壳虫为引路药，甘、平；补肾、活血。全方共奏清热解毒、杀虫止痒之功效。

【用法】水煎，每日 1 剂，分 2 次服，每次 50 毫升。出血多者可用鸡冠花叶水煎服。

【禁忌】孕妇禁用。

【注意事项】忌食辛辣油腻之物。

【献方者】熊秀莲。

【来源】巴马少数民族验方、秘方、诊疗方法调查表。

【收集者与整理者】王艺锦、唐一洲。

【采集地】河池市巴马瑶族自治县凤凰乡德纳村水洞区。

2

【民间秘方】牛尾菜全草 60 克，木槿根 30 克，桃仁 15 克。

【功效】清热解毒消痈。

【方解】木槿根为主药，甘，凉；清热解毒，消痈肿。桃仁为配药，苦、甘，平；活血祛瘀。牛尾菜为引路药，淡，平；强筋壮骨，补虚，祛痰。全方共奏清热解毒消痈之功效。

【用法】水煎，每日 1 剂，分 3 次服。

【注意事项】忌食辛辣油腻之物。

【来源】《灌阳县验方秘方案编》。

【收集者与整理者】罗远带、李幸。

【采集地】桂林市灌阳县。

3

【民间秘方】麻牙咪 2500 克，甘草 250 克。

【功效】清热利湿。

【方解】本方为瑶医经验方。麻牙咪为主药，苦、涩，寒；清热解毒，通淋。甘草为配药，甘，平；益气补中，清热解毒，缓急止痛，调和诸药。主药、配药结合使全方盈亏平衡，共奏清热利湿之功效。

【用法】加水 500 毫升，煎至 300 毫升，去渣取液并加淀粉 2 千克。与药液混合搓制颗粒服用，每日 3 次，每次 15 克，7 日为 1 个疗程。

【注意事项】忌食辛辣油腻之物。

【献方者】梁安然。

【来源】未出版的资料。

【收集者与整理者】李幸、邵金宝。

【采集地】桂林市灌阳县西山乡。

卵巢囊肿 / 介瓦扑章瘤

【民间秘方】①九里明、鱼腥草各适量。

②金银花、鱼腥草各 50 克。

【功效】清热解毒。

【方解】①九里明为主药，苦，寒；清热解毒，杀虫止痒。鱼腥草为配药，辛，微寒；清热解毒，消痈排脓，利尿通淋。主药、配药结合使全方盈亏平衡，共奏清热解毒之功效。

②金银花为主药，甘，寒；清热解毒，疏散风热。鱼腥草为配药，辛，微寒；清热解毒，消痈排脓，利尿通淋。主药、配药结合使全方盈亏平衡，共奏清热解毒之功效。

【用法】方①水煎坐浴，每日 1 次，3 日为 1 个疗程，共用 3 个疗程。方②水煎，每日 1 剂，分 2～3 次服，每次 150 毫升。

【禁忌】孕妇禁用。

【注意事项】忌食辛辣油腻之物。

【献方者】韦英机。

【来源】广西壮族自治区少数民族医医案医话调查表。

【收集者与整理者】周佩鸾、覃理标、潘雪萍、付海霞。

【采集地】河池市都安瑶族自治县古山乡四城村弄仰屯。

【民间秘方】五指毛桃 25 克。

【功效】健脾益气补血。

【方解】五指毛桃，甘，微温；属风药；健脾益气，化湿舒筋，行气止痛。

【用法】水煎，每日 1 剂，分 2 次服，每次 150 毫升。

【注意事项】忌食辛辣油腻之物。

【献方者】覃世荣。

【来源】巴马少数民族验方、秘方、诊疗方法调查表。

【收集者与整理者】王艺锦、唐一洲。

【采集地】河池市巴马瑶族自治县皮肤疾病防预治疗卫生站。

【民间秘方】红毛毡鲜叶适量。

【功效】清热利湿。

【方解】红毛毡鲜叶，苦、辛，微凉；清热利湿，散瘀止血。

【用法】捣烂外敷。

【禁忌】皮肤有外伤感染或溃疡破损者禁用。

【注意事项】忌食辛辣油腻之物。

【献方者】张会尤。

【来源】巴马少数民族验方、秘方、诊疗方法调查表。

【收集者与整理者】王艺锦、唐一洲。

【采集地】河池市巴马瑶族自治县甲篆乡仁乡村龙作屯。

【民间秘方】穿破石全草 15 ～ 25 克。

【功效】清热祛湿，消肿止痛。

【方解】穿破石，微苦，平；属风打相兼药；清热，利水，祛风除湿，活血通络，解毒消肿，散瘀止痛。

【用法】鲜品水煎服，再取全草捣烂外敷局部。

【注意事项】忌食辛辣油腻之物。

【献方者】覃世荣。

【来源】巴马少数民族验方、秘方、诊疗方法调查表。

【收集者与整理者】王艺锦、唐一洲。

【采集地】河池市巴马瑶族自治县皮肤疾病防预治疗卫生站。

⑤

【民间秘方】金盏银盘全草适量。

【功效】清热解毒祛湿。

【方解】金盏银盘，苦，平；属打药；祛湿，利尿消肿，清热解毒，祛瘀。

【用法】内服：水煎 15 ～ 20 克，每日 1 剂，分 3 次服，每次 50 毫升。外用：捣烂外敷，或挂于蚊帐顶、房门上。

【禁忌】皮肤有外伤感染或溃疡破损者禁用。

【注意事项】忌食辛辣油腻之物。

【献方者】覃世荣。

【来源】巴马少数民族验方、秘方、诊疗方法调查表。

【收集者与整理者】王艺锦、唐一洲。

【采集地】河池市巴马瑶族自治县皮肤疾病防预治疗卫生站。

【临床验方】黑九牛 80 克，白酒 100 克。

【功效】通络止痛。

【方解】黑九牛，辛、咸，温；祛风湿，通经络。白酒，甘、苦、辛，温；辛散温通，行气活血。方中，黑九牛为主药，通经络；白酒为配药兼引路药，活血通络，同时引领主药循入病所。全方共奏通络止痛之功效。

【用法】黑九牛捣碎，加白酒密封浸泡 15 日后取药酒服，每日 1 次，每次 30 毫升。

【禁忌】酒精过敏者禁用。

【注意事项】忌食辛辣油腻之物。

【来源】瑶医药秘方、验方数据库。

【收集者与整理者】李彤、闫国跃、韦晓嵘。

【采集地】广西中医药大学瑶医药学院。

【临床验方】瓜蒌 15 克，丝瓜络 15 克，蒲公英 60 克。

【功效】清热解毒消炎。

【方解】瓜蒌，甘、微苦，凉；清热涤痰，宽胸散结，润燥滑肠。丝瓜络，甘，平；祛风，通络，活血，下乳。蒲公英，苦、甘，寒；清热解毒。方中，蒲公英为主药，以清热解毒消炎为主；瓜蒌、丝瓜络为配药，以清热、活血为辅。主药、配药结合使全方盈亏平衡，共奏清热解毒消炎之功效。

【用法】水煎，每日 1 剂，早晚分服。

【注意事项】忌食辛辣油腻之物。

【来源】瑶医药秘方、验方数据库。

【收集者与整理者】李彤、闫国跃、韦晓嵘。

【采集地】广西中医药大学瑶医药学院。

【临床验方】红花 6 克，黑豆 30 克。

【功效】活血化瘀散结。

【方解】红花，甘、微苦，温；活血通经，祛瘀止痛。黑豆，甘，平；活血化瘀。方中，红花为主药，活血通经化瘀，辅以平和之黑豆，加强红花活血化瘀之效。全方共奏活血化瘀散结之功效。

【用法】水煎，去红花，仅食黑豆喝汤，每日1剂，分2次服。

【禁忌】孕妇禁用。

【注意事项】忌食辛辣油腻之物。

【来源】瑶医药秘方、验方数据库。

【收集者与整理者】李彤、闫国跃、韦晓嵘。

【采集地】广西中医药大学瑶医药学院。

子宫囊肿 / 宫布壅

【临床验方】鲜半枝莲15克。

【功效】清热解毒，消肿止痛。

【方解】鲜半枝莲，辛、苦，寒；属打药；清热解毒，散瘀止血，消肿止痛，抗癌。

【用法】水煎服。

【注意事项】忌食辛辣油腻之物。

【献方者】黄水莲。

【来源】未出版的资料。

【收集者与整理者】李珍清、李幸、王艺锦。

【采集地】贺州市中医医院名瑶医李珍清工作室。

子宫肌瘤 / 介瓦扑章瘤

【临床验方】甲鱼壳15克，当归10克。

【功效】软坚散结。

【方解】甲鱼壳为主药，咸，微寒；软坚散结。当归为配药，甘、辛，温；补血活血，润肠通便，调经止痛。主药、配药结合使全方盈亏平衡，共奏软坚散结之功效。

【用法】水煎，每日1剂，分3次服，10日为1个疗程。

【禁忌】鱼、虾等海鲜过敏者禁用；孕妇慎用。

【注意事项】忌食辛辣油腻之物。

【来源】瑶医药秘方、验方数据库。

【收集者与整理者】李彤、闫国跃、韦晓嵘。

【采集地】广西中医药大学瑶医药学院。

子宫脱垂 / 介瓦扑端

【民间秘方】鲜过塘藕 250 克。

【功效】清热解毒固脱。

【方解】本方为瑶医经验单方，药专力宏。鲜过塘藕，甘、辛，寒；清热解毒，利尿通淋，涩肠固脱。

【用法】洗净切碎，加水适量煮至烂熟时去渣，再加糯米 250 克煮成稠饭。晚餐食，每日 1 次，10 日为 1 个疗程，连服 2 ～ 3 个疗程。

【注意事项】忌食辛辣油腻之物。

【献方者】盘发英。

【来源】未出版的资料。

【收集者与整理者】李幸、邵金宝。

【采集地】桂林市灌阳县西山乡。

【民间秘方】鲜桃金娘根 50 克，酸吉风 20 克，鸡肉适量。

【功效】收敛固脱。

【方解】鲜桃金娘根为主药，温，涩；属风药；收敛，固脱。酸吉风为配药，酸、涩，平；属风打相兼药；清热解毒，活血散瘀，祛风收敛。鸡肉为引路药，甘，温；温中益气，补虚填精，健脾胃，活血脉，强筋骨。全方共奏收敛固脱之功效。

【用法】共炖，吃鸡肉喝汤。

【注意事项】忌食辛辣油腻之物。

【来源】《灌阳县验方秘方案编》。

【收集者与整理者】罗远带、李幸。

【采集地】桂林市灌阳县。

【民间秘方】黄花倒水莲根、大叶仙茅根各适量。

【功效】补虚固脱。

【方解】黄花倒水莲根为主药，甘、微苦，平；属风药；滋补肝肾，养血调经，健脾利湿。大叶仙茅根为配药，苦、涩，平；润肺，健脾，补肾固精。主药、配药结合使全方盈亏平衡，共奏补虚固脱之功效。

【用法】捣烂，配猪大肠炖服。

【注意事项】忌食辛辣油腻之物。

【来源】《灌阳县验方秘方案编》。

【收集者与整理者】罗远带、李幸。

【采集地】桂林市灌阳县。

✹ 4 ✹

【临床验方】鲜三白草根 250 克，糯米 250 克。

【功效】清热固脱。

【方解】鲜三白草根为主药，甘、辛，寒；属风药；清热解毒，利尿通淋，祛腐生肌，固脱。糯米为配药，甘，平；补中益气，健脾养胃，益精强志，和五脏。主药、配药结合使全方盈亏平衡，共奏清热固脱之功效。

【用法】鲜三白草根切碎，再水煮烂去渣，后入糯米浸泡 30 分钟煮成饭，调油盐服。或用甜酒代替糯米，与药液煎服，每日 1 剂，10 日为 1 个疗程。

【来源】《常用瑶药临床手册》。

【收集者与整理者】李彤、闫国跃、李幸、潘雪萍。

子宫发育不全 / 子宫没将弄

【民间秘方】梧桐树根 120 ～ 150 克，雄鸡 2 只。

【功效】温中补气调经。

【方解】本方为瑶医药膳方。梧桐树根为主药，甘，平；调经止血，解毒疗疮，祛风除湿。鸡肉为配药，甘，温；温中益气，补虚填精，健脾胃，活血脉，强筋骨。主药、配药结合使全方盈亏平衡，共奏温中补气调经之功效。

【用法】梧桐树根与鸡肉共炖煮，直至鸡肉炖烂，去梧桐树根渣，趁热吃肉喝汤，每日 2 次，隔日 1 剂。

【注意事项】忌食辛辣油腻之物。

【献方者】袁基富。

【来源】未出版的资料。

【采集地】桂林市灌阳县西山乡。

妇人内外瘘疮 / 绵舍瘘坠

【民间秘方】水田七、皂角刺各适量，猪大肠少许。

【功效】收敛生肌。

【方解】本方为瑶医药膳方。水田七为主药，苦，寒；有小毒；属风打相兼药；清热解毒，消肿止痛，收敛止血，祛腐生肌，调经。皂角刺为配药，辛，温；消肿托毒，排脓。猪大肠为引路药，甘，寒；清热，祛风，止血。全方盈亏平衡，共奏清热解毒、消疮止痛之功效。

【用法】水煎服。

【禁忌】孕妇禁用。

【注意事项】忌食辛辣油腻之物。

【献方者】黄韬。

【来源】未出版的资料。

【收集者与整理者】李幸、李颖。

【采集地】桂林市灌阳县大市场。

不孕症 / 勿上身

【临床验方】暖骨风 10 克，韭菜子 10 克，血党 10 克，黄花倒水莲 15 克，当归藤 20 克。

【功效】补益肝肾，活血调经。

【方解】暖骨风，甘、辛，温；有小毒；属风药；温经散寒，祛风除湿，健脾化湿，养血补肝。韭菜子，甘，温；补益肝肾，壮阳固精。血党，苦、微涩，平；属风打相兼药；活血调经，祛风通络，散瘀消肿。黄花倒水莲，甘、微苦，平；属风药；滋补肝肾，健脾利湿。当归藤，甘、辛，温；属风药；补血调经，活血止血，祛风止痛。方中，黄花倒水莲、韭菜子为主药，以补益肝肾为主；血党、当归藤为配药，以补血活血调经为辅；暖骨风为引路药，温经散寒。全方盈亏平衡，共奏补益肝肾、活血调经之功效。

【用法】水煎服。

【注意事项】忌食辛辣油腻之物。

【来源】《常用瑶药临床手册》。

【收集者与整理者】李彤、闫国跃、李幸、潘雪萍。

营养不良干瘦 / 每良美告阶

①

【民间秘方】黄花参 15 克，金樱根 10 克，野棕榈根 12 克。

【功效】补益强壮。

【方解】黄花参为主药，甘、微苦，平；属风药；滋补肝肾，健脾利湿，养血调经。金樱根为配药，酸、涩、甘，平；属风药；涩肠固精，益肾补血，壮筋。野棕榈根为引路药，辛，温；收敛止血。全方共奏补益强壮之功效。

【用法】水煎，加少量酒服，连服 7 日疗效佳。

【禁忌】孕妇禁用。

【注意事项】忌食辛辣油腻之物。

【来源】《(恭城) 中草医秘验方汇集》。

【收集者与整理者】李幸、潘雪萍、付海霞。

【采集地】桂林市恭城瑶族自治县城厢公社卫生院。

②

【民间秘方】蓖麻子根 50 克，瘦猪肉 100 ~ 250 克。

【功效】活血，补虚。

【方解】蓖麻子根为主药，辛，平；有小毒；祛风解痉，活血消肿。瘦猪肉为配药，甘、咸，微寒；补肾滋阴，养血润燥，益气，消肿。主药、配药结合使全方盈亏平衡，共奏活血、补虚之功效。

【用法】共炖煮，分 1 ~ 2 次服。

【禁忌】孕妇及便滑者忌服。

【注意事项】忌食辛辣油腻之物。

【献方者】孙大德。

【来源】《(恭城) 中草医秘验方汇集》。

【收集者与整理者】李幸、潘雪萍、付海霞。

【采集地】桂林市恭城瑶族自治县。

③

【民间秘方】蓖麻子根 15 克，棕榈根 15 克，升麻 10 克。

【功效】补虚强壮。

【方解】蓖麻子根为主药，辛，平；有小毒；祛风解痉，活血消肿。棕榈根为配药，辛，温；收敛止血。升麻为引路药，辛、微甘，微寒；清热解毒，升举阳气。全方盈亏平衡，共奏补虚强壮之功效。

【用法】加水与鸡蛋同煮，吃鸡蛋。或水煎，取药液煮瘦猪肉服，连服 2～3 日可愈。

【禁忌】孕妇禁用。

【注意事项】忌食辛辣油腻之物。

【来源】《（恭城）中草医秘验方汇集》。

【收集者与整理者】潘雪萍、付海霞。

【采集地】桂林市恭城瑶族自治县三江公社卫生院。

【民间秘方】金樱根 15 克（去表皮）。

【功效】益肾补血。

【方解】金樱根，酸、涩、甘，平；属风药；涩肠固精，益肾补血，壮筋。

【用法】水煎 1 碗，加酒 5 克，每日服 2 次，连服 2～3 日疗效佳。

【禁忌】孕妇禁用。

【注意事项】忌食辛辣油腻之物。

【来源】《（恭城）中草医秘验方汇集》。

【收集者与整理者】潘雪萍、付海霞。

【采集地】桂林市恭城瑶族自治县三江公社卫生院。

【民间秘方】茜草 15 克，牛膝 20 克。

【功效】补益强壮，活血通经。

【方解】茜草为主药，苦，寒；凉血止血，活血通经。牛膝为配药，苦，温；活血通经，补肝肾，强筋骨，引火（血）下行，利尿通淋。主药、配药结合使全方盈亏平衡，共奏补益强壮、活血通经之功效。

【用法】水煎，每日 1 剂，分 3 次服，每次 150 毫升。

【禁忌】孕妇禁用。

【注意事项】忌食辛辣油腻之物。

【来源】《（恭城）中草医秘验方汇集》。

【收集者与整理者】潘雪萍、付海霞。

【采集地】桂林市恭城瑶族自治县。

【民间秘方】艾叶 15 克。

【功效】补益强壮。

【方解】艾叶，辛、苦，温；有小毒；温经止血，散寒止痛，补益强壮。

【用法】水煎，加白酒少许，临睡时一次温服，连服 10 日为 1 个疗程。

【禁忌】孕妇禁用。

【注意事项】忌食辛辣油腻之物。

【来源】《（恭城）中草医秘验方汇集》。

【收集者与整理者】李幸、潘雪萍、付海霞。

【采集地】桂林市恭城瑶族自治县。

【临床验方】保暖风 20 克。

【功效】散寒暖宫，补虚调经。

【方解】保暖风，甘、辛，温；属风药；舒筋活络，益肝补肾，健脾补血，散寒暖宫，补虚调经。

【用法】水煎煮蛋，与鸡蛋同煮服。

【注意事项】忌食辛辣油腻之物。

【献方者】赵美玲。

【来源】未出版的资料。

【收集者与整理者】李珍清、李幸、王艺锦。

【采集地】贺州市中医医院名瑶医李珍清工作室。

第十二章　产科疾病

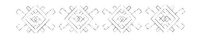

先兆流产 / 介瓦想端

【民间秘方】苜蓿子 3 克，鸡蛋 2 个。

【功效】养血益气，补肾安胎。

【方解】苜蓿子为主药，苦，寒；养血益气，补肾安胎。鸡蛋为配药，甘，平；补气养血，健脾益胃，滋阴润燥。主药、配药结合使全方盈亏平衡，共奏养血益气、补肾安胎之功效。

【用法】将苜蓿子捣碎，加水煎沸 15 分钟后去渣，敲鸡蛋入药液中煮熟，趁温吃蛋喝汤，每日 1 剂。

【注意事项】忌食辛辣油腻之物。

【献方者】梁斌。

【来源】未出版的资料。

【收集者与整理者】文钦。

【采集地】桂林市灌阳县西山乡。

【临床验方】桑寄生 15 克，干苎麻根 9 克。

【功效】安胎。

【方解】干苎麻根为主药，甘，微寒；属风药；安胎止血。桑寄生为配药，苦、甘，平；祛风湿，益肝肾，安胎。主药、配药结合使全方盈亏平衡，共奏安胎之功效。

【用法】水煎服。

【注意事项】忌食辛辣油腻之物。

【来源】《常用瑶药临床手册》。

【收集者与整理者】李彤、闫国跃、李幸、潘雪萍。

习惯性流产 / 阿楼介瓦短

① 1

【民间秘方】艾叶适量，鸡蛋 1 个。

【功效】温经散寒，补虚安胎。

【方解】本方为瑶医经验方。艾叶为主药，辛、苦，温；有小毒；温经止血，散寒止痛，调经安胎。鸡蛋为配药，甘，平；补气养血，健脾益胃，滋阴润燥。主药、配药结合使全方盈亏平衡，共奏温经散寒、补虚安胎之功效，常用于治疗习惯性流产。

【用法】将艾叶切碎放砂锅（忌用铁锅）内，加水煎沸后去渣，敲入鸡蛋煮熟，趁温吃蛋喝汤，每日 1 剂，服 1 次。习惯性流产患者在确诊妊娠后即开始连服 7 日，然后改每日食鸡蛋 2 个，按时足月服至分娩前。

【禁忌】未妊娠者忌用。

【注意事项】忌食辛辣油腻之物。

【献方者】袁奎山。

【来源】未出版的资料。

【收集者与整理者】文嵚。

【采集地】桂林市灌阳县西山乡。

② 2

【民间秘方】桑寄生 15 克，土杜仲 15 克，铺地稔 30 克。

【功效】补益肝肾，补血安胎。

【方解】桑寄生，苦、甘，平；祛风湿，益肝肾，强筋骨。土杜仲，甘，温，平；属风药；祛风活络，壮腰膝，强筋骨，消肿。铺地稔，微涩，凉；属风药；清热解毒，活血补血，祛风除湿。方中，桑寄生、土杜仲为主药，以补益肝肾为主；铺地稔为配药，以活血补血为辅；主药、配药结合使全方盈亏平衡，共奏补益肝肾、补血安胎之功效。

【用法】水煎服。

【注意事项】忌食辛辣油腻之物。

【来源】《灌阳县验方秘方案编》。

【收集者与整理者】罗远带、李幸。

【采集地】桂林市灌阳县。

3

【民间秘方】苎麻根 60 克，鸡蛋 2 只。

【功效】补虚安胎。

【方解】苎麻根为主药，甘，微寒；属风药；安胎，凉血止血，清热解毒。鸡蛋为配药，甘，平；补气养血，健脾益胃，滋阴润燥。全方共奏补虚安胎之功效。

【用法】加水适量煮汤服。

【注意事项】忌食辛辣油腻之物。

【来源】《灌阳县验方秘方案编》。

【收集者与整理者】罗远带、李幸。

【采集地】桂林市灌阳县。

妊娠呕吐 / 妊拉鲁

【民间秘方】芦根 36 克，生姜 15～20 克。

【功效】清热生津，温中止呕。

【方解】本方为瑶医经验方。芦根为主药，甘，寒；清热生津，除烦止渴，止呕，利尿。生姜，辛，微温；发汗解表，温中止呕。主药、配药结合使全方盈亏平衡，共奏清热生津、温中止呕之功效。

【用法】水煎服，每日或隔日 1 剂，分 3 次服，连服 5～7 日。

【注意事项】忌食辛辣油腻之物。

【献方者】梁发财。

【来源】未出版的资料。

【收集者与整理者】李幸、邵金宝。

【采集地】桂林市灌阳县西山乡。

产妇体虚 / 荣介瓦绵稀

1

【民间秘方】木姜树 250 克，五爪风 150 克，杉寄生 250 克，入山虎 250 克，九层风 150 克，九节风 250 克，黑老虎 1500 克。

【功效】散寒补虚。

【方解】木姜树，辛，温；祛风散寒止痛。五爪风，甘，微温；健脾补肺，行气利湿。杉寄生，甘、苦，平；理气止痛，活血化瘀。入山虎，辛、苦，温；有小毒；属打药；清热解毒，消肿止痛，活血散瘀。九层风，微苦、甘、涩，平；属风药；活血补血，通络，祛风除湿。九节风，苦、涩、辛，凉；属打药；清热解毒，祛风除湿，消肿止痛，杀菌。黑老虎，苦、辛、涩，温；属打药；行气活血，祛风活络，散瘀止痛。方中，木姜树、五爪风、杉寄生为主药，以散寒止痛、补益气血为主；入山虎、黑老虎为配药，以清热解毒通络为辅；九层风、九节风为引路药，平衡大补元气药力，引领以上各药循入脏腑直达病所。全方共奏散寒补虚之功效。

【用法】水煎，采用庞桶药浴，每日 1 次，连用 3～7 日。

【注意事项】注意水温，防止烫伤。

【献方者】赵衷民。

【来源】未出版的资料。

【收集者与整理者】石泽金、李幸。

【采集地】来宾市金秀瑶族自治县三江乡大磨屯。

【临床验方】水罗伞根 60 克，鸡肉适量。

【功效】补益气血。

【方解】水罗伞根为主药，甘、微辛，平；属风药；健脾利湿，活血散瘀，消肿止痛，益智安神。鸡肉为配药，甘，温；温中益气，补虚填精，健脾胃，活血脉，强筋骨。全方共奏补益气血之功效。

【用法】加水适量炖汤，每日 1 剂，分 3 次服。

【注意事项】忌食辛辣油腻之物。

【来源】《常用瑶药临床手册》。

【收集者与整理者】李彤、闫国跃、李幸、潘雪萍。

【临床验方】保暖风 30 克，五爪风 30 克，鸡肉适量。

【功效】补气活血。

【方解】保暖风为主药，甘、辛，温；属风药；舒筋活络，益肝补肾，健脾补血，消肿散寒。五爪风为主药，甘，微温；属风药；健脾益气，化湿舒筋，行气止痛，补肺通乳。鸡肉，甘，温；温中益气，补虚填精，健脾胃，活血脉，强筋骨。全方盈亏平衡，共奏益肝补肾、健脾补血之功效。

【用法】共炖，吃鸡肉喝汤。

【注意事项】忌食辛辣油腻之物。

【来源】《常用瑶药临床手册》。

【收集者与整理者】李彤、闫国跃、李幸、潘雪萍。

【民间秘方】红花倒水莲、九层风、黄皮果树根、五爪风果及根、鸡蛋各适量。

【功效】补血活血。

【方解】红花倒水莲，辛、苦，平；活血调经。九层风，微苦、甘、涩，平；属风药；活血补血，通络，祛风除湿。黄皮果树根，辛、微苦，温；行气止痛。五爪风果及根，甘、微温；属风药；健脾益气，化湿舒筋，行气止痛。鸡蛋，甘，平；益精补气，滋阴润燥，养血。方中，红花倒水莲、九层风为主药，以活血通经为主；黄皮果树根、五爪风果及根为配药，以健脾益气为辅；鸡蛋为引路药，补虚、养血。全方共奏补血活血之功效，对慢性贫血及体虚疾病有较好疗效，亦用于妇人产后贫血诸症。

【用法】加水，与鸡蛋共煎服。

【注意事项】忌食辛辣油腻之物。

【献方者】赵福金夫妇。

【来源】未出版的资料。

【收集者与整理者】李海强、李幸、王艺锦。

【采集地】贺州市平桂区鹅塘镇槽堆村。

产后腹痛 / 荣介瓦卡西闷

【临床验方】生地炭 50 克，当归尾 50 克，黄酒 500 克。

【功效】养血活血，化瘀止痛。

【方解】生地炭，甘、咸，寒；清热凉血，养阴生津。当归尾，甘、辛，温；补血，活血，止痛。黄酒，甘、苦、辛，温；辛散温通，行气活血。方中，生地炭、当归尾为主药，养血活血；黄酒为引路药，引领主药循入病所。全方共奏养血活血、化瘀止痛之功效，对产后瘀血不去、崩中、腹痛效果佳。

【用法】水煎，每日 1 剂，分 2～3 次服，每次 200 毫升。

【禁忌】酒精过敏者禁用，孕妇慎用。

【注意事项】忌食辛辣油腻之物。

【来源】瑶医药秘方、验方数据库。

【收集者与整理者】李彤、闫国跃、韦晓嵘。

【采集地】广西中医药大学瑶医药学院。

2

【民间秘方】大红钻 10 克，血党 10 克，香附 10 克。

【功效】活血化瘀，理气止痛。

【方解】血党为主药，苦、微涩，平；属风打相兼药；祛风通络，散瘀消肿。香附为配药，辛、微苦、微甘，平；疏肝理气，调经止痛。大红钻为引路药，苦、辛，温；属风打相兼药；祛风除湿，理气止痛，活血消肿。全方盈亏平衡，共奏活血化瘀、理气止痛之功效。

【用法】水煎服。

【注意事项】忌食辛辣油腻之物。

【来源】广西壮族自治区少数民族验方、秘方、诊疗方法调查表。

【收集者与整理者】邵金宝、李幸。

【采集地】河池市都安瑶族自治县。

3

【临床验方】牛膝 60 克，延胡索 30 克，白酒 300 克。

【功效】理气化瘀。

【方解】牛膝为主药，苦、酸、甘，平；活血通经，引火（血）下行。延胡索为配药，辛、苦，温；活血散瘀，理气止痛。白酒为引路药，甘、苦、辛，温；辛散温通，行气活血。全方共奏理气化瘀之功效，对产后瘀血不去、崩中、腹痛效果佳。

【用法】水煎，每日 1 剂，分 2～3 次服，每次 200 毫升。

【禁忌】酒精过敏者禁用，孕妇慎用。

【注意事项】忌食辛辣油腻之物。

【来源】瑶医药秘方、验方数据库。

【收集者与整理者】李彤、闫国跃、韦晓嵘。

【采集地】广西中医药大学瑶医药学院。

4

【临床验方】朝天罐 30 克，鸡蛋适量。

【功效】活血止痛，补虚填精。

【方解】朝天罐为主药，酸、涩，微温；属风药；健脾利湿，活血解毒，收敛止血，调经。鸡肉为配药，甘，温；温中益气，补虚填精，健脾胃，活血脉，强筋骨。主药、配药结合使全方盈亏平衡，共奏活血止痛、补虚填精之功效。

【用法】朝天罐水煎，煮鸡蛋吃。

【注意事项】忌食辛辣油腻之物。

【献方者】李珍清。

【来源】未出版的资料。

【收集者与整理者】刘小梅、李幸、王艺锦。

【采集地】贺州市中医医院名瑶医李珍清工作室。

【临床验方】鸡冠花 15 克，山楂 15 克。

【功效】凉血止血，散瘀止痛。

【方解】山楂为主药，酸、甘，微温；消食化积，活血散瘀。鸡冠花为配药，甘，凉；凉血，止血。二者活血、止血，共奏凉血止血、散瘀止痛之功效。

【用法】加水一碗半，煎至大半碗，加米酒半两一次冲服。

【注意事项】忌食辛辣油腻之物。

【献方者】李珍清。

【来源】未出版的资料。

【收集者与整理者】刘小梅、李幸、王艺锦。

【采集地】贺州市中医医院名瑶医李珍清工作室。

【临床验方】益母草 18 克，苏木 12 克。

【功效】活血散瘀止痛。

【方解】益母草为主药，苦、辛，微寒；活血调经，利尿消肿，清热解毒。苏木为配药，甘、咸，平；活血祛瘀，消肿止痛。主药、配药结合使全方盈亏平衡，共奏活血散瘀止痛之功效。

【用法】加水与鲜青皮鸭蛋 2 个同煮，待鸭蛋熟后去壳再煮 2 分钟，吃蛋喝汤。

【注意事项】孕妇慎用。

【来源】瑶医药秘方、验方数据库。

【收集者与整理者】李彤、闫国跃、韦晓嵘。

7

【临床验方】泽兰 30 克，米酒 300 克。

【功效】活血通瘀。

【方解】泽兰，苦、辛，微温；活血化瘀，痛经止痛。米酒，甘、苦、辛，温；辛散温通，行气活血。方中，泽兰为主药，活血化瘀；米酒为配药兼引路药，活血散瘀，同时引领主药循入病所，共奏活血通瘀之功效，主治妇女产后腹痛、恶露滞少、有紫黑瘀块。

【用法】水煎，每日 1 剂，分 2 ~ 3 次服，每次 200 毫升。

【禁忌】酒精过敏者禁用，孕妇慎服。

【来源】瑶医药秘方、验方数据库。

【收集者与整理者】李彤、闫国跃、韦晓嵘。

【采集地】广西中医药大学瑶医药学院。

产后身痛 / 邕后新闷

【临床验方】下山虎 15 克，九层风 15 克，五爪风 15 克，赤芍 15 克，血风 15 克，白芍 20 克，当归 10 克，桂枝 10 克，川芎 7 克。

【功效】补气活血，祛风止痛。

【方解】下山虎，辛，温；属风打相兼药；祛风除湿，舒筋活络，活血祛瘀。九层风，微苦、甘、涩，平；属风药；活血补血，通络，祛风除湿。五爪风，甘，微温；属风药；健脾益气，化湿舒筋，行气止痛。赤芍，苦，微寒；清热凉血，祛瘀止痛。血风，苦、微辛，温；属风打相兼药；祛风活络，消肿止痛，生肌止血。白芍，苦、酸，微寒；养血平肝止痛，敛阴止汗。当归，甘、辛，温；补血，活血，止痛。桂枝，辛、甘，温；发汗解肌，温经通脉，通阳化气。川芎，辛，温；活血行气。方中，五爪风、赤芍、白芍、当归、川芎为主药，以活血行气止痛为主；下山虎、九层风、血风为配药，风打兼施，以祛风除湿为辅；桂枝为引路药，引诸药行于经络，全方盈亏平衡，共奏补气活血、祛风止痛之功效。

【用法】水煎，每日 1 剂，分 3 ~ 4 次服。

【禁忌】孕妇禁用。

【注意事项】忌食辛辣油腻之物。

【献方者】赵进周。

【来源】未出版的资料。

【收集者与整理者】李幸、李颖。

【采集地】来宾市金秀瑶族自治县瑶医医院。

产后尿潴留 / 威包章威

【临床验方】紫苏叶 10 克。

【功效】利尿。

【方解】本方为瑶医经验单方。紫苏叶，辛，温；行气宽中，利尿，可治疗产后尿潴留。

【用法】水煎代茶饮，每日 1 剂。

【注意事项】忌食辛辣油腻之物。

【来源】瑶医药秘方、验方数据库。

【收集者与整理者】李彤、闫国跃、韦晓嵘。

【采集地】广西中医药大学瑶医药学院。

产后盗汗 / 蠢寒难

【临床验方】山茱萸 60 克，米酒 500 克。

【功效】补虚止汗。

【方解】山茱萸为主药，酸、涩，微温；补益肝肾，收涩固脱。米酒为引路药，苦、甘、辛，大热；滋阴补肾，祛风除湿，健脾养胃，补血活血，引领主药循入病所。主药、配药结合使全方盈亏平衡，共奏补虚止汗之功效。

【用法】水煎，每日 1 剂，分 2 ～ 3 次服，每次 200 毫升。

【禁忌】酒精过敏者禁用。

【注意事项】忌食辛辣油腻之物。

【来源】瑶医药秘方、验方数据库。

【收集者与整理者】李彤、闫国跃、韦晓嵘。

【采集地】广西中医药大学瑶医药学院。

产后少乳、缺乳、回乳 / 疟没通

①

【民间秘方】王不留行 15 克，奶浆叶兜 2～3 个，猪蹄适量。

【功效】活血通经下乳。

【方解】王不留行为主药，辛、苦，温；活血通经，下乳，利水通淋。奶浆叶兜为配药，辛，平；清热解毒，利尿通乳，止血杀虫。猪蹄为引路药，甘，温；补气血，通乳汁，润肌肤，托疮毒。全方共奏活血通经下乳之功效，对乳汁缺乏有较好疗效。

【用法】加水共炖，吃蹄喝汤，每日 1 剂，分 3 次服，连服 3～5 日。

【注意事项】忌食辛辣油腻之物。

【献方者】袁家勋。

【来源】未出版的资料。

【收集者与整理者】文嶔。

【采集地】桂林市灌阳县西山乡。

②

【民间秘方】五爪风 60 克，五加皮 30 克，猪脚适量。

【功效】健脾益气，补肺通乳。

【方解】本方为瑶医经验方。五爪风为主药，甘，微温；属风药；健脾益气，化湿舒筋，行气止痛，补肺通乳。五加皮为配药，微苦、甘，温；祛风湿，强筋骨。猪脚为引路药，甘，温；温中益气，补虚填精，健脾胃，活血脉，强筋骨。全方盈亏平衡，共奏健脾益气、补肺通乳之功效。

【用法】炖猪脚食。

【注意事项】忌食辛辣油腻之物。

【来源】《富川县中医验方汇锦》。

【收集者与整理者】李幸。

【采集地】贺州市富川瑶族自治县。

③

【民间秘方】五加皮 20 克，五爪风 20 克，木姜树 15 克，杜仲 15 克，牛尾菜 15 克，通草 15 克，土党参 15 克，黄芪 15 克，枸杞子 15 克，九层风 15 克。

【功效】通乳，补虚，益气。

【方解】五加皮，微苦、甘，温；祛风湿，强筋骨，利尿。五爪风，甘，微温；健脾补肺，行气利湿。木姜树，辛，温；祛风散寒止痛。杜仲，甘，温；补肝肾，强筋骨。牛尾菜，甘、微苦，平；属风药；强筋壮骨，补虚，祛痰，止咳。通草，甘、淡，微寒；利尿通淋，下乳。土党参，甘，平；健脾益肺，养血生津。黄芪，甘，温；补气升阳，益卫固表，利水消肿。枸杞子，甘，平；滋补肝肾，益精明目。九层风，微苦、甘、涩，平；属风药；活血补血，通络，祛风除湿。方中，五加皮、木姜树、杜仲、牛尾菜、通草为主药，以通乳、补虚为主；黄芪、五爪风、土党参为配药，以益气为辅；枸杞子、九层风为引路药，枸杞子平衡补益元气之药力，九层风引领以上各药循入脏腑直达病所。全方共奏通乳、补虚、益气之功效。

【用法】水煎服。

【注意事项】忌食辛辣油腻之物。

【献方者】赵衷民。

【来源】未出版的资料。

【收集者与整理者】石泽金、李幸。

【采集地】来宾市金秀瑶族自治县三江乡大磨屯。

4

【民间秘方】追骨风 30 克，野山参 30 克，五爪风 20 克，猪脚适量。

【功效】健脾益气，补肺通乳。

【方解】追骨风，苦、涩，平；属风打相兼药；祛风除湿，舒筋通络，活血消肿，通经行气。野山参，平、甘、微苦，微温；大补元气，复脉固脱，补脾益肺。五爪风，甘，微温；属风药；健脾益气，化湿舒筋，行气止痛，补肺通乳。猪脚，甘，温；补气血，润肌肤，通乳汁，托疮毒。方中，五爪风、野山参为主药，以健脾益气、补肺通乳为主；追骨风为配药，以活血消肿、通经行气为辅；猪脚为引路药，补虚。全方盈亏平衡，共奏健脾益气、补肺通乳之功效。

【用法】加水共炖，吃猪脚喝汤，每日 1 次，连吃 3～7 日。

【注意事项】忌食辛辣油腻之物。

【来源】《灌阳县验方秘方案编》。

【收集者与整理者】罗远带、李幸。

【采集地】桂林市灌阳县。

5

【临床验方】五爪风 20 克，裙头当 15 克，鸡仔莲 30 克，猪脚 250 克。

【功效】通经下乳。

【方解】本方为瑶医经验方。五爪风，甘，微温；属风药；健脾益气，化湿舒筋，行气止痛，补肺通乳。裙头当，甘，凉；除热，利水，解毒。鸡仔莲，甘，微苦，平；属风药；滋补肝肾，养血健脾利湿。猪脚，甘，温；补气血，润肌肤，通乳汁，托疮毒。方中，五爪风、鸡仔莲为主药，以健脾益气、补肺通乳为主；裙头当为配药，以解毒为辅；猪脚为引路药，补虚。全方盈亏平衡，共奏健脾益气、补肺通乳之功效。

【用法】加水共炖，吃猪脚喝汤，每日 3 次。

【禁忌】孕妇禁用。

【注意事项】忌食辛辣油腻之物。

【献方者】赵进周。

【来源】未出版的资料。

【收集者与整理者】李幸、李颖。

【采集地】来宾市金秀瑶族自治县瑶医医院。

【临床验方】五爪风 30 克，蜘蛛薯 30 克，黄豆 100 克。

【功效】通经下乳。

【方解】本方为瑶医经验方。五爪风为主药，甘，微温；属风药；健脾益气，化湿舒筋，行气止痛，补肺通乳。蜘蛛薯为配药，甘、苦，平；益气，祛瘀，止痛，润肺，滋补。黄豆为引路药，甘，平；健脾利湿，益血补虚，解毒。全方盈亏平衡，共奏通经下乳之功效。

【用法】煲汤，每日服 3 次。

【禁忌】孕妇禁用。

【注意事项】忌食辛辣油腻之物。

【献方者】赵进周。

【来源】未出版的资料。

【收集者与整理者】李幸、李颖。

【采集地】来宾市金秀瑶族自治县瑶医医院。

【临床验方】猪蹄、黄豆、鱼胶、鱿鱼、黄芪各 30 克，黄酒适量。

【功效】健脾益气，通经下乳。

【方解】本方为瑶医经验方。猪蹄，甘，温；补气血，润肌肤，通乳汁，托疮毒。黄豆，甘，平；健脾利湿，益血补虚，解毒。鱼胶，甘，平；补肝肾，养血止血，散瘀消肿。

鱿鱼，咸，平；滋阴养胃，补虚润肤。黄芪，甘，温；补气升阳，益卫固表，利水消肿，托疮生肌。黄酒，苦、甘、辛，大热；滋阴补肾，祛风除湿，健脾养胃，补血活血。方中，黄芪为主药，以益气补肺通乳为主；猪蹄、黄豆、鱼胶、鱿鱼为配药，以补益气血为辅；黄酒为引路药，活血通经。全方盈亏平衡，共奏健脾益气、通经下乳之功效。

【用法】加水共炖，吃猪蹄喝汤，每日 3 次。

【禁忌】孕妇禁用。

【注意事项】忌食辛辣油腻之物。

【献方者】李海强。

【来源】未出版的资料。

【收集者与整理者】李幸、李颖。

【采集地】贺州市中医医院。

8

【临床验方】奶参 30 克，陈皮 10 克，王不留行 20 克，小通草 10 克，堂愁 18 克，黄花参 30 克。

【功效】补虚通乳。

【方解】奶参，甘、辛，平；滋补强壮，补虚通乳，排脓解毒，祛痰。陈皮，辛，温；理气健脾，燥湿化痰。王不留行，辛、苦，温；活血通经，下乳，消痈，利水通淋。小通草，甘、淡，寒；清热，利水，通乳。堂愁，苦、辛，微寒；疏散退热，疏肝解郁，升举阳气。黄花参，甘、微苦，平；属风药；滋补肝肾，养血健脾利湿。方中，奶参、王不留行、小通草、黄花参为主药，以补虚通乳为主；陈皮、堂愁为配药，以风亏之，以疏肝理气为辅。全方共奏补虚通乳之功效。

【用法】水煎，每日 1 剂，分 3～4 次服。

【禁忌】孕妇禁用。

【注意事项】忌食辛辣油腻之物。

【献方者】李海强。

【来源】未出版的资料。

【收集者与整理者】李幸、李颖。

【采集地】贺州市中医医院。

9

【临床验方】奶参 30 克，水牛奶 30 克，盘龙参 30 克，桂枝 12 克，黄花菜 30 克，扶芳藤 20 克。

【功效】健脾益气，通经下乳。

【方解】奶参，甘、辛，平；滋补强壮，补虚通乳，排脓解毒，祛痰。水牛奶，甘，微寒；生津止渴，补虚健脾。盘龙参，甘、苦、辛；益气养阴，清热解毒。桂枝，辛、甘，温；发汗解肌，温经通脉，通阳化气。黄花菜，甘，凉；止血，清热利湿。扶芳藤，苦、甘，温；散瘀止血，舒筋活络。方中，奶参、水牛奶为主药，以补虚通乳为主；盘龙参、黄花菜为配药，以清热、祛湿为辅；桂枝、扶芳藤为引路药，温通经络，引领主药循入病所。全方盈亏平衡，共奏健脾益气、通经下乳之功效。

【用法】水煎，每日1剂，分3～4次服。

【禁忌】孕妇禁用。

【注意事项】忌食辛辣油腻之物。

【献方者】李海强。

【来源】未出版的资料。

【收集者与整理者】李幸、李颖。

【采集地】贺州市中医医院。

⑩

【临床验方】鲜黑皂角籽7个。

【功效】通经下乳。

【方解】鲜黑皂角籽，温，辛；消肿托毒，排脓，通经下乳。

【用法】研末用开水送服。每日1剂。

【注意事项】忌食辛辣油腻之物。

【来源】瑶医药秘方、验方数据库。

【收集者与整理者】李彤、闫国跃、韦晓嵘。

【采集地】广西中医药大学瑶医药学院。

⑪

【临床验方】当归10克，黄芪15克，葱白9克。

【功效】补益气血，通经下乳。

【方解】当归，甘、辛，温；补血。黄芪，甘，温；补气升阳，利水消肿。葱白，辛，温；发表通阳。方中，黄芪为主药，益气补血；当归为配药，补血；葱白为引路药，辅当归、黄芪通经络。全方共奏补益气血、通经下乳之功效。

【用法】水煎，早晚空腹服，连服几日，奶下即止。

【注意事项】忌食辛辣油腻之物。

【来源】瑶医药秘方、验方数据库。

【收集者与整理者】李彤、闫国跃、韦晓嵘。

【采集地】广西中医药大学瑶医药学院。

【临床验方】莴苣籽 15 克。

【功效】通经下乳。

【方解】莴苣籽，辛、苦、微温；通经下乳，活血行瘀。

【用法】水煎，加白糖服，每日 2 次。

【注意事项】忌食辛辣油腻之物。

【来源】瑶医药秘方、验方数据库。

【收集者与整理者】李彤、闫国跃、韦晓嵘。

【采集地】广西中医药大学瑶医药学院。

【临床验方】炒芝麻 20 克。

【功效】补虚下乳。

【方解】芝麻，甘、涩、平；补肝肾，益精血，下乳。

【用法】加盐少许，产前 10 日开始吃，每日 2 次。

【注意事项】忌食辛辣油腻之物。

【来源】瑶医药秘方、验方数据库。

【收集者与整理者】李彤、闫国跃、韦晓嵘。

【采集地】广西中医药大学瑶医药学院。

【临床验方】炒麦芽 60 ～ 120 克。

【功效】回乳消胀。

【方解】本方为瑶医经验方。麦芽，甘，平；回乳消胀，行气消食，健脾开胃，对断奶回乳有较好疗效。

【用法】水煎服，每日 1 剂，连服 3 日。

【注意事项】回乳期间严禁喝肉汤、吃荤菜及油腻之物。

【来源】瑶医药秘方、验方数据库。

【收集者与整理者】李彤、闫国跃、韦晓嵘。

【采集地】广西中医药大学瑶医药学院。

急性乳腺炎 / 弱嘴闷

①

【民间秘方】寻骨风根（毛木黄穿地节）适量。

【功效】祛风除湿，通络止痛。

【方解】本方为瑶医经验单方。寻骨风根（毛木黄穿地节）苦、辛，平；祛风除湿，通络止痛，对急性乳腺炎有较好疗效。

【用法】水煎 2 次，煎取药液 100 毫升，去渣，敲入 2 个鸡蛋煮熟，连汤 1 次吃完，每日 1 剂。

【注意事项】忌食辛辣油腻之物。

【献方者】梁发财。

【来源】未出版的资料。

【收集者与整理者】文嶔。

【采集地】桂林市灌阳县西山乡。

②

【民间秘方】鲜穿破石（根、茎、叶）150 ～ 250 克。

【功效】清热解毒，消肿止痛。

【方解】本方为瑶医经验方。鲜穿破石，微苦，平；属风打相兼药；清热，祛风除湿，消肿止痛，活血通络。

【用法】水煎服，每日 3 次。或捣烂敷患处，每日换药 1 次。

【注意事项】忌食辛辣油腻之物。

【来源】《富川县中医验方汇锦》。

【收集者与整理者】李幸。

【采集地】贺州市富川瑶族自治县。

③

【民间秘方】丁癸草 30 ～ 60 克。

【功效】清热解毒。

【方解】本方为瑶医经验单方。丁癸草，甘，凉；属风打相兼药；清热，解毒，祛瘀，对急乳腺炎有较好疗效。

【用法】水煎，每日 1 剂，分 3 次服。

【注意事项】忌食辛辣油腻之物。

【献方者】蒋继俊。

【来源】未出版的资料。

【收集者与整理者】文钦。

【采集地】桂林市灌阳县西山乡。

【临床验方】苦楝子 30 克，红糖适量。

【功效】活血行气止痛。

【方解】本方为瑶医经验方。苦楝子为主药，苦，寒；有小毒；行气止痛。红糖为配药，甘，温；补血，活血，通瘀。全方共奏活血行气止痛之功效。

【用法】用黄酒或开水 100～200 毫升冲服，每日 1～2 次，连服 2～5 次。

【注意事项】不可大剂量服用，忌食辛辣油腻之物。

【来源】瑶医药秘方、验方数据库。

【收集者与整理者】李彤、闫国跃、韦晓嵘。

【采集地】广西中医药大学瑶医药学院。

【临床验方】全瓜蒌 30 克，黄酒 100 克。

【功效】化痰散结消肿。

【方解】全瓜蒌为主药，辛，凉；清热化痰，利气宽胸，散结消痈。黄酒为配药，甘、苦、辛，温；辛散温通，行气活血。主药、配药结合使全方盈亏平衡，共奏化痰散结消肿之功效，对乳腺炎初期红肿热痛效果佳。

【用法】全瓜蒌捣碎，与黄酒同放入陶瓷碗中，隔水炖煮 20 分钟，去渣，饮酒，每日 2 次。

【禁忌】酒精过敏者禁用。

【注意事项】忌食辛辣油腻之物。

【来源】瑶医药秘方、验方数据库。

【收集者与整理者】李彤、闫国跃、韦晓嵘。

【采集地】广西中医药大学瑶医药学院。

6

【临床验方】柑核 15 克，米酒 50 克。

【功效】通络散结。

【方解】柑核为主药，苦、辛，温；行气散结。米酒为配药兼引路药，甘、苦、辛，温；辛散温通，行气活血，同时引领主药循入病所。全方共奏通络散结之功效，主治妇女产后乳汁不通、乳房硬结、红肿热痛。

【用法】水煎，每日 1 剂，分 2～3 次服，每次 200 毫升。

【禁忌】酒精过敏者禁用。

【注意事项】忌食辛辣油腻之物。

【来源】瑶医药秘方、验方数据库。

【收集者与整理者】李彤、闫国跃、韦晓嵘。

【采集地】广西中医药大学瑶医药学院。

7

【临床验方】皂角刺 15 克，丝瓜络 20 克，夏枯草 20 克，金银花 20 克，堂愁 15 克，白芍 15 克，穷堆咪 15 克，蒲公英 15 克，黄芩 13 克，达卡扎 10 克，甘草 10 克。

【功效】清热解毒散结。

【方解】皂角刺，辛，温；消肿托毒，排脓。丝瓜络，甘，平；祛风通络，化痰解毒。夏枯草，辛、苦，寒；清肝泻火，明目，散结消肿。金银花，甘，寒；清热解毒，疏散风热。堂愁，苦、辛，微寒；疏散退热，疏肝解郁，升举阳气。白芍，苦、酸，微寒；养血平肝止痛，敛阴止汗。穷堆咪，苦、辛，微寒；清热解毒，消痈散结。蒲公英，苦、甘，寒；清热解毒，消肿散结。黄芩，苦，寒；清热燥湿，泻火解毒，止血。达卡扎，辛、苦，温；疏肝理气，调经止痛。甘草，甘，平；益气补中，清热解毒，缓急止痛，调和诸药。方中，皂角刺、夏枯草、穷堆咪、金银花、蒲公英、黄芩为主药，以消肿排脓为主；丝瓜络、堂愁、白芍、达卡扎为配药，以清热解毒、疏肝止痛为辅；甘草为引路药，调和诸药。全方盈亏平衡，共奏清热解毒散结之功效。

【用法】水煎，每日 1 剂，分 3～4 次服。

【禁忌】孕妇禁用。

【注意事项】忌食辛辣油腻之物。

【献方者】赵进周。

【来源】未出版的资料。

【收集者与整理者】李幸、李颖。

【采集地】来宾市金秀瑶族自治县瑶医医院。

【临床验方】沙的否 50 克，浸地风 50 克，九节风 100 克，蒲公英 50 克，皂角刺 50 克，穷堆咪 50 克。

【功效】清热解毒散结。

【方解】沙的否，淡、微辛，凉；健脾利湿，疏肝活血。浸地风，微甘，温；属风打相兼药；祛风活血，消肿镇痛，舒筋活络。九节风，苦、涩、辛，凉；属打药；清热解毒，祛风除湿，消肿止痛，杀菌。蒲公英，苦、甘，寒；清热解毒，消肿散结。皂角刺，辛，温；消肿托毒，排脓。穷堆咪，苦、辛，微寒；清热解毒，消痈散结。方中，沙的否、浸地风、九节风为主药，风打兼施，以活血消肿为主；蒲公英、皂角刺、穷堆咪为配药，以清热解毒为辅。全方盈亏平衡，共奏清热解毒散结功效。

【用法】水煎，每日 1 剂，分 3 ～ 4 次服。

【禁忌】孕妇禁用。

【注意事项】忌食辛辣油腻之物。

【献方者】赵进周。

【来源】未出版的资料。

【收集者与整理者】李幸、李颖。

【采集地】来宾市金秀瑶族自治县瑶医医院。

9

【民间秘方】白花丹适量。

【功效】散瘀消肿。

【方解】本方为瑶医经验单方，药专力宏。白花丹，辛，苦，温；有小毒；属打药；散瘀消肿，祛风除湿，消炎止痛。

【用法】捣烂，布包敷患侧乳房。

【注意事项】忌食辛辣油腻之物。

【献方者】吴汉秋。

【来源】广西壮族自治区少数民族医医案医话调查表。

【收集者与整理者】温桂柱、周佩鸾、潘雪萍、付海霞、李幸。

【采集地】河池市都安瑶族自治县下拗乡光隆村山脚屯。

产后出血 / 绵使蒋邦

【临床验方】艾叶炭 30 克，蒲黄 15 克，蒲公英 15 克，黄酒 500 克。

【功效】凉血止血。

【方解】艾叶炭，辛，苦，温；止血，活血通络。蒲黄，苦、涩，平；化瘀，止血，利尿。蒲公英，苦、甘，寒；清热解毒。黄酒，甘、苦、辛，温；辛散温通，行气活血。方中，艾叶炭为主药，止血；蒲黄、蒲公英为配药，凉血化瘀；黄酒为引路药，引领以上各药循入病所。全方共奏凉血止血之功效，对产后出血、功能性子宫出血有良效。

【用法】水煎，每日 1 剂，分 2～3 次服，每次 200 毫升。

【禁忌】酒精过敏者禁用，经期妇女慎服。

【来源】瑶医药秘方、验方数据库。

【收集者与整理者】李彤、闫国跃、韦晓嵘。

【采集地】广西中医药大学瑶医药学院。

【民间秘方】小鸟不站 30 克。

【功效】活血止血。

【方解】小鸟不站，苦、辛，平；属打药；活血止血，祛风除湿止痛。

【用法】水煎，冲酒服。

【注意事项】酒精过敏者慎服。

【来源】《灌阳县验方秘方案编》。

【收集者与整理者】罗远带、李幸。

【采集地】桂林市灌阳县。

第十三章 男科疾病

前列腺炎 / 盖

【民间秘方】金银花藤 20 克，鸡骨草 30 克，马蹄金 20 克，鱼腥草 20 克，夏枯草 20 克，金银花 15 克，金钱风 20 克，救必应 15 克，甘草 5 克，灯心草 15 克。

【功效】清热解毒祛湿。

【方解】金银花藤，甘，寒；清热解毒，利水祛湿。鸡骨草，甘、微苦，凉清热利湿，疏肝止痛。马蹄金，苦，寒；属打药；清热解毒，利湿通淋，散瘀消肿。夏枯草，辛、苦，寒；清肝泻火，明目，散结消肿。金银花，甘，寒；清热解毒，利水祛湿。金钱风，淡、涩，平；属风打相兼药；清热解毒，祛风除湿，活血散瘀，止痛，利水。鱼腥草，辛，微寒；清热解毒，消痈排脓，利尿通淋。救必应，苦，凉；属风打相兼药；清热解毒，消肿止痛，止血生肌。甘草，甘，平；益气补中，清热解毒，缓急止痛，调和诸药。灯心草，苦，平；利尿通淋，清心除烦。方中，金银花藤、马蹄金、金银花、金钱风、鱼腥草、救必应、灯心草为主药，以清热解毒祛湿为主；夏枯草、鸡骨草为配药，以疏肝为辅；甘草为引路药，平衡药力。全方盈亏平衡，共奏清热解毒祛湿之功效。

【用法】水煎服。

【注意事项】忌食辛辣油腻之物。

【献方者】赵衷民。

【来源】未出版的资料。

【收集者与整理者】石泽金、李幸。

【采集地】来宾市金秀瑶族自治县三江乡大磨屯。

【民间秘方】鱼腥草 20 克，白花蛇舌草 20 克，灯心草 15 克，过塘藕 15 克，毛冬青 20 克，金银花藤 15 克，鸡骨草 20 克。

【功效】清热解毒，利尿通淋。

【方解】鱼腥草，辛，微寒；清热解毒，消痈排脓，利尿通淋。白花蛇舌草，苦、甘，寒；清热解毒消痈，利湿通淋。灯心草，苦，平；利尿通淋，清心除烦。过塘藕，甘、辛，寒；属风药；清热解毒，利尿通淋，祛腐生肌。毛冬青，苦、甘，凉；清热解毒，生津止渴。金银花藤，甘，寒；清热解毒，利水祛湿。鸡骨草，甘、微苦，凉清热利湿，疏肝止痛。方中，鱼腥草、白花蛇舌草、灯心草、过塘藕、毛冬青、金银花藤为主药，以清热解毒、利尿通淋为主；鸡骨草为配药，以清热、疏肝为辅；主药、配药结合使全方盈亏平衡，共奏清热解毒、利尿通淋之功效。

【用法】水煎服。

【注意事项】忌食辛辣油腻之物。

【献方者】赵衷民。

【来源】未出版的资料。

【收集者与整理者】石泽金、李幸。

【采集地】来宾市金秀瑶族自治县三江乡大磨屯。

③

【民间秘方】鱼腥草 15 克，夏枯草 15 克，马蹄金 10 克，金钱风 20 克，鸡骨草 20 克，白花蛇舌草 10 克，过塘藕 20 克，六月霜 20 克，甘草 3 克。

【功效】清热解毒，利湿通淋。

【方解】鱼腥草，辛，微寒；清热解毒，消痈排脓，利尿通淋。夏枯草，辛、苦，寒；清肝泻火，明目，散结消肿。马蹄金，苦，寒；属打药；清热解毒，利湿通淋，散瘀消肿。金钱风，淡、涩，平；属风打相兼药；清热解毒，祛风除湿，活血散瘀，止痛，利水。鸡骨草，甘、微苦，凉清热利湿，疏肝止痛。白花蛇舌草，苦、甘，寒；清热解毒消痈，利湿通淋。过塘藕，甘、辛，寒；属风药；清热解毒，利尿通淋，祛腐生肌。六月霜，微苦、涩，平；清热解毒，凉血止血。甘草，甘，平；益气补中，清热解毒，缓急止痛，调和诸药。方中，鱼腥草、夏枯草、马蹄金、金钱风、鸡骨草、白花蛇舌草为主药，以清热解毒、利湿通淋为主；过塘藕、六月霜为配药，以疏肝、凉血为辅；甘草为引路药，平衡清热利湿通淋药力，引领以上各药循入脏腑直达病所。全方共奏清热解毒、利湿通淋之功效。

【用法】水煎服。

【注意事项】忌食辛辣油腻之物。

【献方者】赵衷民。

【来源】未出版的资料。

【收集者与整理者】石泽金、李幸。

【采集地】来宾市金秀瑶族自治县三江乡大磨屯。

【临床验方】益智仁 30 克，白酒 250 克。

【功效】补肾固摄。

【方解】益智仁为主药，辛，温；暖肾缩尿固精。白酒为配药，苦、甘、辛，大热；祛风除湿，温肾健脾。主药、配药结合使全方盈亏平衡，共奏补肾固摄之功效，对肾虚不固的尿频有疗效。

【用法】益智仁浸酒 20 日，每日饮药酒 10 毫升，每日 2 次。

【禁忌】酒精过敏者慎用。

【注意事项】不宜过食肥甘辛辣，过量饮酒，贪凉，纵欲过劳。

【来源】瑶医药秘方、验方数据库。

【收集者与整理者】李彤、闫国跃、覃枫。

【采集地】广西中医药大学瑶医药学院。

附睾炎及睾丸炎 / 介堆歌闷

【民间秘方】老蒜头梗 60 克，萝卜头 100 克。

【功效】解毒消炎。

【方解】本方为瑶医经验方。老蒜头梗为主药，辛，温；抗菌消炎，除湿毒，消疮肿。萝卜头为配药，甘、辛，凉；清热，凉血，下气宽中。主药、配药结合使全方盈亏平衡，对附睾炎及睾丸炎有较好疗效。

【用法】加水 500 毫升煎至 300 毫升，趁热熏洗阴部，每日 3 ～ 4 次，连用数日。

【注意事项】忌食辛辣油腻之物。

【献方者】袁家勋。

【来源】未出版的资料。

【收集者与整理者】文钦。

【采集地】桂林市灌阳县西山乡。

2

【民间秘方】桉树叶 150 克，千里光 150 克，松树叶 100 克。

【功效】清热解毒，消炎镇痛。

【方解】桉树叶，甘，平；消炎镇痛。千里光，苦、涩，寒；清热解毒。松树叶，苦，温；祛风燥湿，活血安神，杀虫止痒。方中，松树叶、千里光为主药，以清热、解毒、杀虫为主；桉树叶为配药，以抗菌消炎为辅，增强主药功效。主药、配药结合使全方盈亏平衡，共奏清热解毒、消炎镇痛之功效。

【用法】将药洗净，放砂锅加水 1000 毫升煮沸后，去渣。趁热用棉球浸液洗擦后再贴敷患处，每日 3 次，每次 30 分钟。

【注意事项】忌食辛辣油腻之物。

【献方者】袁基璘。

【来源】未出版的资料。

【收集者与整理者】文嵚。

【采集地】桂林市灌阳县西山乡。

③

【临床验方】瓜子金 30 克，鸡蛋 1 个。

【功效】活血止痛，补气养血。

【方解】瓜子金为主药，辛、苦，平；属风打相兼药；通经活络，活血解毒，止痛。鸡蛋为配药，甘，平；益精补气，滋阴润燥，养血。主药、配药结合使全方盈亏平衡，共奏活血止痛、补气养血之功效。

【用法】鸡蛋去壳炒熟，同瓜子金加水适量煎服，每日 2 次。

【注意事项】忌食辛辣油腻之物。

【来源】《常用瑶药临床手册》。

【收集者与整理者】李彤、闫国跃、李幸、潘雪萍。

阳痿 / 阳习买继

①

【民间秘方】四季花 20 克，决明子 20 克，野荞麦 20 克，饿蚂蝗 20 克，桃仁 3 粒。

【功效】疏肝解郁。

【方解】四季花，甘，温；活血疏肝解郁。决明子，甘、苦、咸，微寒；清肝明目，润肠通便。野荞麦，辛、苦，凉；清热解毒，活血散瘀，健脾利湿。饿蚂蝗，甘、苦，凉；活血止痛，解毒消肿。桃仁，咸，寒；有小毒；活血祛瘀，润肠通便。方中，四季花、决明子为主药，以活血疏肝解郁为主；野荞麦、饿蚂蝗、桃仁为配药，以活血化瘀为辅；主药、配药结合使全方盈亏平衡，共奏疏肝解郁之功效。

【用法】水煎，每日1剂，分2～3次服，每次150毫升。虚者加九层风、何首乌各25克。

【注意事项】忌食辛辣油腻之物。

【献方者】吴汉秋。

【来源】广西壮族自治区少数民族医医案医话调查表。

【收集者与整理者】周佩鸾、温桂柱、潘雪萍、付海霞。

【采集地】河池市都安瑶族自治县下坳乡光隆村山脚屯。

【临床验方】阳起石15克，枸杞子15克。

【功效】温肾壮阳。

【方解】阳起石为主药，咸，温；温肾壮阳。枸杞子为配药，甘，平；补益肝肾。主药、配药结合使全方盈亏平衡，共奏温肾壮阳之功效。

【用法】加红糖水煎服，每日1剂，分2～3次服，每次200毫升。

【禁忌】阴虚燥热者慎用。

【注意事项】忌食辛辣油腻之物。

【来源】瑶医药秘方、验方数据库。

【收集者与整理者】李彤、闫国跃、韦晓嵘。

【采集地】广西中医药大学瑶医药学院。

【临床验方】淫羊藿60克，白酒500克。

【功效】补肾壮阳。

【方解】淫羊藿，辛，温；补肾壮阳。白酒，甘、苦、辛，温；辛散温通，行气活血。方中，淫羊藿温肾壮阳，为主药；白酒为配药兼引路药，引领主药循入病所。主药、配药结合使全方盈亏平衡，共奏补肾壮阳之功效。

【用法】水煎，每日1剂，分2～3次服，每次200毫升。

【禁忌】酒精过敏者禁用，阴虚相火易动者慎用。

【注意事项】忌食辛辣油腻之物。

【来源】瑶医药秘方、验方数据库。

【收集者与整理者】李彤、闫国跃、韦晓嵘。

阴囊湿疹 / 身谢

【临床验方】鳖甲 20 克，蛇床子 30 克，白芷 30 克。

【功效】杀虫止痒，祛风燥湿。

【方解】蛇床子为主药，辛、苦，温；杀虫止痒，祛风燥湿。鳖甲为配药，咸，微寒；软坚散结，滋阴潜阳，退热除蒸。白芷为引路药，辛，温；祛风散寒，通窍止痛，消肿排脓。全方盈亏平衡，共奏杀虫止痒、祛风燥湿之功效。

【用法】共研细末，用香油调涂患处，每日 3 ~ 4 次。

【禁忌】皮肤严重破损者慎用。

【注意事项】禁内服。

【来源】瑶医药秘方、验方数据库。

【收集者与整理者】李彤、闫国跃、韦晓嵘。

【采集地】广西中医药大学瑶医药学院。

淋病 / 布梗病

【临床验方】水菖蒲、夏枯草、车前草各适量。

【功效】清热解毒。

【方解】车前草为主药，甘，寒；清热利尿，凉血解毒。水菖蒲为配药，辛、苦，温；除湿健胃，杀虫止痒。夏枯草为引路药，辛、苦，寒；清肝明目，消肿散结。全方共奏清热解毒之功效。

【用法】与鸡蛋同煮，每日早晚各吃 1 次，每次吃 1 个鸡蛋、喝汤。

【注意事项】忌食辛辣油腻之物。

【献方者】陈敬友。

【来源】未出版的资料。

【收集者与整理者】李珍清、李幸、王艺锦。

【采集地】贺州市中医医院名瑶医李珍清工作室。

滑精 / 膨农

【民间秘方】菟丝子粉 12 克，猪腰 4 个。

【功效】补肾固精。

【方解】本方为瑶医经验方。菟丝子为主药，辛、甘，平；补肾固精，养肝明目，止泻。猪腰为配药，咸，平；补肾益阴，利水。主药、配药结合使全方盈亏平衡，共奏补肾固精之功效。

【用法】将猪腰剖开，每个入药 3 克，用湿纸包住煨熟，空腹用烧酒送服。

【注意事项】禁止大剂量服用，忌食辛辣油腻之物。

【献方者】岑德粹。

【来源】《富川县中医验方汇锦》。

【收集者与整理者】李颖、李幸。

【采集地】贺州市富川瑶族自治县。

2

【民间秘方】山药 10 克，金银樱根 13 克，郁金香 10 克。

【功效】固精止遗。

【方解】山药，甘，平；益气养阴，补脾肺肾，固精止遗。金银樱根，酸、涩、甘，平；属风药；涩肠固精，益肾补血。郁金香，苦、酸、甘，平；活血止痛，行气解郁，凉血清心。方中，山药、金银樱根为主药，以固精止遗为主；郁金香为配药，以行气解郁为主；猪肝为血肉有情之品，调气、补虚、养肝。全方共奏固精止遗之功效。

【用法】与少许猪肝共煮，分早中晚食用。

【注意事项】忌食辛辣油腻之物。

【献方者】黄韬。

【来源】未出版的资料。

【收集者与整理者】李幸、李颖。

【采集地】桂林市灌阳县大市场。

第十四章　儿科疾病

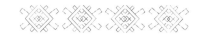

小儿高热 / 介瓦补哈歌

【民间秘方】干地龙 3 条，芭蕉根 300 克。

【功效】清热定惊，解毒通络。

【方解】干地龙为主药，咸，寒；清热息风，通络，利尿。芭蕉根为配药，淡，凉；清热，止渴，利尿，解毒。全方共奏清热定惊、解毒通络之功效。

【用法】捣烂混合，开水冲服，每日 1 剂，分 3 次服，每次 30 毫升。

【注意事项】忌食辛辣油腻之物。

【献方者】陈永强。

【来源】巴马少数民族验方、秘方、诊疗方法调查表。

【收集者与整理者】王艺锦、唐一洲。

【采集地】河池市巴马瑶族自治县甲篆乡好合村干边屯。

【民间秘方】三叶青 10 克，铁马鞭草 3 克，烈巧 3 克，鹰爪风 3 克，白头翁 3 克。

【功效】清热平肝退热。

【方解】三叶青，苦，寒；属打药；清热解毒。铁马鞭草，苦，凉；属打药；活血散瘀，解毒，利水，退黄，截疟。烈巧，甘、酸，平；清热解毒，利咽祛痰。鹰爪风，苦、涩，平；属风药；清热平肝，息风定惊。白头翁，苦，寒；清热解毒，凉血止痢。方中，三叶青为主药，清热解毒；烈巧、白头翁、鹰爪风为配药，前二味加强主药清热之功效，后一味息风止痉；铁马鞭草为引路药，打盈，解毒利水。全方共奏清热平肝退热之功效。

【用法】水煎，每日 1 剂，分 3 次服，每次 150 毫升。

【注意事项】禁止大剂量服用，忌食辛辣油腻之物。

【献方者】黄韬。

【来源】未出版的资料。

【收集者与整理者】李幸、李颖。

【采集地】桂林市灌阳县大市场。

【民间秘方】五指风适量。

【功效】清热解毒，祛风解表。

【方解】五指风，微苦、辛，平；属风打相兼药；清热解毒，祛风解表，行气止血，消肿。

【用法】水煎洗。

【注意事项】忌食辛辣油腻之物。

【来源】广西壮族自治区少数民族验方、秘方、诊疗方法调查表。

【收集者与整理者】邵金宝、李幸。

【采集地】河池市都安瑶族自治县。

【民间秘方】薄荷、紫苏、蝉蜕、水鸭毛适量。

【功效】解毒退热。

【方解】本方为瑶医经验方。薄荷，辛，凉；疏风发表，消肿止痛，清利咽喉，止痒。紫苏，辛，温；发汗解表，行气宽中。蝉蜕，甘、咸，凉；疏散风热，利咽开音，息风止痉。水鸭毛，咸，平；清热解毒。方中，水鸭毛、蝉蜕为主药，以清热解毒、息风止痉为主；薄荷为配药，以疏散风热为辅；紫苏为引路药，行气宽中。全方盈亏平衡，共奏解毒退热之功效。

【用法】水煎服。

【禁忌】孕妇禁用。

【注意事项】忌食辛辣油腻之物。

【献方者】赵妹二。

【来源】未出版的资料。

【收集者与整理者】李海强、李幸、王艺锦。

【采集地】贺州市鹅塘镇槽堆村。

（5）

【民间秘方】红牛膝叶 15 克。

【功效】清热解毒退热。

【方解】红牛膝，苦、酸、甘，平；属风打相兼药；活血散瘀，祛风除湿，清热解毒，利尿消肿。

【用法】水煎，每日1剂，分3次服。

【注意事项】忌食辛辣油腻之物。

【来源】《灌阳县验方秘方案编》。

【收集者与整理者】罗远带、李幸。

【采集地】桂林市灌阳县。

【民间秘方】四季风10克。

【功效】清热解毒。

【方解】四季风，苦、辛，温；有毒；属打药；散寒止咳，解毒消肿，活血止痛，祛风除湿。

【用法】捣烂冲开水取汁服，并用叶适量火烤热搽全身。

【注意事项】忌食辛辣油腻之物。

【来源】《灌阳县验方秘方案编》。

【收集者与整理者】罗远带、李幸。

【采集地】桂林市灌阳县。

7

【民间秘方】急惊风15克，钻地风10克，扶芳藤10克。

【功效】清热凉血。

【方解】本方为瑶医经验方。急惊风为主药，微苦，平；属风打相兼药；清热利湿，凉血解毒。钻地风为配药，苦、淡，凉；属风打相兼药；活血散瘀，消肿止痛。扶芳藤为引路药，涩、微苦，微温；属风药；补气养血，舒筋活络，祛风除湿，散瘀止血。全方共奏清热凉血之功效。

【用法】水煎服。

【注意事项】忌食辛辣油腻之物。

【来源】《富川县中医验方汇锦》。

【收集者与整理者】李幸。

【采集地】贺州市富川瑶族自治县。

8

【民间秘方】红牛膝叶15克。

【功效】清热解毒祛湿。

【方解】红牛膝，苦、酸、甘、平；属风打相兼药；活血散瘀，祛风除湿，清热解毒，利尿消肿。

【用法】水煎，每日 1 剂，分 3 次服。

【注意事项】忌食辛辣油腻之物。

【来源】《灌阳县验方秘方案编》。

【收集者与整理者】罗远带、李幸。

【采集地】桂林市灌阳县。

【临床验方】狗肝菜、磨盘根各等量。

【功效】解毒退热。

【方解】本方为瑶医经验方。狗肝菜为主药，淡，凉；属打药；清热解毒，清肝明目。磨盘根为配药，甘、淡、平；清热利湿，通窍活血。主药、配药结合使全方盈亏平衡，共奏解毒退热之功效。

【用法】鲜品共捣烂，开水泡服。

【注意事项】忌食辛辣油腻之物。

【来源】《常用瑶药临床手册》。

【收集者与整理者】李彤、闫国跃、李幸、潘雪萍。

【临床验方】五指风适量。

【功效】清热解毒，解表退热。

【方解】本方为瑶医经验方。五指风，微苦、辛，平；属风打相兼药；清热解毒，祛风解表，行气止血，消肿，镇咳。

【用法】水煎洗浴。

【注意事项】忌食辛辣油腻之物。

【来源】《常用瑶药临床手册》。

【收集者与整理者】李彤、闫国跃、李幸、潘雪萍。

【临床验方】四方双鹰爪风 30 克，毛冬青 30 克，青蒿 20 克，半枫荷 30 克，薄荷 10 克（后下），辛夷花 15 克。

【**功效**】清热解表。

【**方解**】四方双鹰爪风，苦、涩，平；属风药；清热平肝，息风定惊。毛冬青，苦、甘，凉；清热解毒，生津止渴。青蒿，苦，寒；清虚热，凉血。半枫荷，淡、涩，微温；属风打相兼药；祛风除湿，活血散瘀。薄荷，辛，凉；疏风发表，消肿止痛，清利咽喉，止痒。辛夷花，辛，温；祛风散寒通窍，宣肺通鼻。方中，四方双鹰爪风、毛冬青、青蒿为主药，以清热为主；半枫荷、薄荷为配药，风打兼施，以祛风解表为辅；辛夷花为引经药，引诸药上行鼻窍。全方盈亏平衡，共奏清热解毒之功效。

【**用法**】水煎洗浴。

【**注意事项**】禁内服；注意水温，防止烫伤。

【**献方者**】李海强。

【**来源**】未出版的资料。

【**收集者与整理者**】李幸、李颖。

【**采集地**】贺州市中医医院。

小儿惊风 / 介瓦足也

【**民间秘方**】人字叶适量。

【**功效**】清热解毒定惊。

【**方解**】人字叶，辛，平；清热解毒，健脾消积，利水消肿。

【**用法**】捣烂外敷，并冲水内服。

【**禁忌**】禁止大剂量服用，视患者情况酌情给药。

【**注意事项**】注意水温，防止烫伤。

【**献方者**】石瑞堂。

【**来源**】广西壮族自治区少数民族医医案医话调查表。

【**收集者与整理者**】温桂柱、周佩鸾、潘雪萍、付海霞。

【**采集地**】河池市都安瑶族自治县百旺乡庭立村庙阳屯。

【**民间秘方**】白头蚯蚓、朱砂各等量。

【**功效**】平肝息风，清心安神。

【**方解**】本方为瑶医经验方。白头蚯蚓，咸，寒；清热平肝，通络。朱砂，甘，微寒；

有毒。清热解毒，镇惊止痉，清心安神。全方共奏平肝息风、清心安神之功效，对小儿惊风有较好疗效。

【用法】蚯蚓剖腹去泥，洗净捣烂，与朱砂拌匀，制成丸如绿豆大，以金箔为衣。每日服 3 次，每次 1 粒，用白糖水送服。

【注意事项】禁止大剂量服用，忌食辛辣油腻之物。

【献方者】袁奎山。

【来源】未出版的资料。

【收集者与整理者】文钦。

【采集地】桂林市灌阳县西山乡。

【民间秘方】急惊风、鹞鹰风、九节风各适量。

【功效】清热解毒，祛风除湿。

【方解】本方为瑶医经验方。急惊风为主药，微苦，平；属风打相兼药；清热利湿，凉血解毒。鹞鹰风为配药，甘、淡，寒；属风打相兼药；清热解毒，利水消肿。九节风为引路药，苦、涩、辛，凉；属打药；清热解毒，祛风除湿，消肿止痛，杀菌。全方共奏清热解毒、祛风除湿之功效。

【用法】水煎外洗。

【注意事项】忌食辛辣油腻之物。

【来源】《富川县中医验方汇锦》。

【收集者与整理者】李幸。

【采集地】贺州市富川瑶族自治县。

小儿肺炎 / 介瓦泵歌别

【民间秘方】法端 6 克，马鞭草 6 克，车前草 6 克，枇杷叶 5 克，竹叶 5 克，地桃花 5 克。

【功效】清肺化痰止咳。

【方解】法端，苦，寒；属打药；清热解毒，利湿退黄，止咳，消肿散结。车前草，甘，寒；利尿通淋，渗湿止泻，清肝明目，清肺化痰。地桃花，甘、辛，凉；属风药；祛风利湿，活血消肿，清热解毒。马鞭草，苦，凉；属打药；活血散瘀，解毒，利水，退黄。枇杷叶，苦，微寒；清肺化痰止咳，降逆止呕。竹叶，甘、淡，寒；清热除烦，生津，利尿。方中，法端、枇杷叶、地桃花为主药，以清热化痰止咳为主；车前草、马鞭草、竹叶为配药，以清热利湿为辅。主药、配药结合使全方盈亏平衡，共奏清热化痰止咳之功效。

【用法】水煎，每日 1 剂，分 2～3 次服，每次 150 毫升。

【注意事项】禁止大剂量服用，忌食辛辣油腻之物。

【献方者】韦善武。

【来源】广西壮族自治区少数民族医医案医话调查表。

【收集者与整理者】周佩鸾、覃理标、潘雪萍、付海霞。

【采集地】河池市都安瑶族自治县保安乡巴善村弄尧屯。

2

【民间秘方】马鞭草 25 克，百部 12 克，十涯磨 15 克，一点红 20 克，枇杷叶 20 克，茜草 15 克，白茅根 20 克。

【功效】清肺化痰止咳。

【方解】马鞭草，苦，凉；属打药；活血散瘀，解毒，利水。百部，苦、甘，微温；清肺止咳。十涯磨，甘，平；养阴润燥，清火，生津。一点红，微苦，凉；属打药；清热利湿，祛风，消肿。枇杷叶，苦，微寒；清肺化痰止咳。茜草，苦，寒；凉血止血，活血通经。白茅根，辛，温；凉血止血，清热利尿。方中，马鞭草、一点红为主药，主打盈，以清热解毒为主；百部、十涯磨、枇杷叶为配药，以清肺止咳为辅；茜草、白茅根为引路药，凉血。全方盈亏平衡，共奏清肺化痰止咳之功效。

【用法】加水 2500 毫升，煎至 600 毫升，再加红糖煎 20 分钟。每日服 3 次，每次 30～50 毫升。

【禁忌】孕妇禁用。

【注意事项】忌食辛辣油腻之物。

【献方者】谭雪征。

【来源】未出版的资料。

【收集者与整理者】李幸、李颖。

【采集地】广西都安振泉制药有限公司。

3

【民间秘方】入山虎 10 克，矮婆茶 20 克，臭牡丹根 5～10 克，瘦猪肉 4～6 小片。

【功效】止咳平喘，祛风行气。

【方解】入山虎，辛、苦，温；有小毒；属打药；清热解毒，消肿止痛，活血散瘀。

矮婆茶，甘，平；清热利湿，活血化瘀，止咳平喘。臭牡丹根，辛、苦，温；行气健脾，祛风平肝，消肿解毒。瘦猪肉，甘、咸，微寒；补肾滋阴，养血润燥，益气，消肿。方中，矮婆茶为主药，以止咳平喘为主；入山虎、臭牡丹根为配药，以祛风行气为辅；瘦猪肉为引路药。全方共奏止咳平喘、祛风行气之功效。

【用法】将药洗净切碎，加水煮沸，加瘦猪肉、盐适量，喝汤吃肉，每日1剂，分3～4次服。

【注意事项】禁止大剂量服用，忌食辛辣油腻之物。

【献方者】袁家勋。

【来源】未出版的资料。

【收集者与整理者】文嶔。

【采集地】桂林市灌阳县西山乡。

小儿支气管炎 / 介瓦补弱哈

【民间秘方】鱼腥草20克，一点红12克。

【功效】清热解毒。

【方解】鱼腥草为主药，辛，微寒；清热解毒，消痈排脓，利尿通淋。一点红为配药，微苦，凉；属打药；清热利湿，祛风，消肿，杀菌。主药、配药结合使全方盈亏平衡，共奏清热解毒之功效。

【用法】水煎，每日1剂，分2～3次服，每次150毫升。

【注意事项】禁止大剂量服用，忌食辛辣油腻之物。

【献方者】兰芝南。

【来源】广西壮族自治区少数民族医医案医话调查表。

【收集者与整理者】覃理标、潘雪萍、付海霞。

【采集地】河池市都安瑶族自治县古山乡四城村弄辉屯。

【民间秘方】水蜈蚣草30克，冰糖10克。

【功效】镇咳祛痰。

【方解】本方为瑶医经验方。水蜈蚣草为主药，辛，平；镇咳祛痰，疏风解毒，清热利湿、活血解毒。冰糖为配药，甘，平；补中益气，和胃生津，润肺止咳。主药、配药结合使全方盈亏平衡，共奏镇咳祛痰之功效。

【用法】水煎服，视小儿年龄、病情等情况服用。

【注意事项】禁止大剂量服用，忌食辛辣油腻之物。

【献方者】黄韬。

【来源】未出版的资料。

【收集者与整理者】李幸、李颖。

【采集地】桂林市灌阳县大市场。

③

【民间秘方】一枝黄花全草、酢浆草各15克，地龙6克，枇杷叶6克（去毛）。

【功效】清热化痰，止咳平喘。

【方解】一枝黄花，甘、淡、凉；清热解毒，消肿止痛，疏风散寒，散瘀消肿。酢浆草，酸、凉；属打药；清热利湿，化痰止咳，利尿通淋。地龙，苦、微甘、寒；清热息风，通络，平喘，利尿。枇杷叶，苦、微寒；清肺止咳，降逆止呕。方中，酢浆草、地龙、枇杷叶为主药，以清肺化痰、止咳平喘为主；一枝黄花为配药，以清热解毒消肿为辅。主药、配药结合使全方盈亏平衡，共奏清热化痰、止咳平喘之功效。

【用法】水煎服。

【注意事项】忌食辛辣油腻之物。

【来源】《灌阳县验方秘方案编》。

【收集者与整理者】罗远带、李幸。

【采集地】桂林市灌阳县。

小儿腹泻 / 奉卡西

①

【民间秘方】鲜毛算盘、鲜白马骨草、鲜五叶金花、鲜鹰不扑、鲜地胆草、鲜铺地稔、鲜仙鹤草、鲜枫树叶、鲜紫苏叶、鲜双鹰爪风各15～30克。

【功效】清热解毒。

【方解】鲜毛算盘，微苦、涩、凉；属风打相兼药；清热解毒，消滞止痛，祛风除湿，活血散瘀。鲜白马骨草，苦、辛、凉；祛风，利湿，清热，解毒。鲜五叶金花，苦、寒；清热解毒，活血化瘀，消肿止痛。鲜鹰不扑，辛、温；散瘀消肿，祛风利湿。鲜地胆草，苦、寒；清热凉血，解毒利湿。鲜铺地稔，甘、涩、平；清热解毒，祛风利湿，补血止血。

鲜仙鹤草，苦、涩，平；收敛止血，补虚，止痢。鲜枫树叶，苦，平；祛风除湿，行气止痛，解毒。鲜紫苏叶，辛，温；发汗解表，行气宽中。鲜双鹰爪风，苦、涩，平；属风药；清热平肝，息风定惊。方中，鲜毛算盘、鲜白马骨草、鲜五叶金花、鲜鹰不扑、鲜地胆草、鲜铺地稔为主药，以清热、凉血、祛湿为主；鲜仙鹤草为配药，以补虚止泻为辅；鲜枫树叶、鲜紫苏叶、鲜双鹰爪风为引路药，引领以上各药循入脏腑直达病所。全方共奏清热、祛湿、止泻之功效。

【用法】加水 800 毫升，煎浓至 400 毫升，取少量内服，余药趁温热洗浴，每日 2 次，每次 15 ～ 20 分钟，连洗 3 ～ 5 次。

【注意事项】禁止大剂量服用；注意水温，防止烫伤。

【献方者】赵成府。

【来源】未出版的资料。

【收集者与整理者】文钦。

【采集地】桂林市灌阳县西山乡。

【民间秘方】算盘子根 10 克，地桃花根 10 克，车前草 10 克。

【功效】清热解毒止痛，祛风除湿止泻。

【方解】算盘子根为主药，苦、涩，平；属风打相兼药；祛风除湿，散瘀消肿，收敛，止泻。地桃花根为配药，甘、辛，凉；属风药；清热解毒，祛风除湿，止痛。车前草为引路药，甘，寒；清热利尿，凉血，解毒。全方共奏清热解毒止痛、祛风除湿止泻之功效。

【用法】水煎服。

【注意事项】忌食辛辣油腻之物。

【来源】广西壮族自治区少数民族验方、秘方、诊疗方法调查表。

【收集者与整理者】邵金宝、李幸。

【采集地】河池市都安瑶族自治县。

【民间秘方】信鸡尾、饿蚂蝗、麻灵安、车前草、算盘子根、海金沙各 12 克。

【功效】清热，解毒，消滞，止泻。

【方解】信鸡尾，苦、涩，凉；清热解毒，敛疮止血，利湿。饿蚂蝗，苦，凉；属风药；清热解毒，健脾开胃，利湿消积。麻灵安，苦，寒；凉血止血，解毒敛疮。车前草，甘，寒；清热，利尿，凉血，解毒。算盘子根，微苦、涩，凉；属风打相兼药；清热解毒，消滞止痛，祛风除湿，活血散瘀。海金沙，甘、咸，寒；清利湿热，通淋止痛。方中，算盘子根、麻灵安、饿蚂蝗为主药，以清热、利湿、消滞为主；信鸡尾、车前草、海金沙为配药，以清热解毒祛湿为辅。主药、配药结合使全方盈亏平衡，共奏清热、解毒、消滞、止泻之功效。

【用法】水煎，每日1剂，分3次服，连服3～5剂。

【注意事项】禁止大剂量服用，忌食辛辣油腻之物。

【献方者】袁家昌。

【来源】未出版的资料。

【收集者与整理者】文钦。

【采集地】桂林市灌阳县西山乡。

④

【民间秘方】鲜金珠塞洞门（鸡眼菜、棵棵菜）30克（干品15克），焦米10克。

【功效】解热止痢。

【方解】本方为瑶医经验方。金珠塞洞门（鸡眼菜、棵棵菜）为主药，苦、辛，微寒；利尿通淋，解热止痢。焦米为配药，甘，平；健脾养胃，除湿止泻。主药、配药结合使全方盈亏平衡，共奏清热解毒止泻之功效，对小儿腹泻有较好疗效。

【用法】水煎，每日1剂，分3～4次服，连服2～3日。腹胀者加枳壳3～6克（随年龄加减）；呕吐者加灶心土4～5克，开水冲服。

【注意事项】禁止大剂量服用，忌食辛辣油腻之物。

【献方者】袁家勋。

【来源】未出版的资料。

【收集者与整理者】文钦。

【采集地】桂林市灌阳县西山乡。

⑤

【民间秘方】鲜猪骨头15～20克。

【功效】补脾益胃止泻。

【方解】本方为瑶医经验方。鲜猪骨头，甘、咸，温；补脾益胃，补气生津，养血健骨，对小儿腹泻有较好疗效。

【用法】将去肉的猪骨头放炭炉上烧红，放入杯中，开水冲泡15分钟，冷却即服，每日1剂，分3次服。

【注意事项】禁止大剂量服用，忌食辛辣油腻之物。

【献方者】袁奎山。

【来源】未出版的资料。

【收集者与整理者】文嵚。

【采集地】桂林市灌阳县西山乡。

【民间秘方】白胡椒9克，干姜3克，香油500克，樟丹250克，鲜姜、葱白各适量。

【功效】温中散寒止泻。

【方解】白胡椒，辛，温；温中散寒，下气。干姜，辛，热；温中散寒，回阳通脉，温肺化饮。鲜姜，辛，微温；发汗解表，温中止呕。葱白，辛，温；发表通阳，祛风健胃，利尿。香油，甘，凉；润燥通便，解毒，生肌。樟丹，辛，微寒；有毒；攻毒截疟。方中，白胡椒、干姜、鲜姜、葱白为主药，以温中散寒止泻为主；香油、樟丹为配药，调和诸药。主药、配药结合使全方盈亏平衡，共奏温中散寒止泻之功效。

【用法】除樟丹外，余药全部置锅内加水浸泡6～8小时，然后生火加香油煎炸，以煎炸焦枯为度，去渣，继续熬煎至滴油成珠时，放入樟丹，边放边搅拌，待冒出大量泡沫，油呈黑褐色，去火下锅，膏药放入冰水中拭之不粘手即可。然后再将膏药放入冰水中72小时，用3厘米×3厘米的牛皮带敷上膏药，制成200帖，放阴凉处保存。用时，将膏药加温撕开贴于患儿肚脐眼上，隔日换药1次。

【注意事项】禁止大剂量使用；高热、呕吐脱水者，应配合其他方法治疗；贴膏药时防止烫伤皮肤。

【献方者】梁斌。

【来源】未出版的资料。

【收集者与整理者】文嵚。

【采集地】桂林市灌阳县西山乡。

7

【民间秘方】鲜无花果叶3～9克。

【功效】清利湿热。

【方解】本方为瑶医经验方。鲜无花果叶，甘、微辛，平；清湿热，解疮毒，消肿止痛，对小儿腹泻有较好疗效。

【用法】将药洗净加水500毫升，煎浓至200毫升，倒入盆内趁热先熏两足心，至温再浸泡洗擦两足心，每日熏洗1次，每次25～30分钟，连用2～3日。

【注意事项】禁止大剂量使用；注意水温，防止烫伤。

【献方者】李光学。

【来源】未出版的资料。

【收集者与整理者】文钦。

【采集地】桂林市灌阳县西山乡。

小儿痢疾 / 介瓦碰雷

【民间秘方】五层风 10 克，金樱根 6 克，车前草 6 克，十大功劳 6 克，白茅根 6 克，红糖适量。

【功效】清热，祛湿，止痢。

【方解】本方为瑶医经验方。五层风，甘，平；属风打相兼药；解表退热，生津止渴，透疹，止泻。金樱根，酸、涩、甘，平；属风药；涩肠固精，益肾补血，壮筋。车前草，甘，寒；清热利尿，凉血，解毒。十大功劳，苦，寒；属风打相兼药；清热燥湿，泻火解毒。白茅根，甘，寒；凉血止血，清热利尿。红糖，甘，平；补中益气。方中，金樱根、五层风为主药，以涩肠固脱止痢为主；车前草、白茅根、十大功劳为配药，以清热、祛湿为辅；红糖为引路药，补虚。全方盈亏平衡，共奏清热、祛湿、止痢之功效。

【用法】红痢，前四味加白茅根，水煎服；白痢，前四味水煎，加红糖服。视小儿年龄、病情等具体情况酌情用药。

【注意事项】禁止大剂量服用，忌食辛辣油腻之物。

【献方者】黄韬。

【来源】未出版的资料。

【收集者与整理者】李幸、李颖。

【采集地】桂林市灌阳县大市场。

疳积 / 介瓦疳积

【民间秘方】地桃花、野穿骨各 20 克。

【功效】健脾祛湿除疳。

【方解】野穿骨为主药，涩，温；健脾利湿，消食除疳。地桃花为配药，甘、辛，凉；祛风利湿，清热解毒。主药、配药结合使全方盈亏平衡，共奏健脾祛湿除疳之功效。

【用法】水煎，每日 1 剂，分 3 次服，每次 50 毫升，连服 1 周。

【注意事项】忌食辛辣油腻之物。

【献方者】黎朝恒。

【来源】巴马少数民族验方、秘方、诊疗方法调查表。

【收集者与整理者】王艺锦、唐一洲。

【采集地】河池市巴马瑶族自治县那社乡那社村读都屯。

【民间秘方】独脚疳9克，叶下珠9克。

【功效】清热，健脾，消积。

【方解】独脚疳为主药，淡、平；属风药；健脾开胃，杀菌。叶下珠为配药，微苦、甘、凉；清热利尿，消积。主药、配药结合使全方盈亏平衡，共奏清热、健脾、消积之功效。

【用法】研末，蒸猪肝或塘角鱼服。

【注意事项】忌食辛辣油腻之物。

【收集者与整理者】罗远带、李幸。

【来源】《灌阳县验方秘方案编》。

【采集地】桂林市灌阳县。

【民间秘方】鲜石榴果皮25克。

【功效】涩肠止泻。

【方解】本方为瑶医经验方。鲜石榴果皮，酸、涩、辛，寒；有毒；涩肠止泻，对小儿消化不良有较好疗效。

【用法】将药捣成泥状，敷于肚脐处，绷带固定，隔24小时换1次，连敷2～4日。

【注意事项】禁止大剂量使用。

【献方者】盘星明。

【来源】未出版的资料。

【收集者与整理者】文嵚。

【采集地】桂林市灌阳县西山乡。

【民间秘方】刺鸭脚木60克。

【功效】祛湿消疳。

【方解】刺鸭脚木，淡、凉；属打药；祛风除湿，祛瘀，利尿消肿。

【用法】水煎服。

【注意事项】忌食辛辣油腻之物。

【来源】广西壮族自治区少数民族验方、秘方、诊疗方法调查表。

【收集者与整理者】邵金宝、李幸。

【采集地】河池市都安瑶族自治县。

⑤

【民间秘方】鲜独角疬 16 克，塘角鱼 1 条，瘦猪肉（猪肝）25 克。

【功效】补中益气，健脾消积。

【方解】本方为瑶医经验方。鲜独角疬，辛、微苦，凉；健脾消积，清热杀虫。塘角鱼，甘，温；补中益阳，利小便，消疬积。瘦猪肉（猪肝），甘、咸，微寒；补肾滋阴，养血润燥，益气，消肿。方中，鲜独角疬为主药，以健脾消积为主；塘角鱼、瘦猪肉为配药，以滋阴补气为辅。全方共补中益气、健脾消积之功效。

【用法】将独角疬研末，取塘角鱼洗净剖腹去内脏，把药末撒于切碎的瘦猪肉或猪肝上，加油、盐、酱料拌匀后，填塞于塘角鱼腹中，置碗内放锅中蒸熟即将鱼和肉汤一次吃完，每日 1 次，连服 5 日为 1 个疗程。

【注意事项】禁止大剂量服用，忌食辛辣油腻之物。

【献方者】袁奎山。

【来源】未出版的资料。

【收集者与整理者】文嵚。

【采集地】桂林市灌阳县西山乡。

⑥

【民间秘方】鲜叶下珠（豆豉草）30 克，鸡肝 1 具，糯米甜酒 1 小杯。

【功效】健脾益胃消积。

【方解】本方为瑶医经验方。鲜叶下珠（豆豉草）为主药，微苦，凉；清热解毒，利水消肿，明目，消积。鸡肝为配药，甘，微温；补肾安胎，消疬明目。糯米甜酒为引路药，甘，温；补气养血，健脾养胃，舒筋活血，祛风除湿。全方共奏健脾益胃消积之功效。

【用法】将叶下珠、鸡肝洗净，加甜酒置于锅中，另加清水适量，炖煮 30 分钟，取鸡肝、药汤一次服完，隔日 1 次。

【注意事项】禁止大剂量服用，忌食辛辣油腻之物。

【献方者】袁基楚。

【来源】未出版的资料。

【收集者与整理者】文嵚。

【采集地】桂林市灌阳县西山乡。

【民间秘方】炒玉米 18 克，炒扁豆 18 克，炒麦芽 9 克，炒砂仁 9 克，炒莲子（去心）9 克，神曲 9 克，茯苓 9 克，煨豆蔻 9 克，使君子 9 克，陈皮 3 克。

【功效】行气消积，健脾和胃。

【方解】炒玉米，甘，平；调中和胃，利尿退肿。炒扁豆，甘，微温；健脾化湿，和中消暑。炒麦芽，甘，平；行气消食，健脾开胃，回乳消胀。炒砂仁，辛，温；化湿开胃，温脾止泻，理气安胎。炒莲子（去心），甘、涩，平；补脾止泻，止带，益肾涩精，养心安神。神曲，甘、辛，温；健脾和胃，消食化积。茯苓，甘，微寒；利水渗湿，健脾安神。煨豆蔻，辛，温；涩肠止泻，温中行气。使君子，辛、苦，温；驱虫消积。陈皮，辛，温；理气健脾，燥湿化痰。方中，炒玉米、炒扁豆、炒麦芽、炒砂仁、神曲为主药，以健脾开胃、行气消积为主；陈皮、茯苓、炒莲子（去心）、煨豆蔻、使君子为配药，以理气健脾为辅。全方共奏行气消积、健脾和胃之功效。

【用法】将药焙干研末，另用鸡蛋 1 个，将顶端撮一小洞，使蛋清溢出，取药 5～12 克，置于蛋内轻摇均匀，放锅中加水煮熟将蛋剥皮 1 次吃。一般 1～3 岁吃蛋 1 个，3～6 岁吃蛋 2 个，每日 1 次，10 日为 1 个疗程。

【注意事项】禁止大剂量服用，忌食辛辣油腻之物。

【献方者】蒋继俊。

【来源】未出版的资料。

【收集者与整理者】文嶷。

【采集地】桂林市灌阳县西山乡。

【民间秘方】饿蚂蝗、臭牡丹、白鲜皮各 15 克。

【功效】解毒健脾，祛风平肝。

【方解】饿蚂蝗为主药，苦，凉；属风药；清热解毒，健脾开胃，消积，利湿。白鲜皮为配药，苦，寒；清热燥湿，解毒，祛风。臭牡丹为引路药，辛、苦，温；行气健脾，祛风平肝，消肿解毒。全方盈亏平衡，共奏解毒健脾、祛风平肝之功效。

【用法】水煎，每日或隔日 1 剂，分 3 次服，也可用药汁加煮瘦猪肉（猪肝）25 克，至熟后吃，连服 3～5 日。

【注意事项】禁止大剂量服用，忌食辛辣油腻之物。

【献方者】袁家勋。

【来源】未出版的资料。

【收集者与整理者】文钦。

【采集地】桂林市灌阳县西山乡。

⑨

【民间秘方】紫背金牛（金不换）6克，独角疔6克，饿蚂蝗6克，陈皮3克，猴骨1克。

【功效】健脾消积理气。

【方解】紫背金牛（金不换），甘、微苦，凉；清热解毒，健脾消食。独角疔，辛、微苦，凉；健脾消积，清热杀虫。饿蚂蝗，甘、苦，凉；活血止痛，解毒消肿。陈皮，辛，温；理气健脾，燥湿化痰。猴骨，酸，平；除风祛湿，截疟。方中，紫背金牛、独角疔、饿蚂蝗为主药，以健脾消积为主；陈皮、猴骨为配药，以理气健脾为辅。全方共奏健脾消积理气之功效。

【用法】将药洗烘干研末装瓶，用时每日取猪瘦肉25克，与药蒸服，连服3～5日。

【注意事项】禁止大剂量服用，忌食辛辣油腻之物。

【献方者】袁家勋。

【来源】未出版的资料。

【收集者与整理者】文钦。

【采集地】桂林市灌阳县西山乡。

⑩

【民间秘方】铜卡扎咪6克，饿蚂蝗15克，臭牡丹根15克。

【功效】除积消疳。

【方解】铜卡扎咪，辛，温；祛风除湿，消肿止痛，除积消疳。饿蚂蝗，苦，凉；属风药；清热解毒，健脾开胃，消积，利湿。臭牡丹，辛、苦，温；行气健脾，祛风平肝，消肿解毒。方中，铜卡扎咪、饿蚂蝗为主药，以除积消疳为主；臭牡丹为配药，以行气健脾为辅。主药、配药结合使全方盈亏平衡，共奏除积消疳之功效。

【用法】将药烘干研末装瓶，用时取鲫鱼或鲤鱼1条（约50克），剖腹去内脏，不再水洗，放入碗里，置药末15克于鱼腹和鱼全表层加油、盐、酱料，煮饭时放碗面蒸熟后除去鱼刺，1次吃完，每日1剂，服至病情改善为止。

【注意事项】禁止大剂量服用，忌食辛辣油腻之物。

【献方者】袁家勋。

【来源】未出版的资料。

【收集者与整理者】文钦。

【采集地】桂林市灌阳县西山乡。

【民间秘方】饿蚂蝗、大金不换各 5 克。

【功效】健脾开胃除疳。

【方解】本方为瑶医经验方。饿蚂蝗为主药，苦，凉；属风药；清热解毒，健脾开胃，消积，利湿。大金不换为配药，甘，平；属风打相兼药；清热解毒，健脾消食，化痰止咳。主药、配药结合，使全方盈亏平衡，共奏健脾开胃除疳之功效。

【用法】将药洗净捣烂，用适量矿泉水配淘米水浸泡 10 分钟，滤渣饮汁。每日 1 剂，分 3 次服，每次 5 ~ 10 毫升。

【注意事项】禁止大剂量服用，忌食辛辣油腻之物。

【献方者】欧玉兴。

【来源】未出版的资料。

【收集者与整理者】文钦。

【采集地】桂林市灌阳县西山乡。

【民间秘方】独角金适量。

【功效】健脾消疳。

【方解】本方为瑶医经验方。独脚金，淡，平；属风药；健脾开胃，杀菌，杀虫。

【用法】水煎服，视小儿年龄、病情等情况服用。或烘焙成粉搅拌到饭中服用。

【注意事项】禁止大剂量服用，忌食辛辣油腻之物。

【献方者】黄韬。

【来源】未出版的资料。

【收集者与整理者】李幸、李颖。

【采集地】桂林市灌阳县大市场。

【民间秘方】臭牡丹根 5 克，九层风全草 20 克，仙鹤草根 15 克，猪脚适量。

【功效】行气健脾除疳。

【方解】本方为瑶医经验药膳方。臭牡丹根，辛、苦，温；行气健脾，祛风平肝，消肿解毒。九层风，微苦、甘、涩，平；属风药；活血补血，通络，祛风除湿。仙鹤草，苦、涩，平；收敛止血，补虚，止痢。猪脚，甘、咸，温；补脾益胃，补气生津，养血健骨。方中，臭牡丹根为主药，以行气健脾除疳为主；九层风、仙鹤草为配药，以祛湿、补虚为辅；猪脚为引路药，平衡药力。全方盈亏平衡，共奏行气健脾除疳之功效。

【用法】水煎服，视小儿年龄、病情等情况服用。

【注意事项】禁止大剂量服用，忌食辛辣油腻之物。

【献方者】黄韬。

【来源】未出版的资料。

【收集者与整理者】李幸、李颖。

【采集地】桂林市灌阳县大市场。

【临床验方】艾叶3克，甜酒饼1个，粳米3克。

【功效】行气活血，健脾和胃。

【方解】艾叶为主药，辛、苦，温；有小毒；温经止血，散寒止痛。甜酒饼为配药，甘、辛，温；益气，生津，活血。粳米为引路药，甘，平；补中益气，健脾和胃。全方共奏行气活血、健脾和胃之功效。

【用法】艾叶炒黑，甜酒饼、粳米加水适量煮半熟吃。

【禁忌】孕妇禁用。

【注意事项】忌食辛辣油腻之物。

【献方者】李珍清。

【来源】未出版的资料。

【收集者与整理者】李珍清、李幸、王艺锦。

【采集地】贺州市中医医院名瑶医李珍清工作室。

【临床验方】堂愁、毛冬青、艾叶、草鞋根各适量。

【功效】清热解毒除疳。

【方解】堂愁，苦、辛，微寒；疏散退热，疏肝解郁，升举阳气。毛冬青，苦、甘，凉；清热解毒，生津止渴。艾叶，辛、苦，温；有小毒；温经止血，散寒止痛。草鞋根，苦，寒；属打药；祛湿，清热解毒，凉血。方中，毛冬青、草鞋根为主药，以清热解毒除疳为主；艾叶为配药，以散寒为辅；堂愁为引路药，疏肝，升阳。全方盈亏平衡，共奏清热解毒除疳之功效。

【用法】水煎药浴。

【禁忌】蚕豆病禁用。

【注意事项】忌食辛辣油腻之物。

【献方者】李海强。

【来源】未出版的资料。

【收集者与整理者】李幸、李颖。

【采集地】贺州市中医医院。

【临床验方】蚂蟥七6克，独脚柑3克，饿蚂蟥10克，鸡内金1个。

【功效】健脾消食除疳。

【方解】蚂蟥七，微苦，凉；健脾和中，清热除湿，消肿止痛。独脚柑，甘、淡，平；清肝，健脾，消食。饿蚂蟥，苦，凉；属风药；清热解毒，健脾开胃，消积，利湿。鸡内金，甘，平；消食健胃，固精止遗。方中，独脚柑、饿蚂蟥、鸡内金为主药，以健脾、除疳为主；蚂蟥七为配药，以健脾和中、清热除湿为辅。全方盈亏平衡，共奏健脾消食除疳之功效。

【用法】上药配瘦猪肉蒸服，连服3剂。

【禁忌】孕妇禁用。

【注意事项】忌食辛辣油腻之物。

【献方者】李珍清。

【来源】未出版的资料。

【收集者与整理者】李珍清、李幸、王艺锦。

【采集地】贺州市中医医院名瑶医李珍清工作室。

【临床验方】锅底灰、猪肝、臭牡丹叶各适量。

【功效】除积消疳。

【方解】锅底灰，辛，温；止血，止泻，消积。猪肝，甘、苦，温；补肝明目，养血。臭牡丹叶，辛、苦，平；解毒消肿，祛风除湿，平肝潜阳。方中，锅底灰为主药；臭牡丹叶为配药；猪肝为引路药，引领以上各药直达病所。全方共奏除积消疳之功效。

【用法】鲜猪肝打好花刀，抹上锅底灰，用臭牡丹叶裹上煨熟，吃掉猪肝，吃多少次随意。

【注意事项】忌食辛辣油腻之物。

【献方者】李珍清。

【来源】未出版的资料。

【收集者与整理者】李珍清、李幸、王艺锦。

【采集地】贺州市中医医院名瑶医李珍清工作室。

⑱

【临床验方】饿蚂蝗 10 克，七叶黄荆 10 克，铜卡扎咪 10 克。

【功效】除积消疳。

【方解】饿蚂蝗，苦，凉；属风药；清热解毒，健脾开胃，消积，利湿。七叶黄荆，苦、辛，平；接骨续筋，活血止痛，祛风利湿。铜卡扎咪，辛，温；祛风除湿，消肿止痛，除积消疳。方中，铜卡扎咪为主药，以除积消疳为主；饿蚂蝗、七叶黄荆为配药，以解毒散积为辅。全方共奏除积消疳之功效。

【用法】煮水熬骨头吃或做糍粑吃。

【禁忌】孕妇禁用。

【注意事项】忌食辛辣油腻之物。

【献方者】李珍清。

【来源】未出版的资料。

【收集者与整理者】李幸、王艺锦。

【采集地】贺州市中医医院名瑶医李珍清工作室。

⑲

【临床验方】臭牡丹、饿蚂蝗、瘦猪肉各适量。

【功效】健脾开胃，消积除疳。

【方解】饿蚂蝗为主药，苦，凉；属风药；清热解毒，健脾开胃，消积，利湿。臭牡丹为配药，辛、苦，平；解毒消肿，祛风除湿，平肝潜阳。瘦猪肉为引路药，甘、咸，微寒；补肾滋阴，养血润燥，益气，消肿。全方共奏健脾开胃、消积除疳之功效。

【用法】水煎服，隔日 1 次，连服 1 周。

【禁忌】孕妇禁用。

【注意事项】忌食辛辣油腻之物。

【献方者】李海艳。

【来源】未出版的资料。

【收集者与整理者】李珍清、李幸、王艺锦。

【采集地】贺州市中医医院名瑶医李珍清工作室。

【临床验方】鲜蒲地莲 20 克，鲜鸡矢藤叶 30 克，鲜鸡内金 30 克，鲜铜卡扎咪 30 克，鲜使君子 1 粒，鲜饿蚂蟥 30 克，粘米粉 250 克。

【功效】健脾养胃，解毒除疳。

【方解】鲜蒲地莲，甘、微涩，平；清热消积。鲜鸡矢藤叶，甘、涩、微苦，平；祛风除湿，散瘀止痛，健脾化积，解毒消肿。鲜鸡内金，甘，平；健胃消食。鲜铜卡扎咪，辛，温；祛风除湿，消肿止痛，除积消疳。鲜使君子，辛、苦，温；驱虫消积。鲜饿蚂蟥，苦，凉；属风药；清热解毒，健脾开胃，消积，利湿。粘米粉，平、甘；补中益气，健脾养胃，益精强志，和五脏。方中，鲜蒲地莲、鲜鸡矢藤叶、鲜铜卡扎咪、鲜饿蚂蟥、鲜鸡内金主药，以健胃、解毒、除疳为主；鲜使君子为配药，以驱虫消积为辅；粘米粉为引路药，健脾养胃。全方盈亏平衡，共奏健脾养胃、解毒除疳之功效。

【用法】上药系鲜药，干药用量减半。水煎，滤取药液，加粘米粉和适量糖，揉成小指大小的药粑作零食吃，1 ～ 3 日为 1 个疗程，可吃 2 个疗程。

【禁忌】孕妇禁用。

【注意事项】忌食辛辣油腻之物。

【献方者】李镇喻。

【来源】未出版的资料。

【收集者与整理者】李珍清、李幸、王艺锦。

【采集地】贺州市中医医院名瑶医李珍清工作室。

【临床验方】铜亮、大黄、大钻、小钻各适量。

【功效】健脾除疳，通腑化积。

【方解】本方为瑶医经验方。铜亮，甘、淡，平；燥湿，行气，消积。大黄，苦，寒；泻下攻积，清热泻火，止血，解毒，活血祛瘀，清泻湿热。大钻，苦、辛、涩，温；属打药；行气活血，祛风活络，散瘀止痛。小钻，甘、苦、辛，温；属风打相兼药；健脾补肾，理气活血，祛风通络，消肿止痛。方中，铜亮、大黄为主药，以清热泻火、消积除疳为主；大钻为配药，以行气活血为辅；小钻为引路药，健脾补肾、理气活血。全方盈亏平衡，共奏健脾除疳、通腑化积之功效。

【用法】上药打粉，加醋与少许山苍子油共调成糊状，制成 5 ～ 8 厘米大小敷膏敷脐周，连敷 1 周，每次 2 ～ 4 小时。

【注意事项】禁止大剂量使用，忌食辛辣油腻之物。

【献方者】李海强。

【来源】未出版的资料。

【收集者与整理者】李幸、李颖。

【采集地】贺州市中医医院。

厌食 / 买想人

【临床验方】山楂 15 克，鸡内金 5 克。

【功效】消食开胃。

【方解】山楂为主药，甘，平；消食化积。鸡内金为配药，甘，平；消食健胃。主药、配药结合使全方盈亏平衡，共奏消食开胃之功效。

【用法】饭前服，每日 2 次，连服 3 日。

【禁忌】脾虚无积滞者慎用。

【注意事项】禁止大剂量服用，忌食辛辣油腻之物。

【来源】瑶医药秘方、验方数据库。

【收集者与整理者】李彤、闫国跃、韦晓嵘。

【采集地】广西中医药大学瑶医药学院。

小儿积食 / 谷娃积果

【临床验方】地桃花 10～20 克，马骝卵 3～5 粒，黑九牛 5～8 克，柚树寄生 10 克，瘦肉 1 两。

【功效】祛湿，泄热，健脾，益胃，消食。

【方解】本方为瑶医药膳方。地桃花，甘、辛，凉；属风药；祛风利湿，活血消肿，清热解毒。马骝卵，涩，平；清热利湿，止血。黑九牛，辛、咸，温；属风打相兼药；祛风除湿，通络止痛，利尿消肿。柚树寄生，苦、辛，凉；祛风除湿，活血止痛，解毒。瘦肉，甘、咸，微寒；补肾滋阴，养血润燥，益气，消肿。方中，地桃花、马骝卵、黑九牛、柚树寄生为主药，以祛湿、泻热、消食为主；瘦肉为配药，以健脾益胃补虚为辅。主药、配药结合使全方盈亏平衡，共奏祛湿、泄热、健脾、益胃、消食之功效。

【用法】共炖，吃肉喝汤。

【注意事项】禁止大剂量服用，忌食辛辣油腻之物。

【献方者】李海强。

【来源】未出版的资料。

【收集者与整理者】李幸、李颖。

【采集地】贺州市中医医院。

2

【临床验方】四叶莲10～15克，淡竹叶5克，笔管草3克。

【功效】通肠泄热，清心安眠。

【方解】本方为瑶医经验方。四叶莲为主药，甘，平；清热利尿，解毒消肿。淡竹叶为配药，甘、淡，寒；清热除烦，利尿。笔管草为引路药，淡，平；属打药；利尿消肿。全方共奏通肠泄热、清心安眠之功效。

【用法】水煎，代茶饮。

【禁忌】视患者情况酌情给药。

【注意事项】禁止大剂量服用，忌食辛辣油腻之物。

【献方者】李海强。

【来源】未出版的资料。

【收集者与整理者】李幸、李颖。

【采集地】贺州市中医医院。

3

【临床验方】山莲藕10～30克，焦山楂3～5克，穿破石果5～10克，双鹰爪风6～10克。

【功效】健胃消食。

【方解】山莲藕，甘，平；属风药；强筋壮骨，补虚。焦山楂，酸、甘，微温；消食健胃，行气散瘀。穿破石果，微苦，平；祛风利湿，散瘀止痛。双鹰爪风，苦、涩，平；属风药；清热平肝，息风定惊。方中，焦山楂为主药，以健胃消食为主；山莲藕为配药，以补虚健脾为辅；穿破石果、双鹰爪风为引路药，祛湿、清肝。全方盈亏平衡，共奏健胃消食之功效。

【用法】水煎，代茶饮。

【注意事项】禁止大剂量饮用，忌食辛辣油腻之物。

【献方者】李海强。

【来源】未出版的资料。

【收集者与整理者】李幸、李颖。

【采集地】贺州市中医医院。

【临床验方】蚂蝗七、叶下珠、独角金各适量，塘角鱼1条。

【功效】清热，补虚，消食。

【方解】本方为瑶医药膳经验方。蚂蝗七，微苦，凉；健脾和中，清热除湿，消肿止痛。叶下珠，微苦、甘，凉；清热利尿，消积。独角金，甘、淡，凉；清热，消积。塘角鱼，甘，温；补中益阳，利小便，消疳积。方中，蚂蝗七、叶下珠、独角金为主药，以清热、消积为主；塘角鱼为配药，以补虚、消疳为辅。主药、配药结合使全方盈亏平衡，共奏清热、补虚、消食之功效。

【用法】加水适量，隔水蒸熟，吃鱼肉喝汤。

【注意事项】禁止大剂量服用，忌食辛辣油腻之物。

【献方者】李海强。

【来源】未出版的资料。

【收集者与整理者】李幸、李颖。

【民间秘方】隔山消10克。

【功效】清热消积。

【方解】本方为瑶医经验方。隔山消，甘、苦，平；消食健胃，理气止痛，对小儿积食口臭有良效。

【用法】研成粉，餐前服用，每次3克，中病即止，酌情给药。

【注意事项】禁止大剂量服用，忌食辛辣油腻之物。

【献方者】黄韬。

【来源】未出版的资料。

【收集者与整理者】李幸、李颖。

【采集地】桂林市灌阳县大市场。

6

【临床验方】胡黄连3克，堂愁6克，大黄3～5克，枳实8克，桔梗6～8克，鹰爪风10～20克，淡竹叶8～10克，三叉苦8～15克，连翘3克，六月雪8～10克。

【功效】化积通腑，泻热导滞。

【方解】胡黄连，苦，寒；清虚热，除疳热，清湿热。堂愁，苦、辛，微寒；疏散退热，疏肝解郁，升举阳气。大黄，苦，寒；泻下攻积，清热泻火，止血，解毒，活血祛瘀，清泻湿热。枳实，苦、辛、酸，温；破气消积，化痰除痞。桔梗，咸，寒；开宣肺气，利咽。鹰爪风，苦、涩，平；属风药；清热平肝，息风定惊。淡竹叶，甘、淡，寒；清热除烦，利尿。三叉苦，苦、涩，凉；属风打相兼药；清热解毒，散瘀消肿，祛风止痒，利湿止痛。连翘，苦，微寒；清热解毒，消痈散结，疏散风热。六月雪，淡、微辛，凉；健脾利湿，疏肝活血。方中，胡黄连、桔梗、三叉苦、连翘、淡竹叶为主药，以清热解毒为主；大黄、枳实为配药，以泻热导滞为辅；鹰爪风、六月雪、堂愁为引路药，疏肝清热。全方盈亏平衡，共奏化积通腑、泻热导滞之功效。

【用法】水煎，每日1剂，分3～4次服。

【注意事项】禁止大剂量服用，忌食辛辣油腻之物。

【献方者】李海强。

【来源】未出版的资料。

【收集者与整理者】李幸、李颖。

【采集地】贺州市中医医院。

小儿、新生儿大便不通 / 谷娃端改没通

【民间秘方】土大黄根5克。

【功效】润肠通便。

【方解】本方为瑶医经验方。土大黄根，苦、辛，凉；清肠通便，凉血止血，活血消肿。

【用法】水煎服，视小儿年龄、病情等情况服用。

【注意事项】禁止大剂量服用，忌食辛辣油腻之物。

【献方者】黄韬。

【来源】未出版的资料。

【收集者与整理者】李幸、李颖。

【采集地】桂林市灌阳县大市场。

新生儿黄疸 / 介瓦章锁

【民间秘方】茵陈9克，白花蛇舌草9克，泽泻9克，狗尾草12克，炒栀子6克，枳

壳 3 克。

【功效】利胆退黄，清热解毒。

【方解】茵陈，苦、辛，寒；清利湿热，利胆退黄。白花蛇舌草，苦、甘，寒；清热解毒消痈，利湿通淋。泽泻，甘、淡，寒；利水渗湿，泻热。狗尾草，淡，凉；清热解毒，祛湿消肿。炒栀子，苦，寒；泻火除烦，清热利尿，凉血解毒。枳壳，苦、辛、酸，微寒；理气宽中，行滞消胀。方中，茵陈、白花蛇舌草、泽泻为主药，以清利湿热、利胆退黄为主；狗尾草为配药，以清热解毒为辅；炒栀子、枳壳为引路药，炒栀子增强清热利尿之功效，枳壳引领以上各药循入脾脏直达病所。全方共奏利胆退黄、清热解毒之功效。

【用法】水煎，每日或隔日 1 剂，分 3 ～ 4 次服，连服 2 ～ 4 日。

【注意事项】禁止大剂量服用，忌食辛辣油腻之物。

【献方者】梁安然。

【来源】未出版的资料。

【收集者与整理者】文钦。

【采集地】桂林市灌阳县西山乡。

【民间秘方】海金沙 5 克，甘草 3 克。

【功效】利尿通淋，清热解毒。

【方解】本方为瑶医经验方。海金沙为主药，苦，寒；利尿通淋。甘草为配药，甘，平；益气补中，清热解毒，缓急止痛，调和诸药。主药、配药结合使全方盈亏平衡，共奏利尿通淋、清热解毒之功效。

【用法】水煎，每日 1 剂，分 3 ～ 4 次服。

【注意事项】禁止大剂量服用，忌食辛辣油腻之物。

【献方者】袁基富。

【来源】未出版的资料。

【收集者与整理者】文钦。

【采集地】桂林市灌阳县西山乡。

急性肾炎 / 移嘴歌闷

【民间秘方】鲜白茅根、鲜益母草各 50 克。

【功效】利尿消肿，清热解毒。

【方解】本方为瑶医经验方。鲜白茅根为主药，甘，寒；凉血止血，清热利尿。鲜益母草为配药，苦、辛，微寒；活血祛瘀，利水消肿，清热解毒。主药、配药结合使全方盈亏平衡，共奏利尿消肿、清热解毒之功效。

【用法】水煎，每日或隔日 1 剂，分 3 ～ 4 次服。

【注意事项】禁止大剂量服用，忌食辛辣油腻之物。

【献方者】袁基富。

【来源】未出版的资料。

【收集者与整理者】文钦。

【采集地】桂林市灌阳县西山乡。

小儿痒疹、湿疹 / 身谢

【临床验方】伸筋草 50 克，小叶毛冬青 30 克，九龙藤 50 克，补骨脂 20 克，四方双鹰爪风 30 克。

【功效】清热凉血，祛湿止痒。

【方解】伸筋草，微苦、辛，温；祛风除湿，舒筋活血。小叶毛冬青，甘、苦、凉；清热解毒，凉血止血。九龙藤，苦、涩，平；属风打相兼药；舒筋活络，活血散瘀，祛风止痛，健脾胃。补骨脂，苦、甘、辛，微温；补肾助阳，固精缩尿。四方双鹰爪风，苦、涩，平；属风药；清热平肝，息风定惊。方中，伸筋草、九龙藤、四方双鹰爪风为主药，风打兼施，以祛风、除湿为主；小叶毛冬青为配药，以清热解毒凉血为辅；补骨脂为引路药，补肾阳。全方共奏清热凉血、祛湿止痒之功效。

【用法】煎水适量，日服 3 ～ 4 次。

【注意事项】禁止大剂量服用，忌食辛辣油腻之物。

【献方者】李海强。

【来源】未出版的资料。

【收集者与整理者】李幸、李颖。

【采集地】贺州市中医医院。

【民间秘方】黄连 9 克，鲜叶追骨风 60 克。

【功效】清热毒，祛风湿。

【方解】黄连为主药，苦、寒；清热燥湿，泻火解毒。鲜叶追骨风为配药，苦、涩，平；属风打相兼药；祛风除湿，舒筋通络，活血消肿。主药、配药结合使全方盈亏平衡，共奏清热毒、祛风湿之功效。

【用法】共捣烂，调洗米水取汁内服，每次 1 ～ 2 匙，同时取汁外搽。

【注意事项】忌食辛辣油腻之物。

【来源】《富川县中医验方汇锦》。

【收集者与整理者】李幸。

【采集地】贺州市富川瑶族自治县。

3

【临床验方】扛板归 30 克，痱子草 30 克，半枫荷 40 克，飞扬草 30 克，白屈菜 30 克，血风 20 克。

【功效】祛风止痒，解毒消肿。

【方解】扛板归，酸，凉；清热解毒，利水消肿。痱子草，辛，苦，微温；发表祛暑，利湿和中，消肿止血，散风止痒。半枫荷，淡、涩，微温；属风打相兼药；祛风除湿，活血散瘀。飞扬草，辛、酸，凉；清热解毒，利湿止痒。白屈菜，苦，凉；有小毒；镇痛，利尿，解毒。血风，苦、微辛，温；属风打相兼药；祛风活络，消肿止痛，生肌止血。方中，痱子草、飞扬草为主药，以祛湿、止痒为主；扛板归、白屈菜为配药，以解毒为辅；血风、半枫荷为引路药，消肿止痛。全方盈亏平衡，共奏祛风止痒、解毒消肿之功效。

【用法】水煎，每日 1 剂，分 3 ～ 4 次服。

【注意事项】禁止大剂量服用，忌食辛辣油腻之物。

【献方者】李海强。

【来源】未出版的资料。

【收集者与整理者】李幸、李颖。

【采集地】贺州市中医医院。

4

【临床验方】麻牙咪 30 克，紫草 10 克，虎刺 30 克，十大功劳 30 克。

【功效】清热解毒，活血，祛湿止痒。

【方解】麻牙咪，苦、涩，寒；清热解毒，凉血止痢，通淋。紫草，苦、咸，寒；凉血活血，解表透疹。虎刺，苦、甘，平；祛风利湿，活血消肿。十大功劳，苦，寒；属风打相兼药；清热燥湿，泻火解毒。方中，麻牙咪、紫草为主药，以凉血解毒、止痒为主；虎刺为配药，以活血消肿为辅；十大功劳为引路药，清热解毒。全方盈亏平衡，共奏清热解毒、活血、祛湿止痒之功效。

【用法】水煎服，每日 3～4 次。

【注意事项】禁止大剂量服用，忌食辛辣油腻之物。

【献方者】李海强。

【来源】未出版的资料。

【收集者与整理者】李幸、李颖。

【采集地】贺州市中医医院。

小儿荨麻疹／风热疹

【民间秘方】蝉蜕 10 克，川芎 10 克，当归 10 克，鸭蛋 1 枚。

【功效】活血补血，祛风止痒。

【方解】本方为瑶医经验方。蝉蜕，甘、咸，凉；疏散风热，透疹，息风止痉。川芎，辛，温；活血行气。当归，甘、辛，温；补血活血。鸭蛋，甘，凉；清肺火，滋阴。方中，川芎、当归为主药，以补血、活血为主，血行风自灭；蝉蜕为配药，以息风、透疹为辅；鸭蛋为引路药，滋阴。全方盈亏平衡，共奏活血补血、祛风止痒之功效。

【用法】水煎服。

【注意事项】禁止大剂量服用，忌食辛辣油腻之物。

【献方者】黄韬。

【来源】未出版的资料。

【收集者与整理者】李幸、李颖。

【采集地】桂林市灌阳县大市场。

小儿生疬子／生疬子

【民间秘方】金银花 30 克，七仔莲 10 克，当归 10 克，皂角刺 6 克。

【功效】清热消肿。

【方解】本方为瑶医经验方。金银花，甘，寒；清热解毒，疏散风热。七仔莲，苦，微寒；有小毒；属风打相兼药；清热解毒，散瘀止痛。当归，甘、辛，温；补血活血。皂角刺，辛，温；消肿托毒，排脓。方中，金银花、七仔莲为主药，以清热解毒为主；当归为配药，以补血活血为辅；皂角刺为引路药，消肿托毒。全方盈亏平衡，共奏清热解毒消肿之功效。

【用法】水煎服。

【注意事项】禁止大剂量服用，忌食辛辣油腻之物。

【献方者】黄韬。

【来源】未出版的资料。

【收集者与整理者】李幸、李颖。

【采集地】桂林市灌阳县大市场。

小儿烫伤 / 嗡斗鲁甫冲

【民间秘方】活地龙 15 条，白糖 60 克，鲜花斑竹根少许。

【功效】清热解毒。

【方解】本方为瑶医经验方。活地龙为主药，苦、微甘，寒；清热息风，通络。鲜花斑竹根为配药，苦，凉；属风打相兼药；清热利湿，凉血止血，散瘀定痛。白糖为引路药，甘，平；补中益气，和胃生津。全方盈亏平衡，共奏清热解毒之功效。

【用法】外用，把地龙放在白糖中汲取其唾沫，鲜花斑竹根捣烂取汁，干后又涂上，每日数次，不留疤痕。

【注意事项】禁内服；如有不适，立即停用。

【献方者】黄韬。

【来源】未出版的资料。

【收集者与整理者】李幸、李颖。

【采集地】桂林市灌阳县大市场。

小儿鬼剃头 / 谷娃布杯

【民间秘方】墨旱莲、土茯苓、制何首乌各适量。

【功效】养血生发。

【方解】本方为瑶医经验方。制何首乌为主药，苦、甘、涩，微温；补益精血，固肾乌须。墨旱莲为配药，甘、酸，寒；补肝肾，凉血止血。土茯苓为引路药，甘、淡，平；祛湿，解毒。全方共奏养血生发之功效。

【用法】水煎洗头。

【注意事项】禁止大剂量使用；注意水温，防止烫伤。

【献方者】黄韬。

【来源】未出版的资料。

【收集者与整理者】李幸、李颖。

【采集地】桂林市灌阳县大市场。

小儿流鼻血 / 扑滚尊蒋

【民间秘方】茜草、猪肺适量。

【功效】清热止血。

【方解】本方为瑶医经验方。茜草为主药，苦，寒；凉血止血，活血通经。猪肺为配药，甘，微寒；补虚，补肺。全方共奏清热补血之功效。

【用法】水煎服，视小儿年龄、病情等情况服用。

【注意事项】禁止大剂量服用，忌食辛辣油腻之物。

【献方者】黄韬。

【来源】未出版的资料。

【收集者与整理者】李幸、李颖。

【采集地】桂林市灌阳县大市场。

小儿牙龈出血 / 谷姓端夹久春藏

【民间秘方】白茅根 100 克，猪肉适量。

【功效】清热凉血止血。

【方解】本方为瑶医药膳方。白茅根为主药，甘，寒；凉血止血，清热利尿。猪肉为配药，甘、咸，微寒；补肾滋阴，养血润燥，益气，消肿。主药、配药结合使全方盈亏平衡，共奏清热凉血止血之功效。

【用法】水煎服。

【注意事项】禁止大剂量服用，忌食辛辣油腻之物。

【献方者】黄韬。

【来源】未出版的资料。

【收集者与整理者】李幸、李颖。

【采集地】桂林市灌阳县大市场。

小儿流涎 / 谷娃留温垂

【民间秘方】鲜双亮根 12 克。

【功效】清热，祛风，摄涎。

【方解】本方为瑶医经验方。鲜双亮根，微苦，寒；清热定惊，祛风通络，常用于治疗小儿流涎。

【用法】将鲜双亮根洗净捣烂取汁频滴口腔，每日多次，连滴 3～5 克。

【注意事项】禁止大剂量使用，忌食辛辣油腻之物。

【献方者】梁美玉。

【来源】未出版的资料。

【收集者与整理者】文嶔。

【采集地】桂林市灌阳县西山乡。

鹅口疮 / 锥各锥

【民间秘方】鲜麻牙咪 60 克。

【功效】清热解毒。

【方解】本方为瑶医民间经验方。鲜麻牙咪，苦、涩，寒；清热解毒，凉血止血，尤善治火热上炎头面所致的鹅口疮。

【用法】水煎，每日 1 剂，分 3 次服，也可洗漱口腔。

【禁忌】孕妇禁用。

【注意事项】忌食辛辣油腻之物。

【献方者】袁家勋。

【来源】未出版的资料。

【收集者与整理者】李幸、邵金宝。

【采集地】桂林市灌阳县西山乡。

【民间秘方】元林咪 6 克，冰片 2 克，寒水石 16 克。

【功效】清热降火，解毒消肿。

【方解】元林咪为主药，苦、寒；清热燥湿，泻火解毒。冰片为配药，辛、苦，微寒；清热解毒，消肿止痛。寒水石为引路药，辛、咸，寒；清热泻火，除烦止渴。全方盈亏平衡，共奏清热降火、解毒消肿之功效，专攻实火上炎之鹅口疮。

【用法】将药共研为细末，先用淡盐水漱口，再取药末吹入患处，每日 3～4 次。

【禁忌】孕妇禁用。

【注意事项】忌食辛辣油腻之物。

【献方者】袁家勋。

【来源】未出版的资料。

【收集者与整理者】李幸、邵金宝。

【采集地】桂林市灌阳县西山乡。

【临床验方】白矾 10 克，大枣 1～2 枚。

【功效】清热解毒消疮。

【方解】本方为瑶医经验方。白矾为主药，酸、涩，寒；外用解毒杀虫，燥湿止痒。大枣为配药，甘，温；补中益气，养血安神。主药、配药结合使全方盈亏平衡，治疗鹅口疮效果好。

【用法】大枣去核，内塞白矾，放火上烘成炭，研成末备用。先用茶水漱口，将药粉涂于患处，每日 3 次。

【注意事项】忌食辛辣油腻之物。

【来源】瑶医药秘方、验方数据库。

【收集者与整理者】李彤、闫国跃、韦晓嵘。

【采集地】广西中医药大学瑶医药学院。

小儿中耳炎 / 扑喏捆章浓

【民间秘方】虎耳草适量。

【功效】清热解毒。

【方解】本方为瑶医经验方。虎耳草，苦、辛，寒；有小毒；祛风清热，凉血解毒。

【用法】捣汁滴耳，每次 3 滴，每日 3 次。

【注意事项】禁止大剂量使用，忌食辛辣油腻之物。

【献方者】黄韬。

【来源】未出版的资料。

【收集者与整理者】李幸、李颖。

【采集地】桂林市灌阳县大市场。

小儿夜啼 / 介瓦勒闷引

① 1

【民间秘方】朱砂 3 克，鹰爪风 3 克，元林咪 6 克。

【功效】清热解毒，平肝息风。

【方解】朱砂为主药，咸，寒；镇心安神，清热解毒。鹰爪风为配药，苦、涩，平；属风药；清热平肝，息风定惊。元林咪为引路药，苦，寒；清热燥湿，泻火解毒。全方盈亏平衡，共奏清热解毒、平肝息风之功效。

【用法】研末装瓶，1 岁以下每次服 0.5 克，1～2 岁每次服 1 克，其他按年龄酌情加剂量，每日 3 次，温开水送服。

【注意事项】禁止大剂量服用，忌食辛辣油腻之物。

【献方者】梁斌。

【来源】未出版的资料。

【收集者与整理者】文钦。

【采集地】桂林市灌阳县西山乡。

② 2

【临床验方】双鹰爪风、蝉蜕、水灯心各 10 克。

【功效】疏风清热，息风定惊。

【方解】双鹰爪风为主药，苦、涩，平；属风药；清热平肝，息风定惊。蝉蜕为配药，甘、咸，凉；疏散风热，息风止痉。水灯心为引路药，苦，凉；利水通淋，清心降火，凉血止血。全方盈亏平衡，共奏疏风清热、息风定惊之功效。

【用法】水煎服。

【禁忌】孕妇禁用。

【注意事项】忌食辛辣油腻之物。

【献方者】李珍清。

【来源】未出版的资料。

【收集者与整理者】李珍清、李幸、王艺锦。

【采集地】贺州市中医医院名瑶医李珍清工作室。

小儿盗汗 / 蠢寒难

【民间秘方】糯米草根 6 克，野棉花根 10 克。

【功效】清热，滋阴，敛汗。

【方解】本方为瑶医经验方。糯米草根为主药，甘，平；养阴除热，止汗。野棉花根为配药，苦，寒；清湿热，理气散瘀。主药、配药结合使全方盈亏平衡，共奏清热、滋阴、敛汗之功效。

【用法】水煎服。

【注意事项】禁止大剂量服用，忌食辛辣油腻之物。

【献方者】黄韬。

【来源】未出版的资料。

【收集者与整理者】李幸、李颖。

【采集地】桂林市灌阳县大市场。

遗尿症 / 介瓦碰威后

【民间秘方】鲜鸡肠 30 克，菟丝子 6 克，鸡内金 6 克，牡蛎 6 克，五味子 3 克，熟附片 3 克，黄芪 9 克，党参 9 克。

【功效】固肾止遗，益气固精。

【方解】鲜鸡肠，甘，平；固肾止遗。菟丝子，辛、甘，平；补肾固精，养肝明目，止泻。鸡内金，甘，平；消食健胃，固精止遗。牡蛎，咸，寒；平肝潜阳，软坚散结，收敛固涩。五味子，酸、甘，温；敛肺滋肾，生津敛汗，涩精止泻，宁心安神。熟附片，辛、甘，大热；有毒；回阳救逆，补火助阳，散寒止痛。黄芪，甘，温；补气升阳，益卫固表，利水消肿，托疮生肌。党参，甘，平；健脾益肺，养血生津。方中，鲜鸡肠为主药，以固肾止遗为主；菟丝子、鸡内金、牡蛎为配药，以补肾固精为辅；黄芪、党参、五味子、熟附片为引路药，益气固表。全方共奏固肾止遗、益气固精之功效。

【用法】水煎，每日或隔日 1 剂，分 3～4 次服，连服 7 日为 1 个疗程。

【注意事项】禁止大剂量服用，忌食辛辣油腻之物。

【献方者】袁家勋。

【来源】未出版的资料。

【收集者与整理者】文钦。

②

【民间秘方】臭牡丹叶 2 张，鸡蛋 1 个。

【功效】固精缩尿。

【方解】本方为瑶医经验方。臭牡丹叶为主药，苦、辛，平；固精缩尿，祛风除湿。鸡蛋为配药，甘，平；益精补气，滋阴润燥，养血。主药、配药结合使全方盈亏平衡，共奏固精缩尿之功效，对遗尿症有较好疗效。

【用法】用臭牡丹叶 2 张将鸡蛋包好，埋入热炉灰中至熟，每晚临睡前吃完鸡蛋，每日 1 剂，连吃 3～7 日。

【注意事项】禁止大剂量服用，忌食辛辣油腻之物。

【献方者】袁家勋。

【来源】未出版的资料。

【收集者与整理者】文钦。

【采集地】桂林市灌阳县西山乡。

③

【临床验方】生葱白 20 克。

【功效】温肾固脱。

【方解】本方为瑶医经验方。生葱白，辛，温；发表通阳，祛风健胃，利尿，适用于小儿遗尿。

【用法】外用，捣烂，每晚睡前敷肚脐，用布包好，次日清晨揭去，连用 3～5 日。

【禁忌】皮损者慎用。

【注意事项】禁内服。

【来源】瑶医药秘方、验方数据库。

【收集者与整理者】李彤、闫国跃、韦晓嵘。

【采集地】广西中医药大学瑶医药学院。

小儿尿频 / 谷娃越产

【民间秘方】鲜茅根 25 克，生地黄 10 克，蓝九牛 6 克，淡竹叶 3 克，生甘草 3 克。

【功效】清热利尿，养阴生津。

【方解】鲜茅根，辛，温；凉血止血，清热利尿。生地黄，甘、苦，寒；清热凉血，养阴生津。蓝九牛，苦、辛、涩，微温；属风药；宁心除烦，生津止渴，退热，通经活络。淡竹叶，甘、淡，寒；清热除烦，利尿。生甘草，甘，平；益气补中，清热解毒，缓急止痛，调和诸药。方中，鲜茅根、淡竹叶为主药，以清热利尿为主；生地黄、蓝九牛为配药，以养阴生津为辅；生甘草为引路药，平衡药力。全方共奏清热利尿、养阴生津之功效。

【用法】加水 250 毫升，煎浓至 50 毫升，每日或隔日 1 剂，分 3 ～ 4 次服。

【注意事项】禁止大剂量服用，忌食辛辣油腻之物。

【献方者】袁基富。

【来源】未出版的资料。

【收集者与整理者】文钦。

【采集地】桂林市灌阳县西山乡。

营养不良干瘦/美良美告阶

【民间秘方】野桃花根 15 克，瘦猪肉适量。

【功效】补益强壮。

【方解】本方为瑶医经验方。野桃花根为主药，甘、辛，凉；祛风利湿，活血消肿，清热解毒，补益强壮。瘦猪肉为配药，甘、咸，微寒；补肾滋阴，养血润燥，益气，消肿。主药、配药结合使全方盈亏平衡，共奏补益强壮之功效。

【用法】野桃花根煨瘦猪肉吃。

【注意事项】禁止大剂量服用，忌食辛辣油腻之物。

【献方者】陈沼玲。

【来源】《（恭城）中草医秘验方汇集》。

【收集者与整理者】李幸、潘雪萍、付海霞。

【采集地】桂林市恭城瑶族自治县加会公社。

【民间秘方】饿蚂蝗、淮山药、桃花各 15 克。

【功效】补益强壮。

【方解】饿蚂蝗为主药，苦，凉；属风药；清热解毒，健脾开胃，消积，利湿。淮山药为配药，甘，平；益气养阴，补脾肺肾。桃花为引路药，甘、辛，凉；祛风利湿，活血消肿，清热解毒。全方盈亏平衡，共奏补益强壮之功效。

【用法】将上药研粉，每次 10～15 克，配白糖或蒸猪肉吃。

【注意事项】禁止大剂量服用，忌食辛辣油腻之物。

【献方者】廖子和。

【来源】《（恭城）中草医秘验方汇集》。

【收集者与整理者】李幸、潘雪萍、付海霞。

【采集地】桂林市恭城瑶族自治县。

【民间秘方】回阳草 15 克，瘦猪肉或鸡蛋适量。

【功效】补虚强身。

【方解】回阳草，苦、涩、凉；清热解毒，散瘀止血，收涩，消肿，补虚，清热，止血。瘦猪肉，甘、咸、微寒；补肾滋阴，养血润燥，益气，消肿。鸡蛋，平、甘；益精补气，滋阴润燥，养血。方中，回阳草为主药，以清热解毒、补虚为主；瘦猪肉或鸡蛋为配药，以补虚为辅。主药、配药结合使全方盈亏平衡，共奏补虚强身之功效。

【用法】回阳草研粉蒸猪肉或煮鸡蛋吃。

【注意事项】禁止大剂量服用，忌食辛辣油腻之物。

【来源】《（恭城）中草医秘验方汇集》。

【收集者与整理者】潘雪萍、付海霞。

【采集地】桂林市恭城瑶族自治县。

④

【民间秘方】桂枝 6 克，白芍 12 克，麦芽糖 50 克，酒山消 4 克，炙甘草 5 克。

【功效】温中补虚，健脾和胃。

【方解】本方为瑶医经验方。桂枝，辛、甘、温；发汗解肌，温经通脉，通阳化气。白芍，苦、酸、微寒；平肝止痛，敛阴止汗。麦芽糖，甘、温；补中益气，健脾和胃，润肺止咳，生津润燥。酒山消，甘、苦、平；消食健胃，理气止痛。炙甘草，甘、平；益气补中，清热解毒，缓急止痛，调和诸药。方中，桂枝、白芍、麦芽糖、炙甘草为主药，以温中补虚、健脾和胃为主；酒山消为配药，以消食健胃为辅。主药、配药结合使全方盈亏平衡，共奏温中补虚、健脾和胃之功效。

【用法】水煎服。

【注意事项】禁止大剂量服用，忌食辛辣油腻之物。

【献方者】黄韬。

【来源】未出版的资料。

【收集者与整理者】李莘、李颖。

【采集地】桂林市灌阳县大市场。

⑤

【民间秘方】疳积草 15 ～ 30 克。

【功效】清热利湿，消积导滞。

【方解】疳积草，辛、苦，凉；清热利湿，消积导滞，对小儿营养不良有较好疗效。

【用法】水煎服，每日 1 剂，分 3 ～ 4 次服，服 5 ～ 7 日。

【注意事项】禁止大剂量服用，忌食辛辣油腻之物。

【献方者】赵连辉。

【来源】未出版的资料。

【收集者与整理者】文嵚。

【采集地】桂林市灌阳县西山乡。

蛔虫 / 囊中别

【临床验方】生南瓜子 40 克。

【功效】驱虫。

【方解】本方为瑶医经验方。生南瓜子，甘，平；驱虫，适用于肝蛔虫病。

【用法】饭前空腹服，顿服。

【注意事项】禁止大剂量服用，忌食辛辣油腻之物。

【来源】瑶医药秘方、验方数据库。

【收集者与整理者】李彤、闫国跃、韦晓嵘。

【采集地】广西中医药大学瑶医药学院。

第十五章 五官科疾病

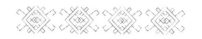

角膜炎 / 睛果哥

【民间秘方】夏枯草 15 克，鸡骨草 15 克，半枝莲 15 克，金银花 10 克，田基黄 15 克，水石榴 15 克，过塘藕 15 克，枸杞子 15 克，甘草 5 克。

【功效】清热解毒，明目退翳。

【方解】夏枯草，辛、苦，寒；清肝泻火，明目，散结消肿。鸡骨草，甘、微苦，凉；清热利湿，散瘀止痛。半枝莲，辛、苦，寒；属打药；清热解毒，散瘀止血，消肿止痛，抗癌。金银花，甘，寒；清热解毒，疏散风热。田基黄，甘、微苦，凉；属风打相兼药；清热解毒，拔毒消肿，通淋利湿。水石榴，涩，凉；属打药；清热利水，平肝，杀虫，止痒。过塘藕，甘、辛，寒；属风药；清热解毒，利尿通淋，祛腐生肌。枸杞子，甘，平；补肝肾，明目。甘草，甘，平；益气补中，清热解毒，缓急止痛，调和诸药。方中，夏枯草、鸡骨草、半枝莲为主药，以解毒明目为主；金银花、田基黄、水石榴为配药，以清热为辅；过塘藕为引路药，平衡疏风止痛药力；枸杞子、甘草为引路药，引领以上各药循入脏腑直达病所。全方共奏清热解毒、明目退翳之功效。

【用法】水煎，每日 1 剂，分 3 次服，每次 150 毫升。

【禁忌】孕妇禁用。

【注意事项】忌食辛辣油腻之物。

【献方者】赵衷民。

【来源】未出版的资料。

【收集者与整理者】付海霞。

【采集地】来宾市金秀瑶族自治县三江乡大磨屯。

【民间秘方】节节花 10 克，红南蛇苗 10 克，大枣适量。

【功效】清热解毒。

【方解】节节花，苦，凉；清热，利尿，解毒。红南蛇苗，苦，寒；清热解毒，活血祛瘀。大枣，甘，温；补中益气，养血安神。方中，红南蛇苗、节节花为主药，以清热解毒为主；大枣为配药，调和诸药。全方共奏清热解毒之功效，对急性角膜炎效果佳。

【用法】水煎，并趁热气熏患侧眼睛。

【禁忌】孕妇禁用。

【注意事项】注意水温，防止烫伤。

【献方者】唐秀杰。

【来源】广西壮族自治区少数民族医医案医话调查表。

【收集者与整理者】周佩鸾、潘雪萍、付海霞。

【采集地】河池市都安瑶族自治县澄江乡圣堂村上堆屯。

急性结膜炎 / 补睛仲闷

【民间秘方】鲜黄花草 100 ～ 150 克。

【功效】散风止痒，消肿化湿，活血解毒。

【方解】鲜黄花草，苦，凉；有小毒；散风止痒，消肿化湿，活血解毒。

【用法】水煎服，每日 1 剂，1 剂 75 克，分 3 次服，每次 50 毫升。再取鲜药捣烂取汁过滤，滴眼。

【禁忌】皮肤有外伤感染或溃疡破损者禁用。

【注意事项】忌食辛辣油腻之物。

【献方者】覃世荣。

【来源】巴马少数民族验方、秘方、诊疗方法调查表。

【收集者与整理者】王艺锦、唐一洲。

【采集地】河池市巴马瑶族自治县皮肤疾病防预治疗卫生站。

【民间秘方】鲜千里光适量。

【功效】清肝明目。

【方解】本方为瑶医经验单方，药专力宏。鲜千里光，苦，平；有小毒；清热，解毒，杀虫。

【用法】用上药配成 1 : 1 眼药水，1 ～ 3 小时滴眼 1 次，连用 3 ～ 7 日为 1 个疗程。

【禁忌】孕妇禁用。

【注意事项】如有不适，立即停用。

【献方者】梁美玉。

【来源】未出版的资料。

【收集者与整理者】李幸、邵金宝。

【采集地】桂林市灌阳县西山乡。

③

【民间秘方】鲜狗尾草叶适量。

【功效】清热降火，清肝明目。

【方解】本方为瑶医经验单方，药专力宏。鲜狗尾草叶，淡，凉；清热降火，清肝明目。

【用法】将药洗干净，置于火苗上烤软但不烤焦，用双手掌心搓成絮状，做成拇指头大的药球。左眼患病将药球塞于右鼻腔内，右眼患病将药球塞于左鼻腔内，双眼同患先塞一侧，交替填塞，保留5～6小时取出，每日1次，连用3～5日。

【禁忌】孕妇禁用。

【注意事项】忌食辛辣油腻之物。

【献方者】袁家勋。

【来源】未出版的资料。

【收集者与整理者】李幸、邵金宝。

【采集地】桂林市灌阳县西山乡。

④

【民间秘方】龙胆草15克，食盐适量。

【功效】清肝明目，泻火解毒。

【方解】龙胆草为主药，苦，寒；清热燥湿，泻肝胆火，清肝明目。盐为配药，咸，寒；清火，凉血，解毒，涌吐。主药、配药结合使全方盈亏平衡，共奏清肝明目、泻火解毒之功效。

【用法】加水250毫升，煎浓至150毫升，待凉后洗眼睛，每日3～4次，每次15分钟，连洗数日。

【禁忌】孕妇禁用。

【注意事项】忌食辛辣油腻之物。

【献方者】袁家勋。

【来源】未出版的资料。

【收集者与整理者】李幸、邵金宝。

【采集地】桂林市灌阳县西山乡。

【民间秘方】菊花 15 克，双亮 12 克，夏枯草 15 克，元林咪 6 克。

【功效】清热解毒，清肝明目。

【方解】菊花，甘、苦，微寒；发散风热，清肝明目，清热解毒。双亮，甘、苦，寒；养肝明目。夏枯草，辛、苦，寒；清肝泻火，明目，散结消肿。元林咪，苦，寒；清热燥湿，泻火解毒。方中，菊花、双亮为主药，以清肝明目、平抑肝阳为主；夏枯草为配药，以解毒散结为辅；元林咪为引路药，引诸药直达病所。全方共奏清热解毒、清肝明目之功效。

【用法】水煎服，每日或隔日 1 剂，分 3 次服。

【禁忌】孕妇禁用。

【注意事项】忌食辛辣油腻之物。

【献方者】袁家勋。

【来源】未出版的资料。

【收集者与整理者】李幸、邵金宝。

【采集地】桂林市灌阳县西山乡。

【临床验方】金银花 10 克，野菊花 10 克，红花 10 克，川连 4 克。

【功效】清热解毒明目。

【方解】金银花，甘，寒；清热解毒，疏散风热。野菊花，甘、苦，微寒；清热解毒，泻火平肝。红花，甘、微苦，温；活血通经，祛瘀止痛。川连，苦，寒；清热燥湿，泻火解毒。方中，金银花、川连、野菊花为主药，以清热解毒、清肝明目为主；红花为配药，以活血通络为辅。主药、配药结合使全方盈亏平衡，共奏清热解毒明目之功效。

【用法】水煎熏洗患处，或局部湿敷，每日 2～3 次，连用 2～3 日。

【禁忌】破溃严重者慎用。

【注意事项】忌食辛辣油腻之物。

【来源】瑶医药秘方、验方数据库。

【收集者与整理者】李彤、闫国跃、韦晓嵘。

【采集地】广西中医药大学瑶医药学院。

【临床验方】黄花菜 30 克。

【功效】祛风止痛。

【方解】本方为瑶医经验方。黄花菜，苦、辛，温；散瘀消肿，祛风止痛。

【用法】水煎，每日 1 剂，分 2～3 次服，每次 200 毫升。

【注意事项】忌食辛辣油腻之物。

【来源】瑶医药秘方、验方数据库。

【收集者与整理者】李彤、闫国跃、韦晓嵘。

【采集地】广西中医药大学瑶医药学院。

【临床验方】蒲公英 40 克。

【功效】清热解毒。

【方解】本方为瑶医经验方。蒲公英，苦、甘，寒；清热解毒，适用于热毒型结膜炎。

【用法】外用，水煎熏洗。

【注意事项】破溃严重者慎用。

【来源】瑶医药秘方、验方数据库。

【收集者与整理者】李彤、闫国跃、韦晓嵘。

【采集地】广西中医药大学瑶医药学院。

【民间秘方】节节草适量。

【功效】清热解毒，明目退翳。

【方解】节节草，甘、微苦，平；明目退翳，清热，利尿。

【用法】水煎洗或鲜品捣烂外敷。

【禁忌】皮肤有外伤感染或溃疡破损者禁用。

【注意事项】忌食辛辣油腻之物。

【献方者】张会尤。

【来源】巴马少数民族验方、秘方、诊疗方法调查表。

【收集者与整理者】王艺锦、唐一洲。

【采集地】河池市巴马瑶族自治县甲篆乡仁乡村龙作屯。

沙眼 / 痧卜睛

【临床验方】枸杞根 150 克，桑白皮 150 克，石决明 150 克，米酒 2500 克。

【功效】清热解毒，清肝明目。

【方解】枸杞根，甘，寒；清热，凉血。桑白皮，甘，寒；清热解毒。石决明，咸，寒；平肝潜阳，清肝明目。米酒，甘、苦、辛，温；辛散温通，行气活血。方中，枸杞根、桑白皮、石决明为主药，前二味清热凉血，后一味清肝明目；米酒为引路药，引领主药循入病所。全方共奏清热解毒、清肝明目之功效，对目赤肿痛流泪、视物昏花不清效果显著。

【用法】前三味浸米酒 15 日，饮药酒，每日 2 ～ 3 次。

【禁忌】酒精过敏者禁服，脾胃虚寒者忌服。

【注意事项】忌食辛辣油腻之物。

【来源】瑶医药秘方、验方数据库。

【收集者与整理者】李彤、闫国跃、韦晓嵘。

【采集地】广西中医药大学瑶医药学院。

白内障 / 卜睛别

【临床验方】白蒺藜 250 克，羊肝 250 克，白糖 200 克。

【功效】平肝疏肝，明目退翳。

【方解】白蒺藜，辛，温；平肝疏肝，祛风明目。羊肝，甘、苦，凉；养血，补肝，明目。白糖，甘，平；润肺生津。方中，白蒺藜、羊肝为主药，以疏肝、补肝明目为主；白糖为配药，调和诸药。全方共奏平肝疏肝、明目退翳之功效。

【用法】研为末，每次服 15 克，日服 2 次，连服 8 周。

【禁忌】糖尿病患者禁用，孕妇慎用。

【注意事项】忌食辛辣油腻之物。

【来源】瑶医药秘方、验方数据库。

【收集者与整理者】李彤、闫国跃、韦晓嵘。

【采集地】广西中医药大学瑶医药学院。

【临床验方】五味子 60 克，低度白酒 500 克。

【功效】滋肾敛肺，明目退翳。

【方解】本方为瑶医经验方。五味子为主药，酸、甘，温；敛肺滋肾。低度白酒为配药，甘、苦、辛，温；辛散温通，行气活血，适用于老年人白内障。

【用法】水煎，每日1剂，分2～3次服，每次200毫升。

【禁忌】酒精过敏者禁服。

【注意事项】忌食辛辣油腻之物。

【来源】瑶医药秘方、验方数据库。

【收集者与整理者】李彤、闫国跃、韦晓嵘。

【采集地】广西中医药大学瑶医药学院。

麦粒肿 / 将若地

【民间秘方】元林咪3克，乳汁适量。

【功效】清热泻火，补阴养血。

【方解】本方为瑶医经验方。元林咪，苦，寒；清热燥湿，泻火解毒。乳汁为配药，甘、咸，平；大补元阳、真阴，补血，润燥。主药、配药结合使全方盈亏平衡，共奏清热泻火、补阴养血之功效。

【用法】将元林咪研成粉末，加乳汁浸泡24小时后滤取药渣，用棉棒点涂至患处，每日3～4次。

【禁忌】孕妇禁用。

【注意事项】忌食辛辣油腻之物。

【献方者】袁家勋。

【来源】未出版的资料。

【收集者与整理者】李幸、邵金宝。

【采集地】桂林市灌阳县西山乡。

【民间秘方】稻谷5～7粒。

【功效】解毒除蛊。

【方解】本方为瑶医经验单方，药专力宏。稻谷，甘，温；补中益气，调和五脏，通利血脉。

【用法】选饱满的稻谷粒，左眼麦粒肿，则用每粒谷尖在右肩针眼穴上轻扎三下后丢掉，右眼麦粒肿，扎左肩针眼穴。每日 1 ～ 2 次，连用 2 ～ 3 日。

【禁忌】孕妇禁用。

【注意事项】忌食辛辣油腻之物。

【献方者】袁家勋。

【来源】未出版的资料。

【收集者与整理者】李幸、邵金宝。

【采集地】桂林市灌阳县西山乡。

青光眼 / 青盲

【临床验方】鹅不食草 20 克。

【功效】明目。

【方解】鹅不食草，辛，温；祛风除湿，消肿止痛，明目。

【用法】与鸭蛋，甜酒蒸煮，每日 1 剂，分 2 ～ 3 次服，每次 200 毫升。

【禁忌】眼压低者慎用。

【注意事项】忌食辛辣油腻之物。

【来源】瑶医药秘方、验方数据库。

【收集者与整理者】李彤、闫国跃、韦晓嵘。

【采集地】广西中医药大学瑶医药学院。

【临床验方】羊肝 100 克，谷精草 15 克，白菊花 15 克。

【功效】清热解毒，养血明目。

【方解】羊肝，甘、苦，凉；养血，补肝，明目。谷精草，辛、甘、平；疏散风热，明目退翳。白菊花，甘、苦，微寒；散风清热，平肝明目，清热解毒。方中，谷精草、白菊花为主药，以清热解毒、平肝明目为主；羊肝为配药，以养血、补肝、明目为辅。主药、配药结合使全方盈亏平衡，共奏清热解毒、养血明目之功效。

【用法】水煎，加白糖适量，每日 1 剂，分 2 ～ 3 次服，每次 200 毫升。

【禁忌】眼压低者慎用。

【注意事项】忌食辛辣油腻之物。

【来源】瑶医药秘方、验方数据库。

【收集者与整理者】李彤、闫国跃、韦晓嵘。

【采集地】广西中医药大学瑶医药学院。

夜盲症 / 卜睛孟

① 1

【民间秘方】夜明砂 10 克，猪肝 25 克。

【功效】清肝，养肝，明目。

【方解】本方为瑶医经验方。夜明砂为主药，辛，寒；清肝明目，散瘀消积。猪肝为配药，甘、苦，温；养肝明目，补气健脾，补血养身。全方清补兼施，标本兼治，共奏清肝、养肝、明目之功效。

【用法】将夜明砂研末，猪肝切成片，将药末均匀地撒于猪肝上加食盐少许，放锅内蒸熟后 1 次或 2 次吃完，每日 1 剂，连用 3 ~ 5 剂。

【禁忌】孕妇禁用。

【注意事项】忌食辛辣油腻之物。

【献方者】袁家勋。

【来源】未出版的资料。

【收集者与整理者】李幸、邵金宝。

【采集地】桂林市灌阳县西山乡。

② 2

【民间秘方】决明子 30 克，谷精草 20 克，生石决明 20 克，苍术 10 克，胆明砂 10 克，甘草 5 克，猪肝 30 克。

【功效】养肝明目。

【方解】决明子，甘、苦、咸，微寒；清肝明目。谷精草，辛、甘、平；祛风散热，明目退翳。生石决明，咸、寒；平肝潜阳，清肝明目。苍术，辛、苦，温；燥湿健脾，祛风散寒，明目。胆明砂，辛，寒；清肝明目，散瘀消积。甘草，甘，平；益气补中，清热解毒，缓急止痛，调和诸药。猪肝，甘、苦，温；养肝明目，补气健脾，补血养身。方中，决明子、谷精草、生石决明、胆明砂为主药，以清肝明目为主；苍术为配药，以燥湿为辅；猪肝、甘草为引路药，补虚、养肝。全方盈亏平衡，共奏养肝明目之功效。

【用法】将猪肝切片，其他药加水煮沸后去渣，把猪肝放药汤中煮熟后加食盐适量，一次或两次服用，每日 1 剂，连服多剂。

【禁忌】孕妇禁用。

【注意事项】忌食辛辣油腻之物。

【献方者】袁家勋。

【来源】未出版的资料。

【收集者与整理者】李幸、邵金宝。

【采集地】桂林市灌阳县西山乡。

翼状胬肉 / 卜睛将若我

【民间秘方】白丁香 50 克。

【功效】清热解毒，养肝明目。

【方解】本方为瑶医经验单方。白丁香，苦，温；化积消翳，对翼状胬肉效果好。

【用法】将白丁香研成极细末，置舌上化尽无渣时用来点眼，每隔 2 ～ 3 日 1 次。每次用半粒或一粒芝麻大的量即可，不可增加点眼次数或药量，如治疗 1 个月后症状无改善，建议手术。

【禁忌】孕妇禁用。

【注意事项】忌食辛辣油腻之物。

【献方者】袁家勋。

【来源】未出版的资料。

【收集者与整理者】李幸、邵金宝。

【采集地】桂林市灌阳县西山乡。

眼球外伤 / 睛告宜充

【民间秘方】细辛、当归、赤芍、大黄、元林咪、红花、三七、薄荷、血风、生地黄、人乳各适量。

【功效】清热解毒，活血化瘀，消肿止痛。

【方解】细辛，辛，温；有小毒；祛风解表，散寒止痛。当归，甘、辛，温；补血，活血，止痛。赤芍，苦，微寒；清热凉血，祛瘀止痛。大黄，甘，平；泻下攻积，清热泻火，止血，解毒，活血祛瘀，清泻湿热。元林咪，苦，寒；清热燥湿，泻火解毒。红花，甘、微苦，温；活血通经，祛瘀止痛。三七，甘、微苦，温；化瘀止血，消肿止痛。薄荷，辛，凉；疏风发表，消肿止痛。血风，苦、微辛，温，属风打相兼药；祛风活络，消肿止痛，生肌止血。生地黄，甘、苦，寒；清热凉血，养阴生津。人乳，甘，平；大补元阳、真阴，补血，润燥。方中，红花、三七、当归、赤芍、血风、薄荷为主药，以活血化瘀、消肿止痛为主；大黄、元林咪为配药，以清热解毒为辅；细辛、生地黄、人乳为引路药，散寒、补虚。全方盈亏平衡，共奏清热解毒、活血化瘀、消肿止痛之功效。

【用法】前十味研粉，加人乳调成糊状，隔纱布外敷于眼周及眼部，每日换药 1 次，7～10 日为 1 个疗程，用药 1 个疗程后多能愈合。对眼球晶状体受伤者有良效，曾治愈近十例。

【禁忌】皮肤有外伤感染或溃疡破损者禁用。

【献方者】盘金。

【来源】未出版的资料。

【收集者与整理者】李海强、李幸、王艺锦。

【采集地】贺州市八步区黄洞都江村。

黑眼圈 / 卜睛圈几

【临床验方】鲜朱砂莲、鲜薯莨各适量。

【功效】清热解毒。

【方解】本方为瑶医经验方。鲜朱砂莲为主药，苦、辛，寒；清热解毒，理气止痛。鲜薯莨为配药，苦，凉；有小毒；清热解毒，活血止血，理气止痛。主药、配药结合使全方盈亏平衡，共奏清热解毒之功效。

【用法】切片外敷。

【禁忌】孕妇禁用。

【注意事项】忌食辛辣油腻之物。

【献方者】李海强。

【来源】未出版的资料。

【收集者与整理者】李幸、李颖。

【采集地】贺州市中医医院。

视力下降 / 卜睛谋

【临床验方】夏枯草 10 克，珍珠草 15 克，玄参 10 克，羊肝 300 克，生姜 10 克。

【功效】清肝明目。

【方解】本方为瑶医药膳方。夏枯草,辛、苦,寒;清肝明目,消肿散结。珍珠草,甘、苦,凉;清热解毒,明目,平肝,消积。玄参,苦、咸,寒;清热凉血,滋阴解毒。羊肝,甘、苦,凉;养血,补肝,明目。生姜,辛,微温;活血,祛寒,除湿。方中,夏枯草、珍珠草、玄参为主药,以清肝、明目、凉血为主;羊肝为配药,血肉有情之品,以养血、补肝为辅;生姜为引路药,调和诸药。全方共奏清肝明目之功效。

【用法】先将羊肝焯水一遍,后稍用生姜、冰糖腌制 30 分钟,之后加入药物煲 30 分钟,羊肝捞起切片服。

【禁忌】孕妇禁用。

【注意事项】忌食辛辣油腻之物。

【献方者】李海强。

【来源】未出版的资料。

【收集者与整理者】李幸、李颖。

【采集地】贺州市中医医院。

【临床验方】夜合花 30 克,鸡肝 50 克。

【功效】补肝肾,明目。

【方解】夜合花为主药,辛,温;疏肝行气明目。鸡肝为配药,甘,微温;补肝肾。全方共奏补肝肾、明目之功效。

【用法】水煎,不加盐,可加少许糖调味,吃鸡肝喝汤。

【注意事项】忌食辛辣油腻之物。

【来源】瑶医药秘方、验方数据库。

【收集者与整理者】李彤、闫国跃、韦晓嵘。

【采集地】广西中医药大学瑶医药学院。

急性化脓性中耳炎 / 卜若将浓

【民间秘方】鲜虎耳草 10 克,冰片 1 克。

【功效】清热燥湿。

【方解】本方为瑶医经验方。鲜虎耳草为主药,苦、辛,寒;清热解毒,祛风凉血。

冰片为配药，辛、苦，微寒；清热散毒，消肿止痛，开窍醒神。主药、配药结合使全方盈亏平衡，共奏清热解毒之功效。

【用法】将虎耳草捣烂，用纱布过滤取汁，加入冰片，注入滴眼瓶。先以 3% 双氧水冲洗外耳道，擦净脓液后，将药汁滴入耳内，每日 3 次，每次 2～3 滴。

【禁忌】孕妇禁用。

【注意事项】忌食辛辣油腻之物。

【献方者】袁奎山。

【来源】未出版的资料。

【收集者与整理者】李幸、邵金宝。

【采集地】桂林市灌阳县西山乡。

【民间秘方】猪蹄甲 1 对。

【功效】清热解毒。

【方解】本方为瑶医经验单方，药专力宏。猪蹄甲，咸，微寒；清热解毒，生肌止血。

【用法】外用，将猪蹄甲洗干净，置于炭火上煅烧后研末装瓶备用，用时常规清洗消毒患耳，取鹅毛吸药末吹入耳道，每日 1 次。

【注意事项】忌食辛辣油腻之物。

【献方者】袁家勋。

【来源】未出版的资料。

【收集者与整理者】李幸、邵金宝。

【采集地】桂林市灌阳县西山乡。

【民间秘方】枯矾 30 克，血余炭 30 克。

【功效】解毒杀虫止痒。

【方解】枯矾为主药，酸、涩，寒；外用解毒杀虫，燥湿止痒。血余炭为配药，苦，平；生肌敛疮，化瘀，止血补阴。主药、配药结合使全方盈亏平衡，共奏解毒杀虫止痒之功效。

【用法】将药共研为末，装瓶备用，用时常规清洗患耳，擦净脓汁液，将药末吹布于耳内，每日 1 次。

【禁忌】孕妇禁用。

【注意事项】忌食辛辣油腻之物。

【献方者】袁家勋。

【来源】未出版的资料。

【收集者与整理者】李幸、邵金宝。

【采集地】桂林市灌阳县西山乡。

【民间秘方】地牯牛5～7只,冰片1克。

【功效】清热解毒。

【方解】本方为瑶医经验方。地牯牛为主药,辛、咸,平;有毒;平肝息风,解热镇痉,拔毒消肿。冰片为配药,辛、苦,微寒;消肿止痛,清热散毒。主药、配药结合使全方盈亏平衡,共奏清热解毒之功效。

【用法】将地牯牛研末,加入冰片搅拌均匀,装瓶备用,用时常规清洗患耳,擦净脓液,将药末吹入耳道,每日1次,连用2～3日。

【禁忌】孕妇禁用。

【注意事项】忌食辛辣油腻之物。

【献方者】袁基富。

【来源】未出版的资料。

【收集者与整理者】李幸、邵金宝。

【采集地】桂林市灌阳县西山乡。

⑤

【民间秘方】元林咪30克,大黄50克,白矾100克,石膏100克,龙骨100克,冰片10克。

【功效】清热解毒,消肿止痛。

【方解】元林咪,苦,寒;清热燥湿,泻火解毒。大黄,苦,寒;清热泻火,凉血解毒,泻下攻积。白矾,酸、涩,寒;解毒杀虫,燥湿止痒。石膏,辛、甘,大寒;清热泻火,除烦止渴,收敛生肌。龙骨,甘,平;平肝潜阳,收敛固涩,镇惊安神。冰片,辛、苦,微寒;消肿止痛,清热散毒。方中,元林咪、大黄为主药,以清热泻火为主;白矾、龙骨为配药,以收敛生肌为辅;石膏、冰片为引路药,引领诸药直达病所。全方共奏清热解毒、消肿止痛之功效。

【用法】将元林咪、大黄,研成极细末,再将白矾、石膏、龙骨煅烧研末,加入冰片,各药混匀过筛,消毒装瓶备用,用时常规消毒患耳,将药末吹于耳道内,每日3次。

【禁忌】孕妇禁用。

【注意事项】忌食辛辣油腻之物。

【献方者】袁家勋。

【来源】未出版的资料。

【收集者与整理者】李幸、邵金宝。

【采集地】桂林市灌阳县西山乡。

⑥

【民间秘方】元林咪 15 克，冰片 1 克。

【功效】清热解毒消肿。

【方解】元林咪为主药，苦，寒；清热燥湿，泻火解毒。冰片为配药，辛、苦，微寒；消肿止痛，清热散毒。主药、配药结合使全方盈亏平衡，共奏清热解毒消肿之功效。

【用法】将元林咪研细末，加入冰片混匀，装瓶备用，用时清洗消毒患耳，擦净脓液，吹入药末，每日 2 次。

【禁忌】孕妇禁用。

【注意事项】忌食辛辣油腻之物。

【献方者】李光学。

【来源】未出版的资料。

【收集者与整理者】李幸、邵金宝。

【采集地】桂林市灌阳县西山乡。

⑦

【临床验方】金钱吊合叶适量。

【功效】清热，解毒，止痛。

【方解】本方为瑶医经验单方。金钱吊合叶，苦，寒；清热利湿，解毒，散瘀消肿，止痛。

【用法】叶汁滴耳内。

【禁忌】皮肤有外伤感染或溃疡破损者禁用。

【注意事项】忌食辛辣油腻之物。

【献方者】周良孝。

【来源】未出版的资料。

【收集者与整理者】李珍清、李幸、王艺锦。

【采集地】贺州市中医医院名瑶医李珍清工作室。

【临床验方】鲜鸡苦胆 30 克。

【功效】清热解毒消炎。

【方解】本方为瑶医经验单方。鲜鸡苦胆，苦，寒；清热解毒消炎，对急性化脓性中耳炎效果好。

【用法】滴入耳 3 滴，疼要忍，每日 1 次，连用 3 日。

【禁忌】皮肤有严重破损者慎用。

【注意事项】忌食辛辣油腻之物。

【来源】瑶医药秘方、验方数据库。

【收集者与整理者】李彤、闫国跃、韦晓嵘。

【采集地】广西中医药大学瑶医药学院。

9

【临床验方】元林咪 6 克，藏红花 3 克，冰片 2 克。

【功效】清热燥湿，化瘀通窍。

【方解】元林咪为主药，苦，寒；清热燥湿，泻火解毒。藏红花为配药，甘，平；活血化瘀，散郁开结。冰片为引路药，辛，苦，微寒；开窍醒神，清热止痛。全方共奏清热燥湿、化瘀通窍之功效。

【用法】混合后研末，用香油精 50 克浸泡 7 天，取清液滴入耳内，滴药前用棉签擦去耳内的脓液，每日 3 次，每次 5 ～ 6 滴。

【禁忌】皮肤严重破损者慎用。

【注意事项】禁内服。

【来源】瑶医药秘方、验方数据库。

【收集者与整理者】李彤、闫国跃、韦晓嵘。

【采集地】广西中医药大学瑶医药学院。

中耳炎 / 扑啮捆章浓

【民间秘方】鱼腥草 15 克，半枝莲 15 克，地桃花 20 克，夏枯草 20 克，鸡骨草 15 克，金银花 10 克，甘草 3 克。

【功效】清热解毒。

【方解】鱼腥草，辛，微寒；清热解毒，消痈排脓，利尿通淋。半枝莲，辛、苦，寒；清热解毒，散瘀止血，利水消肿。地桃花，甘、辛，凉；祛风利湿，活血消肿，清热解毒。夏枯草，辛、苦，寒；清肝泻火，明目，散结消肿。鸡骨草，甘、微苦，凉；清热利湿，散瘀止痛。金银花，甘，寒；清热解毒，疏散风热。甘草，甘，平；益气补中，清热解毒，缓急止痛，调和诸药。方中，鱼腥草、半枝莲为主药，以清热为主；地桃花、夏枯草为配药，以解毒为辅；鸡骨草、金银花、甘草为引路药，前二味平衡清热解毒药力，后一味引领以上各药循入脏腑直达病所。全方共奏清热解毒之功效。

【用法】水煎服。

【注意事项】忌食辛辣油腻之物。

【献方者】赵衷民。

【来源】未出版的资料。

【收集者与整理者】石泽金。

【采集地】来宾市金秀瑶族自治县三江乡大磨屯。

【民间秘方】鱼腥草 15 克，灯心草 15 克，夏枯草 15 克，金银花藤 15 克，六月霜 15 克，黄荆寄生 15 克，甘草 3 克。

【功效】清热解毒。

【方解】鱼腥草，辛，微寒；清热解毒，消痈排脓，利尿通淋。灯心草，甘、淡，微寒；清心火，利尿。夏枯草，辛、苦，寒；清肝泻火，明目，散结消肿。金银花藤，甘，寒；清热解毒，利水祛湿。六月霜，微苦、涩，平；清热解毒，凉血止血。黄荆寄生，辛、苦，温；祛风解表。甘草，甘，平；益气补中，清热解毒，缓急止痛，调和诸药。方中，鱼腥草、灯心草、夏枯草为主药，以清热为主；金银花藤为配药，以解毒为辅；六月霜、黄荆寄生、甘草为引路药，前二味平衡清热解毒之药力，后一味引领以上各药循入脏腑直达病所。全方共奏清热解毒之功效。

【用法】水煎服。

【注意事项】忌食辛辣油腻之物。

【献方者】赵衷民。

【来源】未出版的资料。

【收集者与整理者】石泽金。

【采集地】来宾市金秀瑶族自治县三江乡大磨屯。

【民间秘方】白英藤 50 克。

【功效】清热解毒祛湿。

【方解】本方为瑶医经验单方。白英藤，涩、微苦，平；属风打相兼药；清热解毒，散结，祛风除湿。

【用法】水煎服少许，并用药液洗耳。

【注意事项】忌食辛辣油腻之物。

【来源】《富川县中医验方汇锦》。

【收集者与整理者】李幸。

【采集地】贺州市富川瑶族自治县。

4

【民间秘方】鱼腥草 20 克，白花蛇舌草 20 克，夏枯草 15 克，水东哥 15 克，大青叶 15 克，毛冬青 20 克，灯心草 15 克，地桃花 15 克，金银花 5 克，金银花藤 15 克，过塘藕 15 克，甘草 6 克。

【功效】清热解毒。

【方解】鱼腥草，辛，微寒；清热解毒，消痈排脓，利尿通淋。白花蛇舌草，苦、甘，寒；清热解毒消痈，利湿通淋。夏枯草，辛、苦，寒；清肝泻火，明目，散结消肿。水东哥，甘，平；清热解毒，疏风止痛，生肌。大青叶，苦，大寒；清热解毒，凉血消斑。毛冬青，苦、甘，凉；清热解毒，生津止渴。灯心草，甘、淡，微寒；清心火，利尿。地桃花，甘、辛，凉；属风药；祛风利湿，活血消肿，清热解毒。金银花，甘，寒；清热解毒，疏散风热。金银花藤，甘，寒；清热解毒，利水祛湿。过塘藕，甘、辛，寒；属风药；清热解毒，利尿通淋。甘草，甘，平；益气补中，清热解毒，缓急止痛，调和诸药。方中，鱼腥草、白花蛇舌草、夏枯草、水东哥、大青叶、毛冬青为主药，以清热为主；灯心草、地桃花、金银花为配药，以解毒为辅；金银花藤、过塘藕、甘草为引路药，前二味平衡清热解毒之药力，后一味引领以上各药循入脏腑直达病所。全方共奏清热解毒之功效。

【用法】水煎服。

【注意事项】预防过敏。

【献方者】赵衷民。

【来源】未出版的资料。

【收集者与整理者】石泽金、李幸。

【采集地】来宾市金秀瑶族自治县三江乡大磨屯。

【临床验方】红花倒水莲 30 克，苍耳子叶 15 克，双亮 20 克，白屈菜 30 克，冰片适量。

【功效】清热解毒止痛。

【方解】本方为瑶医经验方。红花倒水莲，辛、微酸，微寒；清热散瘀，通经，利尿。苍耳子叶，辛、苦，温；有小毒；祛风解表，宣通鼻窍，除湿止痛。双亮，甘、苦，寒；发散风热，平肝明目。白屈菜，凉，苦；有小毒；镇痛，利尿，解毒。冰片，辛、苦，微寒；开窍醒神，清热止痛。方中，红花倒水莲、白屈菜为主药，以清热、解毒为主；苍耳子叶、双亮为配药，以除湿、解毒、止痛为辅；冰片为引路药，引领以上各药循入脏腑直达病所。全方共奏清热解毒止痛之功效。

【用法】前四味水煎，加少量冰片，用纱布蘸药汁烫熨耳周。

【禁忌】孕妇禁用。

【注意事项】忌食辛辣油腻之物。

【献方者】李海强。

【来源】未出版的资料。

【收集者与整理者】李幸、李颖。

【采集地】贺州市中医医院。

【临床验方】穿心莲 15 克，金银花 30 克，秦皮 30 克。

【功效】清热解毒。

【方解】穿心莲，苦，寒；清热解毒，凉血，消肿。金银花，甘，寒；清热解毒，疏散风热。秦皮，苦，寒；清热解毒，清肝明目。方中，穿心莲为主药，以解毒消肿为主；金银花、秦皮为配药，以清热为辅。主药、配药结合使全方盈亏平衡，共奏清热解毒祛湿之功效。

【用法】外用，加水四碗，煎至大半碗，用棉签蘸药液涂耳道。

【禁忌】皮肤有外伤感染或溃疡破损者禁用。

【注意事项】忌食辛辣油腻之物。

【献方者】伍光见。

【来源】未出版的资料。

【收集者与整理者】李珍清、李幸、王艺锦。

【采集地】贺州市中医医院名瑶医李珍清工作室。

【临床验方】鲜虎耳草。

【功效】清热解毒。

【方解】本方为瑶医经验单方。鲜虎耳草，苦、辛，寒；有小毒；清热解毒，凉血。

【用法】捣烂取汁滴耳，每日 2 次。

【禁忌】皮肤有外伤感染或溃疡破损者禁用。

【注意事项】忌食辛辣油腻之物。

【献方者】龙秀珍。

【来源】未出版的资料。

【收集者与整理者】李珍清、李幸、王艺锦。

【采集地】贺州市中医医院名瑶医李珍清工作室。

【临床验方】金丝荷叶 50 克，冰片 3 克。

【功效】清热解毒通窍。

【方解】本方为瑶医经验方。金丝荷叶为主药，苦，平；清暑化湿，升发清阳，凉血止血。冰片为配药，辛、苦，微寒；开窍醒神，清热止痛。主药、配药结合使全方盈亏平衡，共奏清热解毒通窍之功效，对中耳炎、耳流清水等耳窍不通之症效果好。

【用法】外用，金丝荷叶洗净控干，放入容器里，加冰片捣烂挤汁，用细管吸汁滴耳1～2 滴。

【禁忌】皮肤严重破损者慎用。

【注意事项】禁内服。

【来源】瑶医药秘方、验方数据库。

【收集者与整理者】李彤、闫国跃、韦晓嵘。

【采集地】广西中医药大学瑶医药学院。

耳鸣、耳聋 / 啫滚杯

【临床验方】核桃仁 10 克，五味子 3 克。

【功效】益肾聪耳。

【方解】核桃仁为主药，甘、温；补肾益肺。五味子为配药，酸、甘、温；敛肺滋肾，涩精。主药、配药结合使全方盈亏平衡，共奏益肾聪耳之功效。

【用法】捣碎加入适量蜂蜜调成糊状服食，每日 1 次。

【禁忌】外有表邪、内有实热，或咳嗽初起、痧疹初发者忌服。

【注意事项】忌食辛辣油腻之物。

【来源】瑶医药秘方、验方数据库。

【收集者与整理者】李彤、闫国跃、韦晓嵘。

【采集地】广西中医药大学瑶医药学院。

【临床验方】鲜芦根 10 克，瓦松 10 克，灯心草 10 克。

【功效】清热解毒通窍。

【方解】鲜芦根，甘、寒；清热生津，除烦止渴。瓦松，酸、苦、凉；凉血止血，解毒。灯心草，甘、淡、微寒；清心火，利小便。方中，鲜芦根、瓦松为主药，芦根清热生津，瓦松凉血解毒；灯心草为配药，清心火。全方盈亏平衡，共奏清热解毒通窍之功效。

【用法】水煎代茶饮，30 日为 1 个疗程。

【禁忌】脾胃虚寒者忌服。

【注意事项】忌食辛辣油腻之物。

【来源】瑶医药秘方、验方数据库。

【收集者与整理者】李彤、闫国跃、韦晓嵘。

【采集地】广西中医药大学瑶医药学院。

【临床验方】路路通 15 克。

【功效】祛风通窍。

【方解】本方为瑶医经验单方。路路通，苦、甘、温；祛风活络，通经，利水，适用于感受风邪引起的耳鸣。

【用法】先用水浸泡 1 小时，然后水煎代茶饮。5 日为 1 个疗程，用 2 个疗程。

【禁忌】外有表邪、内有实热者忌服。

【注意事项】忌食辛辣油腻之物。

【来源】瑶医药秘方、验方数据库。

【收集者与整理者】李彤、闫国跃、韦晓嵘。

【采集地】广西中医药大学瑶医药学院。

【临床验方】石菖蒲 60 克，生甘草 10 克。

【功效】清热化湿开窍。

【方解】石菖蒲为主药，辛、苦，温；开窍化湿。生甘草为配药，甘，平；益气补中，清热解毒。主药、配药结合使全方盈亏平衡，共奏清热化湿开窍之功效。

【用法】先浸泡 1 小时，水煎，分 2 次服用，每日 1 剂，10 日为 1 个疗程，服 2 个疗程即可。

【禁忌】禁久服，体质大寒、虚寒者慎用。

【注意事项】忌食辛辣油腻之物。

【来源】瑶医药秘方、验方数据库。

【收集者与整理者】李彤、闫国跃、韦晓嵘。

【采集地】广西中医药大学瑶医药学院。

【临床验方】龙胆草 9 克，泽泻 6 克，牛膝 9 克。

【功效】清肝泻火，聪耳。

【方解】龙胆草为主药，苦，寒；清热燥湿，泻肝胆火。泽泻为配药，甘、淡，寒；泻热。牛膝为引路药，苦、酸、甘，平；补肝肾，引火（血）下行。全方共奏清肝泻火、聪耳之功效。

【用法】水煎服，每日 1 剂，早晚各服 1 次。

【禁忌】肾虚滑精、无湿热者禁服。

【注意事项】忌食辛辣油腻之物。

【来源】瑶医药秘方、验方数据库。

【收集者与整理者】李彤、闫国跃、韦晓嵘。

【采集地】广西中医药大学瑶医药学院。

6

【临床验方】葵花籽壳 15 克。

【功效】清肝泻火。

【方解】本方为瑶医经验单方。葵花籽壳，苦，平；清肝泻火，对肝火上炎之耳鸣效果好。

【用法】水煎服，日服 2 次。

【注意事项】实热患者忌服。

【来源】瑶医药秘方、验方数据库。

【收集者与整理者】李彤、闫国跃、韦晓嵘。

【采集地】广西中医药大学瑶医药学院。

【临床验方】百合 90 克。

【功效】滋阴降火。

【方解】本方为瑶医经验单方。百合，甘，凉；滋阴，润肺止咳，清心，适用于阴虚火旺所致的耳鸣及听力减退。

【用法】研成粉末，每次 90 克，温水冲服，每日 2 次。

【禁忌】阳虚患者忌服。

【注意事项】忌食辛辣油腻之物。

【来源】瑶医药秘方、验方数据库。

【收集者与整理者】李彤、闫国跃、韦晓嵘。

【采集地】广西中医药大学瑶医药学院。

8

【临床验方】鲜仙鹤草（连根）150 克。

【功效】解毒通窍。

【方解】本方为瑶医经验单方。鲜仙鹤草，苦、涩，平；解毒，消炎，收敛止血，补虚，对链霉素等西药引起的耳鸣耳聋疗效极佳。

【用法】加水适量，大火煎成浓汁，频饮。每日 1 剂，连用 10 日为 1 个疗程。

【禁忌】经期妇女慎用。

【注意事项】忌食辛辣油腻之物。

【来源】瑶医药秘方、验方数据库。

【收集者与整理者】李彤、闫国跃、韦晓嵘。

【采集地】广西中医药大学瑶医药学院。

外耳道炎 / 白诺补锤

【民间秘方】独角莲 5 克，扛板归 10 克。

【功效】清热解毒，消肿止痛。

【方解】独角莲为主药，苦，寒；有毒；清热解毒，消肿止痛，息风定惊。扛板归为配药，酸，微寒；清热解毒，利湿消肿，散瘀止血。主药、配药结合使全方盈亏平衡，共奏清热解毒、消肿止痛之功效。

【用法】将药洗干净，配酒用乳钵磨成浆汁，涂敷患处，每日 4～5 次，连用 3～5 日。

【注意事项】忌食辛辣油腻之物。

【献方者】袁家勋。

【来源】未出版的资料。

【收集者与整理者】李幸、邵金宝。

【采集地】桂林市灌阳县西山乡。

鼻炎 / 扑捆买通

【民间秘方】大葱 1 棵，人乳适量。

【功效】通阳散寒。

【方解】本方为瑶医民间秘验方。大葱为主药，辛，温；发汗解表，通阳散寒，开窍宣肺。人乳为配药，甘，平；补血生肌，益气安神。全方共奏通阳散寒之功效，对急性鼻炎效果好。

【用法】大葱 1 棵，连根，不要破裂，选其中一根将尾端截去，取 4～5 寸长，从截口注入人乳充盈后，用细线将截口端扎好放入锅中蒸煮沸后，将大葱剥开，趁热将葱乳喂食患儿，每日 1 次。

【注意事项】忌食辛辣油腻之物。

【献方者】袁家勋。

【来源】未出版的资料。

【收集者与整理者】李幸、邵金宝。

【采集地】桂林市灌阳县西山乡。

【民间秘方】艾叶 20 克，细辛 20 克，川芎 20 克，苍术 20 克。

【功效】温经散寒，行气活血。

【方解】本方为瑶医经验方。艾叶，辛、苦，温；有小毒；温经散寒，祛湿止痒。细辛，辛，温；祛风止痛，温肺化饮，通鼻窍。川芎，辛，温；行气活血，祛风止痛。苍术，辛、苦，温；燥湿健脾，祛风散寒。方中，艾叶、细辛为主药，以温经散寒通窍为主；川芎为配药，以行气活血为辅；苍术为引路药，燥湿健脾。全方盈亏平衡，共奏温经散寒、行气活血之功效，对急性鼻炎效果好。

【用法】将药共研为末，装入小布袋中，置于婴幼儿囟门上，用热水袋加温。

【禁忌】孕妇禁用。

【注意事项】忌食辛辣油腻之物。

【献方者】谢序恒。

【来源】未出版的资料。

【收集者与整理者】李幸、邵金宝。

【采集地】桂林市灌阳县西山乡。

【临床验方】金银花 15 克，鱼腥草 15 克，桔梗 60 克，甘草 30 克。

【功效】清热解毒，宣通鼻窍。

【方解】金银花，甘，寒；清热解毒，疏散风热。鱼腥草，辛，微寒；清热解毒，消痈排脓，利尿通淋。桔梗，苦、辛，平；宣肺，利咽，祛痰，排脓。甘草，甘，平；益气补中，清热解毒，缓急止痛，调和诸药。方中，金银花、鱼腥草为主药，以清热解毒为主；桔梗为配药，以宣肺通窍为辅；甘草为引路药，调和诸药。全方盈亏平衡，共奏清热解毒、宣通鼻窍之功效。

【用法】加水 3 碗，武火烧开后文火煎至 1 碗，分早晚 2 次服。

【禁忌】禁久服。

【注意事项】忌食辛辣油腻之物。

【来源】瑶医药秘方、验方数据库。

【收集者与整理者】李彤、闫国跃、韦晓嵘。

【采集地】广西中医药大学瑶医药学院。

【临床验方】水八角 15 克。

【功效】清热解毒。

【方解】本方为瑶医经验单方。水八角，苦、甘，寒；清热解毒，利湿，通窍，适用于各类鼻炎。

【用法】水煎，每日 1 剂，分 2～3 次服，每次 200 毫升。

【注意事项】忌食辛辣油腻之物。

【来源】瑶医药秘方、验方数据库。

【收集者与整理者】李彤、闫国跃、韦晓嵘。

【采集地】广西中医药大学瑶医药学院。

【临床验方】辛夷花 30 克，鸡蛋 500 克。

【功效】宣通鼻窍。

【方解】本方为瑶医经验方。辛夷花为主药，辛，温；祛风散寒、宣肺通鼻。鸡蛋为配药，甘，平；益精补气。全方共奏宣通鼻窍之功效，适用于风寒型鼻炎。

【用法】水煎，每日 1 剂，分 2 ～ 3 次服，每次 200 毫升。

【禁忌】风热者慎用。

【注意事项】忌食辛辣油腻之物。

【来源】瑶医药秘方、验方数据库。

【收集者与整理者】李彤、闫国跃、韦晓嵘。

【采集地】广西中医药大学瑶医药学院。

⑥

【临床验方】白芷 10 克，冰片 1 克。

【功效】祛风，散寒，通窍。

【方解】本方为瑶医经验方。白芷为主药，辛，温；祛风散寒，通窍止痛。冰片为配药，辛、苦，微寒；开窍醒神。主药、配药结合使全方盈亏平衡，共奏祛风、散寒、通窍之功效。

【用法】共研细末，取少许吸入鼻孔，每日 3 ～ 4 次。

【禁忌】过敏性鼻炎禁用。

【注意事项】忌食辛辣油腻之物。

【来源】瑶医药秘方、验方数据库。

【收集者与整理者】李彤、闫国跃、韦晓嵘。

【采集地】广西中医药大学瑶医药学院。

鼻衄 / 扑滚尊蒋

①

【临床验方】生大黄 12 克，薄荷 7 克。

【功效】清热泻火，止血消肿。

【方解】生大黄为主药，甘，平；清热泻火，止血，活血祛瘀。薄荷为配药，辛，凉；疏风发表，消肿止痛，清利咽喉，止痒。主药、配药结合使全方盈亏平衡，共奏清热泻火、止血消肿之功效。

【用法】煮沸 5 分钟即可，待凉后服下。

【禁忌】体质大寒、虚寒者慎用。

【注意事项】忌食辛辣油腻之物。

【来源】瑶医药秘方、验方数据库。

【收集者与整理者】李彤、闫国跃、韦晓嵘。

【采集地】广西中医药大学瑶医药学院。

②

【临床验方】石上风 15 克，雷公根 15 克，墨旱莲 15 克。

【功效】清热解毒，凉血止血。

【方解】本方为瑶医经验方。石上风，涩、苦、辛，平；属风打相兼药；清热解毒，活血散结，祛风止痛。雷公根，苦、辛，寒；清热利湿，消肿解毒。墨旱莲，甘、酸，寒；补益肝肾，凉血止血。方中，石上风、雷公根为主药，以清热解毒为主；墨旱莲为配药，以凉血止血为辅。主药、配药结合使全方盈亏平衡，共奏清热解毒、凉血止血之功效。

【用法】与红糖水煎服。

【注意事项】忌食辛辣油腻之物。

【来源】《常用瑶药临床手册》。

【收集者与整理者】李彤、闫国跃、李幸、潘雪萍。

③

【民间秘方】栀子 15 克，鲜白茅根 60 克，鸡冠花 20 克。

【功效】清热解毒，凉血止血。

【方解】栀子为主药，苦，寒；清热解毒，消肿止痛，泻火除烦。鲜白茅根为配药，甘，寒；凉血止血，清热通淋，生津止渴。鸡冠花为引路药，甘、涩，凉；收敛止血，止带，止痢。全方盈亏平衡，共奏清热解毒、凉血止血之功效。

【用法】水煎服，每日 1 剂，分 3 次服。

【禁忌】孕妇禁用。

【注意事项】忌食辛辣油腻之物。

【献方者】袁家勋。

【来源】未出版的资料。

【收集者与整理者】李幸、邵金宝。

【采集地】桂林市灌阳县西山乡。

【民间秘方】马尾松苗（去外皮苗心）适量。

【功效】祛风活血止痛。

【方解】本方为瑶医经验单方。马尾松苗，甘、苦，温；祛风行气，活血止痛。

【用法】将药捣烂如泥，放置纱布上，摊平敷于印堂穴并固定。

【禁忌】孕妇禁用。

【注意事项】忌食辛辣油腻之物。

【献方者】袁家勋。

【来源】未出版的资料。

【收集者与整理者】李幸、邵金宝。

【采集地】桂林市灌阳县西山乡。

【民间秘方】菊花 15 克，墨旱莲 15 克，藕粉 130 克。

【功效】清热解毒。

【方解】菊花为主药，辛、甘、苦，微寒；清热解毒，清肝明目，疏散风热。墨旱莲为配药，甘、酸，寒；滋补肝肾，凉血止血。藕粉为引路药，甘、咸，平；清热凉血，健脾开胃。全方清补兼施，标本兼治，共奏清热解毒之功效。

【用法】将菊花、墨旱莲用水煎沸后冲藕粉调拌成糊，每日 1 剂，分 3 次服。

【禁忌】孕妇禁用。

【注意事项】忌食辛辣油腻之物。

【献方者】袁家勋。

【来源】未出版的资料。

【收集者与整理者】李幸、邵金宝。

鼻窦炎 / 扑滚章凹零

【民间秘方】鱼腥草 6 克，狗骨灰 6 克，甜瓜蒂 1 克，枯矾 1 克，雄黄 1 克，细辛 1 克，草木灰 1 克，冰片 1 克，芝麻油适量。

【功效】清热解毒通窍。

【方解】鱼腥草，辛，微寒；消痈排脓，清热解毒，利尿通淋。狗骨灰，甘，平；活血，生肌，止血。甜瓜蒂，苦，寒；有毒；清热解毒，祛湿退黄。枯矾，酸、涩，寒；解毒杀虫，止血。雄黄，辛，温；有毒；祛风定惊，燥湿祛痰。细辛，辛，温；有小毒；祛风止痛，通鼻窍。草木灰，辛，温；散寒消肿，消症破积。冰片，辛、苦，微寒；消肿止痛，清热散毒，开窍醒神。芝麻油，甘，平；补肝肾，益精血，润肠燥，调和诸药。方中，鱼腥草、甜瓜蒂为主药，以清热解毒为主；狗骨灰、草木灰、枯矾、雄黄、细辛为配药，以燥湿、祛风、解毒为辅；冰片、芝麻油为引路药，冰片引领诸药直达病所，芝麻油调和诸药。全方共奏清热解毒通窍之功效。

【用法】除麻油外，其他药烘焙共研成粉末装瓶备用，用时取消毒棉垫浸润少许芝麻油撒布少量的药粉，将棉垫折叠成圆筒形塞入患侧鼻腔中，每日换药 1 次，7 日为 1 个疗程，连用 2 个疗程。

【禁忌】孕妇禁用。

【注意事项】忌食辛辣油腻之物。

【献方者】梁斌。

【来源】未出版的资料。

【收集者与整理者】李幸、邵金宝。

【采集地】桂林市灌阳县西山乡。

【临床验方】苍耳子 10 克，辛夷花 15 克，白芷 3 克，薄荷 3 克。

【功效】宣通鼻窍。

【方解】苍耳子，辛、苦，温；有小毒；祛风解表，宣通鼻窍。辛夷花，辛，温；散风寒，通鼻窍。白芷，辛，温；祛风散寒，通窍止痛。薄荷，辛，凉；疏散风热，清利头目，利咽，透疹，疏肝行气。方中，苍耳子、辛夷花、白芷为主药，以宣通鼻窍为主；薄荷为配药，以清利头目为辅。主药、配药结合使全方盈亏平衡，共奏宣通鼻窍之功效。

【用法】先把苍耳子炒焦，四药共研为细末，贮瓶备用。每次取药末少许，吸入鼻中，每日 7 次，连用 7 日。

【禁忌】哮喘、花粉过敏者禁用，有过敏性鼻炎者慎用。

【注意事项】忌食辛辣油腻之物。

【来源】瑶医药秘方、验方数据库。

【收集者与整理者】李彤、闫国跃、韦晓嵘。

【采集地】广西中医药大学瑶医药学院。

【民间秘方】杉寄生 30 克，毛冬青 30 克，拦路虎 30 克，鱼腥草 20 克，马蹄金 15 克，穷堆咪 20 克，少年红 20 克，排钱草 20 克，过塘藕 20 克，甘草 5 克。

【功效】宣通鼻窍，消肿散结。

【方解】杉寄生，甘，苦，平；祛风湿，补肝肾，活血止痛。毛冬青，苦、甘，凉；清热解毒，生津止渴。拦路虎，苦，平；解毒，清热利尿。鱼腥草，辛，微寒；清热解毒，消痈排脓，利尿通淋。马蹄金，苦，寒；属打药；清热解毒，利湿通淋，散瘀消肿。穷堆咪，苦、辛，微寒；清热解毒，消痈散结。少年红，苦、辛，平；活血散瘀。排钱草，淡、苦，平；疏风清热，解毒消肿。过塘藕，甘、辛，寒；属风药；清热解毒，利尿通淋，祛腐生肌。甘草，甘，平；益气补中，清热解毒，缓急止痛，调和诸药。方中，杉寄生、毛冬青、拦路虎为主药，以清热解毒为主；鱼腥草、马蹄金、穷堆咪为配药，以消肿排脓为辅；少年红、排钱草、过塘藕、甘草为引路药，平衡清热排脓之药力，引领以上各药循入肺脏直达病所。全方共奏宣通鼻窍、消肿散结之功效。

【用法】水煎，每日 1 剂，分 3 次服，每次 150 毫升。

【禁忌】孕妇禁用。

【注意事项】忌食辛辣油腻之物。

【献方者】赵衷民。

【来源】未出版的资料。

【收集者与整理者】付海霞。

【采集地】来宾市金秀瑶族自治县三江乡大磨屯。

喉炎 / 喉痹

【民间秘方】血余炭 5 克。

【功效】解毒，化痰。

【方解】本方为瑶医经验单方，药专力宏。血余炭，苦，平；收敛止血，化痰，利尿。

【用法】于每日清晨取药用开水冲服，1 次服完，每日 1 剂，7 日为 1 个疗程。

【禁忌】孕妇禁用。

【注意事项】忌食辛辣油腻之物。

【献方者】梁斌。

【来源】未出版的资料。

【收集者与整理者】邵金宝。

【采集地】桂林市灌阳县西山乡。

【民间秘方】过节风 10 克，水丁香 10 克。

【功效】清热解毒，散瘀止痛。

【方解】过节风为主药，苦、涩，平；有小毒；属打药；清热解毒，祛风除湿，拔毒散结，散瘀止痛。水丁香为配药，甘，平；利尿消肿，清热解毒。主药、配药结合使全方盈亏平衡，共奏清热解毒、散瘀止痛之功效。

【用法】水煎含服。

【注意事项】忌食辛辣油腻之物。

【来源】《富川县中医验方汇锦》。

【收集者与整理者】李幸。

【采集地】贺州市富川瑶族自治县。

【民间秘方】玄明粉 25 克，硼砂 25 克，冰片 5 克，川连 5 克，朱砂 5 克，蛋壳两层膜适量。

【功效】清热解毒。

【方解】玄明粉，咸，寒；消肿解毒，泄热通便。硼砂，甘、咸，凉；清热解毒，清肺化痰。冰片，辛、苦，微寒；消肿止痛，清热散毒。川连，苦，寒；清热燥湿，泻火解毒。朱砂，甘、微寒，有毒；镇心安神，清热解毒。蛋壳两层膜，甘，温；养阴，清肺，敛疮，消翳，接骨。全方盈亏平衡，共奏清热解毒之功效。

【用法】将药共研为细末，将药末吹入咽喉内，分2～3次服。

【禁忌】孕妇禁用。

【注意事项】忌食辛辣油腻之物。

【献方者】李先学。

【来源】未出版的资料。

【收集者与整理者】李幸、邵金宝。

【采集地】桂林市灌阳县西山乡。

【临床验方】通城虎根适量。

【功效】消肿止痛。

【方解】本方为瑶医经验单方。通城虎根，苦、辛，温；有小毒；属风打相兼药；清热解毒，消肿止痛，祛风除湿，行气化痰。

【用法】每次取3厘米长洗净嚼烂咽汁。

【注意事项】忌食辛辣油腻之物。

【来源】《常用瑶药临床手册》。

【收集者与整理者】李彤、闫国跃、李幸、潘雪萍。

【临床验方】白僵蚕15克，姜汁100克。

【功效】化痰散结利咽。

【方解】本方为瑶医经验方。白僵蚕为主药，咸、辛，平；化痰散结，息风止痉，祛风止痛。姜汁为配药，辛，温；温中散寒。主药、配药结合使全方盈亏平衡，共奏化痰散结利咽之功效，适用于痰湿痹阻之喉痹。

【用法】水煎服，每日1剂，分2次服，每次200毫升。

【禁忌】非痰湿痹阻者忌服。

【注意事项】忌食辛辣油腻之物。

【来源】瑶医药秘方、验方数据库。

【收集者与整理者】李彤、闫国跃、韦晓嵘。

【采集地】广西中医药大学瑶医药学院。

【临床验方】青果 15 克，百部 12 克。

【功效】利咽消肿。

【方解】本方为瑶医经验方。青果为主药，苦、辛，凉；清热解毒，利咽生津。百部为配药，甘、苦，微温；润肺下气止咳。主药、配药结合使全方盈亏平衡，共奏利咽消肿之功效。

【用法】水煎，每日 1 剂，分 2 ～ 3 次服，每次 200 毫升。

【注意事项】百部有毒，不宜超量服用。

【来源】瑶医药秘方、验方数据库。

【收集者与整理者】李彤、闫国跃、韦晓嵘。

【采集地】广西中医药大学瑶医药学院。

【临床验方】僵蚕 12 克，土牛膝 15 克。

【功效】清热化痰利咽。

【方解】本方为瑶医经验方。僵蚕为主药，咸、辛，平；化痰散结，息风止痉，祛风止痛。土牛膝为配药，微苦、微酸，寒；活血祛瘀，泻火解毒，利尿通淋。主药、配药结合使全方盈亏平衡，共奏清热化痰利咽之功效，对咽喉炎伴随咽喉肿痛、声音嘶哑效果显著。

【用法】水煎服，每日 1 剂，分 2 次服，每次 200 毫升。

【注意事项】忌食辛辣油腻之物。

【来源】瑶医药秘方、验方数据库。

【收集者与整理者】李彤、闫国跃、韦晓嵘。

【采集地】广西中医药大学瑶医药学院。

疱疹口腔炎 / 咀颁独飘

① 1

【临床验方】玄明粉 3 克。

【功效】清热解毒。

【方解】本方为瑶医经验单方。玄明粉，辛、咸，寒；清热解毒，适用于慢性咽炎、疱疹口腔炎等。

【用法】冲服，每日 3 次。慢性咽炎连用 10 日，疱疹口腔炎连用 4 日。

【禁忌】虚寒者慎用。

【注意事项】忌食辛辣油腻之物。

【来源】瑶医药秘方、验方数据库。

【收集者与整理者】李彤、闫国跃、韦晓嵘。

【采集地】广西中医药大学瑶医药学院。

【民间秘方】地桃花根适量。

【功效】清热解毒。

【方解】本方为瑶医经验单方。地桃花根，甘、辛，凉；属风药；清热解毒，祛风除湿，活络止痛。

【用法】水煎服并含漱。

【禁忌】孕妇禁用。

【注意事项】忌食辛辣油腻之物。

【来源】《（恭城）中草医秘验方汇集》。

【收集者与整理者】李幸、潘雪萍、付海霞。

【采集地】桂林市恭城瑶族自治县。

慢性咽炎 / 喉痹

【民间秘方】仙鹤草 15 克，麻灵安 15 克，山菠萝 15 克，黑老虎 15 克，六月霜 15 克，杉寄生 25 克，淡竹叶 15 克，救必应 10 克。

【功效】祛邪利咽。

【方解】仙鹤草，苦、涩，平；收敛止血，补虚。麻灵安，苦，寒；凉血止血，解毒敛疮。山菠萝，甘，淡，凉；发汗解表，清热解毒，利尿。黑老虎，苦、辛、涩，温；属打药；行气活血，祛风活络，散瘀止痛。六月霜，微苦、涩，平；清热解毒，凉血止血。杉寄生，甘、苦，平；祛风湿，补肝肾，活血止痛。淡竹叶，甘、淡，寒；清热泻火，除烦止渴，利尿。救必应，苦，凉；属风打相兼药；清热解毒，消肿止痛，止血生肌。方中，仙鹤草、麻灵安为主药，以祛邪利咽为主；山菠萝、黑老虎为配药，以宣利肺气为辅；六月霜、杉寄生、淡竹叶、救必应为引路药，前二味平衡祛邪利咽、宣利肺气之药力，后二味引领以上各药循入脏腑直达病所。全方共奏祛邪利咽之功效。

【用法】水煎服。

【注意事项】忌食辛辣油腻之物。

【献方者】赵衷民。

【来源】未出版的资料。

【收集者与整理者】石泽金、李幸。

【采集地】来宾市金秀瑶族自治县三江乡大磨屯。

② 2

【民间秘方】夏枯草 15 克，杉寄生 25 克，金银花 5 克，毛冬青 20 克，六月霜 20 克，淡竹叶 15 克，九节风 15 克，山芝麻 20 克，马蹄金 15 克，狗肝菜 15 克，甘草 3 克。

【功效】清热解毒，祛邪利咽。

【方解】夏枯草，辛、苦、寒；清肝泻火，明目，散结消肿。杉寄生，甘、苦、平；祛风湿，补肝肾，活血止痛。金银花，甘、寒；清热解毒，疏散风热。毛冬青，苦、甘、凉；清热解毒，生津止渴。六月霜，微苦、涩、平；清热解毒，凉血止血。淡竹叶，甘、淡、寒；清热泻火，除烦止渴，利尿。九节风，苦、涩、辛、凉；属打药；清热解毒，祛风除湿，消肿止痛，杀菌。山芝麻，辛、微苦、凉；有小毒；解表清热，消肿解毒。马蹄金，苦、寒；属打药；清热解毒，利湿通淋，散瘀消肿。狗肝菜，甘、苦、寒；清热凉血，利湿解毒。甘草，甘、平；益气补中，清热解毒，缓急止痛，调和诸药。方中，夏枯草、杉寄生、金银花、毛冬青为主药，以清热解毒为主；六月霜、淡竹叶、九节风、山芝麻、马蹄金、狗肝菜为配药，以祛湿解毒为辅；甘草为引路药，引领以上各药循入脏腑直达病所。全方共奏清热解毒、祛邪利咽之功效。

【用法】水煎服。

【注意事项】忌食辛辣油腻之物。

【献方者】赵衷民。

【来源】未出版的资料。

【收集者与整理者】石泽金、李幸。

【采集地】来宾市金秀瑶族自治县三江乡大磨屯。

③ 3

【民间秘方】鱼腥草 20 克，白花蛇舌草 20 克，朝天罐 10 克，毛冬青 20 克，灯心草 10 克，草鞋根 15 克，水东哥 15 克，地桃花 15 克，金银花 5 克，金银花藤 15 克，甘草 6 克。

【功效】宣肺利咽。

【方解】鱼腥草，辛、微寒；清热解毒，消痈排脓，利尿通淋。白花蛇舌草，苦、甘、寒；清热解毒消痈，利湿通淋。朝天罐，酸、涩、微温；属风药；健脾利湿，活血解毒，收敛止血。毛冬青，苦、甘、凉；清热解毒，生津止渴。灯心草，甘、淡、微寒；清心火，利尿。草鞋根，苦、寒；属打药；祛湿，清热解毒，凉血。水东哥，甘、平；清热解毒，疏风止痛，止咳，生肌。地桃花，甘、辛、凉；属风药；祛风利湿，活血消肿，清热解毒。金银花，甘、寒；清热解毒，疏散风热。金银花藤，甘、寒；清热解毒，利水祛湿。甘草，甘、平；益气补中，清热解毒，缓急止痛，调和诸药。方中，鱼腥草、白花蛇舌草、朝天罐、毛冬青为主药，以宣理肺气为主；灯心草、草鞋根、水东哥、地桃花、金银花、金银花藤为配药，以清热解毒为辅；甘草为引路药，平衡药力，引领以上各药循入脏腑直达病所。全方共奏宣肺利咽之功效。

【用法】水煎服。

【注意事项】忌食辛辣油腻之物。

【献方者】赵衷民。

【来源】未出版的资料。

【收集者与整理者】石泽金、李幸。

【采集地】来宾市金秀瑶族自治县三江乡大磨屯。

【民间秘方】夏枯草 15 克，过塘藕 15 克，灯心草 10 克，鱼腥草 15 克，金银花 3 克，地桃花 15 克，甘草 3 克，山莲藕 15 克。

【功效】宣利肺气。

【方解】夏枯草，辛、苦，寒；清肝泻火，明目，散结消肿。过塘藕，甘、辛，寒；属风药；清热解毒，利尿通淋，祛腐生肌。灯心草，甘、淡，微寒；清心火，利尿。鱼腥草，辛，微寒；清热解毒，消痈排脓，利尿通淋。金银花，甘，寒；清热解毒，疏散风热。地桃花，甘、辛，凉；祛风利湿，活血消肿，清热解毒。甘草，甘，平；益气补中，清热解毒，缓急止痛，调和诸药。山莲藕，甘，平；属风药；强筋壮骨，补虚。方中，夏枯草、过塘藕、灯心草、鱼腥草为主药，以宣肺气为主；金银花、地桃花为配药，以降肺气为辅；甘草、山莲藕为引路药，甘草平衡宣利肺气药力，山莲藕引领以上各药循入脏腑直达病所。全方共奏宣利肺气之功效。

【用法】水煎服。

【注意事项】避寒暑，忌风寒。

【献方者】赵衷民。

【来源】未出版的资料。

【收集者与整理者】石泽金、李幸。

【采集地】来宾市金秀瑶族自治县三江乡大磨屯。

⑤

【临床验方】金果榄 15 克，毛冬青 30 克。

【功效】清咽止痛。

【方解】本方为瑶医经验方。金果榄为主药，苦、酸，平；清热解毒，利咽，止痛。毛冬青为配药，苦、甘，凉；清热解毒，生津止渴。主药、配药结合使全方盈亏平衡，共奏清咽止痛之功效。

【用法】水煎后加蜂蜜饮。

【禁忌】孕妇禁用。

【注意事项】忌食辛辣油腻之物。

【献方者】李海强。

【来源】未出版的资料。

【收集者与整理者】李幸、李颖。

【采集地】贺州市中医医院。

⑥

【临床验方】陈皮 6 克，芦根 10 克，山莲藕 30 克。

【功效】润肺利咽。

【方解】本方为瑶医经验方。陈皮为主药，辛，温；理气健脾，燥湿化痰。芦根为配药，甘，寒；清热生津，除烦止渴，利尿。山莲藕为引路药，甘，平；属风药；补虚润肺。全方盈亏平衡，共奏润肺利咽之功效。

【用法】泡茶饮。

【注意事项】忌食辛辣油腻之物。

【献方者】李海强。

【来源】未出版的资料。

【收集者与整理者】李幸、李颖。

【采集地】贺州市中医医院。

⑦

【临床验方】野生石斛 10 克，石橄榄 30 克，生姜少许。

【功效】养阴润肺。

【方解】本方为瑶医经验方。野生石斛为主药，甘，微寒；养阴清热，益胃生津。石橄榄为配药，甘、微苦，凉；养阴润肺，清热解毒，利湿，消瘀。生姜为引路药，辛，微温；发汗解表，温中止痛。全方盈亏平衡，共奏养阴润肺之功效。

【用法】泡茶饮。

【注意事项】忌食辛辣油腻之物。

【献方者】李海强。

【来源】未出版的资料。

【收集者与整理者】李幸、李颖。

【采集地】贺州市中医医院。

8

【临床验方】金花茶 10 克，丝瓜络 10 克。

【功效】清肺化痰利咽。

【方解】本方为瑶医经验方。金花茶为主药，微苦、涩，平；清热止渴，润肺止咳。丝瓜络为配药，苦、辛，平；祛风通络，化痰解毒。全方盈亏平衡，共奏清肺化痰利咽之功效。

【用法】泡茶饮。

【禁忌】孕妇禁用。

【注意事项】忌食辛辣油腻之物。

【献方者】李海强。

【来源】未出版的资料。

【收集者与整理者】李幸、李颖。

【采集地】贺州市中医医院。

咽炎 / 更喉闷

【民间秘方】金银花 15 克，大青叶 15 克，杭菊花 10 克，大海石 5 枚，麦冬 15 克，玄参 10 克，桔梗 10 克，甘草 3 克。

【功效】清热解毒，利咽消肿。

【方解】金银花，甘，寒；清热解毒，疏散风热。大青叶，苦，寒；清热解毒，凉血消斑。杭菊花，甘、苦，微寒；疏风清热，解毒明目。大海石，甘，寒；清肺化痰，软坚散结。麦冬，甘、微苦，微寒；润肺养阴，清心除烦。玄参，甘、苦、咸，微寒；泻火解毒，滋阴凉血。桔梗，苦、辛，平；宣肺利咽，祛痰排脓。甘草，甘，平；益气补中，清热解毒，缓急止痛，缓和诸药。方中，金银花、大青叶、杭菊花、大海石为主药，以清热解毒、利咽消肿为主；麦冬、玄参为配药，以滋阴润肺为辅；桔梗、甘草为引路药，引领诸药直达病所。全方共奏解毒消肿、利咽消肿之功效。

【用法】开水冲泡代茶饮，每日1剂，7日为1个疗程。

【禁忌】孕妇禁用。

【注意事项】忌食辛辣油腻之物。

【献方者】周运祥。

【来源】未出版的资料。

【收集者与整理者】李幸、邵金宝。

【采集地】桂林市灌阳县西山乡。

【民间秘方】小解药10克，金线风10克，十大功劳10克。

【功效】清热解毒，消肿止痛。

【方解】小解药为主药，苦、辛，平；属打药；活血化瘀，祛风除湿，消肿止痛，通经活络。金线风为配药，苦，寒；属风打相兼药；清热解毒，祛风止痛。十大功劳为引路药，苦，寒；属风打相兼药；清热燥湿，泻火解毒。主药、配药结合使全方盈亏平衡，共奏清热解毒、消肿止痛之功效。

【用法】水煎含服。

【注意事项】忌食辛辣油腻之物。

【来源】广西壮族自治区少数民族验方、秘方、诊疗方法调查表。

【收集者与整理者】邵金宝、李幸。

【采集地】河池市都安瑶族自治县。

【民间秘方】金锁匙15克，朱砂根20克。

【功效】清热解毒，消肿止痛。

【方解】本方为瑶医经验方。金锁匙为主药，苦，寒；属打药；清热解毒，祛风止痛。朱砂根为配药，苦、辛，平；属打药；活血化瘀，祛风除湿，消肿止痛，通经活络。主药、配药结合，共奏清热解毒、消肿止痛之功效。

【用法】水煎服，每日1剂。

【注意事项】忌食辛辣油腻之物。

【来源】广西壮族自治区少数民族验方、秘方、诊疗方法调查表。

【收集者与整理者】邵金宝、李幸。

【采集地】河池市都安瑶族自治县。

【民间秘方】鱼腥草20克，一枝黄花15克，地桃花20克，金银花15克，救必应15克。

【功效】清热解毒利咽。

【方解】鱼腥草，辛，微寒；清热解毒，消痈排脓，利尿通淋。一枝黄花，甘、淡，凉；清热解毒，消肿止痛。地桃花，甘、辛，凉；属风药；祛风利湿，活血消肿，清热解毒。金银花，甘，寒；清热解毒，疏散风热。救必应，苦，凉；属风打相兼药；清热解毒，消肿止痛，止血生肌。方中，救必应、金银花、一枝黄花为主药，以清热解毒、消肿止痛为主；鱼腥草为配药，以清热解毒为辅；地桃花为引路药，活血消肿。全方盈亏平衡，共奏清热解毒利咽之功效。

【用法】水煎服。

【注意事项】忌食辛辣油腻之物。

【献方者】赵衷民。

【来源】未出版的资料。

【收集者与整理者】石泽金、李幸。

【采集地】来宾市金秀瑶族自治县三江乡大磨屯。

5

【民间秘方】毛冬青30克，拦路虎20克，过塘藕20克，少年红20克，鱼腥草20克，马蹄金20克，排钱草20克，救必应20克，甘草5克。

【功效】清热解毒，利咽开音。

【方解】毛冬青，苦、甘，凉；清热解毒，生津止渴。拦路虎，苦，平；解毒，清热利尿。过塘藕，甘、辛，寒；属风药；清热解毒，利尿通淋，祛腐生肌。少年红，苦、辛，平；活血散瘀。鱼腥草，辛，微寒；清热解毒，消痈排脓，利尿通淋。马蹄金，苦，寒；属打药；清热解毒，利湿通淋，散瘀消肿。排钱草，淡、苦，平；疏风清热，解毒消肿。救必应，苦，凉；属风打相兼药；清热解毒，消肿止痛，止血生肌。甘草，甘，平；益气补中，清热解毒，缓急止痛，调和诸药。方中，毛冬青、拦路虎、过塘藕、救必应为主药，以清热消毒为主；少年红、鱼腥草、马蹄金、排钱草为配药，以消肿排脓为辅；甘草为引路药，引领以上各药循入肺脏直达病所。全方共奏清热解毒、利咽开音之功效。

【用法】水煎，每日 1 剂，分 3 次服，每次 150 毫升。

【禁忌】孕妇禁用。

【注意事项】忌食辛辣油腻之物。

【献方者】赵衷民。

【来源】未出版的资料。

【收集者与整理者】付海霞。

【采集地】来宾市金秀瑶族自治县三江乡大磨屯。

【民间秘方】常青藤 50 克。

【功效】清热解毒利咽。

【方解】本方为瑶医民间秘验方。常青藤，苦，凉；解毒，祛风，利湿，平肝。药专力宏，大剂量单用此药可清热解毒消肿，对咽喉不利、疮疡肿痛效果明显。

【用法】水煎服，每日 1 剂，分 3 次服。

【禁忌】孕妇禁用。

【注意事项】忌食辛辣油腻之物。

【献方者】庞有源。

【来源】未出版的资料。

【收集者与整理者】李幸、邵金宝。

【采集地】桂林市灌阳县西山乡。

7

【临床验方】花斑竹 15 克，海金沙 8 克，车前草 12 克，铜亮 15 克，十大功劳 15 克，泽泻 10 克，堂愁 10 克，半边莲 8 克，威灵仙 15 克。

【功效】清热利咽。

【方解】花斑竹，苦，凉；属风打相兼药；清热利湿，凉血止血，散瘀定痛。海金沙，甘、咸，寒；清利湿热，通淋止痛。车前草，甘，寒；清热，利尿，凉血，解毒。铜亮，甘、淡，平；燥湿，行气，消积。十大功劳，苦，寒；属风打相兼药；清热燥湿，泻火解毒。泽泻，甘，平；利水渗湿，泻热。堂愁，苦、辛，微寒；疏散退热，疏肝解郁，升举阳气，清胆截疟。半边莲，辛，平；清热解毒，利水消肿。威灵仙，甘，平；祛风湿，通经络。方中，花斑竹、海金沙、车前草为主药，以清热为主；铜亮、十大功劳、泽泻、堂愁、半边莲为配药，以解毒利咽为辅；威灵仙为引路药，引领以上各药循入肺脏直达病所。全方共奏清热利咽之功效。

【用法】水煎服。

【注意事项】忌食辛辣油腻之物。

【献方者】刘桂连。

【来源】未出版的资料。

【收集者与整理者】李珍清、李幸、王艺锦。

【采集地】贺州市中医医院名瑶医李珍清工作室。

⑧

【临床验方】半枝莲 10 克，贯众 10 克，六月雪 12 克。

【功效】清热解毒，消肿止痛。

【方解】半枝莲为主药，辛、苦、寒；属打药；清热解毒，散瘀止血，消肿止痛，抗癌。贯众为配药，苦、微寒；有小毒；清热解毒，凉血止血，杀虫。六月雪为引路药，淡、微辛，凉；疏风解表，清热利湿，舒筋活络。全方共奏清热解毒、消肿止痛之功效。

【用法】水煎服，每日 1 剂。

【注意事项】忌食辛辣油腻之物。

【献方者】李江荣。

【来源】未出版的资料。

【收集者与整理者】李珍清、李幸、王艺锦。

【采集地】贺州市中医医院名瑶医李珍清工作室。

⑨

【临床验方】山豆根 10 克。

【功效】清热解毒，利咽消肿。

【方解】本方为瑶医经验单方。山豆根，苦，寒；有毒；清热解毒，利咽消肿，适用于咽喉肿痛。

【用法】水煎，每日 1 剂，分 2～3 次服，每次 200 毫升。

【注意事项】有毒，不宜超量服用。

【来源】瑶医药秘方、验方数据库。

【收集者与整理者】李彤、闫国跃、韦晓嵘。

【采集地】广西中医药大学瑶医药学院。

【临床验方】益母草 30 克。

【功效】清热解毒利咽。

【方解】本方为瑶医经验单方。益母草，苦、辛，微寒；清热解毒，适用于热毒痹阻之喉痹。

【用法】捣烂绞汁饮，随吐愈。

【禁忌】非热毒痹阻患者忌服。

【注意事项】忌食辛辣油腻之物。

【来源】瑶医药秘方、验方数据库。

【收集者与整理者】李彤、闫国跃、韦晓嵘。

【采集地】广西中医药大学瑶医药学院。

【临床验方】鲜麻牙咪 12 克。

【功效】清热解毒利咽。

【方解】本方为瑶医经验单方。鲜麻牙咪，苦、涩，寒；清热解毒，适用于热毒痹阻之喉痹。

【用法】将鲜麻牙咪洗净，切成寸段，用油、葱花炝锅炒，当菜吃。

【禁忌】脾胃虚寒者慎用。

【注意事项】忌食辛辣油腻之物。

【来源】瑶医药秘方、验方数据库。

【收集者与整理者】李彤、闫国跃、韦晓嵘。

【采集地】广西中医药大学瑶医药学院。

【临床验方】核桃 15 克。

【功效】消炎利咽。

【方解】本方为瑶医经验单方。核桃，甘，温；补肾，润肺，消炎，适用于咽喉肿痛、咳嗽。

【用法】去硬壳，不去衣，每日 1 剂，水煎，分早晚 2 次服。15 日为 1 个疗程。

【禁忌】体质大寒、虚寒者慎用。

【注意事项】忌食辛辣油腻之物。

【来源】瑶医药秘方、验方数据库。

【收集者与整理者】李彤、闫国跃、韦晓嵘。

【采集地】广西中医药大学瑶医药学院。

【临床验方】黄花菜 30 克，石斛 20 克，麦冬 15 克。

【功效】清热养阴，利咽止痛。

【方解】黄花菜，苦、辛，温；散瘀消肿，止痛。石斛，甘，微寒；养阴清热，益胃生津。麦冬，甘、微苦，微寒；养阴润肺，生津，清心除烦。方中，黄花菜为主药，以消肿止痛利咽为主；石斛、麦冬为配药，以养阴清热为辅。主药、配药结合使全方盈亏平衡，共奏清热养阴、利咽止痛之功效。

【用法】开水冲泡代茶饮，每日 1 剂。

【注意事项】虚寒者慎用。

【来源】瑶医药秘方、验方数据库。

【收集者与整理者】李彤、闫国跃、韦晓嵘。

【采集地】广西中医药大学瑶医药学院。

【临床验方】鲜芝麻叶 30 克。

【功效】清咽，润肺。

【方解】本方为瑶医经验单方。鲜芝麻叶，甘、涩，平；清咽，润肺，适用于慢性咽炎。

【用法】嚼烂后慢慢吞咽，每日 3 次，每次 6 片，连服 3 日。

【注意事项】忌食辛辣油腻之物。

【来源】瑶医药秘方、验方数据库。

【收集者与整理者】李彤、闫国跃、韦晓嵘。

【采集地】广西中医药大学瑶医药学院。

⑮

【临床验方】马鞭草 50 克，桑白皮 20 克。

【功效】解毒利咽。

【方解】马鞭草为主药，苦，凉；清热解毒，活血散瘀。桑白皮为配药，甘，寒；泻肺平喘，利水消肿。主药、配药结合使全方盈亏平衡，共奏解毒利咽之功效，对吃煎炒食物过多引起的喉痛有良效。

【用法】水煎，每日 1 剂，分 2 次服，每次 200 毫升。

【禁忌】体质大寒、虚寒者慎用。

【注意事项】忌食辛辣油腻之物。

【来源】瑶医药秘方、验方数据库。

【收集者与整理者】李彤、闫国跃、韦晓嵘。

【采集地】广西中医药大学瑶医药学院。

【临床验方】薄荷 15 克。

【功效】润肺，清利咽喉。

【方解】本方为瑶医经验单方，药专力宏。薄荷，辛，凉；消肿止痛，清利咽喉，药力直通咽喉及肺。

【用法】加冰糖水煎，每日代茶饮。

【禁忌】阴虚血燥、肝阳偏亢、表虚多汗者忌服。

【注意事项】禁止大剂量服用，视患者情况酌情给药。

【来源】瑶医药秘方、验方数据库。

【收集者与整理者】李彤、闫国跃、韦晓嵘。

【采集地】广西中医药大学瑶医药学院。

扁桃体炎 / 章蛾

①

【民间秘方】蚂蝗七适量。

【功效】利咽消肿止痛。

【方解】本方为瑶医民间秘验方。蚂蝗七，咸、苦，平；有毒；破血逐瘀，止痛消瘕。蚂蝗七能够排咽喉红肿之脓痰，为治疗扁桃体炎的良药。

【用法】将药洗干净，用第二道淘米水磨蚂蝗七成糊浆，取棉签蘸药液涂抹患处，每日 4～6 次，连用 3～5 日。

【注意事项】忌食辛辣油腻之物。

【献方者】梁安生。

【来源】未出版的资料。

【采集地】桂林市灌阳县西山乡。

【民间秘方】板蓝根 30 克，蒲公英 10 克，穷堆咪 10 克，山豆根 10 克，桔梗 10 克，甘草 10 克。

【功效】清热解毒，利咽消肿。

【方解】板蓝根，苦，寒；清热解毒，凉血利咽。蒲公英，苦、甘，寒；清热解毒，消肿散结。穷堆咪，苦、辛，微寒；清热解毒，凉血消斑。山豆根，苦，寒；清热解毒，利咽消肿。桔梗，苦、辛，平；宣肺利咽，祛痰排脓。甘草，甘，平；益气补中，清热解毒，缓急止痛，调和诸药。方中，板蓝根、蒲公英、穷堆咪为主药，以清热解毒、利咽消肿为主；山豆根为配药，以清热解毒、利咽止痛为辅；桔梗、甘草为引路药，引领诸药直达病所。全方共奏清热解毒，利咽消肿之功效。

【用法】水煎，每日或隔日 1 剂，分 3 次服。

【禁忌】孕妇禁用。

【注意事项】忌食辛辣油腻之物。

【献方者】袁奎山。

【来源】未出版的资料。

【收集者与整理者】李幸、邵金宝。

【采集地】桂林市灌阳县西山乡。

【民间秘方】山芝麻 30 克，土牛膝 30 克，玄参 30 克。

【功效】清热解毒，消肿止痛。

【方解】山芝麻为主药，辛、微苦，凉；有小毒；解表清热，消肿解毒。土牛膝为配药，微苦、微酸，寒；活血祛瘀，泻火解毒，利尿通淋。玄参为引路药，甘、苦、咸，微寒；泻火解毒，滋阴凉血。全方盈亏平衡，共奏清热解毒、消肿止痛之功效。

【用法】水煎服，每日 1 剂或隔日，分 3 次服，5 日为 1 个疗程。

【禁忌】孕妇禁用。

【注意事项】忌食辛辣油腻之物。

【献方者】袁家勋。

【来源】未出版的资料。

【收集者与整理者】李幸、邵金宝。

【采集地】桂林市灌阳县西山乡。

【民间秘方】蛇泡草 30 克，乌泡叶 30 克，萹蓄 30 克。

【功效】清热解毒，凉血利咽。

【方解】本方为瑶医经验方。蛇泡草为主药，甘、苦，寒；清热，凉血，消肿，解毒。乌泡叶为配药，酸、甘，平；解毒，止血。萹蓄为引路药，苦，平；清热解毒，利尿通淋。全方共奏清热解毒、凉血利咽之功效。

【用法】将药洗干净，置于器皿中捣烂，放入 1 块烧红石块，立即用沸水 400 毫升冲药渣，滤取药液 1 次服完，4 小时后，利用原药渣按原方法复取药液 1 次，顿服，每日 1 剂，每日 2 次。

【禁忌】孕妇禁用。

【注意事项】忌食辛辣油腻之物。

【献方者】梁发财。

【来源】未出版的资料。

【收集者与整理者】李幸、邵金宝。

【采集地】桂林市灌阳县西山乡。

5

【民间秘方】黑木耳 10 克，冰片 1 克。

【功效】清热润肺，解毒利咽。

【方解】本方为瑶医经验方。黑木耳为主药，甘，平；补气养血，润肺止咳。冰片为配药，辛、苦，微寒；消肿止痛，清热散毒。主药、配药结合，一补一消，一润一清，共奏清热润肺，解毒利咽之功效，喉痹自消。

【用法】黑木耳焙干研末，加冰片混匀装瓶备用，用时取药末吹入患处，吹药后暂不饮水。每日 3 次，连用 3～5 日。

【禁忌】孕妇禁用。

【注意事项】忌食辛辣油腻之物。

【献方者】袁家勋。

【来源】未出版的资料。

【收集者与整理者】李幸、邵金宝。

【采集地】桂林市灌阳县西山乡。

【民间秘方】开喉剑（斩龙剑）20 克。

【功效】清热解毒止痛。

【方解】开喉剑（斩龙剑），苦、辛，寒；清热解毒，祛风除湿，散瘀止痛。

【用法】熬猪大肠服，连服 2 日有明显疗效。

【注意事项】忌食辛辣油腻之物。

【献方者】陈警坤。

【来源】《（恭城）中草医秘验方汇集》

【收集者与整理者】李幸、潘雪萍、付海霞。

【采集地】桂林市恭城瑶族自治县。

骨鲠 / 鲍泵梗缸

【民间秘方】一支箭 10 克，白花蛇舌草 10 克，饿蚂蝗 10 克，路边蓟 10 克，木槿叶 10 克。

【功效】清热解毒，活血化瘀。

【方解】一支箭，苦、甘，微寒；清热解毒，活血祛瘀。白花蛇舌草，苦、淡，寒；清热解毒，消痛散结，利尿除湿。饿蚂蝗，甘、苦，凉；活血止痛，解毒消肿。路边蓟，甘、凉；凉血止血，行瘀消肿。木槿叶，苦，寒；清热解毒。方中，一支箭、白花蛇舌草、木槿叶为主药，以清热解毒、活血化瘀为主；饿蚂蝗、路边蓟为配药，以行瘀消肿为辅。全方共奏清热解毒、活血化瘀之功效。

【用法】打成细粉，开水冲服。

【禁忌】孕妇禁用。

【注意事项】忌食辛辣油腻之物。

【献方者】罗朝勤。

【来源】巴马少数民族验方、秘方、诊疗方法调查表。

【收集者与整理者】王艺锦、唐一洲。

【采集地】河池市巴马瑶族自治县那桃乡那敏村那乱屯。

【民间秘方】黑九牛 30 克，桔梗 15 克。

【功效】分消骨鲠。

【方解】本方为瑶医民间秘验方。黑九牛为主药，辛、咸，温；祛风除湿，通络止痛，为分消骨鲠的特效药。桔梗为配药，苦、辛，平；宣肺利咽，祛痰排脓，喉为肺之门户，肺气足则骨鲠自消。

【用法】水煎，每日 1 剂，分 3 ～ 4 次含服后吞下。

【禁忌】孕妇禁用。

【注意事项】忌食辛辣油腻之物。

【献方者】袁家勋。

【来源】未出版的资料。

【收集者与整理者】李幸、邵金宝。

【采集地】桂林市灌阳县西山乡。

3

【民间秘方】山楂 1 片，乌梅 1 粒。

【功效】分消骨鲠。

【方解】本方为瑶医民间秘验方。山楂为主药，酸、甘，微温；消食健胃，行气散瘀，化浊降脂。乌梅为配药，酸、涩，平；敛肺止咳，涩肠止泻，生津止渴。主药、配药结合，一收一散，消骨鲠而不伤阴液。

【用法】将药用温开水洗干净，含于口中，缓缓将含有药汁的唾沫咽下，5 ～ 10 分钟后可见效果。若含该药，涩味消失，症状未见改善，仍按上法再用药 1 次。

【禁忌】孕妇禁用。

【注意事项】忌食辛辣油腻之物。

【献方者】姜孝熹。

【来源】未出版的资料。

【收集者与整理者】李幸、邵金宝。

【采集地】桂林市灌阳县西山乡。

牙痛 / 牙闷

1

【民间秘方】入山虎 10 克，黑老虎 20 克，仙鹤草 20 克，救必应 15 克，草鞋根 15 克，山芝麻 10 克。

【功效】清热解毒,消肿止痛。

【方解】入山虎,辛、苦,温;有小毒;属打药;清热解毒,消肿止痛,活血散瘀。黑老虎,苦、辛、涩,温;属打药;行气活血,祛风活络,散瘀止痛。仙鹤草,苦、涩,平;收敛止血,补虚。救必应,苦、凉;属风打相兼药;清热解毒,消肿止痛,止血生肌。草鞋根,苦,寒;属打药;祛湿,清热解毒,凉血。山芝麻,辛、微苦,凉;有小毒;解表清热,消肿解毒。方中,入山虎、救必应为主药,以清热解毒、消肿止痛为主;黑老虎、草鞋根为配药,以行气活血为辅;山芝麻、仙鹤草为引路药,平衡清热泻火药力,引领以上各药循入脏腑直达病所。全方共奏清热解毒、消肿止痛之功效。

【用法】水煎服。

【注意事项】忌食辛辣油腻之物。

【献方者】赵衷民。

【来源】未出版的资料。

【收集者与整理者】石泽金、李幸。

【采集地】来宾市金秀瑶族自治县三江乡大磨屯。

【民间秘方】水浸风 30 克,水东哥 30 克。

【功效】清热解毒,消肿止痛。

【方解】本方为瑶医经验方。水浸风为主药,苦、凉;属打药;清热化湿,消肿止痛。水东哥为配药,甘、平;清热解毒,疏风止痛。主药、配药结合使全方盈亏平衡,共奏清热解毒、消肿止痛之功效。

【用法】水煎服。

【注意事项】忌食辛辣油腻之物。

【来源】《富川县中医验方汇锦》。

【收集者与整理者】李幸。

【采集地】贺州市富川瑶族自治县。

【临床验方】桃树二层皮适量。

【功效】活血祛风止痛。

【方解】本方为瑶医经验单方。桃树二层皮,甘、辛,平;活血祛风止痛。

【用法】外用,每日用桃树二层皮放入龋齿处,每次 1 片,3 日痊愈。

【禁忌】口腔黏膜有感染或溃疡破损者禁用。

第十五章 五官科疾病

【注意事项】忌食辛辣油腻之物。

【献方者】徐任华。

【来源】未出版的资料。

【收集者与整理者】李珍清、李幸、王艺锦。

【采集地】贺州市中医医院名瑶医李珍清工作室。

【临床验方】山胡椒根。

【功效】理气活血，消肿止痛。

【方解】本方为瑶医经验单方。山胡椒根，辛、苦，温；祛风通络，理气活血，利湿消肿。

【用法】每次 10 ～ 20 克，与鸡胸肉同炖，吃肉喝汤。

【注意事项】忌食辛辣油腻之物。

【献方者】李海艳。

【来源】未出版的资料。

【收集者与整理者】李珍清、李幸、王艺锦。

【采集地】贺州市中医医院名瑶医李珍清工作室。

【临床验方】天文草适量。

【功效】清热解毒，消肿止痛。

【方解】本方为瑶医经验单方。天文草，辛、苦，微温；清热解毒，消肿利尿，祛风除湿。

【用法】将天文草花、叶嚼碎，用痛的牙齿咬住 10 ～ 20 分钟。

【禁忌】口腔黏膜有感染或溃疡破损者禁用。

【注意事项】忌食辛辣油腻之物。

【献方者】罗荣明。

【来源】未出版的资料。

【收集者与整理者】李珍清、李幸、王艺锦。

【采集地】贺州市中医医院名瑶医李珍清工作室。

【临床验方】紫苏根适量。

【功效】行气止痛。

【方解】本方为瑶医经验单方。紫苏根，辛，温；发汗解表，行气和胃。

【用法】用紫苏根烧痛牙，有热痛感即止。

【禁忌】口腔黏膜有感染或溃疡破损者禁用。

【注意事项】忌食辛辣油腻之物。

【献方者】陈玉梅。

【来源】未出版的资料。

【收集者与整理者】李珍清、李幸、王艺锦。

【采集地】贺州市中医医院名瑶医李珍清工作室。

【临床验方】六月雪适量。

【功效】疏风止痛。

【方解】本方为瑶医经验单方。六月雪，淡、微辛，凉；疏风解表，清热利湿，舒筋活络。

【用法】切片含于痛牙下。

【禁忌】口腔黏膜有感染或溃疡破损者禁用。

【注意事项】忌食辛辣油腻之物。

【献方者】蒋戊銮。

【来源】未出版的资料。

【收集者与整理者】李珍清、李幸、王艺锦。

【采集地】贺州市中医医院名瑶医李珍清工作室。

【临床验方】山豆根适量。

【功效】清热解毒利咽。

【方解】本方为瑶医经验单方。山豆根，甘、酸、涩，凉；清热解毒，利咽消肿。

【用法】山豆根切片放入牙痛处，含服，吐出口水。

【禁忌】皮肤有外伤感染或溃疡破损者禁用。

【注意事项】忌食辛辣油腻之物。

【献方者】龙秀珍。

【来源】未出版的资料。

【收集者与整理者】李珍清、李幸、王艺锦。

⑨

【临床验方】龙胆草 10 克，骨碎补 15 克。

【功效】清肝泻火。

【方解】本方为瑶医经验方。龙胆草为主药，苦，寒；清热燥湿，泻肝胆火。骨碎补为配药，苦，温；活血续筋，补骨强骨。全方共奏清肝泻火之功效，适用于肝火上炎之牙痛。

【用法】切碎，开水浸泡，含漱，一日数次，即愈。

【禁忌】孕妇禁用。

【注意事项】忌食辛辣油腻之物。不宜超量使用。

【来源】瑶医药秘方、验方数据库。

【收集者与整理者】李彤、闫国跃、韦晓嵘。

【采集地】广西中医药大学瑶医药学院。

⑩

【临床验方】八角茴香炭 10 克，乌头 10 克。

【功效】散寒止痛。

【方解】本方为瑶医经验方。八角茴香炭为主药，辛，温；温阳散寒，理气止痛。乌头为配药，辛，热；有毒；祛风除湿，温经，散寒止痛。主药、配药结合使全方盈亏平衡，共奏散寒止痛之功效。

【用法】水煎服。

【禁忌】孕妇禁用。

【注意事项】乌头有毒，内服须炮制后用，请在医生指导下使用。

【来源】瑶医药秘方、验方数据库。

【收集者与整理者】李彤、闫国跃、韦晓嵘。

【采集地】广西中医药大学瑶医药学院。

⑪

【临床验方】竹叶 20 片。

【功效】清热泻火。

【方解】本方为瑶医经验单方。竹叶，甘、淡，寒；清热泻火除烦，生津，适用于热火上蒸之牙痛。

【用法】加水煮沸 40 分钟，加入 2 个荷包蛋，每日早晚各服 1 次。

【禁忌】孕妇忌用。

【注意事项】忌食辛辣油腻之物。

【来源】瑶医药秘方、验方数据库。

【收集者与整理者】李彤、闫国跃、韦晓嵘。

【采集地】广西中医药大学瑶医药学院。

⑫

【临床验方】五倍子 60 克。

【功效】泻火止痛。

【方解】本方为瑶医经验单方。五倍子，苦、辛，寒；有毒；敛肺降火，适用于热火上蒸之牙痛。

【用法】研成细末，用冷水调敷两腮颊。

【禁忌】皮肤有外伤感染或溃疡破损者禁用。

【注意事项】禁内服。

【来源】瑶医药秘方、验方数据库。

【收集者与整理者】李彤、闫国跃、韦晓嵘。

【采集地】广西中医药大学瑶医药学院。

⑬

【临床验方】车前子 30 克，鱼腥草 30 克，黑九牛 30 克，入山虎 30 克，石膏 50 克。

【功效】清热解毒止痛。

【方解】车前子，甘，寒；清热利尿通淋。鱼腥草，辛，微寒；清热解毒，化痰止咳。黑九牛，辛、咸，温；属风打相兼药；祛风除湿，通络止痛。入山虎，苦，微寒；祛风通络，行气止痛。石膏，辛、甘，大寒；清热泻火，除烦止渴。方中，车前子、鱼腥草、黑九牛、入山虎为主药，以清热解毒止痛为主；石膏为引路药，以清热泻火为辅。全方共奏清热化痰止痛之功效。

【用法】水煎，每日 1 剂，分 2～3 次服，每次 200 毫升。

【禁忌】孕妇忌用。

【注意事项】忌食辛辣油腻之物。

【来源】瑶医药秘方、验方数据库。

【收集者与整理者】李彤、闫国跃、韦晓嵘。

【采集地】广西中医药大学瑶医药学院。

【临床验方】墨旱莲 15 克，侧柏叶 15 克，细辛 3 克，海桐皮 30 克。

【功效】清热凉血止痛。

【方解】墨旱莲，甘、酸，寒；凉血，止血。侧柏叶，苦、涩，寒；凉血止血。细辛，苦、辛，温；有毒；属打药；解毒消肿，活血止痛。海桐皮，酸，温；祛风除湿，通络止痛。方中，墨旱莲、侧柏叶为主药，以清热凉血为主；细辛、海桐皮为配药，以活血止痛为辅。全方共奏清热凉血止痛之功效。

【用法】水煎服，每日 1 剂，分 2 ～ 3 次服，每次 200 毫升。

【注意事项】部分药物有毒，不宜过量服用。

【来源】瑶医药秘方、验方数据库。

【收集者与整理者】李彤、闫国跃、韦晓嵘。

【采集地】广西中医药大学瑶医药学院。

牙周病 / 夹就别

1

【民间秘方】鲜茅根 30 克，鲜芦根 30 克，鲜荷叶 30 克，连翘 15 克，生地黄 15 克。

【功效】清热，凉血，解毒。

【方解】鲜茅根，苦，寒；凉血止血，清热利尿。鲜芦根，甘，寒；清热生津，除烦止渴，利尿。鲜荷叶，苦，平；清暑化湿，升发清阳，凉血止血。连翘，苦，微寒；清热解毒，消痈散结，疏散风热。生地黄，甘、苦，寒；清热凉血，养阴生津。方中，鲜茅根、鲜芦根、鲜荷叶、生地黄为主药，以清热、凉血、祛湿为主；连翘为配药，以清热凉血解毒为辅。主药、配药结合使全方盈亏平衡，共奏清热、凉血、解毒之功效。

【用法】水煎，每日 1 剂，分 3 次服。

【注意事项】忌食辛辣油腻之物。

【献方者】袁家勋。

【来源】未出版的资料。

【收集者与整理者】文嶷。

【采集地】桂林市灌阳县西山乡。

【民间秘方】鲜茅根 30 克，仙鹤草 30 克，连翘 15 克，生地黄 15 克，生石膏 15 克。

【功效】清热，凉血，解毒。

【方解】鲜茅根，苦，寒；凉血止血，清热利尿。仙鹤草，苦、涩，平；解毒，收敛止血，补虚。连翘，苦，微寒；清热解毒，消痈散结，疏散风热。生地黄，甘、苦，寒；清热凉血，养阴生津。生石膏，辛、甘，大寒；清热泻火，除烦止渴，收敛生肌。方中，鲜茅根、生地黄为主药，以清热凉血为主；连翘、生石膏为配药，以清热泻火解毒为辅；仙鹤草为引路药，调和诸药。全方共奏清热、凉血、解毒之功效。

【用法】先将石膏捣碎，布包先煎 30 分钟后，再加其他药同煎沸 15 ~ 20 分钟，待温，分 3 次服，每日 1 剂。

【注意事项】忌食辛辣油腻之物。

【献方者】袁家勋。

【来源】未出版的资料。

【收集者与整理者】文歆。

【采集地】桂林市灌阳县西山乡。

牙龈肿痛 / 夹久翁闷

【民间秘方】丁茄根、苍耳子各适量，冰片少许。

【功效】清热消肿止痛。

【方解】本方为瑶医经验方。丁茄根为主药，苦，辛，微温；有毒；化瘀止痛。苍耳子为配药，辛、苦，温；有小毒；祛风解表，除湿止痛。冰片为引路药，辛、苦，微寒；开窍醒神，清热止痛。全方共奏清热消肿止痛之功效。

【用法】苍耳子、丁茄根研粉，加冰片少许，含于口中，不要吞服，片刻止痛。

【禁忌】孕妇禁用。

【注意事项】忌食辛辣油腻之物。

【献方者】黄韬。

【来源】未出版的资料。

【收集者与整理者】李幸、李颖。

【采集地】桂林市灌阳县大市场。

【临床验方】红节风 15 克，九节风 15 克，金钱风 6 克。

【功效】清热解毒，消肿止痛。

【方解】本方为瑶医经验方。红节风为主药，淡、涩，平；属风打相兼药；清热解毒，止血凉血，消肿止痛。九节风为配药，苦、涩、辛，凉；属打药；清热解毒，祛风除湿，消肿止痛，杀菌。金钱风为引路药，淡、涩，平；属风打相兼药；清热解毒，祛风除湿，活血散瘀，止痛，利水。全方共奏清热解毒、消肿止痛之功效。

【用法】水煎服。

【注意事项】忌食辛辣油腻之物。

【来源】《常用瑶药临床手册》。

【收集者与整理者】李彤、闫国跃、李幸、潘雪萍。

龋齿 / 牙补艰

【民间秘方】樟脑 3 克，花椒 3 克，细辛 2 克。

【功效】祛风散寒，消肿止痛。

【方解】本方为瑶医民间经验方。樟脑为主药，辛，热；有毒；温散止痛，开窍辟秽，除湿杀虫。花椒为配药，辛，温；散寒止痛，温中燥湿。细辛为引路药，辛，温；解表散寒，祛风止痛。全方盈亏平衡，共奏祛风散寒、消肿止痛之功效。

【用法】外用，上药共研为末，放铁器内，用小碗倒扣揉面块，缝隙处勿使漏气，再用文火烧 15 ～ 20 分钟，待闻到樟脑味后离火，冷却揭开盖碗，则见霜药在碗底及碗内周边附着，用时取少量霜药塞入痛牙蛀孔内即可。

【禁忌】孕妇禁用。

【注意事项】忌食辛辣油腻之物。

【献方者】袁家勋。

【来源】未出版的资料。

【收集者与整理者】李幸、邵金宝。

【采集地】桂林市灌阳县西山乡。

【民间秘方】天钻 50 克。

【功效】清热解毒，消肿止痛。

【方解】本方为瑶医民间经验方。天钻，苦，寒；有小毒；属打药；清热解毒，消肿止痛。

【用法】将药烘干，研末装瓶备用，用时取药末置于患牙处。

【禁忌】孕妇禁用。

【注意事项】忌食辛辣油腻之物。

【献方者】袁家勋。

【来源】未出版的资料。

【收集者与整理者】李幸、邵金宝。

【采集地】桂林市灌阳县西山乡。

口臭 / 咀坠

【临床验方】豆蔻 10 克，高良姜 10 克。

【功效】温中化湿开胃。

【方解】豆蔻为主药，辛，温；化湿行气，温中止呕，开胃消食。高良姜为配药，辛，热；温胃止呕，散寒止痛。主药、配药结合使全方盈亏平衡，共奏温中化湿开胃之功效。

【用法】水煎，每日 1 剂，分 2～3 次服，每次 200 毫升，连服 5 剂。

【禁忌】孕妇慎用。

【注意事项】忌食辛辣油腻之物。

【来源】瑶医药秘方、验方数据库。

【收集者与整理者】李彤、闫国跃、韦晓嵘。

【采集地】广西中医药大学瑶医药学院。

【临床验方】白豆蔻适量。

【功效】化食消痞。

【方解】本方为瑶医经验单方。白豆蔻，辛，温；化食消痞，行气温中，开胃消食，适用于食积口臭。

【用法】每次取 1 粒含嚼，每日 3 次。

【禁忌】孕妇慎用。

【注意事项】忌食辛辣油腻之物。

【来源】瑶医药秘方、验方数据库。

【收集者与整理者】李彤、闫国跃、韦晓嵘。

【采集地】广西中医药大学瑶医药学院。

⬡ 3

【临床验方】连翘 6 克。

【功效】清胃热。

【方解】本方为瑶医经验单方。连翘，苦，微寒；清热解毒，消痈散结，疏散风热，适用于胃热口臭。

【用法】糊丸，如桐子大，每服 6 克。

【注意事项】忌食辛辣油腻之物。

【来源】瑶医药秘方、验方数据库。

【收集者与整理者】李彤、闫国跃、韦晓嵘。

【采集地】广西中医药大学瑶医药学院。

⬡ 4

【临床验方】达卡扎子 15 克。

【功效】清肝平胃。

【方解】本方为瑶医经验单方。达卡扎子，辛、苦，温；疏肝理气止痛，适用于肝火犯胃口臭。

【用法】炒去毛为末，每日早晚揩少于许牙上。余下的一半醋糊为丸，一半白汤调吞下。

【注意事项】忌食辛辣油腻之物。

【来源】瑶医药秘方、验方数据库。

【收集者与整理者】李彤、闫国跃、韦晓嵘。

【采集地】广西中医药大学瑶医药学院。

⬡ 5

【临床验方】大黄 15 克。

【功效】清胃热。

【方解】本方为瑶医经验单方。大黄，苦，寒；泻下攻积，清热泻火，止血，清泻湿热，适用于胃热口臭。

【用法】烧研，擦牙。

【禁忌】妇女胎前、产后应慎用。

【注意事项】忌食辛辣油腻之物。

【来源】瑶医药秘方、验方数据库。

【收集者与整理者】李彤、闫国跃、韦晓嵘。

【采集地】广西中医药大学瑶医药学院。

【临床验方】甘草 30 克，香菜 20 棵，苹果、蜂蜜适量。

【功效】益气补中。

【方解】本方为瑶医经验单方。甘草为主药，甘，平；益气补中。香菜为配药，辛，温；健胃。全方共奏益气补中之功效，适用于脾胃虚弱口臭。

【用法】取苹果适量切块，与香菜、甘草一起放入砂锅，放二碗半水煎成一碗左右，弃渣取汁，稍凉后加入适量蜂蜜即可饮用，每日 1 次，连服 5 日。

【注意事项】不宜超量服用，禁久服。

【来源】瑶医药秘方、验方数据库。

【收集者与整理者】李彤、闫国跃、韦晓嵘。

【采集地】广西中医药大学瑶医药学院。

7

【临床验方】黄芩片 15 克。

【功效】清热化湿解毒。

【方解】本方为瑶医经验单方。黄芩片，苦，寒；清热燥湿，泻火解毒，适用于口臭、口苦。

【用法】研为细末，清水调成糊状，分成两份，外敷双足心涌泉穴，每日 1 换，连续 3～5 天。

【禁忌】孕妇慎用。

【注意事项】忌食辛辣油腻之物。

【来源】瑶医药秘方、验方数据库。

【收集者与整理者】李彤、闫国跃、韦晓嵘。

【采集地】广西中医药大学瑶医药学院。

8

【临床验方】藿香 15 克，苍术 10 克，冰片 1 克。

【功效】化湿和胃。

【方解】藿香（鲜品尤佳）为主药，辛，温；化湿醒脾，辟秽和中。苍术为配药，辛、苦，温；燥湿健脾。冰片为引路药，辛、苦，微寒；开窍醒神，清热止痛。全方共奏化湿和胃之功效。

【用法】前二味水煎取液 500 毫升，再放入冰片 1 克溶化。每日含漱 3～4 次，至痊愈为止。

【禁忌】孕妇慎用。

【注意事项】忌食辛辣油腻之物。

【来源】瑶医药秘方、验方数据库。

【收集者与整理者】李彤、闫国跃、韦晓嵘。

【采集地】广西中医药大学瑶医药学院。

口腔溃疡 / 嘴布瓢

1

【民间秘方】鲜板蓝根 30～60 克（干品 15～30 克）。

【功效】清热解毒，凉血利咽。

【方解】本方为瑶医经验单方，药专力宏。鲜板蓝根，苦，寒；清热解毒，凉血利咽，善治肺胃热盛所致的咽喉肿痛、口腔溃疡。

【用法】加水 300 毫升，煎浓至 150 毫升，用 10 毫升外涂患处，其余分 3 次口服，每日 1 剂，连用 2～3 日。

【禁忌】孕妇禁用。

【注意事项】忌食辛辣油腻之物。

【献方者】袁家勋。

【来源】未出版的资料。

【收集者与整理者】李幸、邵金宝。

【采集地】桂林市灌阳县西山乡。

【民间秘方】竹叶 10 克，黄芩 12 克，灯心草 10 克，生地黄 15 克，蓝九牛 10 克，甘草 5 克。

【功效】清热解毒凉血。

【方解】竹叶，甘、淡，寒；清热泻火，除烦止渴，利尿通淋。黄芩，苦，寒；清热燥湿，泻火解毒，止血。灯心草，甘、淡，微寒；清心火，利小便。生地黄，甘、苦，寒；清热凉血，养阴生津。蓝九牛，苦、辛、涩，微温；属风药；宁心除烦，通经活络，生津止渴。甘草，甘，平；益气补中，清热解毒，缓急止痛，调和诸药。方中，竹叶、黄芩、灯心草为主药，以清热泻火、凉血解毒为主；生地黄、蓝九牛为配药，以生津为辅；甘草为引路药，调和诸药。全方盈亏平衡，共奏清热解毒凉血之功效。

【用法】水煎，每日或隔日 1 剂，分 3 次服，连服 3 ～ 5 剂。

【禁忌】孕妇禁用。

【注意事项】忌食辛辣油腻之物。

【献方者】袁家勋。

【来源】未出版的资料。

【收集者与整理者】李幸、邵金宝。

【采集地】桂林市灌阳县西山乡。

3

【民间秘方】鲜板蓝根 10 克。

【功效】清热解毒，凉血利咽。

【方解】鲜板蓝根，苦，寒；清热解毒，凉血利咽，善治肺胃热盛所致的咽喉肿痛、口舌生疮。单用一药，药专力宏，更能清热解毒、凉血利咽。

【用法】外用，将药洗干净，捣烂取液，用棉签蘸药液涂患处，每日 5 ～ 6 次，也可内服。

【禁忌】孕妇禁用。

【注意事项】忌食辛辣油腻之物。

【献方者】袁家勋。

【来源】未出版的资料。

【收集者与整理者】李幸、邵金宝。

【采集地】桂林市灌阳县西山乡。

【民间秘方】达撒亮 10 克，干地龙 10 克。

【功效】散寒化湿止痛。

【方解】本方为瑶医经验方。达撒亮为主药，辛，热；散寒止痛，疏肝降逆，助阳止泻。干地龙为配药，咸，寒；清热定惊，通络，平喘，利尿。主药、配药结合使全方盈亏平衡，共奏散寒化湿止痛之功效。

【用法】外用，将药焙干装瓶备用，用时加醋适量调成糊状，敷双脚足心，用纱布覆盖，每隔 1 ～ 2 日换药 1 次。

【禁忌】孕妇禁用。

【注意事项】忌食辛辣油腻之物。

【献方者】袁家勋。

【来源】未出版的资料。

【收集者与整理者】李幸、邵金宝。

【采集地】桂林市灌阳县西山乡。

【民间秘方】鲜小旋鸡尾 10 克。

【功效】清热解毒，止血定痛。

【方解】本方为瑶医经验单方。鲜小旋鸡尾，微苦，凉；清热解毒，止血定痛，善治火毒蕴结之口舌生疮。

【用法】将药洗干净，放入口中咀嚼，含 20 ～ 30 分钟，每日 2 ～ 3 次，连用 2 ～ 3 日。

【禁忌】孕妇禁用。

【注意事项】忌食辛辣油腻之物。

【献方者】袁家勋。

【来源】未出版的资料。

【收集者与整理者】李幸、邵金宝。

【采集地】桂林市灌阳县西山乡。

【临床验方】白矾 10 克。

【功效】清热解毒。

【方解】白矾，酸、涩，寒；清热解毒，燥湿止痒，适用于热火上攻之口疮。

【用法】用刀片刮下少许细末（以能覆盖创口为准），然后涂到创口上，静候5分钟即可。

【注意事项】忌食辛辣油腻之物。

【来源】瑶医药秘方、验方数据库。

【收集者与整理者】李彤、闫国跃、韦晓嵘。

【采集地】广西中医药大学瑶医药学院。

【临床验方】升麻、黄芪、党参各10克。

【功效】清热解毒，补气升阳。

【方解】本方为瑶医经验方。升麻为主药，辛、微甘、微寒；清热解毒，升举阳气。黄芪为配药，甘，温；补气升阳，生津养血，托毒排脓。党参为引路药，甘，平；健脾益肺，养血生津。全方盈亏平衡，共奏清热解毒、补气升阳之功效。

【用法】水煎漱口，一日数次。

【注意事项】忌食辛辣油腻之物。

【来源】瑶医药秘方、验方数据库。

【收集者与整理者】李彤、闫国跃、韦晓嵘。

【采集地】广西中医药大学瑶医药学院。

【临床验方】女贞子叶50克。

【功效】滋肾阴，清虚火。

【方解】本方为瑶医经验单方。女贞子叶，甘、苦，凉；滋补肝肾，外用治口腔溃疡。

【用法】水煎漱口，一日数次。

【注意事项】忌食辛辣油腻之物。

【来源】瑶医药秘方、验方数据库。

【收集者与整理者】李彤、闫国跃、韦晓嵘。

【采集地】广西中医药大学瑶医药学院。

【临床验方】山豆根10克。

【功效】清热解毒。

【方解】本方为瑶医经验单方。山豆根，甘、酸、涩，凉；清热解毒，利咽消肿，外用治口腔溃疡。

【用法】水煎漱口，1日数次。

【注意事项】忌食辛辣油腻之物。

【来源】瑶医药秘方、验方数据库。

【收集者与整理者】李彤、闫国跃、韦晓嵘。

【采集地】广西中医药大学瑶医药学院。

【临床验方】元林咪5克。

【功效】清热解毒。

【方解】本方为瑶医经验单方。元林咪，苦，寒；清热燥湿，泻火解毒，外用治口腔溃疡。

【用法】研末，装瓶备用，用棉签蘸药末涂患处，每日1～2次，可治愈口舌溃疡。

【注意事项】忌食辛辣油腻之物。

【来源】瑶医药秘方、验方数据库。

【收集者与整理者】李彤、闫国跃、韦晓嵘。

【采集地】广西中医药大学瑶医药学院。

⑪

【临床验方】儿茶100克，冰片75克，枯矾50克。

【功效】收湿敛疮，清热解毒。

【方解】儿茶为主药，苦、涩，微寒；活血止痛，止血生肌，收湿敛疮。枯矾为配药，酸、涩，寒；燥湿，解毒。冰片为引路药，辛、苦，微寒；开窍醒神，清热止痛。全方盈亏平衡，共奏收湿敛疮、清热解毒之功效。

【用法】混合研成末，取少许涂于患处，30分钟内保持局部干燥，然后可漱口。每日2～3次。

【注意事项】忌食辛辣油腻之物。

【来源】瑶医药秘方、验方数据库。

【收集者与整理者】李彤、闫国跃、韦晓嵘。

【采集地】广西中医药大学瑶医药学院。

舌出不收 / 便没修

【民间秘方】人中白5克，大梅片1.5克。

【功效】清热消肿。

【方解】本方为瑶医经验方。人中白为主药，咸，凉；清热降火，止血化瘀。大梅片为配药，甘，平；开窍醒神，清热止痛。全方盈亏平衡，共奏清热消肿之功效。

【用法】研末涂舌上，另水煎川连 6 克内服。

【禁忌】孕妇禁用。

【注意事项】忌食辛辣油腻之物。

【献方者】董德英。

【来源】《富川县中医验方汇锦》。

【收集者与整理者】李颖、李幸。

【采集地】贺州市富川瑶族自治县。

第十六章　感染性疾病

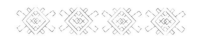

流行性感冒／足挤风补哈

①

【民间秘方】鱼腥草 15 克，半枝莲 15 克，毛冬青 20 克，杉寄生 20 克，过塘藕 15 克，朝天罐 15 克，金银花藤 10 克，夏枯草 15 克，甘草 5 克。

【功效】清热解毒。

【方解】鱼腥草，辛，微寒；清热解毒，消痈排脓，利尿通淋。半枝莲，辛、苦，寒；清热解毒，散瘀止血，利水消肿。毛冬青，苦、甘，凉；清热解毒，生津止渴。杉寄生，甘、苦，平；祛风湿，补肝肾，活血止痛。过塘藕，甘、辛，寒；属风药；清热解毒，利尿通淋，祛腐生肌。朝天罐，酸、涩，微温；属风药；健脾利湿，活血解毒。金银花藤，甘，寒；清热解毒，利水祛湿。夏枯草，辛、苦，寒；清肝泻火，明目，散结消肿。甘草，甘，平；益气补中，清热解毒，缓急止痛，调和诸药。方中，鱼腥草、半枝莲、毛冬青、金银花藤、夏枯草为主药，以清热解毒为主；过塘藕、朝天罐为配药，以清热、利湿为辅；杉寄生、甘草为引路药，平衡药力，引领以上各药循入脏腑直达病所。全方共奏清热解毒之功效。

【用法】水煎服。

【注意事项】避寒暑，忌风寒。

【献方者】赵衷民。

【来源】未出版的资料。

【收集者与整理者】石泽金、李幸。

【采集地】来宾市金秀瑶族自治县三江乡大磨屯。

②

【民间秘方】鱼腥草 20 克，毛冬青 20 克，大青叶 15 克，地桃花 15 克，金银花 5 克，金银花藤 15 克，朝天罐 15 克，灯心草 15 克，过塘藕 15 克，白花蛇舌草 15 克，甘草 5 克。

【功效】清热解毒。

【方解】鱼腥草，辛，微寒；清热解毒，消痈排脓，利尿通淋。毛冬青，苦、甘，凉；

清热解毒，生津止渴。大青叶，苦，大寒；清热解毒，凉血消斑。地桃花，甘、辛，凉；属风药；祛风利湿，活血消肿，清热解毒。金银花，甘，寒；清热解毒，疏散风热。金银花藤，甘，寒；清热解毒，利水祛湿。朝天罐，酸、涩，微温；属风药；健脾利湿，活血解毒，收敛止血。灯心草，甘、淡，微寒；清心火，利尿。过塘藕，甘、辛，寒；属风药；清热解毒，利尿通淋。白花蛇舌草，苦、甘，寒；清热解毒消痈，利湿通淋。甘草，甘，平；益气补中，清热解毒，缓急止痛，调和诸药。方中，鱼腥草、毛冬青、大青叶、地桃花、金银花、金银花藤、朝天罐为主药，以清热解毒为主；灯心草、过塘藕、白花蛇舌草为配药，以清热利湿为辅；甘草为引路药，平衡药力，引领以上各药循入脏腑直达病所。全方共奏清热解毒之功效。

【用法】水煎服。

【注意事项】避寒暑，忌风寒。

【献方者】赵衷民。

【来源】未出版的资料。

【收集者与整理者】石泽金、李幸。

【采集地】来宾市金秀瑶族自治县三江乡大磨屯。

【民间秘方】鱼腥草 20 克，一枝黄花 15 克，山芝麻 5 克，地桃花 20 克，金银花 5 克。

【功效】疏散风热，宣肺止咳。

【方解】鱼腥草，辛，微寒；清热解毒，消痈排脓，利尿通淋。一枝黄花，甘、淡，凉；清热解毒，消肿止痛，疏风散寒，消炎止咳。山芝麻，辛、微苦，凉；有小毒；解表清热，消肿解毒。地桃花，甘、辛，凉；祛风利湿，活血消肿，清热解毒。金银花，甘，寒；清热解毒，疏散风热。方中，山芝麻、金银花为主药，以疏风散热为主；鱼腥草、一枝黄花、地桃花为配药，以清热解毒祛湿为辅。全方共奏疏散风热、宣肺止咳之功效。

【用法】水煎服。

【注意事项】避寒暑，忌风寒。

【献方者】赵衷民。

【来源】未出版的资料。

【收集者与整理者】石泽金、李幸。

【采集地】来宾市金秀瑶族自治县三江乡大磨屯。

【民间秘方】鱼腥草 20 克，地桃花 20 克，一枝黄花 15 克，金银花 10 克，板蓝根 15

克，过塘藕 15 克。

【功效】清热解毒，疏散风热。

【方解】鱼腥草，辛，微寒；清热解毒，消痈排脓，利尿通淋。地桃花，甘、辛，凉；属风药；祛风利湿，活血消肿，清热解毒。一枝黄花，甘、淡，凉；清热解毒，消肿止痛，疏风散寒，消炎止咳。金银花，甘，寒；清热解毒，疏散风热。板蓝根，苦，寒；清热解毒，凉血利咽。过塘藕，甘、辛，寒；属风药；清热解毒，利尿通淋，祛腐生肌，涩肠固脱。方中，金银花、鱼腥草、地桃花、过塘藕为主药，以清热解毒、疏散风热为主；一枝黄花、板蓝根为配药，以止咳、利咽为辅。主药、配药结合使全方盈亏平衡，共奏清热解毒、疏散风热之功效。

【用法】水煎服。

【注意事项】避寒暑，忌风寒。

【献方者】赵衷民。

【来源】未出版的资料。

【收集者与整理者】石泽金、李幸。

【采集地】来宾市金秀瑶族自治县三江乡大磨屯。

5

【民间秘方】忍冬藤 30 克，桉树叶 10 克，马鞭草 15 克，山芝麻 6 克，淡竹叶 10 克。

【功效】疏风解表，清热解毒。

【方解】忍冬藤，甘，寒；清热解毒，疏散风热。桉树叶，苦、辛，寒；疏风散热。马鞭草，苦，凉；属打药；活血散瘀，解毒，利水。山芝麻，辛、微苦，凉；有小毒；属风打相兼药；清热解毒，消肿止痛，化痰止咳。淡竹叶，甘、淡，寒；清热泻火，利尿。方中，忍冬藤、桉树叶为主药，以疏风清热为主；马鞭草、山芝麻为配药，以清热解毒为辅；淡竹叶为引路药，引诸热下行至小便，利尿清热。全方共奏疏风解表、清热解毒之功效。

【用法】水煎服，每日 1 剂，分 2 次服，每次 150 毫升。

【注意事项】忌食辛辣油腻之物。

【献方者】覃理愉。

【来源】广西壮族自治区少数民族验方、秘方、诊疗方法调查表。

【收集者与整理者】邵金宝、唐一洲、李幸。

【采集地】河池市都安瑶族自治县都阳村。

6

【民间秘方】一枝黄花 600 克，十大功劳 100 克。

【功效】清热解毒，疏散风热。

【方解】一枝黄花为主药，甘、淡、凉；清热解毒，消肿止痛，疏风散寒，消炎止咳。十大功劳为配药，苦、寒；属风打相兼药；清热燥湿，泻火解毒。主药、配药结合使全方盈亏平衡，共奏清热解毒、疏散风热之功效。

【用法】将药烘干，共研细末放入瓶中。每日服 3 次，每次 6 克，温开水送服。

【注意事项】忌食辛辣油腻之物。

【献方者】桂林市灌阳县防治站。

【来源】未出版的资料。

【收集者与整理者】文钦。

【采集地】桂林市灌阳县西山乡。

7

【民间秘方】白茅根 50 克，贯众 5 克，十大功劳 5 克，樟树二层皮 5 克，葛花 10 克。

【功效】清热泻火，凉血解毒。

【方解】白茅根，甘、寒；凉血止血，清热利尿。贯众，苦、微寒；有小毒；清热解毒，凉血止血。十大功劳，苦、寒；属风打相兼药；清热燥湿，泻火解毒。樟树二层皮，辛、苦、温；祛风除湿，暖胃和中，杀虫疗疮。葛花，甘、凉；解酒醒脾，止血。方中，白茅根、贯众、十大功劳为主药，以清热泻火、凉血解毒为主；樟树二层皮为配药，以祛风除湿为辅；葛花为引路药，引领以上各药循入脏腑直达病所。全方共奏清热泻火、凉血解毒之功效。

【用法】加水 300 毫升，煎至 200 毫升，分 3 次服，每日 1 剂，连服 2～3 日。

【注意事项】忌食辛辣油腻之物。

【献方者】桂林市灌阳县防治站。

【来源】未出版的资料。

【收集者与整理者】文钦。

【采集地】桂林市灌阳县西山乡。

8

【民间秘方】贯众 5 克，老鸦霜 5 克，三角风 5 克，连藤 10 克，续断 10 克，臭牡丹根 5 克。

【功效】清热解毒。

【方解】贯众，苦，微寒；有小毒；清热解毒，凉血止血。老鸦霜，酸、微甘，凉；清热解毒，活血散瘀，生津利尿。三角风，苦，温；活血祛风，消肿止痛，强腰膝。连藤，苦，寒；有小毒；清热利湿，解毒。续断，苦、辛，微温；补肝肾，强筋骨。臭牡丹根，辛、苦，温；行气健脾，祛风平肝，消肿解毒。方中，贯众、老鸦霜、三角风、连藤为主药，以清热解毒为主；续断、臭牡丹根为配药，以补益肝肾、祛风平肝为辅。主药、配药结合使全方盈亏平衡，共奏清热解毒之功效。

【用法】水煎服，每日 1 剂，分 3 次服，连服 3 ～ 5 剂。

【注意事项】忌食辛辣油腻之物。

【献方者】袁家勋。

【来源】未出版的资料。

【收集者与整理者】文嵚。

【采集地】桂林市灌阳县西山乡。

9

【民间秘方】六月霜、凤尾草、茅草根、邦桃根、灯心草、油茶各适量。

【功效】清热祛湿，凉血解毒。

【方解】六月霜，微苦、涩，平；清热解毒，凉血止血。凤尾草，淡、微苦，凉；清热利湿，凉血止血。茅草根，甘、寒；清热利尿，凉血止血。邦桃根，苦，平；清热利湿，活血止痛，消痈肿。灯心草，甘、淡，微寒；清心降火，利尿通淋。油茶，微苦，平；清肝泻火，健脾消食，活血化瘀。方中，六月霜、凤尾草、茅草根、邦桃根为主药，以清热利湿、凉血止血为主；灯心草为配药，以清心降火为辅；油茶为引路药，平衡药力。全方共奏清热祛湿、凉血解毒之功效。

【用法】煎服。

【注意事项】忌食辛辣油腻之物。

【来源】《灌阳县验方秘方案编》。

【收集者与整理者】潘雪萍、付海霞。

【采集地】桂林市灌阳县。

10

【民间秘方】邦桃根 30 克，过墙风 30 克，九节风 30 克，蓝九牛 30 克。

【功效】清热解表。

【方解】邦桃根，苦，平；清热利湿，活血止痛，消痈肿。过墙风，苦、辛，凉；属打药；祛风除湿，活血止痛，清热解毒。九节风，苦、涩、辛，凉；属打药；清热解毒，祛风除湿，消肿止痛，杀菌。蓝九牛，苦、辛、涩，微温；属风药；宁心除烦，生津止渴，退热，通经活络。方中，邦桃根、过墙风为主药，以清热祛湿为主；九节风、蓝九牛为配药，以祛风利湿为辅。主药、配药结合使全方盈亏平衡，共奏清热解表之功效。

【用法】水煎服。

【注意事项】忌食辛辣油腻之物。

【献方者】蒋仲任。

【来源】《灌阳县验方秘方案编》。

【收集者与整理者】潘雪萍、付海霞。

【采集地】桂林市灌阳县。

【民间秘方】麻黄 12 克，桂枝 12 克，杏仁 12 克，甘草 6 克。

【功效】发汗解表。

【方解】麻黄，辛、微苦，温；发汗解表，宣肺平喘，利水消肿。桂枝，辛、甘，温；发汗解肌，温经通脉，通阳化气。杏仁，苦，微温；有小毒；止咳平喘，润肠通便。甘草，甘，平；益气补中，清热解毒，缓急止痛，调和诸药。方中，麻黄为主药，以发汗解表为主；桂枝为配药，以宣肺为辅；甘草、杏仁为引路药，甘草平衡发汗之药力，杏仁引领以上各药循入肺脏直达病所。全方共奏发汗解表之功效。

【用法】水煎服。

【注意事项】忌食辛辣油腻之物。

【来源】《灌阳县验方秘方案编》。

【收集者与整理者】潘雪萍、付海霞。

【采集地】桂林市灌阳县。

【民间秘方】桂枝 12 克，白芍 12 克，甘草 6 克，粉葛 12 克。

【功效】散寒解表。

【方解】桂枝，辛、甘，温；发汗解肌，温经通脉，通阳化气。白芍，苦、酸，微寒；养血平肝止痛，敛阴止汗。甘草，甘，平；益气补中，清热解毒，缓急止痛，调和诸药。粉葛，甘、辛，凉；解肌退热，生津止渴，通经活络。方中，桂枝为主药，以散寒解表为主；白芍为配药，以敛阴为辅；甘草、粉葛为引路药，甘草平衡发汗之药力，粉葛引领以上各药循入肺脏直达病所。全方共奏散寒解表之功效。

【用法】水煎服。

【注意事项】忌食辛辣油腻之物。

【来源】《灌阳县验方秘方案编》。

【收集者与整理者】潘雪萍、付海霞。

【采集地】桂林市灌阳县。

⟨13⟩

【临床验方】花椒50粒，侧柏叶15克。

【功效】温中止咳。

【方解】本方为瑶医经验方。花椒为主药，辛、苦，温；温中止痛。侧柏叶为配药，苦、涩，寒；祛痰止咳。主药、配药结合使全方盈亏平衡，共奏温中止咳之功效。

【用法】捣碎，同白酒一起入瓶浸泡半个月。每日清晨空腹温服5～10毫升。

【禁忌】儿童忌服，内有实热、对花椒过敏及酒精过敏者忌服。

【注意事项】忌食辛辣油腻之物。

【来源】瑶医药秘方、验方数据库。

【收集者与整理者】李彤、闫国跃、覃枫。

【采集地】广西中医药大学瑶医药学院。

⟨14⟩

【临床验方】白芥子150克（布包），白酒250毫升。

【功效】温肺化痰，利气散结。

【方解】白芥子为主药，甘，寒；温肺化痰，利气散结，通络止痛。白酒为引路药，甘、苦、辛，温；辛散温通。全方共奏温肺化痰、利气散结之功效，善治体虚流感咳嗽。

【用法】先把白芥子用布包好入白酒中煮沸，趁热用白芥子包熨项部周围，冷时再热，每日2～4次。同时内服药酒，分2～3次服，每次5毫升。

【禁忌】儿童、酒精及皮肤过敏者忌用。

【注意事项】温度不宜过高，避免烫伤皮肤。

【来源】瑶医药秘方、验方数据库。

【收集者与整理者】李彤、闫国跃、覃枫。

【采集地】广西中医药大学瑶医药学院。

⟨15⟩

【临床验方】百解20克，三叉苦15克，克么咪15克，哈的史15克，南板蓝根15克，六月雪 20 克。

【功效】清热解毒。

【方解】本方为瑶医经验方。百解，苦，寒；属风打相兼药；清热解毒，祛风止痛。三叉苦，苦、涩，凉；属风打相兼药；清热解毒，散瘀消肿，祛风止痒，利湿止痛。克么咪，苦，寒；清热解毒，消痈排脓，利尿通淋。哈的史，苦、辛，平；止咳平喘，活血散瘀。南板蓝根，苦，寒；清热解毒，凉血利咽。六月雪，淡、微辛，凉；健脾利湿，疏肝活血。方中，百解、三叉苦、克么咪为主药，以清热解毒为主；哈的史、南板蓝根为配药，以止咳平喘、凉血利咽为辅；六月雪为引路药，平衡药力。全方盈亏平衡，共奏清热解毒之功效。

【用法】水煎，每日 1 剂，分 3 次服。

【禁忌】孕妇禁用。

【注意事项】忌食辛辣油腻之物。

【献方者】赵进周。

【来源】未出版的资料。

【收集者与整理者】李幸、李颖。

【采集地】来宾市金秀瑶族自治县瑶医医院。

【临床验方】双亮 20 克，枇杷叶 20 克，地胆草 15 克，过墙风 15 克。

【功效】清热解表。

【方解】双亮，甘、苦，寒；发散风热，润肺止咳，平肝明目。枇杷叶，苦，微寒；清肺化痰止咳，降逆止呕。地胆草，苦、辛，寒；凉血，清热，利水，解毒。过墙风，苦、辛，凉；属打药；祛风除湿，活血止痛，清热解毒。方中，双亮为主药，以发散风热为主；枇杷叶、地胆草、过墙风为配药，前一味清肺化痰止咳，后二味打盈，加强主药清热之效。全方共奏清热解表之功效。

【用法】水煎，每日 1 剂，分 3 次服。

【禁忌】孕妇禁用。

【注意事项】忌食辛辣油腻之物。

【献方者】赵进周。

【来源】未出版的资料。

【收集者与整理者】李幸、李颖。

【采集地】来宾市金秀瑶族自治县瑶医医院。

百日咳 / 呐买停

1

【民间秘方】黄堇藤 50 克，鸡胆 1 个（取胆汁）。

【功效】清热解毒，宣肺止咳。

【方解】本方为瑶医经验方。黄堇藤为主药，苦、辛，寒；有毒；清热解毒，消肿散结，消痈。鸡胆汁为配药，苦，寒；止咳化痰，解毒，明目。主药、配药结合使全方盈亏平衡，共奏清热解毒、宣肺止咳之功效。

【用法】水煎，每日 1 剂，分 3 次服，每次 150 毫升。

【禁忌】孕妇禁用。

【注意事项】忌食辛辣油腻之物。

【献方者】黄韬。

【来源】未出版的资料。

【收集者与整理者】李幸、李颖。

【采集地】桂林市灌阳县大市场。

2

【民间秘方】蛇不过 12 克，大蒜 7 克。

【功效】清热解毒止咳。

【方解】蛇不过为主药，酸，凉；属风药；清热解毒，化痰止咳。大蒜为配药，辛，温；解毒杀虫，消肿。主药、配药结合使全方盈亏平衡，共奏清热解毒止咳之功效。

【用法】水煎服，加适量冰糖服。

【禁忌】孕妇禁用。

【注意事项】忌食辛辣油腻之物。

【来源】《（恭城）中草医秘验方汇集》。

【收集者与整理者】李幸、潘雪萍、付海霞。

【采集地】桂林市恭城瑶族自治县。

3

【民间秘方】土茯实 20 克。

【功效】健脾，固肾，解毒。

【方解】本方为瑶医经验单方。土茯实，甘、涩，平；益肾固精，补脾，除湿。

【用法】水煎，每日 1 剂，分 3 次服，服用时加白糖适量，连服 7 ～ 10 剂。

【注意事项】忌食辛辣油腻之物。

【献方者】梁发财。

【来源】未出版的资料。

【收集者与整理者】李幸、王艺锦。

【采集地】桂林市灌阳县西山乡。

【民间秘方】防风草叶适量。

【功效】祛风解表，通络止咳。

【方解】防风草叶，苦，平；属打药；祛风解表，祛疫气，通络。

【用法】捣烂冲开水服，每日 2 ～ 3 次。

【注意事项】忌食辛辣油腻之物。

【来源】广西壮族自治区少数民族验方、秘方、诊疗方法调查表。

【收集者与整理者】邵金宝、李幸。

【采集地】河池市都安瑶族自治县。

⑤

【临床验方】柿饼 1 个，生姜 6 克。

【功效】清热润肺，止咳化痰。

【方解】本方为瑶医经验食疗方。柿饼为主药，甘、涩，寒；清热润肺，生津止渴，健脾化痰。生姜为配药，辛，微温；发汗解表，温肺止咳。二者皆能入肺，共奏清热润肺、止咳化痰之功效。

【用法】生姜切末，夹柿饼内焙熟吃，每日 2 次，每次吃 1 个或半个。

【禁忌】脾胃虚寒、泄泻、痰湿内盛、外感咳嗽、胃寒呕吐、疟疾、妇人产后及女子月经期忌食。

【注意事项】忌食辛辣之物，不能与螃蟹同食。

【来源】瑶医药秘方、验方数据库。

【收集者与整理者】李彤、闫国跃、覃枫。

【采集地】广西中医药大学瑶医药学院。

流行性腮腺炎 / 卡归闷

【民间秘方】防风 12 克，板蓝根 30 克。

【功效】祛风解表，清热解毒。

【方解】防风为主药，辛、甘，微温；祛风解表，胜湿止痛，止痉。板蓝根为配药，苦，寒；清热解毒，凉血利咽。全方共奏祛风解表、清热解毒之功效。

【用法】水煎，每日或隔日 1 剂，分 3 次服。此为 7 ～ 12 岁儿童量，其他可按年龄增减。

【注意事项】忌食辛辣油腻之物。

【献方者】梁美玉。

【来源】未出版的资料。

【收集者与整理者】文钦。

【采集地】桂林市灌阳县西山乡。

【民间秘方】大青叶、车前草各 50 克。

【功效】清热凉血解毒。

【方解】本方为瑶医经验方。大青叶为主药，苦，大寒；清热解毒，凉血消斑。车前草为配药，甘，寒；清热，利尿，凉血，解毒。全方共奏清热凉血解毒之功效。

【用法】水煎，每日或隔日 1 剂，分 3 次服。

【注意事项】忌食辛辣油腻之物。

【献方者】蒋继俊。

【来源】未出版的资料。

【收集者与整理者】文钦。

【采集地】桂林市灌阳县西山乡。

3

【民间秘方】白胡椒 50 克，血竭 10 克，雄黄 10 克，蟾蜍 10 克，冰片 2 克。

【功效】清热解毒，活血化瘀。

【方解】白胡椒，辛，温；温中散寒，下气，消痰。血竭，甘、咸，平；活血化瘀止痛，止血敛疮生肌。雄黄，辛，温，有毒；解毒。蟾蜍，辛，凉；有毒；破症结，行水湿，化毒，定痛。冰片，辛、苦，微寒；开窍醒神，清热止痛。方中，血竭、雄黄、蟾蜍为主药，以解毒止痛、活血化瘀为主；白胡椒为配药，以温中散寒为辅；冰片为引路药，增强清热止痛之效。全方共奏清热解毒、活血化瘀之功效。

【用法】将药烘干研粉贮存。用时，先取手掌宽的厚皮布 1 块，涂上一层较薄的凡士林，将药粉适量均匀地撒在其上，敷贴患处，贴药后固定，隔日换药 1 次。

【禁忌】孕妇禁用。

【注意事项】忌食辛辣油腻之物。

【献方者】袁奎山。

【来源】未出版的资料。

【收集者与整理者】文钦。

【采集地】桂林市灌阳县西山乡。

【民间秘方】七叶一枝花 10 克，白及 12 克，冰片 1 克。

【功效】清热解毒。

【方解】本方为瑶医经验方。七叶一枝花为主药，苦，微寒；有小毒；属风打相兼药；清热解毒，散瘀止痛，平喘镇痉。白及为配药，苦、甘、涩，微寒；收敛止血，消肿生肌。冰片为引路药，辛、苦，微寒；开窍醒神，清热止痛。全方共奏清热解毒之功效。

【用法】外用，七叶一枝花、白及烘干研末，加冰片搅拌，装瓶备用。用时，取药末加水调成糊状，涂敷患处，每日 2 ～ 3 次，连用 3 ～ 4 日。

【注意事项】忌食辛辣油腻之物。

【献方者】盘星旺。

【来源】未出版的资料。

【收集者与整理者】文钦。

【采集地】桂林市灌阳县西山乡。

【民间秘方】板蓝根 30 克，大青叶 30 克，夏枯草 20 克，蒲公英 20 克，金银花 20 克，连翘 15 克，牛蒡子 15 克，堂愁 15 克。

【功效】清热解毒，疏散风热。

【方解】板蓝根，苦，寒；清热解毒，凉血利咽。大青叶，苦，大寒；清热解毒，凉血消斑。夏枯草，辛、苦，寒；清肝泻火，明目，散结消肿。蒲公英，苦、甘，寒；清热解毒。金银花，甘，寒；清热解毒，疏散风热。连翘，苦，微寒；清热解毒，消痈散结，疏散风热。牛蒡子，辛、苦，寒；发散风热，宣肺透疹，利咽散结，解毒消肿。堂愁，苦、辛，微寒；疏散退热，疏肝解郁，升举阳气。方中，板蓝根、大青叶、连翘为主药，以清热解毒为主；夏枯草、蒲公英、金银花为配药，以疏散风热为辅；牛蒡子、堂愁为引路药，以增强清热解毒之功效。全方共奏清热解毒、疏散风热之功效。

【用法】水煎，每日或隔日1剂，分3次服，儿童酌情减量。若伴睾丸炎，加龙胆草、川楝子、荔枝核各10克；腮腺肿大难消，加昆布、海藻各20克。

【注意事项】忌食辛辣油腻之物。

【献方者】袁基楚。

【来源】未出版的资料。

【收集者与整理者】文钦。

【采集地】桂林市灌阳县西山乡。

【民间秘方】鲜仙人掌30克。

【功效】凉血活血，解毒消肿。

【方解】本方为瑶医经验单方。仙人掌，苦，寒；行气活血，凉血止血，解毒消肿，对流行腮腺炎有较好疗效。

【用法】外用，将刺刮除，捣烂为泥，外敷患处，每日换药1次，药干燥时，用醋滴患处。

【注意事项】过敏者立即停用。

【献方者】袁家勋。

【来源】未出版的资料。

【收集者与整理者】文钦。

【采集地】桂林市灌阳县西山乡。

7

【民间秘方】路边菊50个，苦瓜根60克。

【功效】清热解毒。

【方解】本方为瑶医经验方。路边菊为主药，苦，寒；清热解毒散瘀，消积食，利尿。苦瓜根为配药，苦，寒；清湿热，解毒。全方共奏清热解毒之功效，对流行性腮腺炎有较好疗效。

【用法】外用，将药洗净，烘干研末贮存。用时取药末适量，用醋调成糊状敷患处，每日换药1次，连敷3～5日。

【注意事项】忌食辛辣油腻之物。

【献方者】袁基窄。

【来源】未出版的资料。

【收集者与整理者】文钦。

【采集地】桂林市灌阳县西山乡。

【临床验方】白菜根 2 棵。

【功效】清热解表。

【方解】白菜根，甘，微寒；清热利水，解表散寒，养胃止渴，内服配合外用可治疗流行性腮腺炎。

【用法】1 棵水煎服，1 棵捣烂外敷，每日 1 次。

【禁忌】孕妇禁用。

【注意事项】忌食辛辣油腻之物。

【来源】瑶医药秘方、验方数据库。

【收集者与整理者】李彤、闫国跃、覃枫。

【采集地】广西中医药大学瑶医药学院。

9

【临床验方】活地龙适量。

【功效】清热息风，通络。

【方解】本方为瑶医经验方。地龙，咸，寒；清热息风，通络。

【用法】外用，洗净放碗内，撒上适量白糖，盖严碗口，半天蚯蚓就化成水，用其水每日涂 4～5 次。

【禁忌】过敏者慎用。

【注意事项】忌食辛辣油腻之物。

【来源】瑶医药秘方、验方数据库。

【收集者与整理者】李彤、闫国跃、覃枫。

【采集地】广西中医药大学瑶医药学院。

痢疾 / 碰雷

【民间秘方】凤尾草、仙鹤草、算盘子、蛇莓、海金沙各 6 克。

【功效】清热解毒，凉血止痢。

【方解】凤尾草，淡、微苦，凉；清热利湿，解毒止痢，凉血止血。仙鹤草，苦、涩，平；收敛止血，截疟，止痢，解毒，补虚。算盘子，微苦、涩，凉；清热解毒，消滞止泻。蛇莓，甘、苦，寒；有小毒；清热，凉血，消肿，解毒。海金沙，甘、咸，寒；清利湿热，通淋止痛。方中，凤尾草、仙鹤草为主药，以清热解毒止痢为主；算盘子、蛇莓、海金沙为配药，以清热凉血为辅。主药、配药结合使全方盈亏平衡，共奏清热解毒、凉血止痢之功效。

【用法】水煎服，每日 1 剂，分 2～3 次服，每次 150 毫升。

【禁忌】孕妇禁用。

【注意事项】忌食辛辣油腻之物。

【献方者】黄宝龙。

【来源】广西壮族自治区少数民族医医案医话调查表。

【收集者与整理者】黄东平、周佩鸾、潘雪萍、付海霞。

【采集地】河池市都安瑶族自治县高岭乡正元村新地屯。

【临床验方】小金花草 30 克。

【功效】清热利湿止痢。

【方解】本方为瑶医经验单方。小金花草，苦，寒；属打药；解毒，消肿，清热利湿，活血，止血。

【用法】水煎，每日 2 次，冲蜂蜜适量服。

【注意事项】忌食辛辣油腻之物。

【来源】《常用瑶药临床手册》。

【收集者与整理者】李彤、闫国跃、李幸、潘雪萍。

③

【民间秘方】桂千金子 15 克。

【功效】泻下逐水止痢。

【方解】本方为瑶医经验单方。桂千金子，苦、酸、涩，温；属打药；泻下逐水止痢。

【用法】水煎服。

【注意事项】忌食辛辣油腻之物。

【来源】《富川县中医验方汇锦》。

【收集者与整理者】李幸。

【采集地】贺州市富川瑶族自治县。

【民间秘方】算盘根 15 克，火炭母 15 克，山芝麻 15 克，地榆 15 克。

【功效】清热解毒止痢。

【方解】算盘根，酸、涩，凉；属风打相兼药；清热解毒，利湿止痒，消食除滞。火炭母，酸、涩，凉；属风打相兼药；清热解毒，消食除滞。山芝麻，辛、微苦，凉；有小毒；属风打相兼药；清热解毒，消肿止痛。地榆，苦，寒；凉血止血，解毒敛疮。方中，算盘根、火炭母为主药，以清热解毒、消食除滞为主；山芝麻为配药，以消肿止痛为辅；地榆为引路药，平衡药力，引领以上各药直达病所。全方共奏清热解毒止痢之功效。

【用法】水煎服，每日 1 剂。

【注意事项】忌食辛辣油腻之物。

【收集者与整理者】罗远带、李幸。

【来源】《灌阳县验方秘方案编》。

【采集地】桂林市灌阳县。

【民间秘方】石莲子、地桃花叶、地毯叶各适量。

【功效】清热利湿，涩肠止痢。

【方解】本方为瑶医经验方。石莲子为主药，甘、涩、微苦，寒；清心宁神，健脾开胃，涩精止泻。地桃花叶为配药，甘、辛，凉；祛风利湿，活血消肿，清热解毒。地毯叶为引路药，清热解毒，活血止血，消肿祛瘀。全方共奏清热利湿、涩肠止痢之功效。

【用法】石莲子炒用，与后二味共研末备用，每次服 4 克，每日 3 次，温开水送服。

【注意事项】忌食辛辣油腻之物。

【献方者】韦启福。

【来源】广西壮族自治区少数民族验方、秘方、诊疗方法调查表。

【收集者与整理者】邵金宝、唐一洲、李幸。

【采集地】河池市都安瑶族自治县安阳镇福学荣街。

6

【民间秘方】田基黄 20 克，苦参 25 克。

【功效】清热燥湿止痢。

【方解】田基黄为主药，甘、微苦、凉；属风打相兼药；清热解毒，通淋利湿。苦参为配药，苦、寒；清热燥湿。全方共奏清热燥湿止痢之功效。

【用法】加水 300 毫升，浓煎至 100 毫升，去渣取液灌肠，每日 1 次，5 日为 1 个疗程。1 个疗程完毕，停用半个月，再用 1 个疗程。

【注意事项】忌食辛辣油腻之物。

【献方者】袁家勋。

【来源】未出版的资料。

【收集者与整理者】李幸、王艺锦。

【采集地】桂林市灌阳县西山乡。

7

【民间秘方】仙鹤草 12 克，车前草 12 克，夜关门 12 克。

【功效】凉血解毒，收敛止痢。

【方解】仙鹤草为主药，苦、涩、平；收敛止血，补虚，止痢，杀虫。车前草为配药，甘、寒；清热，利尿，凉血，解毒。夜关门为引路药，苦、辛、凉；补益肝肾，散瘀消肿。全方共奏凉血解毒、收敛止痢之功效。

【用法】水煎，每日 1 剂，分 3 次服，连服 3～4 剂。

【注意事项】忌食辛辣油腻之物。

【献方者】袁奎山。

【来源】未出版的资料。

【收集者与整理者】李幸、王艺锦。

【采集地】桂林市灌阳县西山乡。

8

【民间秘方】生石膏 12 克，生地黄 9 克，白及 9 克，茯苓 9 克，天花粉 9 克，杏仁 9 克，玉竹 9 克，枳壳 3 克，铜亮 3 克，甘草 3 克。

【功效】燥湿行气，收敛止痢。

【方解】生石膏，辛、甘、大寒；清热泻火，除烦止渴，收敛生肌。生地黄，甘、苦、寒；清热凉血，养阴生津。白及，苦、甘、涩、寒；收敛止血，消肿生肌。茯苓，甘、淡、平；利水渗湿，健脾安神。天花粉，甘、微苦，微寒；清热生津，消肿排脓。杏仁，苦，微温；有毒；降气止咳平喘，润肠通便。玉竹，酸、甘，温；养阴润燥，生津止渴。枳壳，苦、辛、酸，微寒；理气宽胸，行滞消积。铜亮，甘、淡，平；降气止咳平喘，润肠通便。甘草，甘，平；益气补中，清热解毒，缓急止痛，调和诸药。方中，茯苓、枳壳、铜亮、杏仁为主药，以收敛止痢、利水渗湿、燥湿行气为主；生石膏、天花粉、生地黄、玉竹、白及为配药，以养阴生津为辅；甘草为引路药，调和诸药。全方共奏燥湿行气、收敛止痢之功效。

【用法】水煎，每日 1 剂，分 3 次服，连服 3 ～ 5 剂。

【注意事项】忌食辛辣油腻之物。

【献方者】谢序恒。

【来源】未出版的资料。

【收集者与整理者】李幸、王艺锦。

【采集地】桂林市灌阳县西山乡。

【民间秘方】大田基黄 30 克，算盘子根 30 克，鸟不站根 30 克，延胡木根 30 克。

【功效】清热利湿止痢。

【方解】大田基黄，甘、微苦，凉；属风打相兼药；清热解毒，拔毒消肿，通淋利湿。算盘子根，微苦、涩，凉；属风打相兼药；清热解毒，消滞止痛，祛风除湿，活血散瘀。鸟不站根，苦、涩，平；属打药；活血止痛，祛风除湿。延胡木根，苦、辛，微寒；活血，行气，止痛。方中，大田基黄、算盘子根、鸟不站根为主药，以清热利湿止痢为主；延胡木根为配药，以行气活血为辅。主药、配药结合使全方盈亏平衡，共奏清热利湿止痢之功效。

【用法】水煎，每日 1 剂，分 3 次服，连服 3 ～ 5 剂。

【禁忌】孕妇禁用。

【注意事项】忌食辛辣油腻之物。

【献方者】袁家勋。

【来源】未出版的资料。

【收集者与整理者】李幸、王艺锦。

【采集地】桂林市灌阳县西山乡。

【民间秘方】红孩儿 15 ～ 30 克。

【功效】涩肠止痢。

【方解】本方为瑶医经验单方。红孩儿，苦，涩；属风打相兼药；止泻，止痢，止血，涩肠固脱。

【用法】水煎服。

【注意事项】忌食辛辣油腻之物。

【来源】《常用瑶药临床手册》。

【收集者与整理者】李彤、闫国跃、李幸、潘雪萍。

【民间秘方】蓖麻子。

【功效】凉血止痢。

【方解】蓖麻子，辛，平；有小毒；祛风解痉，活血消肿。

【用法】研粉，鸡蛋、鸭蛋用麻油放锅内焙，再将蓖麻子粉撒在蛋上，撒少许锅灰焙熟吃，并用蓖麻子粉拌麻油敷肚脐上，可止里急后重。

【禁忌】孕妇禁用。

【注意事项】忌食辛辣油腻之物。

【献方者】唐高吴。

【来源】《灌阳县验方秘方案编》。

【收集者与整理者】潘雪萍、付海霞。

【采集地】桂林市灌阳县。

【民间秘方】生地黄 12 克，金银花 12 克，赤芍 9 克，牡丹皮 9 克，蓝九牛 9 克，川连 6 克，达卡扎 6 克，堂愁 6 克，荆芥 9 克，甘草 6 克，山楂肉 6 克，酒黄芩 6 克，广木香 3 克。

【功效】清热凉血，理气止痢。

【方解】生地黄，甘、苦，寒；清热凉血，养阴生津。金银花，甘，寒；清热解毒，疏散风热。赤芍，苦，微寒；清热凉血，祛瘀止痛。牡丹皮，苦、辛，寒；清热凉血，活血散瘀。蓝九牛，苦、辛、涩，微温；属风药；宁心除烦，生津止渴，退热，通经活络。川连，苦，寒；清热燥湿，泻火解毒。达卡扎，辛、苦，温；疏肝理气。堂愁，苦、辛，微寒；疏散退热，疏肝解郁，升举阳气，清胆截疟。荆芥，辛，微温；解表散风，透疹，消疮。甘草，甘，平；益气补中，清热解毒，缓急止痛，调和诸药。山楂肉，酸、甘，微温；消食健胃，行气散瘀。酒黄芩，苦，寒；清热燥湿，泻火解毒，止血。广木香，辛、微苦，温；行气，调中，止痛。方中，生地黄、金银花、赤芍为主药，以凉血止痢为主；牡丹皮、蓝九牛、川连、达卡扎、堂愁、荆芥为配药，以清热理气为辅；甘草、山楂肉、酒黄芩、广木香为引路药，引领以上各药循入肺脏直达病所。全方共奏清热凉血、理气止痢之功效。

【用法】水煎服。红痢，加黄米 20 克；白痢，加白米 25 克。

【禁忌】孕妇禁用。

【注意事项】忌食辛辣油腻之物。

【献方者】刘水生。

【来源】《灌阳县验方秘方案编》。

【收集者与整理者】潘雪萍、付海霞。

【采集地】桂林市灌阳县。

【民间秘方】黄花草 25 克，金线草 30 克。

【功效】清热解毒，凉血止痢。

【方解】黄花草为主药，甘、淡，凉；清热解毒，消肿止痛，疏风散寒，消炎止咳。金线草为配药，辛、苦，凉；凉血止血，清热利湿，散瘀止痛。全方共奏清热解毒、凉血止痢之功效。

【用法】水煎服。

【禁忌】孕妇禁用。

【注意事项】忌食辛辣油腻之物。

【献方者】张厚光。

【来源】《灌阳县验方秘方案编》。

【收集者与整理者】潘雪萍、付海霞。

【采集地】桂林市灌阳县。

【民间秘方】凤尾草适量。

【功效】凉血止痢。

【方解】本方为瑶医经验单方。凤尾草，淡、微苦，凉；清热利湿，解毒止痢，凉血止血。

【用法】榨汁以淘米水和白糖冲服。

【禁忌】孕妇禁用。

【注意事项】忌食辛辣油腻之物。

【来源】《灌阳县验方秘方案编》。

【收集者与整理者】潘雪萍、付海霞。

【采集地】桂林市灌阳县。

⑮

【民间秘方】石榴皮 10 克，马鞭草 15 克，麻灵安 15 克。

【功效】清热解毒止痢。

【方解】石榴皮为主药，酸、涩、辛，寒；有毒；涩肠止泻，杀虫。马鞭草为配药，苦，凉；属打药；活血散瘀，解毒，利水截疟。麻灵安为引路药，苦，寒；凉血止血，解毒敛疮。全方共奏清热解毒止痢之功效。

【用法】水煎配酒服。

【禁忌】孕妇禁用。

【注意事项】忌食辛辣油腻之物。

【来源】《灌阳县验方秘方案编》。

【收集者与整理者】潘雪萍、付海霞。

【采集地】桂林市灌阳县。

⑯

【民间秘方】白头翁 20 克，秦皮 15 克，川连 3 克，三七粉 2 克。

【功效】清热燥湿，解毒止痢。

【方解】白头翁，苦，寒；有小毒；清热解毒，凉血止痢。秦皮，苦，寒；清热解毒，燥湿止痢。川连，苦，寒；清热燥湿，泻火解毒。三七，甘、微苦，温；散瘀止血，消肿定痛。方中，白头翁、秦皮为主药，以清热解毒止痢为主；川连为配药，以清热燥湿为辅；三七为引路药，调和诸药。全方盈亏平衡，共奏清热燥湿、解毒止痢之功效。

【用法】白头翁、秦皮、川连水煎，分早晚 2 次温服，每次加入三七粉 2 克，每日 1 剂。

【禁忌】孕妇禁用。

【注意事项】忌食辛辣油腻之物。

【献方者】王宝顺。

【来源】《灌阳县验方秘方案编》。

【收集者与整理者】潘雪萍、付海霞。

【采集地】桂林市灌阳县。

【民间秘方】石菖蒲、麻灵安、臭牡丹各适量。

【功效】凉血止痢。

【方解】臭牡丹为主药，辛、苦，微温；行气健脾，祛风除湿，解毒消肿，降血压。麻灵安为配药，苦，寒；凉血止血，解毒敛疮。石菖蒲为引路药，辛、苦，温；开窍宁神，化湿和胃。全方共奏凉血止痢之功效。

【用法】取适量老米炒黄，与药物共煎服。

【禁忌】孕妇禁用。

【注意事项】忌食辛辣油腻之物。

【献方者】童上基。

【来源】《灌阳县验方秘方案编》。

【收集者与整理者】潘雪萍、付海霞。

【采集地】桂林市灌阳县。

【民间秘方】香附12克，铜亮9克，枳壳9克，陈皮9克，达卡扎6克，白芍9克，川乌9克，当归12克，甘草6克。

【功效】理气止痛，燥湿止痢。

【方解】香附，微苦、微甘，平；疏肝理气，调经止痛。铜亮，甘、淡，平；燥湿，行气，消积。枳壳，苦、辛、酸，微寒；理气宽胸，行滞消积。陈皮，辛，温；理气健脾，燥湿化痰。达卡扎，辛、苦，温；疏肝理气。白芍，苦、酸，微寒；养血平肝止痛，敛阴止汗。川乌，辛，温；有大毒；祛风除湿，散寒止痛。当归，甘、辛，温；补血活血，润肠通便。甘草，甘，平；益气补中，清热解毒，缓急止痛，调和诸药。方中，香附、铜亮、枳壳、陈皮、达卡扎为主药，以行气燥湿为主；白芍、川乌、当归为配药，以补血、散寒、止痛为辅；甘草为引路药，调和诸药，使全方盈亏平衡，共奏理气止痛、燥湿止痢之功效。

【用法】水煎服。

【禁忌】孕妇禁用。

【注意事项】忌食辛辣油腻之物。

【献方者】陈义方。

【来源】《灌阳县验方秘方案编》。

【收集者与整理者】潘雪萍、付海霞。

【采集地】桂林市灌阳县。

⑲

【民间秘方】白头翁 12 克，陈皮 9 克，当归 12 克，白芍 9 克，牡丹皮 9 克，炒枳壳 9 克，青皮 9 克，赤芍 9 克，元林咪 9 克，甘草 6 克。

【功效】凉血止痢，理气燥湿。

【方解】白头翁，苦，寒；有小毒；清热解毒，凉血止痢。陈皮，辛，温；理气健脾，燥湿化痰。当归，甘、辛，温；补血活血止血，祛风止痛，通经活络，接骨。白芍，苦、酸，微寒；养血平肝止痛，敛阴止汗。牡丹皮，苦、辛，寒；清热凉血，活血散瘀。炒枳壳，苦、辛、酸，微寒；理气宽胸，行滞消积。青皮，苦、辛，温；疏肝破气，消积化滞。赤芍，苦，微寒；清热凉血，祛瘀止痛。元林咪，苦，寒；清热燥湿，泻火解毒。甘草，甘，平；益气补中，清热解毒，缓急止痛，调和诸药。方中，白头翁为主药，以凉血止痢为主；当归、陈皮、白芍、牡丹皮、炒枳壳、青皮、赤芍、元林咪为配药，以理气燥湿为辅；甘草为引路药，引领以上各药循入肺脏直达病所。全方共奏凉血止痢、理气燥湿之功效。

【用法】水煎服。

【禁忌】孕妇禁用。

【注意事项】忌食辛辣油腻之物。

【献方者】陈义方。

【来源】《灌阳县验方秘方案编》。

【收集者与整理者】潘雪萍、付海霞。

【采集地】桂林市灌阳县。

⑳

【民间秘方】当归 12 克，生地黄 12 克，槐花 9 克，麻灵安 6 克，桃仁 9 克，大枣 9 克，白芍 9 克，枳壳 9 克，甘草 6 克。

【功效】清热凉血，止痢。

【方解】当归，甘、辛，温；补血，活血，止痛，润肠。生地黄，甘、苦，寒；清热凉血，养阴生津。槐花，甘、微辛，平；凉血止血。麻灵安，苦，寒；凉血止血，解毒敛疮。桃仁，苦、甘，平；有小毒；活血祛瘀，润肠通便。大枣，甘，温；补中益气，养血安神。白芍，苦、酸，微寒；养血平肝止痛，敛阴止汗。枳壳，苦、辛、酸，微寒；理气宽胸，行滞消积。甘草，甘，平；益气补中，清热解毒，缓急止痛，调和诸药。方中，当归、生地黄、槐花、麻灵安为主药，以清热凉血为主；桃仁、大枣、白芍、枳壳为配药，以活血、行气、补虚为辅；甘草为引路药，引领以上各药循入肺脏直达病所。全方共奏清热凉血、止痢之功效。

【用法】水煎服。

【禁忌】孕妇禁用。

【注意事项】忌食辛辣油腻之物。

【献方者】陈义方。

【来源】《灌阳县验方秘方案编》。

【收集者与整理者】潘雪萍、付海霞。

【采集地】桂林市灌阳县。

【民间秘方】扁豆9克，砂仁3克，白术6克，苍术6克，铜亮6克，陈皮6克，合香6克。

【功效】健脾燥湿止痢。

【方解】扁豆，咸，温；健脾化湿，和中消暑，解毒。砂仁，甘、淡，平；化湿开胃，温脾止泻，理气安胎。白术，辛、甘，温；补气健脾，燥湿利水。苍术，辛、苦，温；燥湿健脾，祛风湿，发表。铜亮，甘、淡，平；燥湿，行气，消积，平喘。陈皮，辛，温；理气健脾，燥湿化痰。合香，辛、微苦，温；开窍醒神，辟秽止痛。方中，扁豆、砂仁、白术、陈皮为主药，以健脾化湿为主；苍术、铜亮为配药，以清热燥湿为辅；合香为引路药，引领以上各药循入肺脏直达病所。全方共奏清热燥湿、凉血止痢之功效。

【用法】水煎服。

【禁忌】孕妇禁用。

【注意事项】忌食辛辣油腻之物。

【献方者】陈贵来。

【来源】《灌阳县验方秘方案编》。

【收集者与整理者】潘雪萍、付海霞。

【采集地】桂林市灌阳县。

【民间秘方】党参6克，铜亮9克，白术9克，甘草6克，干姜9克，陈皮9克，木瓜9克，达卡扎9克，知母9克。

【功效】健脾益气，祛湿止痢。

【方解】党参，甘，平；健脾益肺，养血生津。铜亮，甘、淡，平；燥湿，行气，消积。白术，辛、甘，温；补气健脾，燥湿利水。甘草，甘，平；益气补中，清热解毒，缓急止痛，调和诸药。干姜，辛，热；温中散寒，回阳通脉，温肺化饮。陈皮，辛，温；理气健脾，燥湿化痰。木瓜，甘，平；舒筋活络，除湿和胃。达卡扎，辛、苦，温；疏肝理气。知母，苦、甘，寒；清热泻火，滋阴润燥。方中，党参、铜亮、白术、甘草、干姜为主药，以健脾益气、祛湿止痢为主；陈皮、木瓜、达卡扎为配药，以醒脾和胃为辅；知母为引路药，调和诸药。全方盈亏平衡，共奏健脾益气、祛湿止痢之功效。

【用法】水煎服。

【禁忌】孕妇禁用。

【注意事项】忌食辛辣油腻之物。

【献方者】陆龙璧。

【来源】《灌阳县验方秘方案编》。

【收集者与整理者】潘雪萍、付海霞。

【采集地】桂林市灌阳县。

23

【民间秘方】白芍9克，当归6克，川连9克，黄芩9克，槟榔9克，木香9克。

【功效】清热解毒，止痢。

【方解】白芍，苦、酸，微寒；养血平肝止痛，敛阴止汗。当归，甘、辛，温；补血，活血，止痛。川连，苦，寒；清热燥湿，泻火解毒。黄芩，苦，寒；清热燥湿，泻火解毒，止血。槟榔，甘，平；驱虫消积，行气利水。木香，辛、微苦，温；行气，调中，止痛。方中，白芍、当归为主药，以养血柔肝为主；川连、黄芩为配药，以清热解毒为辅；槟榔、木香为引路药，引领以上各药循入肺脏直达病所。全方共奏清热解毒、止痢之功效。

【用法】水煎服。

【禁忌】孕妇禁用。

【注意事项】忌食辛辣油腻之物。

【献方者】陆龙璧。

【来源】《灌阳县验方秘方案编》。

【收集者与整理者】潘雪萍、付海霞。

【采集地】桂林市灌阳县。

24

【民间秘方】金果红15克，金银花20克。

【功效】清热解毒止痢。

【方解】本方为瑶医经验方。金果红为主药，苦，寒；清热解毒，止痛。金银花为配药，甘，寒；清热解毒，疏散风热。全方共奏清热解毒止痢之功效。

【用法】水煎服。

【禁忌】孕妇禁用。

【注意事项】忌食辛辣油腻之物。

【献方者】李清学。

【来源】《灌阳县验方秘方案编》。

【收集者与整理者】潘雪萍、付海霞。

【采集地】桂林市灌阳县。

【民间秘方】金果红 15 克，水枇杷 10 克，矮茶婆 15 克。

【功效】清热解毒止痢。

【方解】本方为瑶医经验方。金果红为主药，苦，寒；清热解毒，止痛。水枇杷为配药，苦，寒；清热解毒，止痛。矮茶婆为引路药，辛，平；清热解毒，活血散结，止血，通经。全方共奏清热解毒止痢之功效。

【用法】水煎服。

【禁忌】孕妇禁用。

【注意事项】忌食辛辣油腻之物。

【献方者】蒋中桓。

【来源】《灌阳县验方秘方案编》。

【收集者与整理者】潘雪萍、付海霞。

【采集地】桂林市灌阳县。

【民间秘方】海金沙 15 克，车前草 10 克，金银花 15 克，羊奶根 15 克，麻灵安 15 克。

【功效】清热解毒，凉血止痢。

【方解】海金沙，甘、咸，寒；清利湿热，通淋止痛。车前草，甘，寒；利尿通淋，渗湿止泻。金银花，甘，寒；清热解毒，疏散风热。羊奶根，甘，平；养阴润肺，清热解毒。麻灵安，苦，寒；凉血止血，解毒敛疮。方中，海金沙、车前草、金银花为主药，以清热解毒为主；羊奶根、麻灵安为配药，以凉血止血为辅；主药、配药结合使全方盈亏平衡，共奏清热解毒、凉血止痢之功效。

【用法】水煎服。

【禁忌】孕妇禁用。

【注意事项】忌食辛辣油腻之物。

【献方者】易修成。

【来源】《灌阳县验方秘方案编》。

【收集者与整理者】潘雪萍、付海霞。

【采集地】桂林市灌阳县。

【民间秘方】大黄 12 克,川连 6 克,桃仁 9 克,天花粉 12 克,赤芍 9 克,白芍 12 克,当归 12 克,铜亮 12 克,甘草 6 克。

【功效】清热燥湿止痢。

【方解】大黄,苦,寒;泻下攻积,清热泻火,止血,清泻湿热。川连,苦,寒;清热燥湿,泻火解毒。桃仁,苦、甘,平;活血祛瘀,润肠通便。天花粉,甘、微苦,微寒;清热生津,消肿排脓。赤芍,苦,微寒;清热凉血,祛瘀止痛。白芍,苦、酸,微寒;养血平肝止痛。当归,甘、辛,温;补血,活血,止痛,润肠。铜亮,甘、淡,平;燥湿,行气,消积。甘草,甘,平;益气补中,清热解毒,缓急止痛,调和诸药。方中,大黄、川连、桃仁、天花粉为主药,以清热为主;赤芍、白芍、当归、铜亮为配药,以活血化瘀为辅;甘草为引路药,引领以上各药循入肺脏直达病所。全方共奏清热燥湿止痢之功效。

【用法】水煎服。

【禁忌】孕妇禁用。

【注意事项】忌食辛辣油腻之物。

【献方者】杨明轩。

【来源】《灌阳县验方秘方案编》。

【收集者与整理者】潘雪萍、付海霞。

【采集地】桂林市灌阳县。

【民间秘方】泽泻 20 克,川连 9 克,广木香 10 克,金银花 12 克,甘草 6 克。

【功效】渗湿泄热,清热止痢。

【方解】泽泻,甘、淡,寒;利水渗湿,泻热。川连,苦,寒;清热燥湿,泻火解毒。广木香,辛、微苦,温;行气,调中,止痛。金银花,甘,寒;清热解毒,疏散风热。甘草,甘,平;益气补中,清热解毒,缓急止痛,调和诸药。方中,泽泻为主药,以渗湿泄热为主;川连、广木香、金银花为配药,以清热解毒为辅;甘草为引路药,平衡之药力,引领以上各药循入肺脏直达病所。全方共奏渗湿泄热、清热止痢之功效。

【用法】水煎服。

【禁忌】孕妇禁用。

【注意事项】忌食辛辣油腻之物。

【献方者】周啟基。

【来源】《灌阳县验方秘方案编》。

【收集者与整理者】潘雪萍、付海霞。

【采集地】桂林市灌阳县。

【民间秘方】鸦胆子、龙眼肉各适量。

【功效】凉血止痢。

【方解】鸦胆子，苦，寒；有小毒；清热解毒，截疟，止痢。龙眼肉，甘，温；补益心脾，养血安神。全方共奏凉血止痢之功效。

【用法】鸦胆子一粒包龙眼肉，每次服 7 粒，每日 3 次，连服 2 日。

【禁忌】孕妇禁用。

【注意事项】忌食辛辣油腻之物。

【献方者】李嗣培。

【来源】《灌阳县验方秘方案编》。

【收集者与整理者】潘雪萍、付海霞。

【采集地】桂林市灌阳县。

【民间秘方】阴阳草适量。

【功效】清热解毒止痢。

【方解】本方为瑶医经验方。阴阳草，苦，凉；清热止泻，解毒，消炎。

【用法】将叶去掉用粳米水煎服。

【禁忌】孕妇禁用。

【注意事项】忌食辛辣油腻之物。

【献方者】王宝顺。

【来源】《灌阳县验方秘方案编》。

【收集者与整理者】潘雪萍、付海霞。

【采集地】桂林市灌阳县。

31

【民间秘方】生地黄 9 克，黄芩 12 克，川连 6 克，赤芍 9 克，铜亮 9 克，青皮 6 克，桃仁 12 克，枳壳 6 克，牡丹皮 9 克，堂愁 20 克，甘草 6 克。

【功效】清热解毒，燥湿止痢。

【方解】生地黄，甘、苦，寒；清热凉血，养阴生津。黄芩，苦，寒；清热燥湿，泻火解毒，止血。川连，苦，寒；清热燥湿，泻火解毒。赤芍，苦，微寒；清热凉血，祛瘀止痛。铜亮，甘、淡，平；燥湿，行气。青皮，苦、辛，温；疏肝破气，消积化滞。桃仁，苦、甘，平；活血祛瘀，润肠通便。枳壳，苦、辛、酸，微寒；理气宽胸，行滞消积。牡丹皮，苦、辛，寒；清热凉血，活血散瘀。堂愁，苦、辛，微寒；疏散退热，疏肝解郁，升举阳气，清胆截疟。甘草，甘，平；益气补中，清热解毒，缓急止痛，调和诸药。方中，生地黄、黄芩、川连、赤芍、铜亮为主药，以清热解毒燥湿为主；青皮、桃仁、枳壳、牡丹皮、堂愁为配药，以行气活血为辅；甘草为引路药，引领以上各药循入肺脏直达病所。全方共奏养阴清热、燥湿止痢之功效。

【用法】水煎服。

【禁忌】孕妇禁用。

【注意事项】忌食辛辣油腻之物。

【献方者】许大友。

【来源】《灌阳县验方秘方案编》。

【收集者与整理者】潘雪萍、付海霞。

【采集地】桂林市灌阳县。

32

【民间秘方】黄花草 15 克，鸟不站 10 克，麻灵安 10 克，山药 25 克。

【功效】清热解毒，凉血止痢。

【方解】黄花草，甘、淡，凉；清热解毒，消肿止痛，疏风散寒，散瘀消肿。鸟不站，苦，辛，平；祛风除湿，活血通经，解毒消肿。麻灵安，苦，寒；凉血止血，解毒敛疮。山药，甘，平；益气养阴，补脾肺肾，固精止遗。全方共奏清热解毒、凉血止痢之功效。

【用法】水煎服。

【禁忌】孕妇禁用。

【注意事项】忌食辛辣油腻之物。

【献方者】呈元甫。

【来源】《灌阳县验方秘方案编》。

【收集者与整理者】潘雪萍、付海霞。

【采集地】桂林市灌阳县。

【民间秘方】山楂炭 18 克，老生姜 6 克，白砂米适量。

【功效】凉血止痢。

【方解】山楂炭为主药，酸、甘，微温；止血止痢，行气散瘀。老生姜为配药，辛，微温；发汗解表，温中止痛。白砂米为引路药，甘，平；补中益气，健脾养胃，益精强志，和五脏。全方共奏凉血止痢之功效。

【用法】水煎服。

【禁忌】孕妇禁用。

【注意事项】忌食辛辣油腻之物。

【献方者】莫家驹。

【来源】《灌阳县验方秘方案编》。

【收集者与整理者】潘雪萍、付海霞。

【采集地】桂林市灌阳县。

【民间秘方】马鞭草 20 克，麻牙咪 15 克。

【功效】凉血止痢。

【方解】马鞭草为主药，苦，凉；属打药；活血散瘀，解毒，利水，截疟。麻牙咪为配药，苦、涩，寒；清热解毒，凉血止痢，通淋。全方共奏凉血止痢之功效。

【用法】水煎服。

【注意事项】忌食辛辣油腻之物。

【献方者】周廷轩。

【来源】《灌阳县验方秘方案编》。

【收集者与整理者】潘雪萍、付海霞。

【采集地】桂林市灌阳县。

【民间秘方】筷子草根适量。

【功效】凉血止痢。

【方解】筷子草根，苦，寒；清热解毒，利湿止痢。

【用法】捣烂，与 2 升淘米水共熬食。

【禁忌】孕妇禁用。

【注意事项】忌食辛辣油腻之物。

【来源】《灌阳县验方秘方案编》。

【收集者与整理者】潘雪萍、付海霞。

【采集地】桂林市灌阳县。

【临床验方】鲜苍耳草 50 克。

【功效】祛湿止痢。

【方解】本方为瑶医经验方。鲜苍耳草，辛，微寒；有小毒；祛风湿，止痛，止痢。

【用法】水煎，加适量红糖代茶饮，每日 1 剂，4～6 日为 1 个疗程。

【禁忌】血虚头痛、痹痛者忌服。

【注意事项】忌食辛辣油腻之物。

【来源】瑶医药秘方、验方数据库。

【收集者与整理者】李彤、闫国跃、覃枫。

【采集地】广西中医药大学瑶医药学院。

【临床验方】乌梅适量。

【功效】涩肠止泻。

【方解】本方为瑶医经验方。乌梅，咸、涩，微温；涩肠止泻，生津止渴，安蛔止痛，取其涩肠止泻之效，可治疗痢疾。

【用法】烧灰，每次服 3～6 克，米汤送服，每日 2 次。

【禁忌】外感及胸膈痞闷者忌食，细菌性痢疾、肠炎初期忌食，妇女经期及孕妇忌食。

【注意事项】忌食生冷、辛辣油腻之物。

【来源】瑶医药秘方、验方数据库。

【收集者与整理者】李彤、闫国跃、覃枫。

【采集地】广西中医药大学瑶医药学院。

38

【临床验方】银杏 42 个。

【功效】收涩止痢。

【方解】本方为瑶医经验方。银杏，苦、辛，微温；收敛固涩，固精缩尿，取其收涩固精之效，可治慢性痢疾。

【用法】早晚各 7 个，研开后水煎服，连银杏一同吃掉，连服 3 日为 1 个疗程。

【注意事项】勿生食或过量食用；已发芽的银杏不能食用，银杏切忌与鱼同食。

【来源】瑶医药秘方、验方数据库。

【收集者与整理者】李彤、闫国跃、覃枫。

【采集地】广西中医药大学瑶医药学院。

【临床验方】鲜臭椿树皮 250 ～ 300 克。

【功效】清热燥湿，涩肠止泻。

【方解】本方为瑶医经验方。臭椿树皮，苦、涩，寒；清热燥湿，涩肠止泻。取其涩肠止泻之效，可治疗痢疾。

【用法】刮掉外面的黑皮，与 1 个鸡蛋同煮，煮熟后早晨空腹食蛋，每日 1 次。注意一定要选用鲜树皮，若刨到新鲜椿树根效果更佳。

【禁忌】脾虚泄泻者慎用。

【注意事项】忌食生冷、辛辣油腻之物。

【来源】瑶医药秘方、验方数据库。

【临床验方】鲜丝瓜根适量。

【功效】清热解毒，凉血止痢。

【方解】丝瓜根，甘、微苦，寒；清热解毒，凉血止痢，可治肠道实热痢疾。

【用法】洗净捣烂，取汁用温开水送服。

【注意事项】忌食生冷、辛辣油腻之物。

【来源】瑶医药秘方、验方数据库。

【收集者与整理者】李彤、闫国跃、覃枫。

【采集地】广西中医药大学瑶医药学院。

【民间秘方】铁帚把根 50 ～ 100 克。

【功效】清热利湿。

【方解】本方为瑶医经验方。铁帚把根，甘、微苦，平；清热利湿，消食除积，对细菌性痢疾有良效。

【用法】水煎，每日 1 剂，分 1 ～ 2 次服，每次 50 毫升。

【禁忌】孕妇禁用。

【注意事项】忌食辛辣油腻之物。

【献方者】罗朝勤。

【来源】巴马少数民族验方、秘方、诊疗方法调查表。

【收集者与整理者】王艺锦、唐一洲。

【采集地】河池市巴马瑶族自治县那桃乡那敏村那乱屯。

【民间秘方】刘寄奴 30 克，麦芽草 25 克。

【功效】活血通经，消食化积。

【方解】本方为瑶医经验方。刘寄奴为主药，辛，温；活血通经，散瘀止痛，止血消肿，消食化积。麦芽草为配药，甘，平；消食和中。主药、配药结合使全方盈亏平衡，共奏活血通经、消食化积之功效，对细菌性痢疾有良效。

【用法】水煎，每日 1 剂，分 3 次服，连服 3 ～ 4 剂。

【禁忌】孕妇禁用。

【注意事项】忌食辛辣油腻之物。

【献方者】梁嗣远。

【来源】未出版的资料。

【收集者与整理者】李幸、王艺锦。

【采集地】桂林市灌阳县西山乡。

【民间秘方】金果红、金银花各 24 克。

【功效】凉血止痢。

【方解】金果红，苦，寒；清热解毒，止痛。金银花，甘，寒；清热解毒，疏散风热。全方共奏凉血止痢之功效。

【用法】水煎服。

【禁忌】孕妇禁用。

【注意事项】忌食辛辣油腻之物。

【献方者】陆龙璧。

【来源】《灌阳县验方秘方案编》。

【收集者与整理者】潘雪萍、付海霞。

【采集地】桂林市灌阳县。

【民间秘方】麻灵安30克，黄花草15克，艾叶18克。

【功效】凉血止痢。

【方解】麻灵安，苦，寒；凉血止血，解毒敛疮。黄花草，甘、淡，凉；清热解毒，消肿止痛，疏风散寒，散瘀消肿。艾叶，辛、苦，温；有小毒；温经止血，散寒止痛。全方共奏凉血止痢之功效。

【用法】水煎服。

【禁忌】孕妇禁用。

【注意事项】忌食辛辣油腻之物。

【献方者】陆玉成。

【来源】《灌阳县验方秘方案编》。

【收集者与整理者】潘雪萍、付海霞。

【采集地】桂林市灌阳县。

【民间秘方】麻灵安、绿豆皮各适量。

【功效】凉血止痢。

【方解】麻灵安，苦，寒；凉血止血，解毒敛疮。绿豆皮，甘，寒；解热解毒。全方共奏凉血止痢之功效。

【用法】酒炒7次，水煎服。

【禁忌】孕妇禁用。

【注意事项】忌食辛辣油腻之物。

【献方者】陆炳槐。

【来源】《灌阳县验方秘方案编》。

【收集者与整理者】潘雪萍、付海霞。

【采集地】桂林市灌阳县。

【民间秘方】土茯苓9克，椿树皮18克，地骨皮12克，元林咪12克。

【功效】清热解毒，燥湿止痢。

【方解】土茯苓，甘、淡，平；祛湿解毒。椿树皮，苦、涩，寒；清热燥湿，涩肠止泻。地骨皮，甘，寒；凉血除蒸，清肺降火。元林咪，苦，寒；清热燥湿，泻火解毒。方中，土茯苓、椿树皮、元林咪为主药，以清热燥湿为主；地骨皮为配药，以清热解毒为辅。全方共奏清热解毒、燥湿止痢之功效。

【用法】水煎服。

【禁忌】孕妇禁用。

【注意事项】忌食辛辣油腻之物。

【献方者】贺发廷。

【来源】《灌阳县验方秘方案编》。

【收集者与整理者】潘雪萍、付海霞。

【采集地】桂林市灌阳县。

47

【民间秘方】凤尾草 36 克，椿树皮 36 克，黄花菜 30 克，土茯苓 12 克。

【功效】清热凉血止痢。

【方解】凤尾草，淡、微苦，凉；清热利湿，解毒止痢，凉血止血。椿树皮，苦、涩，寒；清热燥湿，涩肠止泻。黄花菜，甘、淡，凉；清热解毒，消肿止痛，疏风散寒，散瘀消肿，消炎止咳。土茯苓，甘、淡，平；祛湿解毒。方中，凤尾草、椿树皮为主药，以止痢为主；黄花菜、土茯苓为配药，以清热解毒为辅。全方共奏清热凉血止痢之功效。

【用法】水煎服。

【禁忌】孕妇禁用。

【注意事项】忌食辛辣油腻之物。

【献方者】贺发廷。

【来源】《灌阳县验方秘方案编》。

【收集者与整理者】潘雪萍、付海霞。

【采集地】桂林市灌阳县。

48

【民间秘方】金银花 30 克，荆芥 12 克。

【功效】凉血止痢。

【方解】金银花，甘，寒；清热解毒，疏散风热。荆芥，辛，微温；解表散风，透疹，消疮。全方共奏凉血止痢之功效。

【用法】水煎服。

【禁忌】孕妇禁用。

【注意事项】忌食辛辣油腻之物。

【献方者】文庆灵。

【来源】《灌阳县验方秘方案编》。

【收集者与整理者】潘雪萍、付海霞。

【采集地】桂林市灌阳县。

【民间秘方】金果风 15 克，天花粉 20 克。

【功效】凉血止痢。

【方解】金果风，苦，寒；清热解毒，祛湿止痢。天花粉，甘、微苦，微寒；清热生津，消肿排脓。全方共奏凉血止痢之功效，对红痢有良效。

【用法】煎水兑酒服。

【禁忌】孕妇禁用。

【注意事项】忌食辛辣油腻之物。

【献方者】陆炳槐。

【来源】《灌阳县验方秘方案编》。

【收集者与整理者】潘雪萍、付海霞。

【采集地】桂林市灌阳县。

50

【民间秘方】红花倒水莲根适量。

【功效】清热止痢。

【方解】本方为瑶医药膳方。红花倒水莲根，辛、微酸，微寒；清热散瘀，通经，利尿，对缓解红白痢黏液血便有良效。

【用法】加米炒后加肉炖服。

【禁忌】孕妇禁用。

【注意事项】忌食辛辣油腻之物。

【献方者】黄吉汉。

【来源】未出版的资料。

【收集者与整理者】李海强、李幸、李颖。

【采集地】贺州市。

【民间秘方】檵木根、麻灵安、百解、土茯苓、木瓜各适量。

【功效】清热解毒止痢。

【方解】檵木根，苦、涩，平；收敛止血，清热解毒，止泻。麻灵安，苦，寒；凉血止血，解毒敛疮。百解，苦，寒；属风打相兼药；清热解毒，祛风止痛。土茯苓，甘、淡，平；解毒，除湿。木瓜，甘，平；舒筋活络，除湿和胃。方中，檵木根为主药，以解毒止痢为主；麻灵安、百解为配药，以清热解毒为辅；土茯苓、木瓜为引路药，祛湿和胃，调和诸药，使全方盈亏平衡，共奏清热解毒止痢之功效，对红白痢有良效。

【用法】水煎服。

【禁忌】孕妇禁用。

【注意事项】忌食辛辣油腻之物。

【献方者】唐学逢。

【来源】《灌阳县验方秘方案编》。

【收集者与整理者】潘雪萍、付海霞。

【采集地】桂林市灌阳县。

52

【民间秘方】线鸡尾9克，铁灵脚6克，车前草3株。

【功效】凉血止痢。

【方解】线鸡尾，酸、涩，微寒；清热解毒祛湿。铁灵脚，甘，平；凉血止痢。车前草，甘，寒；清热利尿通淋，祛痰，凉血，解毒。全方共奏凉血止痢之功效，对红白痢有良效。

【用法】水煎服。

【禁忌】孕妇禁用。

【注意事项】忌食辛辣油腻之物。

【献方者】文光保。

【来源】《灌阳县验方秘方案编》。

【收集者与整理者】潘雪萍、付海霞。

【采集地】桂林市灌阳县。

53

【民间秘方】金银花适量。

【功效】清热解毒止痢。

【方解】金银花，甘，寒；清热解毒，疏散风热，可用于红白痢。

【用法】红痢用红糖水煎服，白痢用白糖水煎服。

【禁忌】孕妇禁用。

【注意事项】忌食辛辣油腻之物。

【献方者】陈鲁于。

【来源】《灌阳县验方秘方案编》。

【收集者与整理者】潘雪萍、付海霞。

【采集地】桂林市灌阳县。

【民间秘方】笔筒草 6 克，枫木叶适量，鸡蛋 2 个。

【功效】清肠化湿，调和气血。

【方解】本方为瑶医药膳方。笔筒草为主药，苦，平；开胃和中，补气滋阴。枫木叶为配药，苦，平；祛风，除湿，行气止痛。鸡蛋为引路药，甘，平；益精补气，滋阴润燥，养血。全方共奏清肠化湿、调和气血之功效，对急痢有良效。

【用法】前二味水煎去渣，加入鸡蛋煮熟吃。

【注意事项】忌食辛辣油腻之物。

【献方者】杨安松。

【来源】《富川县中医验方汇锦》。

【收集者与整理者】石泽金、李幸。

【采集地】贺州市富川瑶族自治县。

【民间秘方】凤尾草 3 克，石榴皮 3 克，槟榔 3 克。

【功效】清肠化湿，调和气血。

【方解】本方为瑶医经验方。凤尾草为主药，苦，凉；清热利湿，解毒止痢，凉血止血。石榴皮为配药，酸、涩、辛，寒；涩肠止泻。槟榔为引路药，甘，平；驱虫消积，行气利水。全方共奏清肠化湿、调和气血之功效，对急痢有良效。

【用法】水煎，每日 1 剂，分 2 次服。

【注意事项】忌食辛辣油腻之物。

【献方者】李廷仔。

【来源】《富川县中医验方汇锦》。

【收集者与整理者】石泽金、李幸。

【采集地】贺州市富川瑶族自治县。

【民间秘方】桉树叶 2000 克。

【功效】清肠止痢。

【方解】桉树叶，苦、辛，寒；清热解毒，清肠止痢，为瑶族人民治疗痢疾、腹泻的经验药。

【用法】加水 8 升煎至 1 升，每日 1 剂，分 4 次服，小儿酌减。

【注意事项】如有不适，立即停用。

【献方者】董明元。

【来源】《富川县中医验方汇锦》。

【收集者与整理者】石泽金、李幸。

【采集地】贺州市富川瑶族自治县。

57

【民间秘方】石榴皮 40 克，狗尾草 50 克。

【功效】清热解毒，涩肠止泻。

【方解】石榴皮为主药，酸、涩、辛，寒；有毒；涩肠止泻，杀虫；取其涩肠止泻的功效，可治泻痢。狗尾草为配药，淡，凉；清热解毒，祛湿消肿，杀虫止痒。全方共奏清热解毒、涩肠止泻之功效。

【用法】水煎至 60 毫升，分 3 次服，每日 1 剂，连服 3 ～ 5 日。

【注意事项】忌食辛辣油腻之物。

【献方者】袁基窄。

【来源】未出版的资料。

【收集者与整理者】李幸、王艺锦。

【采集地】桂林市灌阳县西山乡。

霍乱 / 人卡奶买合种夺

1

【民间秘方】艾叶 48 克，木瓜 6 克，食盐 18 克。

【功效】止呕止泻。

【方解】艾叶为主药，辛、苦，温；有小毒；温经止血，散寒止痛。木瓜为配药，甘，平；舒筋活络，除湿和胃。食盐为引路药，咸，寒；清火，凉血，解毒。全方共奏止呕止泻之功效。

【用法】水煎服。

【禁忌】孕妇禁用。

【注意事项】忌食辛辣油腻之物。

【来源】《灌阳县验方秘方案编》。

【收集者与整理者】潘雪萍、付海霞。

【采集地】桂林市灌阳县。

2

【民间秘方】车前子 30 克，撮斗菜 30 克，炒米适量。

【功效】止呕止泻。

【方解】车前子为主药，甘，寒；清热利尿通淋，渗湿止泻。撮斗菜为配药，辛，温；温中止呕。炒米为引路药，甘，平；补中益气，健脾养胃，和五脏。全方共奏止呕止泻之功效。

【用法】水煎服。

【禁忌】孕妇禁用。

【注意事项】忌食辛辣油腻之物。

【来源】《灌阳县验方秘方案编》。

【收集者与整理者】潘雪萍、付海霞。

【采集地】桂林市灌阳县。

3

【民间秘方】细马蹄草 15 克，法端 20 克。

【功效】祛湿止呕止泻。

【方解】细马蹄草，苦，寒；属打药；清热解毒，利湿通淋，散瘀消肿。法端，苦，寒；属打药；清热解毒，消肿散结。全方共奏祛湿止呕止泻之功效。

【用法】水煎，加酒炒鸡服。

【禁忌】孕妇禁用。

【注意事项】忌食辛辣油腻之物。

【献方者】周永祥。

【来源】《灌阳县验方秘方案编》。

【收集者与整理者】潘雪萍、付海霞。

【采集地】桂林市灌阳县。

④

【民间秘方】隔山消适量。

【功效】止呕止泻。

【方解】隔山消，甘，平；截疟，解毒，润肠通便，止呕止泻。

【用法】捣烂，兑淘米水服。

【禁忌】孕妇禁用。

【注意事项】忌食辛辣油腻之物。

【来源】《灌阳县验方秘方案编》。

【收集者与整理者】潘雪萍、付海霞。

【采集地】桂林市灌阳县。

⑤

【民间秘方】金线草 15 克，合香 10 克，半边莲 15 克，黄花草 10 克。

【功效】止呕止泻。

【方解】金线草，辛、苦，凉；凉血止血，清热利湿，散瘀止痛。合香，辛、微苦，温；开窍醒神，辟秽止痛。半边莲，辛，平；清热解毒，利尿消肿。黄花草，甘、淡，凉；清热解毒，消肿止痛，疏风散寒，散瘀消肿。全方共奏止呕止泻之功效。

【用法】水煎服。

【禁忌】孕妇禁用。

【注意事项】忌食辛辣油腻之物。

【来源】《灌阳县验方秘方案编》。

【收集者与整理者】潘雪萍、付海霞。

【采集地】桂林市灌阳县。

⑥

【民间秘方】凤尾草 15 克，产子草 20 克，法端 15 克。

【功效】止呕止泻。

【方解】凤尾草为主药，淡、微苦，凉；清热利湿，解毒止痢，凉血止血。产子草为配药，甘，平；温中散寒，调气血。法端为引路药，苦，寒；属打药；清热解毒，利湿退黄，消肿散结。全方共奏止呕止泻之功效。

【用法】浸淘米水服用。

【禁忌】孕妇禁用。

【注意事项】忌食辛辣油腻之物。

【献方者】唐有如。

【来源】《灌阳县验方秘方案编》。

【收集者与整理者】潘雪萍、付海霞。

【采集地】桂林市灌阳县。

【民间秘方】苍术9克，铜亮9克，藿香9克，羌活9克，神曲18克，堂愁18克，陈皮3克，葱头1根，生姜1片，甘草6克。

【功效】温中止呕止泻。

【方解】苍术，辛、苦、温；燥湿健脾，祛风湿，发汗解表。铜亮，甘、淡、平；燥湿，行气，消积。藿香，辛、温；化湿，解暑，止呕。羌活，辛、苦、温；发散风寒，胜湿止痛。神曲，甘、温；消食和胃。堂愁，苦、辛、微寒；疏散退热，疏肝解郁，升举阳气，清胆截疟。陈皮，辛、温；理气健脾，燥湿化痰。葱头，辛、温；发汗解表通阳，祛风健胃，利尿。生姜，辛、微温；发汗解表，温中止呕。甘草，甘、平；益气补中，清热解毒，缓急止痛，调和诸药。方中，苍术、铜亮、藿香为主药，以祛湿止呕止泻为主；羌活、神曲、堂愁、陈皮为配药，以消食祛湿为辅；葱头、生姜、甘草为引路药，引领以上各药循入肺脏直达病所。全方共奏温中止呕止泻之功效。

【用法】水煎服。

【禁忌】孕妇禁用。

【注意事项】忌食辛辣油腻之物。

【献方者】唐作应。

【来源】《灌阳县验方秘方案编》。

【收集者与整理者】潘雪萍、付海霞。

【采集地】桂林市灌阳县。

【民间秘方】五灵脂20克，木瓜15克。

【功效】和胃止呕，祛湿止泻。

【方解】五灵脂为主药，苦、咸、甘、温；化瘀止血，活血止痛。木瓜为配药，甘，平；舒筋活络，除湿和胃。全方共奏和胃止呕、祛湿止泻之功效。

【用法】水煎服；再用食盐炒热，以布包搓腰腿。

【禁忌】孕妇禁用。

【注意事项】忌食辛辣油腻之物。

【献方者】陈秉衡。

【来源】《灌阳县验方秘方案编》。

【收集者与整理者】潘雪萍、付海霞。

【采集地】桂林市灌阳县。

⑨

【民间秘方】车前草、青蒿根、半边莲、麻灵安、木瓜各 15 克。

【功效】止呕止泻。

【方解】车前草，甘，寒；利尿通淋，渗湿止泻，清肝明目。青蒿根，苦，寒；清虚热，凉血，解暑，截疟。半边莲，辛，平；清热解毒，利尿消肿。麻灵安，苦，寒；凉血止血，解毒敛疮。木瓜，甘，平；舒筋活络，除湿和胃。方中，车前草、青蒿根为主药，以清热止泻为主；半边莲、麻灵安为配药，以和胃止呕为辅；木瓜为引路药，引领以上各药循入肺脏直达病所。全方共奏止呕止泻之功效。

【用法】水煎兑酒服。

【禁忌】孕妇禁用。

【注意事项】忌食辛辣油腻之物。

【献方者】文厚清。

【来源】《灌阳县验方秘方案编》。

【收集者与整理者】潘雪萍、付海霞。

【采集地】桂林市灌阳县。

⑩

【民间秘方】五爪风 30 克，黄花草 20 克，桃树叶 15 克。

【功效】止呕止泻。

【方解】五爪风为主药，甘，微温；属风药；健脾益气，化湿舒筋，行气止痛。黄花草为配药，甘、淡，凉；清热解毒止泻。桃树叶为引路药，苦、辛，平；祛风清热，引领以上各药循入肺脏直达病所。全方共奏止呕止泻之功效。

【用法】捣烂浸淘米水服。

【禁忌】孕妇禁用。

【注意事项】忌食辛辣油腻之物。

【献方者】唐志贵。

【来源】《灌阳县验方秘方案编》。

【收集者与整理者】潘雪萍、付海霞。

【采集地】桂林市灌阳县。

【民间秘方】车前草、黄花草、石膏、马鞭草各适量。

【功效】渗湿止泻，清热止呕。

【方解】车前草，甘，寒；清热利尿通淋，祛痰，凉血，解毒。黄花草，甘、淡，凉；清热解毒，消肿止痛，疏风散寒，散瘀消肿。石膏，辛、甘，大寒；清热泻火，除烦止渴，收敛生肌。马鞭草，苦，凉；属打药；活血散瘀，解毒，利水，截疟。全方共奏渗湿止泻、清热止呕之功效。

【用法】水煎服。

【禁忌】孕妇禁用。

【注意事项】忌食辛辣油腻之物。

【献方者】何有发。

【来源】《灌阳县验方秘方案编》。

【收集者与整理者】潘雪萍、付海霞。

【采集地】桂林市灌阳县。

病毒性肝炎 / 蓝哥

【民间秘方】水石榴 15 克，田基黄 15 克，白花蛇舌草 15 克，花斑竹 15 克，狗肝菜 15 克，半边莲 15 克，半枝莲 15 克，金银花藤 15 克，吊水莲 10 克，甘草 5 克。

【功效】清热，祛湿，平肝。

【方解】水石榴，涩，凉；属打药；清热利水，平肝。田基黄，甘、微苦，凉；属风打相兼药；清热解毒，通淋利湿。白花蛇舌草，苦、甘，寒；清热解毒消痈，利湿通淋。花斑竹，苦，凉；属风打相兼药；清热利湿，凉血止血，散瘀定痛。狗肝菜，甘、苦，寒；清热凉血，利湿解毒。半边莲，辛，平；清热解毒，利尿消肿。半枝莲，辛、苦，寒；清热解毒，散瘀止血，利水消肿。金银花藤，甘，寒；清热解毒，利水祛湿。吊水莲，甘、微苦，平；属风药；滋补肝肾，养血健脾利湿。甘草，甘，平；益气补中，清热解毒，缓急止痛，调和诸药。方中，水石榴、田基黄、白花蛇舌草、花斑竹为主药，以清热、祛湿、平肝为主；半边莲、半枝莲、金银花藤、狗肝菜为配药，以清热解毒、利水消肿为辅；吊水莲、甘草为引路药，调和诸药。全方盈亏平衡，共奏清热、祛湿、平肝之功效。

【用法】水煎服。

【注意事项】忌食辛辣油腻之物。

【献方者】赵衷民。

【来源】未出版的资料。

【收集者与整理者】石泽金、李幸。

【采集地】来宾市金秀瑶族自治县三江乡大磨屯。

【民间秘方】灯心草 15 克，枸杞子 15 克，吊水莲 15 克，大青叶 15 克，白背叶 15 克，草鞋根 10 克，决明子 15 克。

【功效】清热利湿，养肝护肝。

【方解】灯心草，甘、淡，微寒；清心火，利尿。枸杞子，甘，平；补肝肾，明目。吊水莲，甘、微苦，平；属风药；滋补肝肾，养血健脾利湿。大青叶，苦，大寒；清热解毒，凉血消斑。白背叶，微苦、涩，寒；属风打相兼药；清热解毒，止血，止痛，利湿，收敛。草鞋根，苦，寒；属打药；祛湿，清热解毒，凉血。决明子，甘、苦、咸，微寒；清肝明目，润肠通便。方中，灯心草、枸杞子、吊水莲为主药，以清热利湿为主；大青叶、白背叶为配药，以养肝护肝为辅；草鞋根、决明子为引路药，草鞋根平衡清热利湿、养肝护肝之药力，决明子引领以上各药循入脏腑直达病所。全方共奏清热利湿，养肝护肝之功效。

【用法】水煎服。

【注意事项】忌食辛辣油腻之物。

【献方者】赵衷民

【来源】未出版的资料。

【收集者与整理者】石泽金、李幸。

【采集地】来宾市金秀瑶族自治县三江乡大磨屯。

【民间秘方】山枝根 15 克，水石榴 15 克，田基黄 15 克，花斑竹 15 克，草鞋根 15 克，狗肝菜 15 克，半边莲 15 克，吊水莲 10 克。

【功效】清热利湿，养肝护肝。

【方解】山枝根，甘、苦，平、凉；补肺肾，祛风湿，活血通络。水石榴，涩，凉；属打药；清热利水，平肝。田基黄，甘、微苦，凉；属风打相兼药；清热解毒，通淋利湿。花斑竹，苦，凉；属风打相兼药；清热利湿，凉血止血，散瘀定痛。草鞋根，苦，寒；属打药；祛湿，清热解毒，凉血。狗肝菜，甘、苦，寒；清热凉血，利湿解毒。半边莲，辛，平；清热解毒，利尿消肿。吊水莲，甘、微苦，平；属风药；滋补肝肾，养血健脾利湿。方中，山枝根、水石榴、田基黄为主药，以清热利湿为主；花斑竹、草鞋根、狗肝菜为配药，以养肝护肝为辅；半边莲、吊水莲为引路药，半边莲平衡清热利湿、养肝护肝药力，吊水莲引领以上各药循入脏腑直达病所。全方共奏清热利湿、养肝护肝之功效。

【用法】水煎服。

【注意事项】忌食辛辣油腻之物。

【献方者】赵衷民。

【来源】未出版的资料。

【收集者与整理者】石泽金、李幸。

【采集地】来宾市金秀瑶族自治县三江乡大磨屯。

【民间秘方】夏枯草 15 克，马蹄金 15 克，山枝根 20 克，排钱草 15 克，田基黄 15 克，金银花藤 15 克，水石榴 20 克，花斑竹 15 克，六月霜 15 克，灯心草 10 克，甘草 5 克，半枝莲 15 克。

【功效】清热利湿，养肝护肝。

【方解】夏枯草，辛、苦，寒；清肝泻火，明目，散结消肿。马蹄金，苦，寒；属打药；清热解毒，利湿通淋，散瘀消肿。山枝根，甘、苦，平、凉；补肺肾，祛风湿，活血通络。排钱草，苦、淡，平；祛风利水，散瘀消肿，解毒。田基黄，甘、微苦，凉；属风打相兼药；清热解毒，通淋利湿。金银花藤，甘，寒；清热解毒，利水祛湿。水石榴，涩，凉；属打药；清热利水，平肝。花斑竹，苦，凉；属风打相兼药；清热利湿，凉血止血，散瘀定痛。六月霜，微苦、涩，平；清热解毒，凉血止血。灯心草，甘、淡，微寒；清心火，利尿。甘草，甘，平；益气补中，清热解毒，缓急止痛，调和诸药。半枝莲，辛、苦，寒；清热解毒，散瘀止血，利水消肿。方中，夏枯草、马蹄金、山枝根、排钱草、田基黄为主药，以清热利湿为主；金银花藤、水石榴、花斑竹、六月霜、灯心草、半枝莲为配药，以清热解毒、养肝护肝为辅；甘草为引路药，引领以上各药循入脏腑直达病所。全方共奏清热利湿、养肝护肝之功效。

【用法】水煎服。

【注意事项】忌食辛辣油腻之物。

【献方者】赵衷民。

【来源】未出版的资料。

【收集者与整理者】石泽金、李幸。

【采集地】来宾市金秀瑶族自治县三江乡大磨屯。

⑤

【民间秘方】田基黄 30 克，山栀 10 克，堂愁 10 克，黄芩 10 克，车前子 10 克，泽泻 10 克，蓝九牛 10 克，龙胆草 6 克，甘草 5 克。

【功效】清热解毒，疏肝泻火。

【方解】田基黄，甘、微苦，凉；属风打相兼药；清热解毒，通淋利湿。山栀，苦，寒；清热，泻火，解毒，凉血。堂愁，苦、辛，微寒；疏散退热，疏肝解郁，升举阳气。黄芩，苦，寒；清热燥湿，泻火解毒，止血。车前子，甘，寒；清热利尿通淋，渗湿止泻。泽泻，甘、淡，寒；利水渗湿，泻热。蓝九牛，苦、辛、涩，微温；属风药；宁心除烦，生津止渴，退热，通经活络。龙胆草，苦，寒；清热燥湿，泻肝胆火。甘草，甘，平；益气补中，清热解毒，缓急止痛，调和诸药。方中，田基黄、山栀、黄芩为主药，以清热解毒为主；堂愁、车前子、泽泻、蓝九牛、龙胆草为配药，以疏肝为辅；甘草为引路药，调和诸药。全方共奏清热解毒、疏肝泻火之功效。

【用法】水煎，每日 1 剂，分 3 次服，服时加白糖，连服 1 个月为 1 个疗程。

【注意事项】忌食辛辣油腻之物。

【献方者】谢序恒。

【来源】未出版的资料。

【收集者与整理者】文嶔。

【采集地】桂林市灌阳县西山乡。

⑥

【民间秘方】凤尾草 15 克，法端 15 克，海金沙 12 克，车前草 12 克，笔管草 10 克。

【功效】清热解毒，利湿退黄。

【方解】凤尾草，苦，寒；清热利湿，消肿解毒，凉血止血。法端，苦，寒；属打药；清热解毒，利湿退黄，消肿散结。海金沙，甘、咸，寒；清利湿热，通淋止痛。车前草，甘，寒；清热利尿通淋，祛痰，凉血，解毒。笔管草，淡，平；属打药；利尿消肿。方中，凤尾草、法端为主药，以清热解毒、利湿退黄为主；海金沙、车前草为配药，以清热利尿为辅；笔管草为引路药，疏散风热。全方共奏清热解毒、利湿退黄之功效。

【用法】水煎，每日 1 剂，分 3 次服。

【注意事项】忌食辛辣油腻之物。

【献方者】袁基富。

【来源】未出版的资料。

【收集者与整理者】文钦。

【采集地】桂林市灌阳县西山乡。

【民间秘方】凤尾草 60 克，白芍 30 克，栀子 15 克。

【功效】清热利湿，平肝解毒。

【方解】凤尾草，苦，寒；清热利湿，消肿解毒，凉血止血。白芍，苦、酸，微寒；养血平肝止痛。栀子，苦，寒；泻火除烦，清热利湿，凉血解毒。方中，凤尾草为主药，以清热利湿为主；白芍为配药，以平肝为辅；栀子为引路药，助凤尾草清热利湿。全方共奏清热利湿、平肝解毒之功效。

【用法】水煎服，每日或隔日 1 剂，分 3 次服，连服 2 ～ 3 周。

【注意事项】忌食辛辣油腻之物。

【献方者】梁斌。

【来源】未出版的资料。

【收集者与整理者】文钦。

【采集地】桂林市灌阳县西山乡。

流行性乙型脑炎 / 逢瘟

【民间秘方】大青叶 250 克，金银花 50 克。

【功效】清热解毒。

【方解】本方为瑶医经验方。大青叶为主药，苦，大寒；清热解毒，凉血消斑。金银花为配药，甘，寒；清热解毒，疏散风热。全方共奏清热解毒之功效。

【用法】加水 1500 毫升，煎至 800 毫升，每日 1 剂，分 3 次服。5 岁以下，每次服 30 ～ 50 毫升，10 岁以上，每次服 100 毫升。体温正常、症状缓解后 2 ～ 3 日停药。

【注意事项】忌食辛辣油腻之物。

【献方者】袁基富。

【来源】未出版的资料。

【收集者与整理者】文嶔。

【采集地】桂林市灌阳县西山乡。

【民间秘方】鸭跖草 60 克，路边筋 20 克，独脚莲 10 克。

【功效】清热解毒。

【方解】本方为瑶医经验方。鸭跖草为主药，甘、淡，寒；清热解毒，利尿消肿。路边筋为配药，苦、辛，温；通经活血，行经止痛，祛风湿。独脚莲为引路药，苦，微寒；有小毒；清热解毒，活血散瘀，消肿止痛。全方共奏清热解毒之功效。

【用法】前二味水煎，每次服前取独脚莲配药液在陶钵中磨成糊状同服，每日或隔日 1 剂，分 3 次服。

【注意事项】忌食辛辣油腻之物。

【献方者】袁基楚。

【来源】未出版的资料。

【收集者与整理者】李彤、闫国跃、文嶔。

【采集地】桂林市灌阳县西山乡。

肺结核 / 哈痨

1

【民间秘方】七叶一枝花 30 克，一朵云 10 克，猪肺 100 克。

【功效】润肺止咳。

【方解】本方为瑶医药膳方。七叶一枝花为主药，苦，微寒；有小毒；清热解毒，消肿止痛。一朵云为配药，苦、辛，微温；清热利咽，止咳。猪肺为引路药，甘、咸，微寒；润肺止咳。全方共奏润肺止咳之功效。

【用法】前二味炖猪肺，吃猪肺喝汤。

【禁忌】孕妇禁用。

【注意事项】忌食辛辣油腻之物。

【献方者】黄韬。

【来源】未出版的资料。

【收集者与整理者】李幸、李颖。

【采集地】桂林市灌阳县大市场。

【民间秘方】石仙桃、石吊兰各 30 克。

【功效】祛湿解毒，散结消肿。

【方解】石仙桃为主药，涩，凉；属风药；消肿，散结，化痰止咳。石吊兰为配药，苦、辛，平；祛风除湿，通络止痛。全方共奏祛湿解毒、散结消肿之功效。

【用法】水煎，每日 1 剂，分 3 次服。

【注意事项】忌食辛辣油腻之物。

【来源】广西壮族自治区少数民族验方、秘方、诊疗方法调查表。

【收集者与整理者】邵金宝、李幸。

【采集地】河池市都安瑶族自治县。

【民间秘方】千里光全草、鸡蛋各适量。

【功效】清热解毒，益肺止咳。

【方解】本方为瑶医药膳方。千里光全草为主药，苦、涩，寒；清热解毒，清肝。鸡蛋为配药，甘，平；补气养血，健脾益胃。全方共奏清热解毒、益肺止咳之功效，对小儿肺结核效果佳。

【用法】千里光全草炒鸡蛋吃，连吃 1 个月。

【注意事项】禁止大剂量服用；如有不适，立即停用。

【献方者】黄韬。

【来源】未出版的资料。

【收集者与整理者】李幸、李颖。

【采集地】桂林市灌阳县大市场。

【民间秘方】朝天罐全株 60 克。

【功效】活血解毒。

【方解】朝天罐，酸、涩，微温；属风药；健脾利湿，活血解毒，收敛止血。

【用法】水煎代茶饮。

【注意事项】忌食辛辣油腻之物。

【来源】《灌阳县验方秘方案编》。

【收集者与整理者】罗远带、李幸。

【采集地】桂林市灌阳县。

【民间秘方】鱼腥草 20 克，山莲藕 15 克，地桃花 20 克，朝天罐 15 克，金银花 5 克，金银花藤 15 克，香白芷 20 克。

【功效】益气养阴。

【方解】鱼腥草，辛，微寒；清热解毒，消痈排脓，利尿通淋。山莲藕，甘，平；属风药；强筋壮骨，补虚。地桃花，甘、辛，凉；属风药；祛风利湿，活血消肿，清热解毒。朝天罐，酸、涩，微温；属风药；健脾利湿，活血解毒，收敛止血。金银花，甘，寒；清热解毒，疏散风热。金银花藤，甘，寒；清热解毒，利水祛湿。香白芷，辛，温；祛风散寒，通窍止痛，消肿排脓。方中，鱼腥草、山莲藕、地桃花为主药，以清热解毒为主；朝天罐、金银花、金银花藤为配药，以祛湿解表为辅；香白芷为引路药，引领以上各药循入脏腑直达病所。全方共奏益气养阴之功效。

【用法】水煎服。

【注意事项】避寒暑，忌风寒。

【献方者】赵衷民。

【来源】未出版的资料。

【收集者与整理者】石泽金、李幸。

【采集地】来宾市金秀瑶族自治县三江乡大磨屯。

【民间秘方】鱼腥草 20 克，地桃花 20 克，金银花 20 克，金银花藤 20 克，杉寄生 20 克。

【功效】清热解毒，消痈排脓。

【方解】本方为瑶医经验方。鱼腥草，辛，微寒；清热解毒，消痈排脓，利尿通淋。杉寄生，甘、苦，平；理气止痛，活血化瘀。地桃花，甘、辛，凉；属风药；祛风利湿，活血消肿，清热解毒。金银花，甘，寒；清热解毒，疏散风热。金银花藤，甘，寒；清热解毒，利水祛湿。杉寄生，甘、苦，平；补益肝肾，活血止痛。方中，鱼腥草、地桃花为主药，以清热解毒、消痈排脓为主；金银花、金银花藤为配药，以清热利湿为辅；杉寄生为引路药，平衡药力，使全方共奏清热解毒、消痈排脓之功效。

【用法】水煎服。

【注意事项】避寒暑，忌风寒。

【献方者】赵衷民。

【来源】未出版的资料。

【收集者与整理者】石泽金、李幸。

【采集地】来宾市金秀瑶族自治县三江乡大磨屯。

【民间秘方】不出林 500 克，白及 600 克，百部 300 克，川贝母 300 克，百合 300 克，牡蛎 300 克，蜂蜜 500 克。

【功效】清热解毒，养阴润燥。

【方解】不出林，辛，平；属风打相兼药；清热解毒，活血散结，止咳化痰。白及，苦、甘、涩，寒；收敛止血，消肿生肌。百部，苦、甘，微温；润肺止咳。川贝母，苦、甘，微寒；清化热痰，润肺止咳，散结消肿。百合，甘，凉；养阴润肺止咳，清心安神。牡蛎，咸，寒；平肝潜阳，软坚散结，收敛固涩。蜂蜜，甘，平；补中缓急，润燥，解毒。本方用于风寒感冒兼有伤中。方中，不出林、白及为主药，以清热解毒为主；百部、川贝母、牡蛎为配药，以滋阴润燥为辅；百合、蜂蜜为引路药，平衡药力。全方共奏清热解毒、养阴润燥之功效。

【用法】将前六味烘焙研细末，炼蜜成丸，每丸重 10 克，每日早中晚各服 1 丸，温开水送服，1 个月为 1 个疗程，连服半年。

【注意事项】忌食辛辣油腻之物。

【献方者】袁家勋。

【来源】未出版的资料。

【收集者与整理者】李幸、王艺锦。

【采集地】桂林市灌阳县西山乡。

【民间秘方】野芋头适量。

【功效】解毒，消肿，止痛。

【方解】野芋头，辛，寒；解毒，消肿，止痛。

【用法】将野芋头加水 300 毫升，煎至 100 毫升时去渣取液加适量白糖，每日 1 剂，分 3 次服，每次 20 ～ 30 毫升，15 日为 1 个疗程。

【注意事项】忌食辛辣油腻之物。

【献方者】梁斌。

【来源】未出版的资料。

【收集者与整理者】李幸、王艺锦。

【采集地】桂林市灌阳县西山乡。

⑨

【民间秘方】耳环草 50 克，不出林 30 克，鱼腥草 20 克，甘草 10 克。

【功效】宣肺止咳。

【方解】耳环草，甘、淡，微寒；清热解毒，利水消肿，止血。不出林，辛，平；属风打相兼药；清热解毒，活血散结，止咳化痰。鱼腥草，辛，微寒；清热解毒，消痈排脓，利尿通淋。甘草，甘，平；益气补中，清热解毒，祛痰止咳，缓急止痛，调和诸药。方中，耳环草、鱼腥草为主药，以清热解毒为主；不出林为配药，以止咳化痰为辅；甘草为引路药，调和诸药。全方共奏宣肺止咳之功效。

【用法】水煎服，每日 2 次，2 日 1 剂，连服 3 个月。

【禁忌】孕妇禁用。

【注意事项】忌食辛辣油腻之物。

【献方者】李丹妮。

【来源】未出版的资料。

【收集者与整理者】李幸、李颖。

【采集地】玉林市。

⑩

【临床验方】十大功劳 15 克，朝天罐 20 克，不出林 20 克，野荞麦 I5 克，哈底弱 20 克，青天葵 10 克，五爪风 I5 克，七枝莲 15 克，白及 10 克。

【功效】宣肺止咳。

【方解】十大功劳，苦，寒；清热燥湿，泻火解毒。朝天罐，酸、涩，微温；属风药；健脾利湿，活血解毒，收敛止血。不出林，辛，平；属风打相兼药；清热解毒，活血散结，止咳化痰。野荞麦，辛、苦，凉；清热解毒，活血散瘀，健脾利湿。哈底弱，苦、微辛，凉；散瘀止血，清热利湿。青天葵，苦、甘，平；清肺止咳，健脾消积，镇静止痛，清热解毒，散瘀消肿。五爪风，甘，微温；属风药；健脾益气，化湿舒筋，行气止痛，止咳化痰，补肺通乳。七枝莲，苦，微寒；有小毒；清热解毒，散瘀消肿，祛痰，平喘，止血。白及，苦、甘、涩，寒；收敛止血，消肿生肌。方中，十大功劳、哈底弱、青天葵、五爪风为主药，以风亏之，以止咳化痰为主；不出林、野荞麦、七枝莲为配药，风打兼施，以清热解毒为辅；朝天罐、白及为引路药，以风亏之，收敛止血。全方共奏宣肺止咳之功效。

【用法】煎水适量，每日 3 剂。

【禁忌】孕妇禁用。

【注意事项】忌食辛辣油腻之物。

【献方者】赵进周。

【来源】未出版的资料。

【收集者与整理者】李幸、李颖。

【采集地】来宾市金秀瑶族自治县瑶医医院。

【临床验方】不出林 30 克，麦冬 20 克，百部 20 克，五爪风 15 克，北沙参 15 克，五味子 10 克，山莲藕 20 克，千年竹 15 克，红毛毡 20 克。

【功效】疏风清热，润肺止咳。

【方解】不出林，辛，平；属风打相兼药；清热解毒，活血散结，止咳化痰。麦冬，甘、微苦，微寒；养阴润肺，益胃生津，清心除烦。百部，苦、甘，微温；润肺下气止咳。五爪风，甘，微温；属风药；疏风清热，消积化痰，健脾除湿，行气散瘀。北沙参，甘，平；养阴清肺，益胃生津。五味子，酸、甘，温；敛肺滋肾，生津敛汗，涩精止泻，宁心安神。山莲藕，甘，平；属风药；强筋壮骨，补虚。千年竹，甘，微寒；祛风除湿，通痹止痛。红毛毡，苦、辛，微凉；散瘀止血，清热利湿。方中，不出林、麦冬、百部、五爪风、北沙参为主药，以疏风清热、润肺止咳为主；五味子、山莲藕、千年竹为配药，以益气补肺为辅；红毛毡为引路药，调和诸药，使全方盈亏平衡，共奏疏风清热、润肺止咳之功效。

【用法】水煎服，每日 3 次。

【禁忌】孕妇禁用。

【注意事项】忌食辛辣油腻之物。

【献方者】赵进周。

【来源】未出版的资料。

【收集者与整理者】李幸、李颖。

【采集地】来宾市金秀瑶族自治县瑶医医院。

【临床验方】鲜麻牙咪 250 克，大蒜适量。

【功效】清热解毒。

【方解】本方为瑶医经验方。鲜麻牙咪为主药，苦、涩，寒；清热解毒，凉血止痢，通淋。大蒜为配药，辛，温；解毒杀虫，消肿。全方共奏清热解毒之功效，对肺结核有较好疗效。

【用法】水煎代茶饮，长期饮服。

【禁忌】阴虚火旺者忌用，有眼目、口齿、喉、舌诸患及时行病后忌用。

【注意事项】忌食鱼腥海鲜、辛辣油腻之物。

【来源】瑶医药秘方、验方数据库。

【收集者与整理者】李彤、闫国跃、覃枫。

【采集地】广西中医药大学瑶医药学院。

【临床验方】菠菜籽 100 克，白及 50 克，百部 25 克。

【功效】润肺止咳，收敛止血。

【方解】菠菜籽，甘、辛，微温；止咳平喘。白及，苦、甘、涩，寒；收敛止血，消肿生肌。百部，苦、甘，微温；润肺下气止咳。方中，菠菜籽为主药，以止咳为主；白及、百部为配药，以润肺、收敛止血为辅。全方共奏润肺止咳、收敛止血之功效，对肺结核咯血有较好疗效。

【用法】研成细末，每日 3 次，每次服 10 克。

【禁忌】儿童及脾胃虚弱者慎服。

【注意事项】忌食鱼腥海鲜、辛辣油腻之物。

【来源】瑶医药秘方、验方数据库。

【收集者与整理者】李彤、闫国跃、覃枫。

【采集地】广西中医药大学瑶医药学院。

【临床验方】棉籽仁 10 克，黑豆 15 克。

【功效】补肾纳气。

【方解】棉籽仁为主药，辛，热；补益肝肾，暖胃止痛，收敛止血。黑豆为配药，甘，平；健脾益肾。全方共奏补肾纳气之功效，可治疗肺结核久咳吐血，盗汗不止。

【用法】水煎 2 次去渣，以蜂蜜或白糖调和，每日 1 剂，分 2 次服，连服 10 日为 1 个疗程。

【禁忌】孕妇禁用。

【注意事项】忌食辛辣油腻之物。

【来源】瑶医药秘方、验方数据库。

【收集者与整理者】李彤、闫国跃、覃枫。

【采集地】广西中医药大学瑶医药学院。

【临床验方】黄精 60 克，鸭子 1 只。

【功效】滋肾润肺，止咳生津。

【方解】本方为瑶医食疗方。黄精为主药，甘，平；滋肾润肺，补脾益气。鸭子为配药，甘，平；益气补虚，止咳生津，清热健脾，利水消肿。主药、配药结合使全方盈亏平衡，共奏滋肾润肺、止咳生津之功效，对老年人肺结核有较好疗效。

【用法】清水同煮，煮至鸭子烂熟后吃鸭肉喝汤，每日 2 次，3 日服完，每周吃 1 只鸭子。

【禁忌】孕妇禁用。

【注意事项】忌食辛辣油腻之物。

【来源】瑶医药秘方、验方数据库。

【收集者与整理者】李彤、闫国跃、覃枫。

【采集地】广西中医药大学瑶医药学院。

骨结核 / 碰纪

【民间秘方】九节茶 20 克，刺五加 20 克，龙骨风 15 克，桑寄生 15 克，杉寄生 15 克，牛膝 10 克，杜仲 15 克，九层风 110 克，黄芪 15 克，地桃花 15 克，救必应 20 克，黑九牛 10 克，细辛 5 克。

【功效】补益肝肾。

【方解】九节茶，微甘、涩，平；抗菌消炎，祛风除湿，活血止痛。刺五加，辛、苦，温；健脾益气，补肾强腰，养心安神，化痰平喘。龙骨风，微苦，平；祛风除湿，活血通络，止咳平喘，清热解毒。桑寄生，苦、甘，平；祛风湿，益肝肾，强筋骨。杉寄生，甘、苦，平；止咳散瘀，理气止痛，活血化瘀。牛膝，苦、酸、甘，平；活血通经，补肝肾，强筋骨，引火（血）下行，利尿通淋。杜仲，甘，温；补肝肾，强筋骨。九层风，微苦、甘、涩，平；属风药；活血补血，通络，祛风除湿。黄芪，甘，温；补气升阳，益卫固表，利水消肿，托疮生肌。地桃花，甘、辛，凉；属风药；祛风利湿，活血消肿，清热解毒。救必应，苦，凉；属风打相兼药；清热解毒，消肿止痛，止血生肌。黑九牛，辛、咸，温；属风打相兼药；祛风除湿，通络止痛，利尿消肿。细辛，辛，温；有小毒；祛风解表，散寒止痛，温肺化饮，通窍。方中，九节茶、刺五加、龙骨风、桑寄生、杉寄生、牛膝、杜仲、九层风、黄芪为主药，以补为主；地桃花、救必应为配药，以清为辅；黑九牛、细辛为引路药，黑九牛平衡补益肝肾之药力，细辛引领以上各药循入脏腑直达病所。全方共奏补益肝肾之功效。

【用法】水煎服。

【注意事项】忌食辛辣油腻之物。

【献方者】赵衷民。

【来源】未出版的资料。

【收集者与整理者】石泽金、李幸。

【采集地】来宾市金秀瑶族自治县三江乡大磨屯。

尖锐湿疣 / 湿疣别

【民间秘方】板蓝根 15 克，金钱风 15 克，大青叶 15 克，桃仁 15 克，川芎 5 克，红花 5 克，生牡蛎 15 克，甘草 10 克。

【功效】清热解毒，凉血消肿。

【方解】板蓝根，苦，寒；清热解毒，凉血止血，消肿。金钱风，淡、涩，平；属风打相兼药；清热解毒，祛风除湿，活血散瘀，止痛，利水。大青叶，苦，大寒；清热解毒，凉血消斑。桃仁，苦、甘，平；补肾益肺，纳气定喘，润肠通便。川芎，辛，温；活血行气。红花，甘、微苦，温；活血通经，祛瘀清胆，补血调经。生牡蛎，咸，寒；平肝潜阳，软坚散结，收敛固涩。甘草，甘，平；益气补中，清热解毒，祛痰止咳，缓急止痛，调和诸药。方中，板蓝根、金钱风为主药，以清热解毒为主；大青叶、桃仁为配药，以凉血为辅；川芎、红花、生牡蛎、甘草为引路药，前二味平衡药力，后二味引领以上各味药直达病所。全方共奏清热解毒、凉血消肿之效。

【用法】水煎，每日或隔日 1 剂，分 3 次服，连服 5 ～ 7 剂。

【禁忌】孕妇禁用。

【注意事项】忌食辛辣油腻之物。

【献方者】袁家勋。

【来源】未出版的资料。

【收集者与整理者】李幸、王艺锦。

【采集地】桂林市灌阳县西山乡。

扁平疣 / 鱼鳞痣

①

【民间秘方】鲜麻牙咪 60 克，苦参 30 克，陈皮 30 克，蛇床子 25 克，苍术 20 克，蜂房 20 克，白芷 20 克，细辛 10 克。

【功效】清热解毒，祛风止痒。

【方解】麻牙咪，苦、涩，寒；清热解毒，凉血止痢，通淋。苦参，苦，寒；清热燥湿。陈皮，辛，温；理气健脾，燥湿化痰。蛇床子，辛、苦，温；有小毒；杀虫止痒，祛风燥湿，温肾壮阳。苍术，辛、苦，温；燥湿健脾，祛风湿，发汗解表。蜂房，甘，平；攻毒杀虫，祛风止痒，祛风止痛。白芷，辛，温；祛风散寒，通窍止痛，消肿排脓。细辛，辛，温；有小毒；祛风解表，散寒止痛，温肺化饮，通窍。方中，麻牙咪为主药，以清热解毒凉血为主；苦参、陈皮为配药，以清热燥湿为辅；蛇床子、苍术、蜂房、白芷、细辛为引路药，前四味祛风止痒，后一味引领以上各药循入脏腑直达病所。全方共奏清热解毒、祛风止痒之功效。

【用法】外用，水煎洗或湿敷患处，每日 1 ～ 2 次。每剂用数日，加热后再用。

【注意事项】忌食辛辣油腻之物。

【献方者】谢序恒。

【来源】未出版的资料。

【收集者与整理者】文嵚。

【采集地】桂林市灌阳县西山乡。

②

【民间秘方】薏苡仁 30 克，大青叶 30 克，板蓝根 30 克，牡蛎粉 30 克，败酱草 15 克，夏枯草 15 克，赤芍 10 克。

【功效】清热排脓，消肿散结。

【方解】薏苡仁，甘、淡，凉；利水渗湿，健脾止泻，清热排脓，除痹。大青叶，苦，寒；清热解毒，凉血消斑。板蓝根，苦，寒；清热解毒，凉血利咽。牡蛎粉，咸，寒；平肝潜阳，软坚散结，收敛固涩。败酱草，苦、辛，微寒；清热解毒，消痈排脓，祛瘀止痛。夏枯草，辛、苦，寒；清肝泻火，明目，散结消肿。赤芍，苦，微寒；清热凉血，祛瘀止痛。方中，薏苡仁、大青叶、板蓝根、牡蛎粉为主药，以清热排脓为主；败酱草、夏枯草、赤芍为配药，以消肿散结为辅。全方共奏清热排脓、消肿散结之功效。本方对寻常疣、扁平疣效果较好。

【用法】先水煎 2 次，煎取药液 300 毫升，分 3 次服，每日或隔日 1 剂。再用药渣煎水 1000 毫升，趁热熏蒸擦洗患处，每日 4 次，每次 15 ～ 20 分钟，7 日为 1 个疗程，连用 3 ～ 5 个疗程。

【注意事项】忌食辛辣油腻之物。

【献方者】袁奎山。

【来源】未出版的资料。

【收集者与整理者】文嵌。

【采集地】桂林市灌阳县西山乡。

带状疱疹 / 章囊

【民间秘方】鱼腥草 15 克，鸡骨草 20 克，马蹄金 15 克，金银花藤 20 克，花斑竹 15 克，田基黄 15 克，淡竹叶 15 克，半边莲 15 克，甘草 5 克。

【功效】祛邪止痒。

【方解】鱼腥草，辛，微寒；清热解毒，消痈排脓。鸡骨草，甘、微苦，凉；清热利湿，散瘀止痛。马蹄金，苦，寒；属打药；清热解毒，利湿通淋，散瘀消肿。金银花藤，甘，寒；清热解毒，疏风通络。花斑竹，苦，凉；属风打相兼药；清热利湿，止咳化痰，凉血止血，散瘀定痛。田基黄，甘、微苦，凉；属风打相兼药；清热解毒，拔毒消肿，通淋利湿。淡竹叶，甘、淡，寒；清热除烦，利尿。半边莲，辛，平；清热解毒，利尿消肿。甘草，甘，平；益气补中，清热解毒，祛痰止咳，缓急止痛，调和诸药。方中，鱼腥草、鸡骨草、马蹄金为主药，以祛邪通络为主；金银花藤、花斑竹、田基黄为配药，以止痒为辅；淡竹叶、半边莲、甘草为引路药，前二味平衡祛邪通络止痒之药力，后一味引领以上各药循入脏腑直达病所。全方共奏祛邪止痒之功效。

【用法】水煎服。

【禁忌】孕妇禁用。

【注意事项】忌食辛辣油腻之物。

【献方者】赵衷民。

【来源】未出版的资料。

【收集者与整理者】石泽金、李幸。

【采集地】来宾市金秀瑶族自治县三江乡大磨屯。

【民间秘方】扛板归 100 克。

【功效】清热解毒，利水消肿。

【方解】本方为瑶医经验方。扛板归，酸，凉；清热解毒，利水消肿，对带状疱疹有较好疗效。

【用法】水煎 200 毫升，外洗或湿敷患处，每日 4 ～ 5 次。

【注意事项】忌食辛辣油腻之物。

【献方者】梁发成。

【来源】未出版的资料。

【收集者与整理者】文钦。

【采集地】桂林市灌阳县西山乡。

【民间秘方】鲜苦蘽子 100 克，糯米 5 ～ 10 克。

【功效】祛风止痛。

【方解】本方为瑶医经验方。鲜苦蘽子为主药，辛，温；祛风散寒，除湿止痛。糯米为引路药，甘，平；补中益气。全方共奏祛风止痛之功效，对带状疱疹有较好疗效。

【用法】将糯米用清水泡软擂成米浆，再将鲜苦蘽子捣烂与糯米浆拌匀，用棉球蘸药汁涂擦患处，每日 3 ～ 4 次。

【注意事项】忌食辛辣油腻之物。

【献方者】袁家勋。

【来源】未出版的资料。

【收集者与整理者】文钦。

【采集地】桂林市灌阳县西山乡。

4

【民间秘方】马蹄金适量。

【功效】清热解毒。

【方解】本方为瑶医经验方。马蹄金，苦，寒；属打药；清热解毒，利湿通淋，散瘀消肿，对带状疱疹有较好疗效。

【用法】将马蹄金捣烂，加第二道淘米水浸润，用纱布包好，挤压药汁涂擦患处，每日 3 ～ 4 次。

【注意事项】忌食辛辣油腻之物。

【献方者】袁基楚。

【来源】未出版的资料。

【收集者与整理者】文钦。

【采集地】桂林市灌阳县西山乡。

5

【民间秘方】生半夏 20 克，生天南星 12 克，半边莲 12 克，白芷 12 克，雄黄 6 克，冰片 3 克。

【功效】清热止痛，解毒燥湿。

【方解】生半夏，辛，温；有毒；燥湿化痰，降逆止呕，消痞散结。生天南星，苦、辛，温；有毒；燥湿化痰，祛风解痉。半边莲，辛，平；清热解毒，利尿消肿。白芷，辛，温；祛风散寒，通窍止痛，消肿排脓。雄黄，辛，温；有毒；解毒消痈。冰片，辛、苦，微寒；开窍醒神，清热止痛。方中，生半夏为主药，以消肿止痛为主；生天南星、半边莲、白芷为配药，以清热燥湿为辅；雄黄、冰片为引路药，增强解毒止痛之功效。全方共奏清热止痛、解毒燥湿之功效。

【用法】将各药先分别研末过筛后混匀装瓶备用，用时取米酒兑药末调成糊状，用棉签蘸药糊涂擦患处；若疱疹破溃、糜烂，则改用植物油调配涂擦患处，每日 2～3 次。

【注意事项】生半夏、生天南星有毒，如有不适，请立即停用，必要时前往医院就医。

【献方者】袁奎山。

【来源】未出版的资料。

【收集者与整理者】文钦。

【采集地】桂林市灌阳县西山乡。

6

【民间秘方】麻牙咪 18 克，大青叶 18 克，紫草 18 克，败酱草 18 克，元林咪 30 克，酸枣仁 30 克。

【功效】清热泻火，凉血解毒。

【方解】麻牙咪，苦、涩，寒；清热解毒，凉血止痢，通淋。大青叶，苦，大寒；清热解毒，凉血消斑。紫草，甘、咸，寒；凉血活血解毒。败酱草，苦、辛，微寒；清热解毒，消痈排脓，祛瘀止痛。元林咪，苦，寒；清热燥湿，泻火解毒。酸枣仁，甘、苦，凉；养心益肝，安神，敛汗。方中，麻牙咪、大青叶、紫草、败酱草为主药，以清热凉血解毒为主；元林咪、酸枣仁为配药，以泻火益肝为辅。全方共奏清热泻火、凉血解毒之功效。

【用法】水煎，每日1剂，分3次服。

【注意事项】忌食辛辣油腻之物。

【献方者】袁奎山。

【来源】未出版的资料。

【收集者与整理者】文钦。

【采集地】桂林市灌阳县西山乡。

【民间秘方】苦地胆适量。

【功效】清热利湿，凉血解毒。

【方解】本方为瑶医经验方。苦地胆，苦、辛，寒；清热，凉血，解毒，利湿，对带状疱疹有较好疗效。

【用法】水煎，每日1剂，分3～4次擦洗患处。

【注意事项】忌食辛辣油腻之物。

【献方者】袁基富。

【来源】未出版的资料。

【收集者与整理者】文钦。

【采集地】桂林市灌阳县西山乡。

【民间秘方】鲜红猪婆藤叶适量。

【功效】清热利湿，活血通络。

【方解】本方为瑶医经验方。鲜红猪婆藤叶，苦，寒；清热利湿，解毒消肿，对带状疱疹有较好疗效。

【用法】将药洗净捣烂，兑第二道淘米水适量拌匀敷患处，每日3～5次。

【注意事项】忌食辛辣油腻之物。

【献方者】袁基富。

【来源】未出版的资料。

【收集者与整理者】文钦。

【采集地】桂林市灌阳县西山乡。

【民间秘方】海金沙25克，藤嫩芽25克，藤嫩叶25克，盐5克。

【功效】清热凉血。

【方解】海金沙为主药，甘、咸，寒；清利湿热，通淋止痛。藤嫩芽、嫩叶为配药，甘，寒；清热凉血。盐为引路药，咸，寒；清热解毒。全方共奏清热凉血之功效。

【用法】前三味洗净，捣烂绞汁 100 毫升，加盐 5 克，外涂患处，每 2 小时 1 次。

【注意事项】忌食辛辣油腻之物。

【献方者】谢序恒。

【来源】未出版的资料。

【收集者与整理者】文嵚。

【采集地】桂林市灌阳县西山乡。

【民间秘方】熊胆木 500 克，穿心莲 500 克，十大功劳 50 克。

【功效】祛邪止痒。

【方解】此方为瑶医泡浴方。熊胆木，苦，寒；凉血散血，清热利湿，消炎解毒，消肿镇痛。穿心莲，苦，寒；清热解毒，凉血消肿。十大功劳，苦，寒；清热燥湿，泻火解毒。全方共奏祛邪止痒之功效，对带状疱疹后遗症效果佳。

【用法】水煎患处洗或湿敷。

【注意事项】注意水温，防止烫伤。

【献方者】赵衷民。

【来源】未出版的资料。

【收集者与整理者】石泽金、李幸。

【采集地】来宾市金秀瑶族自治县三江乡大磨屯。

【民间秘方】王不留行 25 克，冰片 2 克。

【功效】清热活血止痛。

【方解】本方为瑶医经验方。王不留行为主药，苦，平；活血通经，消痈，利水通淋。冰片为配药，辛、苦，微寒；开窍醒神，清热止痛。全方共奏清热活血止痛之功效。

【用法】王不留行文火炒至爆开白花 70% 左右，倒出研末，加冰片拌匀装瓶。用时，取药末适量，配黄油调成糊状涂抹患处，每日 3～4 次。若疱疹破溃糜烂则将药末直接撒布于患面。

【注意事项】忌食辛辣油腻之物。

【献方者】谢序恒。

【来源】未出版的资料。

【收集者与整理者】文嵌。

【采集地】桂林市灌阳县西山乡。

【临床验方】雄黄5克，冰片3克，蜂房2克。

【功效】清热解毒。

【方解】雄黄为主药，辛，温；有毒；解毒。冰片为配药，辛、苦，微寒；开窍醒神，清热止痛。蜂房为引路药，甘，平；攻毒杀虫，祛风止痛。全方共奏清热解毒之功效。

【用法】共研末，撒在湿贴上贴患处。

【注意事项】禁内服，忌食辛辣油腻之物。

【来源】瑶医药秘方、验方数据库。

【收集者与整理者】李彤、闫国跃、韦晓嵘。

【采集地】广西中医药大学瑶医药学院。

【临床验方】山苦荬适量。

【功效】清热解毒止痛。

【方解】山苦荬，苦，寒；属打药；清热解毒止痛，凉血消肿。

【用法】捣烂敷患处。

【来源】《常用瑶药临床手册》。

【收集者与整理者】李彤、闫国跃、李幸、潘雪萍。

【临床验方】伸筋草15克。

【功效】祛风除湿，舒筋活络。

【方解】本方为瑶医经验方。伸筋草，苦、微辛，温；祛风除湿，舒筋活络，外用治风湿型带状疱疹。

【用法】烧灰用茶油调涂患处。

【注意事项】禁内服，忌食辛辣油腻之物。

【来源】瑶医药秘方、验方数据库。

【收集者与整理者】李彤、闫国跃、韦晓嵘。

【采集地】广西中医药大学瑶医药学院。

【临床验方】飞扬草 9 克，雄黄粉 1 克。

【功效】清热解毒，利湿止痒。

【方解】飞扬草为主药，辛、酸，凉；清热解毒，利湿止痒。雄黄粉为配药，辛，温；有毒；解毒。全方共奏清热解毒、利湿止痒之功效。

【用法】打粉敷患处。

【注意事项】禁内服，忌食辛辣油腻之物。

【来源】瑶医药秘方、验方数据库。

【收集者与整理者】李彤、闫国跃、韦晓嵘。

【采集地】广西中医药大学瑶医药学院。

（16）

【临床验方】南蛇风、金银花藤各适量。

【功效】清热祛湿。

【方解】南蛇风为主药，苦、涩，凉；属打药；清热利湿，消肿止痛。金银花藤为配药，甘，寒；清热解毒，疏风通络。全方共奏清热祛湿之功效。

【用法】水煎洗。

【注意事项】忌食辛辣油腻之物。

【来源】《常用瑶药临床手册》。

【收集者与整理者】李彤、闫国跃、李幸、潘雪萍。

风疹 / 勉八崩

（1）

【民间秘方】五加皮 15 克，杉寄生 25 克，地桃花 25 克，五爪风 15 克，九层风 10 克，木姜树 15 克，吊水莲 15 克，钻骨风 15 克，饿蚂蝗 15 克，枸杞子 15 克，杜仲 15 克。

【功效】行气活血止痒。

【方解】五加皮，微苦、甘，温；祛风湿，强筋骨，利尿。杉寄生，甘、苦，平；祛风湿，补肝肾，活血止痛，止咳，止痢。地桃花，甘、辛，凉；属风药；祛风利湿，活血消肿，清热解毒。五爪风，甘，微温；健脾补肺，行气利湿。九层风，微苦、甘、涩，平；属风药；活血补血，通络，祛风除湿。木姜树，辛，温；祛风散寒止痛。吊水莲，甘、微苦，平；属风药；滋补肝肾，养血健脾利湿。钻骨风，甘、苦、辛，温；属风打相兼药；健脾补肾，理气活血，祛风通络，消肿止痛。饿蚂蝗，甘、苦、凉；属风药；破血逐瘀，通经消症。枸杞子，甘，平；补肝肾。杜仲，甘，温；补肝肾，强筋骨。方中，五加皮、杉寄生、地桃花为主药，以行气活血为主；五爪风、九层风、木姜树为配药，以止痒为辅；吊水莲、钻骨风、饿蚂蝗、枸杞子、杜仲为引路药，前三味平衡行气活血止痒之药力，后二味引领以上各药循入脏腑直达病所。全方共奏行气活血止痒之功效。

【用法】水煎服。

【注意事项】预防过敏。

【献方者】赵衷民。

【来源】未出版的资料。

【收集者与整理者】石泽金、李幸。

【采集地】来宾市金秀瑶族自治县三江乡大磨屯。

【临床验方】石楠叶 36 克，地肤子 36 克，当归 36 克，独活 36 克，米酒 50 克。

【功效】祛风除湿，和血止痒。

【方解】石楠叶，辛、苦，平；有小毒；祛风补肾。地肤子，辛、苦，寒；清热利湿，止痒。当归，甘、辛，温；补血，活血。独活，辛、苦，微温；祛风除湿，通痹止痛。米酒，甘、苦、辛，温；辛散温通，行气活血。方中，石楠叶、地肤子为主药，以清热祛湿、祛风止痒为主；当归、独活为配药，以和血止痒为辅；米酒为引路药，引领以上各药循入脏腑直达病所。全方共奏祛风除湿、和血止痒之功效。

【用法】将前四味共研末，贮瓶备用。每次取药末 10 克，加米酒 200 毫升，用文火煎煮至 150 毫升左右，分 3 次服。

【禁忌】酒精过敏者禁服。

【注意事项】忌食发物。

【来源】瑶医药秘方、验方数据库。

【收集者与整理者】李彤、闫国跃、韦晓嵘。

【采集地】广西中医药大学瑶医药学院。

暑季麻疹 / 风热疹

【临床验方】蝉蜕 45 克，米酒 800 克。

【功效】疏风，透疹，解痉。

【方解】蝉蜕为主药,甘、咸,凉;疏散风热,透疹,息风止痉。米酒为引路药,甘、苦、辛,温;辛散温通,行气活血,引领主药循入病所。全方共奏疏风、透疹、解痉之功效。

【用法】水煎,每日1剂,分2～3次服,每次200毫升。

【禁忌】酒精过敏者禁服。

【注意事项】忌食发物。

【来源】瑶医药秘方、验方数据库。

【收集者与整理者】李彤、闫国跃、韦晓嵘。

【采集地】广西中医药大学瑶医药学院。

梅毒 / 布梗病

【民间秘方】麻牙咪30克,土茯苓30克,金银花15克,蒲公英15克,甘草5克。

【功效】清热解毒利湿。

【方解】麻牙咪,苦、涩,寒;清热解毒,凉血止痢,通淋。土茯苓,甘、淡,平;清热解毒祛湿。金银花,甘,寒;清热解毒,疏散风热。蒲公英,苦、甘,寒;清热解毒,利湿。甘草,甘,平;益气补中,清热解毒,缓急止痛,调和诸药。方中,麻牙咪为主药,以清热为主;土茯苓、金银花、蒲公英为配药,以解毒利湿为辅;甘草为引路药,引领以上各药循入脏腑直达病所。全方共奏清热解毒利湿之功效。

【用法】水煎,每日或隔日1剂,分3次服,连服5～7剂为1个疗程。

【注意事项】忌食辛辣油腻之物。

【献方者】梁美玉。

【来源】未出版的资料。

【收集者与整理者】李幸、王艺锦。

【采集地】桂林市灌阳县西山乡。

【民间秘方】金银花40克,土茯苓40克,蒲公英30克,麻牙咪30克,薏苡仁20克,车前子15克,龙胆草15克,苍耳子15克,皂角刺15克,生黄芪20克。

【功效】清热解毒,利湿排脓。

【方解】金银花,甘,寒;清热解毒,疏散风热。土茯苓,甘、淡,平;清热解毒祛湿。蒲公英，苦、甘，寒；清热解毒，利湿。麻牙咪，苦、涩，寒；清热解毒，通淋。薏苡仁，甘、淡，凉；利水渗湿，健脾止泻，祛湿除痹，清热排脓。车前子，甘，寒；清热利尿通淋，渗湿止泻，清肝明目，清肺化痰。龙胆草，苦，寒；清热燥湿，泻肝定惊。苍耳子，辛、苦，温；有小毒；祛风解表，宣通鼻窍，除湿止痛。皂角刺，辛，温；消肿排脓，解毒杀虫。生黄芪，甘，温；补气升阳，益卫固表，利水消肿，托疮生肌。方中，金银花、蒲公英、土茯苓为主药，以清热解毒为主；麻牙咪、薏苡仁、车前子、龙胆草、苍耳子、皂角刺为配药，以解毒利湿、排脓为辅；生黄芪为引路药，平衡药力。全方共奏清热解毒、利湿排脓之功效。

【用法】水煎，每日或隔日 1 剂，分 3 次服，连服 5 ～ 7 剂为 1 个疗程。

【禁忌】孕妇禁用。

【注意事项】忌食辛辣油腻之物。

【献方者】梁斌。

【来源】未出版的资料。

【收集者与整理者】李幸、王艺锦。

【采集地】桂林市灌阳县西山乡。

疟疾／布总

【民间秘方】北堂愁 18 克，常山 18 克，前胡 12 克，车前草 12 克，贯众 12 克，半夏 6 克，茯苓 12 克，竹叶 6 克，鳖甲 12 克，何首乌 12 克。

【功效】清热解毒，驱邪截疟。

【方解】北堂愁，苦、辛，微寒；疏散退热，疏肝解郁，升举阳气，清胆截疟。常山，苦、辛，寒；有毒；涌吐痰涎，截疟。前胡，苦、辛，微寒；降气化痰，宣散风热。车前草，甘，寒；利尿通淋，渗湿止泻，清肝明目。贯众，苦，微寒；有小毒；清热解毒，凉血止血。半夏，辛，温；燥湿化痰，降逆止呕，消痞散结。茯苓，甘、淡，平；利水渗湿，健脾安神。竹叶，甘、辛、淡，寒；清热除烦，生津，利尿。鳖甲，咸，微寒；滋阴潜阳，软坚散结。何首乌，苦、甘、涩，微温；补益精血，固肾乌须。方中，北堂愁、常山、前胡、车前草、贯众、半夏为主药，以祛湿、截疟为主；茯苓、竹叶为配药，以清热利水为辅；鳖甲、何首乌为引路药，引领以上各药循入肺脏直达病所。全方共奏清热解毒、驱邪截疟之功效。

【用法】水煎服。

【禁忌】孕妇禁用。

【注意事项】忌食辛辣油腻之物。

【献方者】刘助江。

【来源】《灌阳县验方秘方案编》。

【收集者与整理者】潘雪萍、付海霞。

【采集地】桂林市灌阳县。

2

【民间秘方】车前草叶、桃树叶各适量。

【功效】清热解毒，驱邪截疟。

【方解】方中，车前草叶为主药，苦，微寒；利尿通淋，渗湿止泻，清肝明目。桃树叶为配药，苦、辛，平；祛风清热。主药、配药结合使全方盈亏平衡，共奏清热解毒、驱邪截疟之功效。

【用法】共碾成极细末，装入小瓶密封备用，发作前 2 小时外敷于肚脐 15 分钟。

【禁忌】孕妇禁用。

【注意事项】对药物过敏者及时取下。

【献方者】陆玉成。

【来源】《灌阳县验方秘方案编》。

【收集者与整理者】潘雪萍、付海霞。

【采集地】桂林市灌阳县。

3

【民间秘方】常山、黄荆叶各适量。

【功效】清热解毒，驱邪截疟。

【方解】常山，苦、辛，寒；有毒；涌吐痰涎，截疟。黄荆叶，苦、微辛，平；清热止咳，化痰截疟。全方共奏清热解毒、驱邪截疟之功效。

【用法】研细为丸，每次服 3 丸，每日 2 次。

【禁忌】孕妇禁用。

【注意事项】忌食辛辣油腻之物。

【献方者】唐祖光。

【来源】《灌阳县验方秘方案编》。

【收集者与整理者】潘雪萍、付海霞。

【采集地】桂林市灌阳县。

4

【民间秘方】槟榔 6 克，苏合香 6 克，黄皮 12 克，北堂愁 12 克，青皮 12 克，枳壳 30 克，铜亮 30 克，知母 12 克，贝母 12 克，五层风 18 克。

【功效】祛邪截疟，和解少阳。

【方解】槟榔，甘、平；驱虫消积，行气利水。苏合香，辛、微苦，温；开窍醒神，辟秽止痛。黄皮，苦、辛，温；祛风散寒，活络止痛。北堂愁，苦、辛，微寒；疏散退热，疏肝解郁，升举阳气，清胆截疟。青皮，苦、辛，温；疏肝破气，消积化滞。枳壳，苦、辛、酸，微寒；理气宽胸，行滞消积。铜亮，甘、淡，平；燥湿，行气，消积。知母，苦、甘，寒；清热泻火，滋阴润燥。贝母，咸，平；清化热痰，散结消肿。五层风，甘、平；属风打相兼药；解表退热，生津止渴，止泻。方中，槟榔、苏合香、黄皮为主药，以辟秽、截疟为主；北堂愁、青皮、枳壳、铜亮、知母、贝母为配药，以和解少阳为辅；五层风为引路药，风打相兼，引领以上各药循入肺脏直达病所。全方共奏祛邪截疟、和解少阳之功效。

【用法】共碾成极细末，装入小瓶密封备用，在疟疾病发作前 3 小时左右，取药末适量，用敷贴贴于双侧内关、间使、曲池、血海、复溜、胸 3～12 夹脊穴及大椎穴，6 小时后取下，每日 1 次。

【禁忌】孕妇禁用。

【注意事项】对药物过敏者及时取下。

【献方者】蒋伯候。

【来源】《灌阳县验方秘方案编》。

【收集者与整理者】潘雪萍、付海霞。

【采集地】桂林市灌阳县。

5

【民间秘方】野茄子 15 克，小马蹄草 20 克。

【功效】清热解毒，驱邪截疟。

【方解】野茄子，苦，寒；属打药；泻下，解毒，散瘀。小马蹄草，苦，寒；属打药；清热解毒，利湿通淋，散瘀消肿。全方共奏清热解毒、驱邪截疟之功效。

【用法】发作前 30 分钟服。

【禁忌】孕妇禁用。

【注意事项】忌食辛辣油腻之物。

【献方者】廖子保。

【来源】《灌阳县验方秘方案编》。

【收集者与整理者】潘雪萍、付海霞。

【采集地】桂林市灌阳县。

【民间秘方】草果9克，堂愁12克，当归9克，川芎6克，党参12克，何首乌12克，白芍9克，黑九牛12克，茯苓9克，大枣9克，甘草6克，硫黄6克。

【功效】燥湿截疟，补气养血。

【方解】草果，甘，平；燥湿散寒，除痰截疟。堂愁，苦、辛，微寒；疏散退热，疏肝解郁，升举阳气，清胆截疟。当归，甘、辛，温；补血活血止血，祛风止痛，通经活络，接骨。川芎，辛，温；活血，行气，止痛。党参，甘，平；健脾益肺，养血生津。何首乌，苦、甘、涩，微温；补益精血，固肾乌须。白芍，苦、酸，微寒；养血平肝止痛，敛阴止汗。黑九牛，辛、咸，温；属风打相兼药；祛风除湿，通络止痛，利尿消肿。茯苓，甘、淡，平；利水渗湿，健脾，宁心。大枣，甘，温；补中益气，养血安神。甘草，甘，平；益气补中，清热解毒，祛痰止咳，缓急止痛，调和诸药。硫黄，酸，温；有毒；内服补火助阳通便。方中，草果、堂愁为主药，以截疟为主；当归、川芎、党参、何首乌、白芍为配药，以行血为辅；黑九牛、茯苓、大枣、甘草、硫黄为引路药，前四味平衡行血截疟之药力，后一味引领以上各药循入肺脏直达病所。全方共奏燥湿截疟、补气养血之功效。

【用法】水煎服。

【禁忌】孕妇禁用。

【注意事项】忌食辛辣油腻之物。

【献方者】周树动。

【来源】《灌阳县验方秘方案编》。

【收集者与整理者】潘雪萍、付海霞。

【采集地】桂林市灌阳县。

【民间秘方】北堂愁12克，草果9克，苍术9克，酒黄芩9克，知母9克，黑九牛9克，半夏9克，铜亮9克，生姜6克，大枣9克，甘草6克。

【功效】清热燥湿、驱邪截疟。

【方解】北堂愁，苦、辛，微寒；疏散退热，疏肝解郁，升举阳气，清胆截疟。草果，甘，平；燥湿散寒，除痰截疟。苍术，辛、苦，温；燥湿健脾，祛风湿，发汗解表。酒黄芩，苦，寒；清热燥湿，泻火解毒，止血。知母，苦、甘，寒；清热泻火，滋阴润燥。黑九牛，辛、咸，温；属风打相兼药；祛风除湿，通络止痛，利尿消肿。半夏，辛，温；燥湿化痰，降逆止呕，消痞散结。铜亮，甘、淡，平；燥湿，行气，消积。生姜，辛，微温；发汗解表，温中止呕，温肺止咳。大枣，甘，温；补中益气，养血安神。甘草，甘，平；益气补中，清热解毒，缓急止痛，调和诸药。方中，北堂愁、草果为主药，以截疟为主；苍术、黄芩、知母、黑九牛为配药，以清热燥湿为辅；半夏、铜亮、生姜、大枣、甘草为引路药，清热降逆止呕，调和诸药。全方共奏清热燥湿、驱邪截疟之功效。

【用法】水煎服。

【禁忌】孕妇禁用。

【注意事项】忌食辛辣油腻之物。

【献方者】陈义方。

【来源】《灌阳县验方秘方案编》。

【收集者与整理者】潘雪萍、付海霞。

【采集地】桂林市灌阳县。

【民间秘方】麻黄6克，羌活9克，防风9克，独活9克，川芎9克，白芷9克，桔梗9克，法半夏9克，生姜3片。

【功效】祛风行血，驱邪截疟。

【方解】麻黄，辛、微苦，温；发汗解表，宣肺平喘，利水消肿。羌活，辛、苦，温；发散风寒，胜湿止痛。防风，辛、甘，微温；祛风解表，胜湿止痛，止痉。独活，辛，温；有小毒；祛风湿，止痹痛，解表。川芎，辛，温；活血，行气，止痛。白芷，辛，温；祛风散寒，通窍止痛，消肿排脓。桔梗，苦、辛，平；开宣肺气，祛痰排脓，利咽。法半夏，辛，温；燥湿化痰，降逆止呕，消痞散结，外用消肿止痛。生姜，辛，微温；发汗解表，温中止呕，温肺止咳。方中，麻黄、防风为主药，以解表为主；羌活、独活、川芎、白芷、桔梗为配药，以祛风行血为辅；法半夏、生姜为引路药，降逆止呕。全方共奏祛风行血、驱邪截疟之功效。

【用法】水煎服。

【禁忌】孕妇禁用。

【注意事项】忌食辛辣油腻之物。

【献方者】陆龙璧。

【来源】《灌阳县验方秘方案编》。

【收集者与整理者】潘雪萍、付海霞。

【采集地】桂林市灌阳县。

9

【民间秘方】羌活9克，防风9克，桂枝9克，甘草6克，独活9克，干葛9克，半夏9克，川芎9克，白芷9克，生姜6克。

【功效】清热解毒，驱邪截疟。

【方解】羌活，辛、苦，温；发散风寒，胜湿止痛。防风，辛、甘，微温；祛风解表，胜湿止痛，止痉。桂枝，辛、甘，温；发汗解肌，温经通脉，通阳化气。甘草，甘，平；益气补中，清热解毒，缓急止痛，调和诸药。独活，辛，温；有小毒；祛风湿，止痹痛，解表。干葛，甘，平；属风打相兼药；解表退热，生津止渴，透疹，止泻。半夏，辛，温；燥湿化痰，降逆止呕，消痞散结，外用消肿止痛。川芎，辛，温；活血，行气，止痛。白芷，辛，温；祛风散寒，通窍止痛，消肿排脓，燥湿止带。生姜，辛，微温；发汗解表，温中止呕，温肺止咳。方中，桂枝、防风、干葛为主药，以解表为主；羌活、独活、川芎、白芷为配药，以祛风行血为辅；半夏、生姜、甘草为引路药，降逆止呕。全方共奏截疟、止泻、止呕之功效。

【用法】水煮服。

【禁忌】孕妇禁用。

【注意事项】忌食辛辣油腻之物。

【献方者】陆龙璧。

【来源】《灌阳县验方秘方案编》。

【收集者与整理者】潘雪萍、付海霞。

【采集地】桂林市灌阳县。

10

【民间秘方】堂愁12克，大黄6克，黄芩9克，枳实6克，半夏6克，生姜6克，大枣5枚。

【功效】清热燥湿，驱邪截疟。

【方解】堂愁，苦、辛，微寒；疏散退热，疏肝解郁，升举阳气，清胆截疟。大黄，苦，寒；清热泻火，凉血解毒。黄芩，苦，寒；清热燥湿，泻火解毒。枳实，苦、辛、酸，微寒；破气消积，化痰除痞。半夏，辛，温；燥湿化痰，降逆止呕，消痞散结。生姜，辛，微温；发汗解表，温中止呕，温肺止咳。大枣，甘，温；补中益气，养血安神，缓和药力。方中，堂愁、大黄为主药，以截疟、清热燥湿为主；黄芩、枳实为配药，以行气、泻火解毒为辅；半夏、生姜、大枣为引路药，全方共奏清热燥湿、驱邪截疟之功效。

【用法】水煎服。

【禁忌】孕妇禁用。

【注意事项】忌食辛辣油腻之物。

【献方者】陆龙璧。

【来源】《灌阳县验方秘方案编》。

【收集者与整理者】潘雪萍、付海霞。

【采集地】桂林市灌阳县。

【民间秘方】常山 24 克，大枣 180 克。

【功效】补气养血截疟。

【方解】本方为瑶医经验方。常山为主药，苦、辛，寒；有毒；涌吐痰涎，截疟。大枣为配药，甘，温；补中益气，养血安神，缓和药力。主药、配药结合使全方盈亏平衡，共奏补气养血截疟之功效。

【用法】水煎服。

【禁忌】孕妇禁用。

【注意事项】常山有毒，如有不适，立即停止用药。

【献方者】胡继荣。

【来源】《灌阳县验方秘方案编》。

【收集者与整理者】潘雪萍、付海霞。

【采集地】桂林市灌阳县。

【民间秘方】堂愁 18 克，前胡 12 克，陈皮 9 克，苍术 12 克，白术 12 克，茯苓 12 克，铜亮 9 克，羌活 12 克，川芎 9 克，桔梗 12 克，枳壳 12 克，甘草 6 克，大枣 12 克，生姜 3 片。

【功效】清热燥湿截疟、行气活血止泻。

【方解】堂愁，苦、辛，微寒；疏散退热，疏肝解郁，升举阳气，清胆截疟。前胡，苦、辛，微寒；降气化痰，宣散风热。陈皮，辛，温；理气健脾，燥湿化痰。苍术，辛、苦，温；燥湿健脾，祛风湿，发汗解表。白术，辛、甘，温；补气健脾，燥湿利水。茯苓，甘、淡，平；利水渗湿，健脾安神。铜亮，甘、淡，平；燥湿，行气，消积，平喘。羌活，辛、苦，温；发散风寒，胜湿止痛。川芎，辛，温；活血，行气，止痛。桔梗，苦、辛，平；开宣肺气，祛痰排脓，利咽。枳壳，苦、辛、酸，微寒；理气宽胸，行滞消积。甘草，甘，平；益气补中，清热解毒，祛痰止咳，缓急止痛，调和诸药。大枣，甘，温；补中益气，养血安神，缓和药。生姜，辛，微温；发汗解表，温中止呕，温肺止咳。方中，堂愁、前胡为主药，以截疟为主；陈皮、苍术、白术、茯苓、铜亮、羌活、川芎、桔梗、枳壳为配药，以燥湿止泻、活血行气为辅；甘草、大枣、生姜为引路药，平衡药力，引领以上各药循入肺脏直达病所。全方共奏清热燥湿截疟、行气活血止泻之功效。

【用法】水煎服。

【禁忌】孕妇禁用。

【注意事项】忌食辛辣油腻之物。

【献方者】胡继荣。

【来源】《灌阳县验方秘方案编》。

【收集者与整理者】潘雪萍、付海霞。

【采集地】桂林市灌阳县。

【民间秘方】常山（酒炒）12 克，当归 12 克，广木香 3 克。

【功效】清热解毒，驱邪截疟。

【方解】常山，苦、辛，寒；有毒；涌吐痰涎，截疟。当归，甘、辛，温；补血活血。广木香，辛、微苦，温；行气，调中，止痛。全方共奏清热解毒、驱邪截疟之功效。

【用法】酒煎空腹服。

【禁忌】孕妇禁用。

【注意事项】忌食辛辣油腻之物。

【献方者】胡继荣。

【来源】《灌阳县验方秘方案编》。

【收集者与整理者】潘雪萍、付海霞。

【采集地】桂林市灌阳县。

【民间秘方】水鸭子胆适量。

【功效】清热解毒，驱邪截疟。

【方解】水鸭子胆，苦，寒；有小毒；清热解毒，驱邪截疟，止痢。

【用法】冲酒服。

【禁忌】孕妇禁用。

【注意事项】忌食辛辣油腻之物。

【献方者】段吉和。

【来源】《灌阳县验方秘方案编》。

【收集者与整理者】潘雪萍、付海霞。

【采集地】桂林市灌阳县。

【民间秘方】莲子蒿 15 克，路边金 15 克，金银花 10 克，黄花草 20 克。

【功效】清热解毒、祛湿截疟。

【方解】莲子蒿，苦，寒；清热解毒祛湿。路边金，苦、辛，凉；利湿，清热，解毒，祛风。金银花，甘，寒；清热解毒，疏散风热。黄花草，甘、淡，凉；清热解毒，消肿止痛，疏风散寒，散瘀消肿。方中，莲子蒿、路边金为主药，以清热、解毒、祛湿、截疟为主；金银花、黄花草为配药，以清热解毒为辅，加强主药药效。全方共奏清热解毒、祛湿截疟之功效。

【用法】与鸡蛋煮食，每日 1 次，连食 3 日。

【禁忌】孕妇禁用。

【注意事项】忌食辛辣油腻之物。

【献方者】陆林元。

【来源】《灌阳县验方秘方案编》。

【收集者与整理者】潘雪萍、付海霞。

【采集地】桂林市灌阳县。

⟨16⟩

【民间秘方】桃树根 15 克，刺黄柏 10 克，竹叶 15 克。

【功效】清热解毒，活血截疟。

【方解】桃树根，苦，平；活血化瘀，凉血止血。刺黄柏，苦，寒；清热燥湿，泻火解毒。竹叶，甘、淡，寒；清热除烦，生津，利尿。全方共奏清热解毒、活血截疟之功效。

【用法】水煎，用热气熏眼。

【注意事项】禁内服，忌食辛辣油腻之物。

【献方者】童上新。

【来源】《灌阳县验方秘方案编》。

【收集者与整理者】潘雪萍、付海霞。

【采集地】桂林市灌阳县。

【民间秘方】野茄子 20 克，黑九牛 15 克，堂愁 10 克。

【功效】祛湿解毒。

【方解】野茄子，苦，寒；属打药；泻下，解毒，散瘀。黑九牛，辛、咸，温；属风打相兼药；祛风除湿，通络止痛，利尿消肿。堂愁，苦、辛，微寒；疏散退热，疏肝解郁，升举阳气，清胆截疟。全方共奏祛湿解毒之功效。

【用法】水煎服。

【注意事项】忌食辛辣油腻之物。

【献方者】王松舟。

【来源】《灌阳县验方秘方案编》。

【收集者与整理者】潘雪萍、付海霞。

【采集地】桂林市灌阳县。

【民间秘方】堂愁 6 克，草果 9 克，陈皮 9 克，党参 18 克，黄芪 12 克，当归 12 克，白芍 9 克，甘草 6 克，生姜 2 片，大枣 3 枚。

【功效】清热解毒，驱邪截疟。

【方解】堂愁，苦、辛，微寒；疏散退热，疏肝解郁，升举阳气，清胆截疟。草果，甘，平；燥湿散寒，除痰截疟。陈皮，辛，温；理气健脾，燥湿化痰。党参，甘，平；健脾益肺，养血生津。黄芪，甘，温；补气升阳，益卫固表，利水消肿，托疮生肌。当归，甘、辛，温；补血活血。白芍，苦、酸，微寒；柔肝止痛，平抑肝阳。甘草，甘，平；益气补中，清热解毒，祛痰止咳，缓急止痛，调和诸药。生姜，辛，微温；发汗解表，温中止呕，温肺止咳。大枣，甘，温；补中益气，养血安神，缓和药。方中，堂愁、草果、陈皮为主药，以截疟、燥湿为主；党参、黄芪、当归、白芍为配药，以补益气血为辅；甘草、生姜、大枣为引路药，调和诸药。全方共奏燥湿截疟、补益气血之功效。

【用法】水煎服。

【禁忌】孕妇禁用。

【注意事项】忌食辛辣油腻之物。

【献方者】胡定国。

【来源】《灌阳县验方秘方案编》。

【收集者与整理者】潘雪萍、付海霞。

【采集地】桂林市灌阳县。

【民间秘方】草果 9 克，常山 12 克，槟榔 6 克，石菖蒲 9 克，铜亮 18 克，知母 12 克，黄芩 12 克，甘草 9 克，大枣 9 克。

【功效】理气燥湿，泻火截疟。

【方解】草果，甘，平；燥湿散寒，除痰截疟。常山，苦、辛，寒；有毒；涌吐痰涎，截疟。槟榔，甘，平；驱虫消积，行气利水。石菖蒲，辛、苦，温；开窍宁神，化湿和胃。铜亮，甘、淡，平；燥湿，行气，消积，平喘。知母，苦、甘，寒；清热泻火，滋阴润燥。黄芩，苦，寒；清热燥湿，泻火解毒，止血。甘草，甘，平；益气补中，清热解毒，祛痰止咳，缓急止痛，调和诸药。大枣，甘，温；补中益气，养血安神。方中，草果、常山、槟榔、石菖蒲、铜亮为主药，以燥湿、行气、截疟为主；知母、黄芩为配药，以泻火解毒为辅；甘草、大枣为引路药，调和诸药，使全方共奏理气燥湿、泻火截疟之功效。

【用法】水煎服。

【禁忌】孕妇禁用。

【注意事项】忌食辛辣油腻之物。

【献方者】时修生。

【来源】《灌阳县验方秘方案编》。

【收集者与整理者】潘雪萍、付海霞。

【采集地】桂林市灌阳县。

20

【民间秘方】常山 18 克，草果 9 克，天花粉 12 克，陈皮 9 克，铜亮 9 克，甘草 6 克，大枣 9 克。

【功效】清热祛湿，除痰截疟。

【方解】常山，苦、辛，寒；有毒；截疟。草果，甘，平；燥湿散寒，除痰截疟。天花粉，甘、微苦，微寒；清热泻火，生津止渴，消肿排脓。陈皮，辛，温；理气健脾，燥湿化痰。铜亮，甘、淡，平；燥湿，行气，消积。甘草，甘，平；益气补中，清热解毒，缓急止痛，调和诸药。大枣，甘，温；补中益气，养血安神。方中，常山、草果为主药，以除痰截疟为主；天花粉、陈皮、铜亮为配药，以为清热、祛湿、生津为辅；甘草、大枣为引路药，调和诸药，使全方共奏清热祛湿、除痰截疟之功效。

【用法】水煎服。

【禁忌】孕妇禁用。

【注意事项】忌食辛辣油腻之物。

【献方者】许兴发。

【来源】《灌阳县验方秘方案编》。

【收集者与整理者】潘雪萍、付海霞。

【采集地】桂林市灌阳县。

腰椎结核 / 改碰及

【民间秘方】刺五加 20 克，桑寄生 20 克，杉寄生 20 克，花斑竹 15 克，木姜树 15 克，九节风 20 克，五爪风 15 克，牛尾菜 15 克，牛膝 10 克，杜仲 15 克。

【功效】补益肝肾，通络止痛。

【方解】刺五加，辛、苦，温；健脾益气，补肾强腰，养心安神，化痰平喘。桑寄生，苦、甘，平；祛风湿，益肝肾，强筋骨。杉寄生，甘、苦，平；止咳散瘀，理气止痛，活血化瘀。花斑竹，苦，凉；属风打相兼药；清热利湿，止咳化痰，凉血止血，散瘀定痛。木姜树，辛，温；祛风散寒止痛。九节风，苦、涩、辛，凉；属打药；清热解毒，祛风除湿，消肿止痛，杀菌。五爪风，甘，微温；健脾补肺，行气利湿。牛尾菜，甘、微苦，平；舒筋活络，补气活血。牛膝，苦、酸、甘，平；活血通经，补肝肾，强筋骨，引火（血）下行，利尿通淋。杜仲，甘，温；补肝肾，强筋骨。方中，刺五加、桑寄生、杉寄生、花斑竹为主药，以补益肝肾为主；木姜树、九节风、五爪风为配药，以通络止痛为辅；牛尾菜、牛膝、杜仲为引路药，前一味平衡补益肝肾、通络止痛药力，后二味引领以上各药循入脏腑直达病所。全方共奏补益肝肾、通络止痛之功效。

【用法】水煎服。

【注意事项】忌食辛辣油腻之物。

【献方者】赵衷民。

【来源】未出版的资料。

【收集者与整理者】石泽金、李幸。

【采集地】来宾市金秀瑶族自治县三江乡大磨屯。

小儿淋巴结结核 / 谷娃将劳

【民间秘方】毛慈姑 6 克，浙贝母 6 克，三叶青 10 克，青木香 2 克，石斛 3 克。

【功效】清热消肿。

【方解】毛慈姑，甘、微辛，凉；清热解毒，化痰散结。浙贝母，苦，寒；清热散结，化痰止咳。三叶青，苦，寒；清热解毒。青木香，酸、甘，微温；行气止痛，解毒消肿。

石斛，甘，微寒；养阴清热，益胃生津。方中，毛慈姑、浙贝母为主药，以化痰散结为主；三叶青、石斛为配药，以清热解毒为辅；青木香为引路药，解毒消肿。全方共奏清热解毒之功效。

【用法】水煎服，视小儿年龄、病情等服用。

【注意事项】禁止大剂量服用，忌食辛辣油腻之物。

【献方者】黄韬。

【来源】未出版的资料。

【收集者与整理者】李幸、李颖。

第十七章　血液科疾病

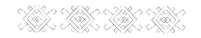

白血病 / 蒋别别

1

【民间秘方】小蓟 250 克，蒲公英 250 克，生地黄 50 克，白花蛇舌草 60 克，半枝莲 25 克。

【功效】清热解毒，补虚抗癌。

【方解】小蓟，甘、苦，凉；凉血止血，散瘀解毒消肿。蒲公英，苦、甘，寒；清热解毒。生地黄，甘、苦，寒；清热凉血，养阴生津。白花蛇舌草，苦、甘，寒；清热解毒消痈，利湿通淋。半枝莲，辛、苦，寒；清热解毒，散瘀止血，利水消肿。方中，小蓟、蒲公英为主药，以清热解毒、凉血散瘀为主；生地黄、白花蛇舌草、半枝莲为配药，以清热养阴、散瘀消痈为辅。全方共奏清热解毒、补虚抗癌之功效。

【用法】水煎，每日或隔日 1 剂，分 3 次服，1 个月为 1 个疗程，连用 1～4 个疗程。

【禁忌】孕妇禁用。

【注意事项】忌食辛辣油腻之物。

【献方者】袁家勋。

【来源】未出版的资料。

【收集者与整理者】李幸、邵金宝。

【采集地】桂林市灌阳县西山乡。

2

【民间秘方】韭菜 300 克，鹅血 200 毫升。

【功效】补虚抗癌。

【方解】本方为瑶医药膳方。韭菜为主药，辛，温；补肾温阳，益肝健胃，行气活血。鹅血为配药，咸，寒；益气补虚，散血解毒，健脾开胃。全方共奏补虚抗癌之功效。

【用法】将韭菜洗干净，与鹅血煮汤，连服 3～5 次，每日或隔日 1 次。

【禁忌】孕妇禁用。

【注意事项】忌食辛辣油腻之物。

【献方者】袁家勋。

【来源】未出版的资料。

【收集者与整理者】李幸、邵金宝。

【采集地】桂林市灌阳县西山乡。

【民间秘方】花斑竹 30 克，半枝莲 20 克，白花蛇舌草 20 克，九层风 30 克，岩石羊 60 克，花生衣 3 克。

【功效】补虚抗癌。

【方解】花斑竹，苦，凉；属风打相兼药；清热利湿，凉血止血，散瘀定痛。半枝莲，辛、苦，寒；清热解毒，散瘀止血，利水消肿。白花蛇舌草，苦、甘，寒；清热解毒消痈，利湿通淋。九层风，微苦、甘、涩，平；属风药；活血补血，通络，祛风除湿。岩石羊，苦、甘，平；养血止血，祛风除湿，通经活络。花生衣，甘、微苦、涩，平；散瘀消肿，凉血止血。方中，花斑竹、半枝莲、白花蛇舌草、九层风为主药，以活血散瘀、清热解毒为主；岩石羊、花生衣为配药，以养血止血、散瘀消肿为辅。全方共奏补虚抗癌之功效。

【用法】水煎，每日 1 剂，分 3 次服，10 ～ 15 日为 1 个疗程。

【禁忌】孕妇禁用。

【注意事项】忌食辛辣油腻之物。

【献方者】梁安生。

【来源】未出版的资料。

【收集者与整理者】李幸、邵金宝。

【采集地】桂林市灌阳县西山乡。

紫癜 / 蒋肉便纪别

1

【民间秘方】羊蹄根 65 克，生地黄 35 克，金银花 15 克，茵陈 15 克，紫草 10 克，元林咪 10 克，血余炭 10 克。

【功效】凉血消斑，收敛止血。

【方解】羊蹄根，苦，寒；清热解毒，凉血止血。生地黄，甘、苦，寒；清热凉血，养阴生津。金银花，甘，寒；清热解毒，疏散风热。茵陈，苦、辛，寒；清利湿热，利胆退黄。紫草，甘、咸，寒；凉血止血散瘀。元林咪，苦，寒；清热燥湿，泻火解毒。血余炭，辛，温；收敛止血，化瘀，利尿。全方共奏凉血消斑、收敛止血之功效，对血小板减少性紫癜有较好疗效。

【用法】水煎服。

【禁忌】孕妇禁用。

【注意事项】忌食辛辣油腻之物。

【献方者】袁家勋。

【来源】未出版的资料。

【收集者与整理者】李幸、邵金宝。

【采集地】桂林市灌阳县西山乡。

2

【临床验方】水牛角30～50克。

【功效】清热解毒，凉血消斑。

【方解】水牛角，甘，微寒；清热凉血，解毒消斑，对热毒内盛、热毒迫血妄行的皮下出血、过敏性紫癜有较好疗效。

【用法】水煎。每日1剂，分2～3次服，每次200毫升。

【禁忌】孕妇、脾胃虚者慎用。

【注意事项】禁食各种容易过敏的食物。

【来源】瑶医药秘方、验方数据库。

【收集者与整理者】李彤、闫国跃、覃枫。

【采集地】广西中医药大学瑶医药学院。

3

【临床验方】仙鹤草60克。

【功效】补气摄血。

【方解】仙鹤草，苦、涩，平；收敛止血，补虚，止痢，对中焦气虚出血可起到补气摄血的作用。

【用法】水煎，每日1剂，分2～3次服，每次200毫升。

【禁忌】非出血不止者禁用。

【注意事项】禁食各种容易过敏的食物。

【来源】瑶医药秘方、验方数据库。

【收集者与整理者】李彤、闫国跃、覃枫。

【采集地】广西中医药大学瑶医药学院。

【临床验方】双亮 60 克，黑芝麻 60 克，牡丹皮 30 克，大枣 15 枚。

【功效】补气摄血。

【方解】双亮，甘、苦，寒；发散风热，润肺止咳，平肝明目。黑芝麻，甘、涩，平；补肝肾，益精血，润肠燥。牡丹皮，苦、辛，寒；清热凉血，活血散瘀。大枣，甘，温；补中益气，养血安神，缓和药。全方共奏补气摄血之功效。对气虚血瘀型紫癜有较好疗效。

【用法】加水 1500 毫升，煎至 400 毫升，分 2 次服用，每日 1 剂，连服 3 ～ 7 天。

【禁忌】孕妇慎用。

【注意事项】禁止食用各种容易过敏的食物。

【来源】瑶医药秘方、验方数据库。

【收集者与整理者】李彤、闫国跃、覃枫。

【采集地】广西中医药大学瑶医药学院。

贫血 / 蒋肉便江

【临床验方】回血树 10 ～ 15 克。

【功效】活血补血。

【方解】本方为瑶医经验方。回血树，微苦、甘、涩，平；属风药；活血补血，对贫血有较好疗效。

【用法】炖肉服。

【注意事项】忌食辛辣油腻之物。

【献方者】赵唐斌。

【来源】未出版的资料。

【收集者与整理者】李珍清、李幸、王艺锦。

【采集地】贺州市中医医院名瑶医李珍清工作室。

【临床验方】何首乌 50 克。

【功效】补益精血。

【方解】何首乌，苦、甘、涩，微温；补益精血，固肾乌须，有较好的补血作用。

【用法】放在米饭上，两蒸两晒，晒干研末，早饭前冲服 3 克。

【禁忌】溏泄者忌服，湿痰者慎服。

【注意事项】切勿过度操劳，增强营养。何首乌忌铁器。

【来源】瑶医药秘方、验方数据库。

【收集者与整理者】李彤、闫国跃、覃枫。

【采集地】广西中医药大学瑶医药学院。

3

【临床验方】花生衣 30 克，大枣 10 枚，蜂蜜 15 克。

【功效】益气养血，收敛固摄。

【方解】花生衣，辛、苦，温；收敛止血。大枣，甘，温；补中益气，养血安神，缓和药性。蜂蜜，甘，平；补中缓急，润燥，解毒。花生衣可收敛止血，大枣、蜂蜜温中补虚，全方共奏益气养血、收敛固摄之功效，对慢性失血性贫血有一定疗效。

【用法】水煎服，每日 1 剂，20 日为 1 个疗程。

【注意事项】切勿过度操劳，增强营养。

【来源】瑶医药秘方、验方数据库。

【收集者与整理者】李彤、闫国跃、覃枫。

【采集地】广西中医药大学瑶医药学院。

4

【民间秘方】里矾炭 125 克，辛，温；伏龙肝（烧柴火的灶心红土）125 克，核桃仁 125 克，肉桂 30 克，朱砂 90 克，百草霜（常烧柴火的锅底黑末）90 克，大枣 125 克，蜂蜜 125 克。

【功效】温中止血，养血安神。

【方解】里矾炭，辛，温；止血。伏龙肝，辛，温；温中止血，止呕，止泻。核桃仁，甘，微寒；补肾益肺，纳气定喘，润肠通便。肉桂，辛、甘，大热；补火助阳，散寒止痛。朱砂，甘，微寒；有毒；清热解毒，镇心安神。百草霜，辛，温；止血，消积。大枣，甘，温；补中益气，养血安神，缓和药力。蜂蜜，甘，平；补中缓急，润燥，解毒。方中，里矾炭、伏龙肝为主药，以温中止血为主；核桃仁、肉桂、朱砂、百草霜为配药，以养血安神为辅；大枣、蜂蜜为引路药，平衡药力。全方共奏温中止血、养血安神之效。

【用法】将里矾、伏龙肝、核桃仁、朱砂、百草霜研粉过筛，加适量飞罗石混匀。大枣去核水煎（煎成约 500 克），同以上药物混合抓匀，炼蜜为丸（即再障丸），每丸重 3 克，每日早中晚饭后用开水送服 1 丸。重者用量酌加，坚持服药，勿中断，治愈后仍继续服用半年至一年巩固疗效。同时以鲜牛骨、羊骨炖汤混合服用效果更佳。

【注意事项】服药期间，忌食狗肉、马肉、无鳞鱼、绿豆及辛辣油腻之物。

【献方者】袁家勋。

【来源】未出版的资料。

【收集者与整理者】李幸、王艺锦。

【采集地】桂林市灌阳县西山乡。

第十八章　肿瘤科疾病

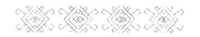

鼻咽癌 / 扑滚阿毒

①

【民间秘方】土茯苓 25 克，金银花 25 克，大黄 25 克，九里明 10 克，石菖蒲 10 克，白茅根 10 克，黄荆（叶、根）10 克，皂角刺 10 克，黄柏 10 克，牛膝 10 克，鲜怀山药 10 克，半枝莲 10 克。

【功效】散结消肿，补虚抗癌。

【方解】土茯苓，甘、淡、平；解毒利咽，通利关节。金银花，甘，寒；清热解毒，疏散风热。大黄，苦，寒；泻下攻积，清热泻火，止血，解毒，活血祛瘀，清泻湿热。九里明，苦，寒；清热解毒，清肝明目。石菖蒲，辛、苦，温；开窍宁神，化湿和胃。白茅根，甘，寒；凉血止血，清热利尿。黄荆（叶、根），苦、辛，平；清热利湿，解毒止痒。皂角刺，辛，温；消肿排脓，解毒杀虫。黄柏，苦，寒；清热燥湿，泻火解毒。牛膝，苦、酸、甘，平；清热解毒，活血散瘀，利水通淋。鲜怀山药，甘，平；益气养阴，补脾肺肾，固精止遗。半枝莲，辛、苦，寒；清热解毒，散瘀止血，利水消肿。方中，土茯苓、金银花、大黄为主药，以清热解毒为主；九里明、石菖蒲、白茅根、黄荆（叶、根）、皂角刺为配药，以清热利湿为辅；黄柏、牛膝、鲜怀山药、半枝莲为引路药，前二味平衡清热泻火、活血散瘀之药力，后二味引领以上各药循入脏腑直达病所。全方共奏散结消肿、补虚抗癌之功效。

【用法】水煎，每日 1 剂，分 3 次服，1 个月为 1 个疗程。

【禁忌】孕妇禁用。

【注意事项】忌食辛辣油腻之物。

【献方者】袁家勋。

【来源】未出版的资料。

【收集者与整理者】李幸、邵金宝。

【采集地】桂林市灌阳县西山乡。

【民间秘方】鸟不站根 25 克，破凉伞 25 克，石蒜 25 克，红蓖麻子 25 克。

【功效】活血止痛消肿。

【方解】鸟不站根，苦、涩，平；属打药；活血止痛，祛风除湿。破凉伞，辛，温；祛风通络，活血止痛。石蒜，辛，温；解毒消肿，杀虫。红蓖麻子，辛，温；有毒；消肿愈疮，润肠通便。方中，鸟不站、破凉伞为主药，以活血止痛、祛风除湿为主；石蒜、红蓖麻子为配药，以消肿止痛为辅。主药、配药结合使全方盈亏平衡，共奏活血止痛消肿之功效。

【用法】将各药洗干净晾干，加酒捣成糊状，外敷患处，用纱布覆盖固定，隔 2～3 日换药 1 次，药干燥后用酒浸润。

【禁忌】孕妇禁用。

【注意事项】忌食辛辣油腻之物。

【献方者】袁家勋。

【来源】未出版的资料。

【收集者与整理者】李幸、邵金宝。

【采集地】桂林市灌阳县西山乡。

3

【民间秘方】牛膝、桃仁、赤芍、红花、当归、防风、泽泻、金银花、芙蓉根、岩石羊、半枝莲各适量。

【功效】散结消肿，补虚抗癌。

【方解】牛膝，苦、酸、甘，平；清热解毒，活血散瘀，利水通淋。桃仁，苦、甘，平；活血祛瘀，润肠通便。赤芍，苦，微寒；清热凉血，祛瘀止痛。红花，甘、微苦，温；活血通经，祛瘀止痛。当归，甘、辛，温；补血，活血。防风，辛、甘，微温；祛风解表，祛湿止痛，止痉。泽泻，甘、淡，寒；利水渗湿，泻热。金银花，甘，寒；清热解毒，疏散风热。芙蓉根，辛、微苦，凉；清热解毒，凉血消肿。岩石羊，苦、甘，平；养血止血，祛风除湿，通经活络。半枝莲，辛、苦，寒；清热解毒，散瘀止血，利水消肿。方中，牛膝、桃仁、赤芍、红花、当归为主药，以活血散瘀为主；防风、泽泻为配药，以祛风除湿为辅；金银花、芙蓉根、岩石羊、半枝莲为引路药，前三味平衡活血化瘀、清热解毒之药力，后一味引领以上各味药循入脏腑直达病所。全方共奏散结消肿、补虚抗癌之功效。

【用法】水煎，每日 1 剂，分 3 次服，1 个月为 1 个疗程。

【禁忌】孕妇禁用。

【注意事项】忌食辛辣油腻之物。

【献方者】袁家勋。

【来源】未出版的资料。

【收集者与整理者】李幸、邵金宝。

【采集地】桂林市灌阳县西山乡。

4

【民间秘方】独角莲 15 克。

【功效】散结消肿抗癌。

【方解】本方为瑶医经验单方，药专力宏。独角莲，苦，寒；有小毒；祛风止惊，解毒散结，抗癌。

【用法】外用，将药研末后兑酒成糊状，外敷患处，每日换药 5 ～ 6 次。

【禁忌】孕妇禁用。

【注意事项】忌食辛辣油腻之物。

【献方者】袁家勋。

【来源】未出版的资料。

【收集者与整理者】李幸、邵金宝。

【采集地】桂林市灌阳县西山乡。

5

【民间秘方】白花蛇舌草、蛇莓、半枝莲各 30 克。

【功效】散结消肿，补虚抗癌。

【方解】白花蛇舌草，苦、甘，寒；清热解毒消痈，利湿通淋。蛇莓，甘、苦，寒；清热解毒，凉血止血，散瘀消肿。半枝莲，辛、苦，寒；清热解毒，散瘀止血，利水消肿。全方共奏散结消肿、补虚抗癌之功效。

【用法】水煎，每日 1 剂，分 3 次服，15 日为 1 个疗程。另配外用药破凉伞 30 克、老虎芋 30 克，与酒磨成糊状涂擦患处，前 2 日每日涂擦 7 ～ 10 次，第 3 日起每日涂擦 3 ～ 4 次，连涂 15 日。

【禁忌】孕妇禁用。

【注意事项】忌食辛辣油腻之物。

【献方者】盘瑞祥。

【来源】未出版的资料。

【收集者与整理者】李幸、邵金宝。

【采集地】桂林市灌阳县西山乡。

食管癌 / 刚吴阿毒

【临床验方】猕猴桃根 180 克，白酒 1000 克。

【功效】消肿散结。

【方解】本方为瑶医经验方。猕猴桃根为主药，酸、微甘、凉；有小毒；清热，利尿，活血，消肿散结。白酒为引路药，甘、苦、辛，温；通血脉，行药势。全方共奏软坚散结之功效，对食管癌有一定疗效。

【用法】猕猴桃根切碎，密封浸于白酒中，常晃动，15 日后饮用，每日 2 次，每次 15 毫升。

【注意事项】忌食辛辣油腻之物。

【来源】瑶医药秘方、验方数据库。

【收集者与整理者】李彤、闫国跃、文嵚。

【采集地】广西中医药大学瑶医药学院。

【临床验方】海藻 30 克，水蛭 6 克，黄酒适量。

【功效】软坚散结，破血逐瘀。

【方解】本方为瑶医经验方。海藻为主药，咸，寒；消痰软坚，利水消肿。水蛭为配药，咸、苦，平；有小毒；破血逐瘀消症。黄酒为引路药，甘、苦、辛，温；辛散温通，行气活血。全方共奏软坚散结、破血逐瘀之功效。

【用法】共研细末，每次 6 克，黄酒送服，每日 2 次，连用 1 ～ 2 个月。

【注意事项】忌食辛辣油腻之物。

【来源】瑶医药秘方、验方数据库。

【收集者与整理者】李彤、闫国跃、文嵚。

【采集地】广西中医药大学瑶医药学院。

【临床验方】夜明砂 60 克，牛黄 3 克，麝香 1 克，白酒 500 毫升。

【功效】消肿解毒，活血通络。

【方解】本方为瑶医经验方。夜明砂，辛，寒；清肝明目，散瘀消积。牛黄，甘，凉；息风止痉，化痰开窍，清热解毒。麝香，辛，温；开窍醒神，活血痛经，止痛。白酒，甘、苦、辛，温；辛散温通，行气活血。方中，夜明砂为主药，以散瘀消积为主；牛黄、麝香为配药，以开窍、解毒、止痛为辅；白酒为引路药，引领以上各药循入脏腑直达病所。全方共奏消肿解毒、活血通络之功效。

【用法】前三味浸入白酒中密封 15 日，滤取药酒饮服。

【禁忌】孕妇禁用。

【注意事项】忌食辛辣油腻之物。

【来源】瑶医药秘方、验方数据库。

【收集者与整理者】李彤、闫国跃、文欷。

【采集地】广西中医药大学瑶医药学院。

肺癌 / 泵阿毒

1

【民间秘方】七叶一枝花 30 克，全瓜蒌 30 克，半夏 12 克，贝母 20 克，石见穿 30 克，石打穿 30 克，生牡蛎 30 克，猫爪草 15 克，蜈蚣 6 克，鱼腥草 30 克，夏枯草 30 克，百部 15 克，紫菀 15 克，十涯磨 12 克，麦冬 12 克，杏仁 9 克，女贞子 12 克，太子参 12 克，沙参 30 克，黄芪 30 克，白术 15 克，茯苓 20 克，陈皮 12 克，砂仁 10 克，鸡内金 12 克，甘草 6 克，八月札 15 克。

【功效】益气养阴，软坚散结，止咳化痰，清热解毒。

【方解】七叶一枝花，苦，微寒；有小毒；清热解毒，消肿止痛。全瓜蒌，甘、微苦，凉；清热化痰，利气宽胸，散结消痈，润燥滑肠。半夏，辛，温；燥湿化痰，降逆止呕，消痞散结。贝母，咸，寒；清化热痰，润肺止咳，散结消肿。石见穿，辛、苦，微寒；活血化瘀，清热利湿，散结消肿。石打穿，苦，平；清热解毒，凉血平肝，利水消肿，散结。生牡蛎，辛，温；有毒；平肝潜阳，软坚散结，收敛固涩。猫爪草，甘、辛，微温；化痰散结，解毒消肿。蜈蚣，甘、微苦，平；攻毒散结，通络止痛。鱼腥草，辛，微寒；清热解毒，消痈排脓，利尿通淋。夏枯草，辛、苦，寒；清肝泻火，明目，散结消肿。百部，苦、甘，微温；润肺下气止咳。紫菀，辛、苦，温；润肺下气，化痰止咳。十涯磨，甘，平；养阴润燥，清火，生津。麦冬，甘、微苦，微寒；养阴润肺，益胃生津，清心除烦。杏仁，苦，微温；有小毒；止咳平喘，润肠通便。女贞子，甘、苦，凉；补肝肾阴，乌须明目。太子参，甘，平；补气生津。沙参，甘，寒；养阴清肺，祛痰，益气。黄芪，甘，温；补气升阳，益卫固表，利水消肿，托疮生肌。白术，辛、甘，温；补气健脾，燥湿利水，固表止汗。茯苓，甘、淡，平；利水渗湿，健脾安神。陈皮，辛，温；理气健脾，燥湿化痰。砂仁，甘、淡，平；化湿开胃，温脾止泻，理气安胎。鸡内金，甘，平；消食健胃。甘草，甘，平；益气补中，清热解毒，祛痰止咳，缓急止痛，调和诸药。八月札，苦，凉；利湿，通乳，解毒，止痛。方中，七叶一枝花、全瓜蒌、半夏、贝母、石见穿、石打穿、生牡蛎、猫爪草、蜈蚣、鱼腥草、夏枯草为主药，以消肿散结为主；百部、紫菀、十涯磨、麦冬、杏仁为配药，以清肺止咳为辅；女贞子、太子参、沙参、黄芪、白术、茯苓、陈皮、砂仁、鸡内金、甘草、八月札为引路药，前九味健脾补气，平衡消肿散结与清肺止咳之药力，后二味调和诸药，缓急止痛。全方共奏益气养阴、软坚散结、止咳化痰、清热解毒之功效。

【用法】水煎，每日 1 剂，分 3 ～ 5 次服。

【禁忌】孕妇禁用。

【注意事项】忌食辛辣油腻之物。

【献方者】谭雪征。

【来源】未出版的资料。

【收集者与整理者】李幸、李颖。

【采集地】广西都安振泉制药有限公司。

【临床验方】猫爪草 20 克，白毛英 15 克，石猴子 15 克，虎刺 20 克，七枝莲 15 克，山慈菇 13 克，黄龙退壳 20 克，百部 15 克，百合 15 克，十涯磨 15 克，青天葵 10 克。

【功效】宣肺散结。

【方解】猫爪草，甘、辛，微温；化痰散结，解毒消肿。白毛英，甘、苦，寒；清热解毒，祛风利湿，化瘀。石猴子，苦，寒；清热解毒。虎刺，甘、苦，平；祛风利湿，活血止痛。七枝莲，苦，微寒；有小毒；清热解毒，散瘀消肿，祛痰，平喘，止血。山慈菇，甘、微辛，凉；清热解毒，消痈散结。黄龙退壳，微苦，平；止咳化痰，祛风利湿，散瘀止痛。百部，苦、甘，微温；润肺下气止咳。百合，甘，凉；养阴润肺止咳，清心安神。十涯磨，甘，平；养阴润燥，清火，生津。青天葵，苦、甘，平；清肺止咳，健脾消积，镇静止痛，清热解毒，散瘀消肿。方中，猫爪草、白毛英、石猴子为主药，以化痰散结为主；虎刺、七枝莲、山慈菇、黄龙退壳、百部、百合、十涯磨、青天葵为配药，前四味活血散瘀，后四味清肺止咳。全方共奏宣肺散结之功效。

【用法】水煎，每日 1 剂，分 3 次服。

【禁忌】孕妇禁用。

【注意事项】忌食辛辣油腻之物。

【献方者】赵进周。

【来源】未出版的资料。

【收集者与整理者】李幸、李颖。

【采集地】来宾市金秀瑶族自治县瑶医医院。

【临床验方】十大功劳 20 克，七枝莲 15 克，十涯磨 15 克，川贝母 13 克，青天葵 10 克，半枝莲 20 克，山慈菇 13 克，穿破石 20 克，囊把台 13 克，冈楚 10 克。

【功效】宣肺散结。

【方解】十大功劳，苦，寒；清热燥湿，泻火解毒。七枝莲，苦，微寒；有小毒；清热解毒，散瘀消肿，祛痰，平喘，止血。十涯磨，甘，平；养阴润燥，清火，生津。川贝母，苦、甘，微寒；清化热痰，润肺止咳，散结消肿。青天葵，苦、甘，平；清肺止咳，健脾消积，镇静止痛，清热解毒，散瘀消肿。半枝莲，辛、苦，寒；属打药；清热解毒，散瘀止血，消肿止痛，抗癌。山慈菇，甘、微辛，凉；清热解毒，消痈散结。穿破石，淡、微苦，凉；属风打相兼药；清热，利水，祛风除湿，消肿止痛，化痰止咳。囊把台，甘、微苦，寒；燥湿化痰，祛风解痉，外用消肿止痛。冈楚，甘、咸，温；益气补中，清热解毒，祛痰止咳，缓急止痛，调和诸药。方中，十大功劳、七枝莲、十涯磨、川贝母、青天葵为主药，以化痰止咳平喘为主；半枝莲、山慈菇、穿破石、囊把台、冈楚为配药，主打盈以散瘀消肿之效。全方共奏宣肺散结之功效。

【用法】水煎，每日 1 剂，分 3 次服。

【禁忌】孕妇禁用。

【注意事项】忌食辛辣油腻之物。

【献方者】赵进周。

【来源】未出版的资料。

【收集者与整理者】李幸、李颖。

【采集地】来宾市金秀瑶族自治县瑶医医院。

4

【临床验方】七叶一枝花 25 克，夏枯草 50 克，山豆根 25 克。

【功效】清热解毒，化痰散瘀，止咳平喘。

【方解】七叶一枝花为主药，苦，微寒；有小毒；属风打相兼药；清热解毒，散瘀止痛，化痰止咳、平喘镇痉。夏枯草为配药，辛、苦，寒；清肝泻火，明目，散结消肿。山豆根为引路药，甘、酸、涩，凉；清热解毒，利咽消肿。全方共奏清热解毒、化痰散瘀、止咳平喘之功效。

【用法】水煎，每日 1 剂，分 2 次服。

【注意事项】忌食辛辣油腻之物。

【献方者】蒋运扬。

【来源】未出版的资料。

【收集者与整理者】李珍清、李幸、王艺锦。

【采集地】贺州市中医医院名瑶医李珍清工作室。

胃癌 / 扑阿毒

【民间秘方】鲜桑白皮 40 克，醋 150 克。

【功效】健脾和胃，补虚抗癌。

【方解】本方为瑶医经验方。鲜桑白皮为主药，甘，寒；泻肺平喘，利水消肿。醋为配药，酸，平；疏肝行气，活血散结。全方共奏健脾和胃、补虚抗癌之功效。

【用法】将鲜桑白皮切碎，加醋泡 1 小时后加白糖调味，分 2 ～ 3 次服，1 个月为 1 个疗程。

【禁忌】孕妇禁用。

【注意事项】忌食辛辣油腻之物。

【献方者】袁家勋。

【来源】未出版的资料。

【收集者与整理者】李幸、邵金宝。

【采集地】桂林市灌阳县西山乡。

肝癌 / 蓝补阿毒

【民间秘方】七叶一枝花、地龙各适量。

【功效】清热解毒，消肿止痛。

【方解】本方为瑶医经验方。七叶一枝花为主药，苦，微寒；有小毒；清热解毒，消肿止痛。地龙为配药，咸，寒；清热息风，通络，平喘，利尿。全方共奏清热解毒，消肿止痛之功效。

【用法】打粉后醋调糊状外，敷肝区及脐周。

【注意事项】禁内服，如有不适立即停用。

【献方者】黄韬。

【来源】未出版的资料。

【收集者与整理者】李幸、李颖。

【采集地】桂林市灌阳县大市场。

❷

【民间秘方】刺元林咪、血风、茵陈、双蝴蝶、细叶元林咪、金线莲、九牛之力、黄花参、香草各适量。

【功效】疏肝利胆，软坚散结，解毒通腑。

【方解】刺元林咪，苦，寒；清热，消肿止痛。血风，苦、微辛，温；属风打相兼药；祛风活络，消肿止痛，生肌止血。茵陈，苦、辛，寒；清利湿热，利胆退黄。双蝴蝶，甘、苦，寒；清热解毒。细叶元林咪，苦，寒；清热燥湿，泻火解毒。金线莲，甘，平；清热凉血，祛风利湿，强心利尿，固肾平肝。九牛之力，甘、淡，平；健脾胃，强筋骨。黄花参，甘、微苦，平；属风药；滋补肝肾，养血健脾利湿。香草，辛，平；驱虫，安神。方中，刺元林咪、血风为主药，风打兼施，以消肿止痛为主。茵陈、双蝴蝶、细叶元林咪、金线莲为配药，前一味利湿退黄，后三味清热解毒；九牛之力、黄花参、香草亦为配药，前二味以风亏之，健脾，后一味安神。全方共奏疏肝利胆、软坚散结、解毒通腑之功效。

【用法】水煎，每日1剂，分3～4次服。

【禁忌】孕妇禁用。

【注意事项】忌食辛辣油腻之物。

【献方者】赵有福。

【来源】未出版的资料。

【收集者与整理者】李海强、李幸、李颖。

【采集地】贺州市八步区黄洞乡黄洞村。

❸

【民间秘方】三姐妹、茵陈、肿瘤藤、半枝莲、七叶一枝花、虎刺、山楂、金线莲、奶参、灵芝、松树寄生各18～30克。

【功效】疏肝利胆，软坚散结，解毒止痛。

【方解】本方为瑶医经验方。三姐妹，甘、微苦，凉；属风打相兼药；清热解毒，利湿疏肝。茵陈，苦、辛，寒；清利湿热，利胆退黄。肿瘤藤，微甘、微寒；属风打相兼药；化痰止咳，清热消肿，散结，活血，抗癌。半枝莲，辛、苦，寒；属打药；清热解毒，散

中国瑶医秘验方

瘀止血，消肿止痛，抗癌。七叶一枝花，苦，微寒；有小毒；清热解毒，消肿止痛。虎刺，辛，温；属打药；清热解毒，祛风利湿，活血，止痛，化瘀。山楂，酸、甘，微温；消食化积，行气散瘀。金线莲，甘，平；清热凉血，祛风利湿，强心利尿，固肾平肝。奶参，甘、辛，平；滋补强壮，排脓解毒，祛痰。灵芝，甘，平；安神补虚，祛痰止咳。松树寄生，苦、甘，平；止痛，祛风除湿。全方共奏疏肝利胆、软坚散结、解毒止痛之功效。

【用法】水煎，每日 1 剂，分 3 ～ 4 次服。

【禁忌】孕妇禁用。

【注意事项】忌食辛辣油腻之物。

【献方者】赵有财。

【来源】未出版的资料。

【收集者与整理者】李海强、李幸、李颖。

【采集地】贺州市八步区黄洞乡山岐村。

【民间秘方】大叶金钱风 60 克，剪刀槁 30 克，通城虎 4 克，地龙 6 克，壁虎 1 只，铜钻 30 克，白九牛 20 克，橄榄根 30 克，山乌龟 6 ～ 12 两，白花羊牯柴 30 克。

【功效】软坚散结，退黄利水，抗癌止痛。

【方解】大叶金钱风，甘、淡，平；清热利湿，消肿解毒，利水通淋。剪刀槁，苦，寒；清热解毒。通城虎，苦、辛，温；有小毒；解毒消肿，祛风镇痛，行气止咳。地龙，咸，寒；清热息风，通络，平喘，利尿。壁虎，咸，寒；祛风，活络，散结。铜钻，甘、淡，平；属风打相兼药；清热解毒，祛风除湿，通经活血。白九牛，微苦、涩，平；属风打相兼药；祛风止痛，舒筋活络，消肿散毒，清热利尿。橄榄根，苦，寒；祛风湿，舒筋络，利咽喉。山乌龟，苦，微寒；散瘀止痛，清热解毒。白花羊牯柴，苦、微涩，平；清热凉血，消肿止痛，活血散瘀，舒筋活络。方中，大叶金钱风、剪刀槁为主药，以消肿解毒为主；通城虎、地龙、壁虎、铜钻、白九牛、橄榄根、山乌龟、白花羊牯柴为配药，前六味风打兼施以祛风，后二味散瘀止痛。全方共奏软坚散结、退黄利水、抗癌止痛之功效。

【用法】水煎，每日 1 剂，分 3 ～ 4 次服。

【禁忌】孕妇禁用。

【注意事项】忌食辛辣油腻之物。

【献方者】左有花。

【来源】未出版的资料。

【收集者与整理者】李海强、李幸、李颖。

【采集地】贺州市平桂区黄田镇。

【民间秘方】半枝莲、半边莲、绣花针、茵陈、山栀子、红豆杉根各适量。

【功效】疏肝利胆，清热解毒。

【方解】本方为瑶医经验方。半枝莲，辛、苦，寒；属打药；清热解毒，散瘀止血，消肿止痛，抗癌。半边莲，辛，平；清热解毒，利尿消肿。绣花针，苦、甘，平；属打药；清热解毒，祛风利湿，活血，止痛，化瘀。茵陈，苦、辛，寒；清利湿热，利胆退黄。山栀子，苦，寒；泻火除烦，清热利湿，凉血解毒，解毒消疮，消肿止痛。红豆杉根，淡，平；预防癌症，抗炎杀菌，降血糖。方中，半枝莲、半边莲、绣花针为主药，以清热解毒、抗癌止痛为主；茵陈、山栀子为配药，以疏肝利胆、祛湿退黄为辅；红豆杉根为引路药，是瑶族预防癌症的良药。全方共奏疏肝利胆、清热解毒之功效。

【用法】水煎，每日 1 剂，分 3 ~ 4 次服。

【禁忌】孕妇禁用。

【注意事项】忌食辛辣油腻之物。

【献方者】赵金财。

【来源】未出版的资料。

【收集者与整理者】李海强，李幸，李颖。

【采集地】贺州市八步区步头镇黄石村。

【民间秘方】三托莲 30 ~ 60 克，九龙藤 30 克，大枣 15 克，黄花参 30 克，灵芝适量。

【功效】疏肝利胆，软坚散结，解毒通腑。

【方解】三托莲，甘，微苦，凉；属风打相兼药；清热解毒，利湿疏肝。九龙藤，苦、涩，平；属风打相兼药；通经活络，活血散瘀，祛风止痛，健脾胃。大枣，甘，温；补中益气，养血安神，缓和药。黄花参，甘、微苦，平；属风药；滋补肝肾，养血健脾利湿。灵芝，甘，平；补气安神。方中，三托莲为主药，风打兼施，以清热疏肝为主；九龙藤为配药，风打兼施，以通经活络为辅；大枣、黄花参、灵芝为引路药，以补气补血之效平衡清热疏肝与通经活络之药力。全方共奏疏肝利胆、软坚散结、解毒通腑之功效。

【用法】水煎代茶饮。

【禁忌】孕妇禁用。

【注意事项】忌食辛辣油腻之物。

【献方者】李海强。

【来源】未出版的资料。

【收集者与整理者】李海强、李幸、李颖。

【采集地】贺州市大桂山林场。

【临床验方】蝴蝶藤 30 克，金刚藤嫩叶 25 克，紫草 5 ～ 8 克，十大功劳 15 ～ 30 克，仙鹤草 60 ～ 120 克，白英 50 ～ 60 克，白芍 30 ～ 60 克，蝉蜕 10 克。

【功效】疏肝活血，解毒止痛。

【方解】本方为瑶医经验方。蝴蝶藤，苦、甘，平；止血散瘀止痛。金刚藤嫩叶，甘、淡，平；祛风，活血，解毒。紫草，甘、咸，寒；凉血活血，解表透疹。十大功劳，苦，寒；清热燥湿，泻火解毒。仙鹤草，苦、涩，平；解毒，收敛止血，补虚，止痢。白英，甘、苦，寒；清热解毒，祛风利湿，化瘀。白芍，苦、酸，微寒；养血平肝止痛，敛阴止汗。蝉蜕，甘，寒；疏散风热，利咽开音，透疹，明目退翳，息风止痉。方中，蝴蝶藤、金刚藤嫩叶、紫草为主药，以活血、散瘀、止痛为主；十大功劳、仙鹤草为配药，以补虚、解毒为辅；白英、白芍、蝉蜕为引路药，引领以上各药循入肝脏直达病所。全方共奏疏肝活血、解毒止痛之功效。

【用法】水煎，每日 1 剂，分 3 ～ 4 次服。

【禁忌】孕妇禁用。

【注意事项】忌食辛辣油腻之物。

【献方者】李海强。

【来源】未出版的资料。

【收集者与整理者】李幸、李颖。

【采集地】贺州市中医医院。

【临床验方】软肝草、虎刺、花斑竹、白九牛、战骨、龙骨风、蝴蝶藤、卷柏、搜山虎、连翘、蝉蜕各适量。

【功效】疏肝止痛。

【方解】软肝草，甘，平；清热解毒，护肝明目，消炎。虎刺，甘、苦，平；祛风利湿，活血止痛。花斑竹，苦，凉；属风打相兼药；清热利湿，止咳化痰，凉血止血，散瘀定痛。白九牛，微苦、涩，平；属风打相兼药；祛风止痛，舒筋活络，消肿散毒，清热利尿。战骨，甘，温；活血散瘀，强筋健骨，祛风止痛。龙骨风，微苦，平；祛风除湿，活血通络，止咳平喘，清热解毒。蝴蝶藤，苦、甘，平；止血散瘀止痛。卷柏，辛，平；活血通经。搜山虎，辛，温；祛风湿，通经络，强腰脚，止痛。连翘，苦，微寒；清热解毒，消痈散结，疏散风热。蝉蜕，甘、咸，凉；疏散风热，利咽开音，透疹，明目退翳，息风止痉。方中，软肝草为主药，以护肝为主；虎刺、花斑竹、白九牛、战骨、龙骨风、蝴蝶藤、卷柏、搜山虎、连翘、蝉蜕为配药，前八味活血止痛，后二味散结消痈。全方共奏疏肝止痛之功效。

【用法】外用，外敷肝区。每日多次。

【注意事项】禁内服，如有不适立即停用。

【献方者】李海强。

【来源】未出版的资料。

【收集者与整理者】李幸、李颖。

【采集地】贺州市中医医院。

9

【临床验方】半枝莲 30 克，白花蛇舌草 60 克。

【功效】清热解毒，利湿消痈。

【方解】本方为瑶医经验方。半枝莲，辛、苦，寒；清热解毒，散瘀止血，利水消肿。白花蛇舌草，苦、甘，寒；清热解毒消痈，利湿通淋。全方共奏清热解毒、利湿消痈之功效。

【用法】加水适量，煎 2 小时，日夜代茶饮。

【注意事项】忌食辛辣油腻之物。

【来源】瑶医药秘方、验方数据库。

【收集者与整理者】李彤、闫国跃、文嵚。

【采集地】广西中医药大学瑶医药学院。

10

【临床验方】龙葵 120 克。

【功效】清热解毒，活血消肿。

【方解】本方为瑶医经验方。龙葵，苦，寒；清热，解毒，活血，消肿，对肝癌有一定的疗效。

【用法】去根，首煎取药液 100 毫升左右，复煎 1 次，2 次药液混匀，晚睡前、次日清晨各服一半。

【注意事项】忌食辛辣油腻之物。

【来源】瑶医药秘方、验方数据库。

【收集者与整理者】李彤、闫国跃、文钦。
【采集地】广西中医药大学瑶医药学院。

胆囊癌 / 胆补阿毒

【民间秘方】七叶一枝花 10 克，三七 10 克，田基黄 30 克，羊胆一个，猪胆一个，堂愁 16 克，黄芩 16 克，生大黄 5 克（后下），岩元林咪 6 克，花斑竹 18 克，枳壳 10 克，郁金 10 个，延胡索 40 克，元双 12 克，三棱 15 克，鸡内金 30 克，谷芽 25 克，麦芽 25 克，山药 20 克，神曲 15 克，猪苓 30 克，半夏 10 克，穿破石 20 克，白术 15 克，薏苡仁 20 克，甘草 6 克，八月札 30 克。

【功效】疏肝利胆，健脾理气，活血散结。

【方解】七叶一枝花，苦，微寒；有小毒；清热解毒，消肿止痛。三七，甘、微苦，温；化瘀止血，消肿定痛。田基黄，甘、微苦，凉；属风打相兼药；清热解毒，拔毒消肿，通淋利湿。羊胆，苦，寒；清火，明目，解毒。猪胆，苦，寒；有毒；清热，润燥，解毒。堂愁，苦、辛，微寒；疏散退热，疏肝解郁，升举阳气，清胆截疟。黄芩，苦，寒；清热燥湿，泻火解毒，止血。生大黄，苦，寒；泻下攻积，清热泻火，止血，解毒，活血祛瘀，清泻湿热。岩元林咪，苦，凉；清热解毒，利湿，止痛止血。花斑竹，苦，凉；属风打相兼药；清热利湿，止咳化痰，凉血止血，散瘀定痛。枳壳，苦、辛、酸，微寒；理气宽胸，行滞消积。郁金，辛、苦，寒；活血止痛，行气解郁，凉血清心，利胆退黄。延胡索，辛、苦，温；活血，行气，止痛。元双，苦、甘，温；破血行气，通络止痛。三棱，辛、苦，平；破血行气，消积止痛。鸡内金，甘，平；有小毒；消食健胃，固精止遗。谷芽，辛，温；消食健胃。麦芽，甘，平；有毒；消食和中，回乳消胀。山药，甘，平；益气养阴，补脾肺肾，固精止遗。神曲，甘，温；消食和胃。猪苓，甘、淡，平；利水渗湿。半夏，辛，温；燥湿化痰，降逆止呕，消痞散结，外用消肿止痛。穿破石，微苦，平；属风打相兼药；清热，利水，祛风除湿，消肿止痛。白术，辛、甘，温；补气健脾，燥湿利水，固表止汗。薏苡仁，甘、淡，凉；利水渗湿，健脾止泻，清热排脓，除痹。甘草，甘，平；益气补中，清热解毒，祛痰止咳，缓急止痛，调和诸药。八月札，苦，凉；利湿，通乳，解毒，止痛。方中，七叶一枝花、三七、田基黄为主药，消肿散结。羊胆、猪胆、堂愁、黄芩、生大黄、岩元林咪、花斑竹为配药，清热；枳壳、郁金、延胡索为配药，理气消积；元双、三棱为配药，破血行气；鸡内金、谷芽、麦芽、山药、神曲为配药，健脾消食。猪苓、半夏、穿破石、白术、薏苡仁为引路药，祛湿；甘草、八月札为引路药，调和诸药，缓急止痛。全方共奏疏肝利胆、健脾理气、活血散结之功效。

【用法】水煎 45 分钟，煎取药液 600 毫升，分 3 次饭后温服。

【禁忌】孕妇禁用。

【注意事项】忌食辛辣油腻之物。

【献方者】谭雪征。

【来源】未出版的资料。

【收集者与整理者】李幸、李颖。

【采集地】广西都安振泉制药有限公司。

膀胱癌 / 威包章阿毒

【民间秘方】八角莲 60 克，三钱三 60 克，散血子 60 克。

【功效】清热散结。

【方解】本方为瑶医经验方。八角莲，甘、微苦，凉；有小毒；化痰散结，祛瘀止痛，清热解毒。三钱三，苦，寒；有毒；活血化瘀，祛风消肿。散血子，甘、淡，凉；清热凉血，止咳化痰，散瘀消肿。全方共奏清热散结之功效。

【用法】将药物切碎，密封浸于 2500 毫升白酒中 30 日，滤取药酒，每次服 10 毫升，每日 2 次。

【禁忌】孕妇禁用。

【注意事项】如有不适，立即停用。

【献方者】黄韬。

【来源】未出版的资料。

【收集者与整理者】李幸、李颖。

【采集地】桂林市灌阳县大市场。

乳腺癌 / 弱阿毒

【临床验方】南瓜蒂 2 个，黄酒 100 克。

【功效】消痈散结。

【方解】本方为瑶医经验方。南瓜蒂为主药，苦、微甘，平；消痈散结。黄酒为配药兼引路药，甘、苦、辛，温；辛散温通、行气活血，又轻扬上行而助药势。全方盈亏平衡，共奏消痈散结之功效。

【用法】将南瓜蒂烧炭存性，研细末，黄酒送服，早晚各 1 次。

【注意事项】忌食辛辣油腻之物。

【来源】瑶医药秘方、验方数据库。

【收集者与整理者】李彤、闫国跃、文嶔。

【采集地】广西中医药大学瑶医药学院。

【临床验方】臭椿树根 90 克。

【功效】消痈散结。

【方解】本方为瑶医经验方。臭椿树根，苦、涩，寒；消痈散结，对乳腺癌有疗效。

【用法】水煎，每日 1 剂，分 2 次服。

【注意事项】忌食辛辣油腻之物。

【来源】瑶医药秘方、验方数据库。

【收集者与整理者】李彤、闫国跃、文嶔。

【采集地】广西中医药大学瑶医药学院。

软骨瘤 / 碰冒瘤

【民间秘方】土茯苓 25 克，金银花 25 克，白芷 25 克，皂角刺 25 克，半枝莲 20 克，白花蛇舌草 20 克，乳香 12 克，没药 12 克，甘草 10 克。

【功效】散结消肿，补虚抗癌。

【方解】土茯苓，甘、淡，平；解毒利咽，通利关节。金银花，甘，寒；清热解毒，疏散风热。白芷，辛，温；祛风散寒，通窍止痛，消肿排脓，燥湿止带。皂角刺，辛，温；消肿排脓，解毒杀虫。半枝莲，辛、苦，寒；清热解毒，散瘀止血，利水消肿。白花蛇舌草，苦、甘，寒；清热解毒消痈，利湿通淋。乳香、没药，苦，平；活血止痛，消肿生肌。甘草，甘，平；益气补中，清热解毒，祛痰止咳，缓急止痛，调和诸药。方中，土茯苓、金银花、白芷为主药，以清热解毒为主；皂角刺、半枝莲、白花蛇舌草为配药，以散瘀消肿为辅；乳香、没药、甘草为引路药，前二味平衡活血止痛之药力，后一味引领以上各药循入脏腑直达病所。全方共奏散结消肿、补虚抗癌之功效。

【用法】水煎，每日 1 剂，分 3 次服，30 日为 1 个疗程。

【禁忌】孕妇禁用。

【注意事项】忌食辛辣油腻之物。

【献方者】袁家勋。

【来源】未出版的资料。

【收集者与整理者】李幸、邵金宝。

【采集地】桂林市灌阳县西山乡。

【民间秘方】独角莲 25 克，红猪婆藤 25 克。

【功效】散结消肿，补虚抗癌。

【方解】独角莲，苦，寒；有小毒；祛风止惊，解毒散结。红猪婆藤，苦，寒；清热利湿，解毒消肿。全方共奏散结消肿、补虚抗癌之功效。

【用法】将药洗干净，晾干捣烂成糊状，加酒或醋拌匀，外敷患处，用纱布覆盖固定，每 2～3 日换药 1 次，药干时加酒或醋浸润。

【禁忌】孕妇禁用。

【注意事项】忌食辛辣油腻之物。

【献方者】袁家勋。

【来源】未出版的资料。

【收集者与整理者】李幸、邵金宝。

【采集地】桂林市灌阳县西山乡。

恶性淋巴瘤 / 绵章瘤

【民间秘方】山慈菇 12 克，连翘 15 克，炒王不留行 10 克，白花蛇舌草 100 克，莪术 10 克，山楂 50 克，望江南 10 克，黄药子 10 克，夏枯草 15 克，鳖甲 30 克，何首乌 30 克，薏苡仁 25 克，党参 30 克，女贞子 20 克，牡丹皮 30 克，生地黄 20 克，半边莲 30 克，白术 20 克，白芍 20 克。

【功效】消肿散结。

【方解】山慈菇，甘、微辛，凉；清热解毒，消痈散结。连翘，苦，微寒；清热解毒，消痈散结，疏散风热。炒王不留行，辛、苦，温；活血通经，下乳，消痈，利水通淋。白花蛇舌草，苦、甘，寒；清热解毒消痈，利湿通淋。莪术，辛、咸，温；有小毒；破血行气，消积止痛。山楂，酸、甘，微温；消食化积，行气散瘀。望江南，苦，寒；有小毒；清肝，利尿，通便，解毒消肿。黄药子，苦、微辛，寒；化痰软坚，散结消瘿，清热解毒，凉血止血。夏枯草，辛、苦，寒；清肝泻火，明目，散结消肿。鳖甲，咸，微寒；滋阴潜阳，软坚散结。何首乌，苦、甘、涩，微温；补益精血，固肾乌须。薏苡仁，甘、

678

淡，凉；利水渗湿，健脾止泻，清热排脓，除痹。党参，甘，平；健脾益肺，养血生津。女贞子，甘、酸、涩，温；补肝肾阴，乌须明目。牡丹皮，苦、辛，寒；清热凉血，活血散瘀。生地黄，甘、苦，寒；清热凉血，养阴生津。半边莲，辛，平；清热解毒，利尿消肿。白术，辛、甘，温；补气健脾，燥湿利水，固表止汗。白芍，苦、酸，微寒；养血平肝止痛，敛阴止汗。方中，山慈菇、连翘、炒王不留行、白花蛇舌草为主药，消痈散结。莪术、山楂、望江南、黄药子、夏枯草、鳖甲为配药，前二味消积止痛，后四味软坚散结。何首乌、党参、女贞子为引路药，补益肝肾气血；牡丹皮、生地黄为引路药，活血；半边莲、薏苡仁、白术、白芍为引路药，祛湿。全方共奏消肿散结之功效。

【用法】水煎服，每日 1 剂，分 3 ~ 5 次服。

【禁忌】孕妇禁用。

【注意事项】忌食辛辣油腻之物。

【献方者】谭雪征。

【来源】未出版的资料。

【收集者与整理者】李幸、李颖。

【采集地】广西都安振泉制药有限公司。

各种癌症 / 阿毒

【民间秘方】指甲花子 60 克，石见穿 60 克，穿破石 60 克，牡蛎 60 克，三七 10 克。

【功效】清热消肿。

【方解】指甲花子，淡、微苦，平；破血消积，软坚散结。石见穿，辛、苦，微寒；活血化瘀，清热利湿，散结消肿。穿破石，微苦，平；属风打相兼药；清热利水，祛风除湿，消肿止痛，活血通络。牡蛎，咸，寒；平肝潜阳，软坚散结，收敛固涩。三七，甘、微苦，温；化瘀止血，消肿定痛。方中，指甲花子、石见穿为主药，以活血化瘀、软坚散结为主；穿破石、三七、牡蛎为配药，前二味加强主药散瘀之效，后一味加强主药软坚散结之效。全方共奏清热消肿之功效。

【用法】水煎，每日 1 剂，分 3 次服，每次 150 毫升。

【禁忌】孕妇禁用。

【注意事项】忌食辛辣油腻之物。

【献方者】黄韬。

【来源】未出版的资料。

【收集者与整理者】李幸、李颖。

【采集地】桂林市灌阳县大市场。

2

【临床验方】满天星 15 克，黄花倒水莲 60 克，竹叶风 20 克。

【功效】软坚散结，活血祛瘀。

【方解】本方为瑶医经验方。满天星为主药，苦，寒；属打药；清热利湿，利尿通淋，止泻，消肿，散结。黄花倒水莲为配药，甘、微苦，平；属风药；滋补肝肾，养血调经，健脾利湿。竹叶风为引路药，苦、辛，平；属风打相兼药；活血散瘀，消肿止痛，舒筋活络，清热利咽，化痰止咳。全方共奏解毒散结、补气养血之功效，适用于各种癌症。

【用法】水煎，每日 1 剂，分 2 次服。

【注意事项】忌食辛辣油腻之物。

【来源】瑶医药秘方、验方数据库。

【收集者与整理者】李彤、闫国跃、文嶔。

【采集地】广西中医药大学瑶医药学院。

各种结核肿瘤 / 阿毒

【临床验方】金钱风 10 克。

【功效】祛瘀散结。

【方解】金钱风，淡、涩，平；属风打相兼药；清热解毒，祛风除湿，活血散瘀，止痛，利水。

【用法】蒸猪肉汤服。

【注意事项】忌食辛辣油腻之物。

【献方者】钟北光。

【来源】未出版的资料。

【收集者与整理者】李珍清、李幸、王艺锦。

【采集地】贺州市中医医院名瑶医李珍清工作室。

第十九章　杂病

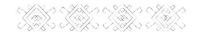

毒蛇咬伤 / 董囊岸充

【民间秘方】乌桕叶、山营兰、野芋头叶各 20 克。

【功效】拔毒消肿，清热解毒，散瘀止痛。

【方解】乌桕叶为主药，苦，微温；泻下逐水，消肿散瘀，解毒杀虫。山营兰为配药，甘、辛，凉；拔毒消肿。野芋头叶为引路药，辛，寒；清热解毒，消肿止痛。全方共奏拔毒消肿、清热解毒、散瘀止痛之功效。

【用法】捣烂，温开水冲泡，从上而下敷伤口周围。

【注意事项】毒蛇咬伤应第一时间送医院规范治疗。

【献方者】李善勇。

【来源】巴马少数民族验方、秘方、诊疗方法调查表。

【收集者与整理者】王艺锦、唐一洲。

【采集地】河池市巴马瑶族自治县甲篆乡拉高村六屯。

【民间秘方】鲜半边莲 50 ～ 100 克。

【功效】清热解毒。

【方解】鲜半边莲，辛，平；清热解毒，利尿消肿。

【用法】捣烂取汁服，药渣敷伤口。

【禁忌】孕妇禁用。

【注意事项】毒蛇咬伤应第一时间送医院规范治疗。

【献方者】袁家勋。

【来源】未出版的资料。

【收集者与整理者】李幸、王艺锦。

【采集地】桂林市灌阳县西山乡。

【民间秘方】五灵脂 30 克，雄黄 15 克。

【功效】解毒化瘀，消肿止痛。

【方解】五灵脂为主药，苦、咸、甘，温；化瘀止血，活血止痛。雄黄为配药，辛，温；有毒；解毒，杀虫。主药、配药结合使全方盈亏平衡，共奏解毒化瘀、消肿止痛之功效。

【用法】共研为末，用酒调服 6 克，再用药末敷患处。

【注意事项】毒蛇咬伤应第一时间送医院规范治疗。

【献方者】袁家勋。

【来源】未出版的资料。

【收集者与整理者】李幸、王艺锦。

【采集地】桂林市灌阳县西山乡。

④

【民间秘方】白花蛇舌草、千足虫、八角莲、半边莲、细辛、黄花参、水蕨根各适量。

【功效】清热解毒，破积消痈。

【方解】白花蛇舌草，苦、甘，寒；清热解毒消痈，利湿通淋。千足虫，辛，温；有毒；破积，解毒。八角莲，甘、微苦，凉；有小毒；化痰散结，祛瘀止痛，清热解毒。半边莲，辛，平；清热解毒，利尿消肿。细辛，辛，温；有小毒；祛风解表，散寒止痛，温肺化饮，通窍。黄花参，甘、微苦，平；属风药；滋补肝肾，养血健脾利湿。水蕨根，甘，寒；清热利湿。方中，白花蛇舌草、千足虫、八角莲、半边莲为主药，以清热解毒消痈为主；细辛、黄花参为配药，以散寒、补虚为辅；水蕨根为引路药，清热利湿。全方共奏清热解毒、破积消痈之功效。

【用法】千足虫、八角莲、细辛泡酒外用消肿，黄花参、白花蛇舌草、半边莲、水蕨根水煎服。

【禁忌】孕妇禁用。

【注意事项】毒蛇咬伤应第一时间送医院规范治疗。

【献方者】赵妹二。

【来源】未出版的资料。

【收集者与整理者】李海强、李幸、王艺锦。

【民间秘方】五层风 30 克，过山风 50 克，南蛇风 50 克，半枝莲 20 克，扛板归 20 克，水煎外洗。

【功效】清热解毒，消肿。

【方解】五层风，甘，平；属风打相兼药；解表退热，透疹。过山风，涩、微苦，凉；有小毒；属打药；清热解毒，消疹止痛，祛风除湿，消肿止痒。南蛇风，苦、涩，凉；属打药；清热利湿，消肿止痛。半枝莲，辛、苦，寒；属打药；清热解毒，散瘀止血，消肿止痛，抗癌。扛板归，酸，凉；清热解毒，利水消肿。全方共奏清热解毒、消肿之功效。

【用法】水煎外洗。

【注意事项】毒蛇咬伤应第一时间送医院规范治疗。

【收集者与整理者】罗远带、李幸。

【来源】《灌阳县验方秘方案编》。

【采集地】桂林市灌阳县。

【临床验方】鲜盘龙草 20 克。

【功效】清热解毒。

【方解】盘龙草，甘、淡，平；滋阴益气，凉血解毒。

【用法】捣烂取汁服，药渣敷伤口。

【禁忌】皮肤有外伤感染或溃疡破损者禁用。

【注意事项】忌食辛辣油腻之物。

【献方者】李海艳。

【来源】未出版的资料。

【收集者与整理者】李珍清、李幸、王艺锦。

【采集地】贺州市中医医院名瑶医李珍清工作室。

7

【临床验方】八角莲、独角莲各适量。

【功效】清热解毒，祛瘀止痛。

【方解】八角莲，甘、微苦，凉；有小毒；化痰散结，祛瘀止痛，清热解毒。独角莲，苦，寒；有小毒；清热解毒，祛瘀止痛。

【用法】捣烂取汁服，药渣敷伤口。

【禁忌】孕妇禁用。

【注意事项】忌食辛辣油腻之物。

【献方者】陈茂顺。

【来源】未出版的资料。

【收集者与整理者】李珍清、李幸、王艺锦。

【采集地】贺州市中医医院名瑶医李珍清工作室。

8

【民间秘方】铜卡扎咪 50～80 克，金盏银盘 50～80 克，万年青 50 克，半枝莲 50 克，车前草 50 克，土牛膝 50 克，夏枯草 30 克。

【功效】解毒消肿。

【方解】铜卡扎咪，辛，温；通窍，祛风除湿，消肿止痛。金盏银盘，苦，平；属打药；祛湿，利尿消肿，清热解毒，祛瘀。万年青，苦、微甘，寒；清热解毒，利尿强心，凉血止血。半枝莲，辛、苦，寒；清热解毒，散瘀止血，利水消肿。车前草，甘，寒；清热利尿通淋，祛痰，凉血，解毒。土牛膝，微苦、微酸，寒；活血祛瘀，泻火解毒，利尿通淋。夏枯草，辛、苦，寒；清肝明目，解毒散结，化痰止咳。方中，铜卡扎咪、金盏银盘为主药，以清热解毒、活血止痛为主；万年青、半枝莲、车前草、土牛膝、夏枯草为配药，以利水消肿、散结化瘀为辅。全方共奏解毒消肿之功效。

【用法】水煎，每日 1 剂，分 3 次服，连服 2 剂。

【禁忌】孕妇禁用。

【注意事项】先前往医院诊治，后续可用该方调理。

【献方者】袁家勋。

【来源】未出版的资料。

【收集者与整理者】李幸、邵金宝。

【采集地】桂林市灌阳县西山乡。

9

【民间秘方】延胡木二层皮、芙蓉花叶、牛膝、金盏银盘、见风消各 50 克。

【功效】解毒消肿。

【方解】延胡木二层皮，苦、辛，微寒；活血，行气，止痛。芙蓉花叶，辛，平；清热解毒，消肿止痛，凉血止血。牛膝，苦、酸、甘，平；清热解毒，活血散瘀，利水通淋。金盏银盘，苦，平；属打药；祛湿，利尿消肿，清热解毒，祛瘀。见风消，辛，温；祛风除湿，行气散寒，解毒消肿。全方共奏解毒消肿之功效。

【用法】将药洗净晾干，捣烂敷伤口，每日换药 1 次；或兑第二道淘米水洗伤口，第 1 日每隔 2 小时洗 1 次，逐日减量。

【禁忌】孕妇禁用。

【注意事项】先前往医院诊治，后续可用该方调理。

【献方者】袁家勋。

【来源】未出版的资料。

【收集者与整理者】李幸、邵金宝。

【采集地】桂林市灌阳县西山乡。

【民间秘方】万年青 50 克，山茶梗 50 克。

【功效】清热解毒，消肿止痛。

【方解】本方为瑶医经验方。万年青，苦、微甘，寒；清热解毒，利尿强心，凉血止血。山茶梗，辛、苦，平；清热解毒，消肿止痛。全方共奏清热解毒、消肿止痛之功效，对毒蛇咬伤之神经毒有良效。

【用法】将药洗净晾干，捣烂取汁，兑醋一小杯，每日 1 剂，分 3 次服，连用 1～2 日。

【禁忌】孕妇禁用。

【注意事项】先前往医院诊治，后续可使用该方调理。

【献方者】袁家勋。

【来源】未出版的资料。

【收集者与整理者】李幸、邵金宝。

【采集地】桂林市灌阳县西山乡。

【民间秘方】金盏银盘 50～100 克，生姜 25 克。

【功效】解毒消肿。

【方解】金盏银盘为主药，苦，平；属打药；祛湿，利尿消肿，清热解毒，祛瘀。生姜为配药，辛，微温；温中散寒，温肺化饮，止呕。主药、配药结合使全方盈亏平衡，共奏解毒消肿之功效，对毒蛇咬伤之神经毒有良效。

【用法】将药洗净晾干，捣烂取汁，加醋 50 毫升调匀，分 3～5 次服，连服 2 日。

【禁忌】孕妇禁用。

【注意事项】先前往医院诊治，后续可用该方调理。

【献方者】袁家勋。

【来源】未出版的资料。

【收集者与整理者】李幸、邵金宝。

【采集地】桂林市灌阳县西山乡。

⟨12⟩

【民间秘方】鲜飞天蜈蚣 50 克，鲜半边莲 50 克，鲜芙蓉花叶 50 克，鲜四块瓦 20 克，鲜黑九牛 20 克。

【功效】清热解毒，消肿止痛。

【方解】鲜飞天蜈蚣，苦、甘，微寒；属打药；凉血止血，解毒消肿，清热解毒。鲜半边莲，辛，平；清热解毒，利尿消肿。鲜芙蓉花叶，辛，平；活血散瘀，消肿止痛。鲜四块瓦，辛、苦，温；有毒；祛风除湿，散瘀止痛，解毒消肿。鲜黑九牛，辛、咸，温；属风打相兼药；祛风除湿，通络止痛，利尿消肿。方中，鲜飞天蜈蚣、鲜半边莲、鲜芙蓉花叶为主药，以清热解毒、消肿止痛为主；鲜四块瓦、鲜黑九牛为配药，以祛风除湿、通络止痛为辅。主药、配药结合使全方盈亏平衡，共奏清热解毒、消肿止痛之功效，对毒蛇咬伤之神经毒有较好疗效。

【用法】将药洗净，捣烂取汁，兑酒服，每日 1 剂，分 3 次服。如为干品，水煎服，药渣捣烂敷伤口。

【禁忌】孕妇禁用。

【注意事项】先前往医院诊治，后续可用该方调理。

【献方者】袁家勋。

【来源】未出版的资料。

【收集者与整理者】李幸、邵金宝。

【采集地】桂林市灌阳县西山乡。

⟨13⟩

【民间秘方】三七 25 克，没药 20 克，雄黄 3 克，白芷 20 克，细辛 20 克，木香 20 克。

【功效】活血行气，消肿止痛。

【方解】三七，甘、微苦，温；化瘀止血，消肿止痛。没药，甘，温；活血止痛，消肿生肌。雄黄，辛，温；有毒；解毒，杀虫。白芷，辛，温；祛风散寒，通窍止痛，消肿排脓。细辛，辛，温；有小毒；祛风解表，散寒止痛，温肺化饮，通窍。木香，辛、微苦，温；行气，调中，止痛。全方共奏活血行气、消肿止痛之功效，对毒蛇咬伤之血循毒有较好疗效。

【用法】用 1000 毫升的 50 度米酒浸泡 7 日后内服和外擦，内服每日 3 ～ 4 次，每次 1 勺；外擦每日 5 ～ 10 次。

【禁忌】孕妇禁用。

【注意事项】先前往医院诊治，后续可用该方调理。

【献方者】袁家勋。

【来源】未出版的资料。

【收集者与整理者】李幸、王艺锦。

【采集地】桂林市灌阳县西山乡。

【民间秘方】延胡末 20 ～ 25 克，花斑竹 60 克，半边莲 60 ～ 100 克，四块瓦 25 克，川元林咪 10 克。

【功效】清热解毒，活血祛瘀。

【方解】延胡木，辛、苦，温；活血，行气，止痛。花斑竹，苦，凉；属风打相兼药；凉血止血，散瘀定痛，清热利湿，止咳化痰。半边莲，辛，平；清热解毒，利尿消肿。四块瓦，辛、苦，温；有毒；散瘀止痛，解毒消肿，祛风除湿。川元林咪，苦，寒；清热燥湿，泻火解毒。方中，延胡木、花斑竹为主药，以活血、行气、止痛为主；半边莲、四块瓦为配药，以解毒消肿止痛为辅；川元林咪为引路药，平衡药力。全方共奏活血行气、消肿止痛之功效，对毒蛇咬伤之血循毒有较好疗效。

【用法】水煎，每日 1 剂，分 3 ～ 4 次服。

【禁忌】孕妇禁用。

【注意事项】先前往医院诊治，后续可用该方调理。

【献方者】袁家勋。

【来源】未出版的资料。

【收集者与整理者】李幸、王艺锦。

【采集地】桂林市灌阳县西山乡。

【民间秘方】白芷 50 克，蒲公英 50 克，穷堆咪 50 克，车前草 50 克，夏枯草 10 克，胆矾 15 克，甘草 25 克。

【功效】解毒消肿。

【方解】白芷，辛，温；祛风散寒，通窍止痛，消肿排脓，燥湿止带。蒲公英，苦、甘，寒；清热解毒，消肿散结。穷堆咪，苦、辛，微寒；清热解毒，消痈散结。车前草，甘，寒；清热利尿通淋，祛痰，凉血，解毒。夏枯草，辛、苦，寒；清肝泻火，明目，散结消肿。胆矾，辛，温；涌吐痰涎，解毒收湿，祛腐蚀疮。甘草，甘，平；益气补中，清热解毒，缓急止痛，调和诸药。方中，白芷、蒲公英、穷堆咪为主药，以清热解毒、消肿排脓为主；车前草、夏枯草为配药，以清热利尿、散结消肿为辅；胆矾、甘草为引路药，胆矾平衡诸药解毒收湿之药力，甘草引领以上各药循入脏腑直达病所。全方共奏解毒消肿之功效，对毒蛇咬伤之血循毒有较好疗效。

【用法】水煎 2 次，第 1 次加水 2 碗煎至 1 碗，第 2 次加水 1 碗煎至半碗，混合药液，分 3 次服用，每日 1 剂，连服 3 ～ 5 日。

【禁忌】孕妇禁用。

【注意事项】先前往医院诊治，后续可用该方调理。

【献方者】袁家勋。

【来源】未出版的资料。

【收集者与整理者】李幸、邵金宝。

【采集地】桂林市灌阳县西山乡。

16

【民间秘方】七叶一枝花 60 克，三七 20 克，山慈菇 50 克，醋 500 克。

【功效】解毒消肿。

【方解】本方为瑶医经验方。七叶一枝花，苦，微寒；清热解毒，消肿止痛，息风定惊。三七，甘、微苦，温；化瘀止血，消肿定痛。山慈菇，甘、微辛，凉；清热解毒，消痈散结。醋，酸，平；疏肝行气，活血散结。全方共奏解毒消肿之功效，对毒蛇咬伤之血循毒有较好疗效。

【用法】前三味烘干研末，加醋浸泡 7 日后过滤，去渣装瓶。用时先清洗消毒患处，再涂药，每日涂 3 ～ 4 次。

【禁忌】孕妇禁用。

【注意事项】先前往医院诊治，后续可用该方调理。

【献方者】袁家勋。

【来源】未出版的资料。

【收集者与整理者】李幸、邵金宝。

【采集地】桂林市灌阳县西山乡。

【民间秘方】延胡木根二层皮 50 克，半边莲 50 克，铜卡扎咪 50 克，水桐木根 50 克，壮骨风 50 克，黑骨风 50 克，大小腿七 50 克，车前草 60 克，金盏银盘 60 克，花斑竹 25 克，木芙蓉叶 125 克。

【功效】解毒消肿。

【方解】延胡木根二层皮，苦、辛，微寒；活血，行气，止痛。半边莲，辛，平；清热解毒，利尿消肿。铜卡扎咪，辛，温；通窍，祛风除湿，消肿止痛，除积消痞，明目。水桐木根，甘，平；清热利湿，活血止痛。壮骨风，甘，平；祛风散寒，活血止血，消肿止痛。黑骨风，甘，温；祛风湿，通经络。大小腿七，甘，平；解毒消肿，通经活络。车前草，甘，寒；清热利尿通淋，祛痰，凉血，解毒。金盏银盘，苦，平；属打药；祛湿，利尿消肿，清热解毒，祛瘀。花斑竹，苦，凉；属风打相兼药；清热利湿，止咳化痰，凉血止血，散瘀定痛。木芙蓉叶，辛，平；清热解毒，化痰止咳。方中，延胡木根二层皮、半边莲、铜卡扎咪、水桐木根、壮骨风、黑骨风为主药，以清热解毒、消肿止痛为主；大小腿七、车前草、金盏银盘、花斑竹、木芙蓉叶为辅药，以清热利湿、活血散瘀为辅。全方共奏解毒消肿之功效，对毒蛇咬伤之血循毒有较好疗效。

【用法】加水 3000 毫升，煎至 2000 毫升，倒入盆中温洗患处，每日 3～4 次，冷了可加热再用，每日 1 剂。也可将药捣烂敷患处，用布包扎，干时用酒浸润，隔 24 小时换药 1 次，连用 3～5 日。

【禁忌】孕妇禁用。

【注意事项】先前往医院诊治，后续可用该方调理。

【献方者】袁家勋。

【来源】未出版的资料。

【收集者与整理者】李幸、邵金宝。

【采集地】桂林市灌阳县西山乡。

18

【民间秘方】仙鹤草 50 克，墨旱莲 30 克，白茅根 25 克，茜草根 25 克。

【功效】解毒消肿。

【方解】本方为瑶医经验方。仙鹤草，苦、涩，平；解毒，收敛止血，补虚，止痢。墨旱莲，甘、酸，寒；补肝肾阴，凉血止血。白茅根，甘，寒；凉血止血，清热生津，利尿通淋。茜草根，苦，寒；化瘀止血。全方共奏解毒消肿之功效，对毒蛇咬伤之血循毒有较好疗效。

【用法】水煎，每日 1 剂，分 3 次服，连服 2 ～ 3 日。

【禁忌】孕妇禁用。

【注意事项】先前往医院诊治，后续可用该方调理。

【献方者】袁家勋。

【来源】未出版的资料。

【收集者与整理者】李幸、邵金宝。

【采集地】桂林市灌阳县西山乡。

⑲

【民间秘方】金盏银盘 50 克，车前草 50 克，白茅根 50 克，生地黄 100 克，牛膝 25 克，墨旱莲 25 克，朋背粉 20 克，牡丹皮 15 克，玉米酒 100 克，甘草 15 克。

【功效】解毒消肿。

【方解】金盏银盘，苦，平；属打药；祛湿，利尿消肿，清热解毒，祛瘀。车前草，甘，寒；清热利尿通淋，祛痰，凉血，解毒。白茅根，甘，寒；凉血止血，清热生津，利尿通淋。生地黄，甘、苦，寒；清热凉血，养阴生津。牛膝，苦、酸、甘，平；清热解毒，活血散瘀，利水通淋。墨旱莲，甘、酸，寒；补肝肾阴，凉血止血。朋背粉，苦，寒；利尿通淋，清热解暑，祛湿敛疮。牡丹皮，苦、辛，寒；清热凉血，活血散瘀。玉米酒，甘、苦、辛，温；祛风散寒，通经活络。甘草，甘，平；益气补中，清热解毒，祛痰止咳，缓急止痛，调和诸药。方中，金盏银盘、车前草、白茅根为主药，以清热解毒、凉血散瘀为主；生地黄、牛膝、墨旱莲为配药，以养阴清热、补益肝肾为辅；朋背粉、牡丹皮、玉米酒、甘草为引路药，前二味平衡清热凉血、活血散瘀之药力，后二味引领以上各药循入脏腑直达病所。全方共奏解毒消肿之功效，对促进蛇伤和肾功能恢复有疗效。

【用法】水煎，每日 1 剂，分 3 次服，连服 2 ～ 4 剂。

【禁忌】孕妇禁用。

【注意事项】先前往医院诊治，后续可用该方调理。

【献方者】袁家勋。

【来源】未出版的资料。

【收集者与整理者】李幸、邵金宝。

【采集地】桂林市灌阳县西山乡。

⑳

【民间秘方】木芙蓉、蓖麻子、蒲公英、鱼腥草、飞天蜈蚣、白辣蓼各适量。

【功效】解毒消肿。

【方解】本方为瑶医经验方。木芙蓉，辛，平；清热解毒，化痰止咳。蓖麻子，甘、辛，平；消肿拔毒，泻下通便。蒲公英，苦、甘，寒；清热解毒，消肿散结。鱼腥草，辛，微寒；清热解毒，化痰止咳，健胃、利水消肿。飞天蜈蚣，辛，温；祛风除湿，舒筋活络，清热消肿。白辣蓼，辛，温；解毒，除湿消肿。全方共奏解毒消肿之功效，对毒蛇咬伤之血循毒有较好疗效。

【用法】洗净晾干捣烂，用盐水先洗干净伤口，再将药敷伤口溃烂处，每日换药 1 次，连用 3 ～ 5 日。

【禁忌】孕妇禁用。

【注意事项】忌食辛辣油腻之物。

【献方者】袁家勋。

【来源】未出版的资料。

【收集者与整理者】李幸、邵金宝。

【采集地】桂林市灌阳县西山乡。

蜂蜇伤 / 目旦充

【民间秘方】扛板归、独角莲各适量。

【功效】清热解毒，疗伤止痛。

【方解】本方为瑶医经验方。扛板归为主药，酸，凉；清热解毒，利水消肿。独角莲为配药，苦，寒；有毒；祛风止惊，解毒散结。主药、配药结合使全方盈亏平衡，共奏清热解毒、疗伤止痛之功效。

【用法】加适量酒磨成糊状，外敷患处，每日多次。

【禁忌】孕妇禁用。

【注意事项】忌食辛辣油腻之物。

【献方者】袁家勋。

【来源】未出版的资料。

【收集者与整理者】李幸、邵金宝。

【采集地】桂林市灌阳县西山乡。

【民间秘方】四季风根 10 克，七叶一枝花 15 克。

【功效】清热解毒，散瘀止痛。

【方解】四季风根，苦、辛，温；属打药；有毒；解毒消肿，活血止痛，祛风除湿。七叶一枝花，苦，微寒；有小毒；属风打相兼药；清热解毒，散瘀止痛。全方共奏清热解毒、散瘀止痛之功效。

【用法】水煎服，另用适量捣烂敷患处。

【注意事项】忌食辛辣油腻之物。

【收集者与整理者】罗远带、李幸。

【来源】《灌阳县验方秘方案编》。

【采集地】桂林市灌阳县。

【民间秘方】白芷 15 克，防风 15 克，黑九牛 15 克，达撒亮 15 克，防己 15 克，半边莲 25 克，金银花 30 克。

【功效】清热解毒，疗伤止痛。

【方解】白芷，辛，温；祛风散寒，通窍止痛，消肿排脓。防风，辛、甘，微温；祛风解表，胜湿止痛，止痉。黑九牛，辛、咸，温；祛风湿，通经络。达撒亮，辛，热；散寒止痛，疏肝降逆，助阳止泻。防己，苦，寒；祛风湿，止痛，利水消肿。半边莲，辛，平；清热解毒，利尿消肿。金银花，甘，寒；清热解毒，疏散风热。全方共奏清热解毒、疗伤止痛之功效。

【用法】水煎，每日 1 剂，分 3 次用酒 10 毫升送服，连服 2 ～ 3 剂。

【禁忌】孕妇禁用。

【注意事项】忌食辛辣油腻之物。

【献方者】袁家勋。

【来源】未出版的资料。

【收集者与整理者】李幸、邵金宝。

【采集地】桂林市灌阳县西山乡。

犬咬伤 / 古岸充

①

【民间秘方】铜卡扎咪适量。

【功效】解毒消肿。

【方解】铜卡扎咪，辛，温；通窍，祛风除湿，解毒消肿。

【用法】开水冲服，每日 1 剂，分 3 次服，每次 15 克，连服 3 日，同时外擦伤口。

【禁忌】孕妇禁用。

【注意事项】犬咬伤应第一时间前往医院规范治疗。

【献方者】黄正芬。

【来源】巴马少数民族验方、秘方、诊疗方法调查表。

【收集者与整理者】王艺锦、唐一洲。

【采集地】河池市巴马瑶族自治县甲篆乡坡月村足拉屯。

【民间秘方】四季青叶 6 克。

【功效】敛疮生肌。

【方解】本方为瑶医经验方。四季青叶，辛，微寒；清热解毒，凉血止血，敛疮。

【用法】将药捣烂，用温开水洗净伤口，将药包于患处。

【注意事项】禁内服，犬咬伤应第一时间前往医院规范治疗。

【来源】《富川县中医验方汇锦》。

【收集者与整理者】李颖、李幸。

【采集地】贺州市富川瑶族自治县。

【民间秘方】万年青 12 克。

【功效】敛疮生肌。

【方解】本方为瑶医经验方。万年青，苦、微甘，寒；清热利湿，敛疮生肌。

【用法】敷伤口周围。

【禁忌】孕妇禁用。

【注意事项】犬咬伤应第一时间前往医院规范治疗。

【献方者】周应超。

【来源】《富川县中医验方汇锦》。

【收集者与整理者】李颖、李幸。

【采集地】贺州市富川瑶族自治县。

【民间秘方】车前草、半边莲各适量。

【功效】清热解毒，疗伤止痛。

【方解】车前草，甘，寒；利水渗湿，清肝明目，清热解毒。半边莲，辛，平；清热解毒，利尿消肿。全方共奏清热解毒，疗伤止痛之功效。

【用法】洗净晾干，嚼烂敷伤口，每日1剂，干时用酒浸润，连用2～3日。

【禁忌】孕妇禁用。

【注意事项】犬咬伤应第一时间前往医院规范治疗。

【献方者】袁家勋。

【来源】未出版的资料。

【收集者与整理者】李幸、邵金宝。

【采集地】桂林市灌阳县西山乡。

钩虫病 / 敖奸边

【民间秘方】赤小豆24克，乌鲤鱼1条。

【功效】补虚杀虫。

【方解】本方为瑶医药膳方。赤小豆，甘、酸，平；利水消肿，解毒排脓，利湿退黄。乌鲤鱼，甘，平；强体健脾，滋阴补肾。

【用法】乌鲤鱼去鳞及内脏，把赤小豆放入鱼肚中蒸熟吃。

【注意事项】忌食辛辣油腻之物。

【献方者】冯中锭。

【来源】《富川县中医验方汇锦》。

【收集者与整理者】石泽金、李幸。

【采集地】贺州市富川瑶族自治县。

2

【民间秘方】棕树根6克，冰糖6克（服药前加入）。

【功效】杀虫止痛。

【方解】本方为瑶医经验方。棕树根，甘，寒；养血止血，解毒。冰糖，甘，平；补中益气，和胃生津。全方共奏杀虫止痛之功效，善治丝虫病。

【用法】水煎服，每次100毫升，连服数剂。

【注意事项】忌食辛辣油腻之物。

【献方者】粟基远。

【来源】《富川县中医验方汇锦》。

【收集者与整理者】李颖、李幸。

【采集地】贺州市富川瑶族自治县。

痧病 / 痧边

【民间秘方】了哥王3克，路边菊15克，红花15克，地桃花15克，笔管草15克，山芝麻20克，枸杞梗15克。

【功效】活血通经，祛瘀止痛。

【方解】了哥王，苦、辛，寒；清热解毒，散结逐瘀。路边菊，辛，凉；清热解毒。红花，甘、微苦，温；活血通经，祛瘀止痛。地桃花，甘、辛，凉；属风药；祛风利湿，活血消肿，清热解毒。笔管草，淡，平；属打药；利尿消肿。山芝麻，辛、微苦，凉；有小毒；补肝肾，益精血，润肠燥。枸杞梗，甘，平；补肝肾，明目，润肺。方中，了哥王、路边菊、红花、地桃花为主药，以清热解毒除痧为主；笔管草为配药，以利尿为辅；山芝麻、枸杞梗为引路药，补益肝肾，平衡药力。全方共奏清热解毒除痧之功效，善治翻筋痧。

【用法】水煎，每日1剂，分2～3次服，每次150毫升。

【禁忌】孕妇禁用。

【注意事项】忌食辛辣油腻之物。

【献方者】周治堂。

【来源】广西壮族自治区少数民族医医案医话调查表。

【收集者与整理者】温桂柱、周佩鸢、潘雪萍、付海霞。

【采集地】河池市都安瑶族自治县百旺乡百旺南街。

【民间秘方】尖尾芋、金盏银盘、山芝麻、狗肝菜、海金砂、石斛根、鹰不扑各10克。

【功效】清热解表，凉血解毒，活血消肿。

【方解】尖尾芋，甘、淡，寒；有毒；清热解毒，消肿镇痛。金盏银盘，苦，平；属打药；祛湿，利尿消肿，清热解毒，祛瘀。山芝麻，辛、微苦，凉；有小毒；解表清热，消肿解毒。狗肝菜，甘、苦，寒；清热解毒，凉血生津，利尿。海金砂，甘、咸，寒；清利湿热，通淋止痛。石斛根，甘，平；养阴清热，益胃生津。鹰不扑，辛，温；散瘀，祛风，利湿，解毒。方中，尖尾芋、金盏银盘为主药，以清热解毒为主；狗肝菜、海金砂、山芝麻为配药，以清热凉血为辅；石斛根、鹰不扑为引路药，石斛根清热解毒兼养阴生津，平衡药力，鹰不扑引领以上各药循入脏腑直达病所。全方共奏清热解毒、凉血解毒、消肿止痛之功效，善治斑麻痧。

【用法】 水煎，每日 1 剂，分 2～3 次服，每次 80 毫升。如有神昏谵语，先用尖尾芋头擦前胸及背部，或用生鸡毛煎水擦拭全身。

【禁忌】 孕妇禁用。

【注意事项】 忌食辛辣油腻之物。

【献方者】 刘扬建。

【来源】《瑶族民间痧证综述》。

【收集者与整理者】 王艺锦、唐一洲。

【采集地】 来宾市金秀瑶族自治县瑶医门诊部。

3

【民间秘方】 旱田草 15 克，山菠萝 10 克，大蓝靛 10 克，淡竹叶 10 克，路边菊 10 克，白纸扇 10 克。

【功效】 清热解毒，理气活血，利湿消肿。

【方解】 旱田草，甘、淡，平；理气活血，解毒消肿。山菠萝，甘、淡，凉；清热止咳，宽胸利气，镇痛止咳。大蓝靛，苦，寒；清热解毒，凉血，利咽。淡竹叶，甘、淡，寒；清热泻火，除烦，利尿。路边菊，辛，凉；凉血止血，清热利湿，解毒消肿。白纸扇，甘，凉；属风打相兼药；清热解毒，生津，利湿消肿。方中，旱田草为主药，以解毒消肿为主；山菠萝、大蓝靛、白纸扇为配药，以清热解毒为辅；淡竹叶、路边菊为引路药，淡竹叶平衡药力，路边菊引领以上各药循入脏腑直达病所。全方共奏清热解毒、理气活血、利湿消肿之功效，善治羊毛痧。

【用法】 水煎，每日 1 剂，分 2 次服，每次 50 毫升。咳嗽加水蚕根、千年竹、桔梗各 12 克，气喘加鱼腥草 15 克。

【禁忌】 孕妇禁用。

【注意事项】 忌食辛辣油腻之物。

【献方者】 刘扬建。

【来源】《瑶族民间痧证综述》。

【收集者与整理者】 王艺锦、唐一洲。

【采集地】 来宾市金秀瑶族自治县瑶医门诊部。

【民间秘方】大蓝靛 30 克，鸡冠花 15 克。

【功效】清热解毒，除痧。

【方解】本方为瑶医经验方。大蓝靛为主药，苦，寒；清热解毒，凉血。鸡冠花为配药，甘、涩，凉；收敛止带，凉血止血，涩肠止痢。全方共奏清热解毒、除痧之功效，善治血痧。

【用法】大蓝靛捣烂，与鸡冠花一同水煎服。

【禁忌】孕妇禁用。

【注意事项】忌食辛辣油腻之物。

【献方者】刘扬建。

【来源】《瑶族民间痧证综述》。

【收集者与整理者】王艺锦、唐一洲。

【采集地】来宾市金秀瑶族自治县瑶医门诊部。

【民间秘方】地胆草 30 克。

【功效】清热利湿，凉血解毒。

【方解】地胆草，苦、辛，寒；清热利湿，凉血解毒，善治标蛇痧。

【用法】水煎，每日 1 剂，分 2 次服，每次 50 毫升。

【注意事项】忌食辛辣油腻之物。

【献方者】刘扬建。

【来源】《瑶族民间痧证综述》。

【收集者与整理者】王艺锦、唐一洲。

【采集地】来宾市金秀瑶族自治县瑶医门诊部。

6

【民间秘方】雷公根 80 克，狗肝菜 50 克，生葱 15 克。

【功效】清热解毒，凉血消肿。

【方解】雷公根为主药，苦、辛，寒；清热利湿，消肿解毒。狗肝菜为配药，甘、苦，寒；清热解毒，凉血生津，利尿。生葱为引路药，辛，温；通阳活血，驱虫解毒，发汗解表。全方共奏清热解毒、凉血消肿之功效，善治标蛇痧。

【用法】捣烂，开水冲服。

【禁忌】孕妇禁用。

【注意事项】忌食辛辣油腻之物。

【献方者】刘扬建。

【来源】《瑶族民间痧证综述》。

【收集者与整理者】王艺锦、唐一洲。

【采集地】来宾市金秀瑶族自治县瑶医门诊部。

【民间秘方】白矾5克，沙芏适量。

【功效】除痧止泻，祛风止痛。

【方解】白矾为主药，酸、涩、寒；内服止泻止血，祛除风痰。沙芏为配药，辛，温；解表散寒，祛风止痛。主药、配药结合使全方盈亏平衡，共奏除痧止泻、祛风止痛之功效，善治绞肠痧。

【用法】白矾研末、沙芏烧灰研末冲服。每日1剂，分2次服，每次2克，饭后服。

【注意事项】忌食辛辣油腻之物。

【献方者】韦明参。

【来源】广西壮族自治区少数民族验方、秘方、诊疗方法调查表。

【收集者与整理者】邵金宝、唐一洲、李幸。

【采集地】河池市都安瑶族自治县高岭乡江成村。

【临床验方】达撒亮30克，生姜40克，淡豆豉12克，米酒500克。

【功效】散寒理气，除痧解毒。

【方解】达撒亮，辛，热；散寒止痛，疏肝降逆，助阳止泻。生姜，辛，微温；发汗解表，温中止呕，温肺止咳。米酒，甘、苦、辛，温；滋阴补肾，祛风除湿，健脾养胃，补血活血。淡豆豉，甘、辛，凉；解表，除烦。方中，达撒亮为主药，以散寒止痛为主；生姜为配药，以温中为辅；米酒、淡豆豉为引路药，米酒平衡药力以散寒理气止痛，淡豆豉引领以上各药循入胃脏以散邪。全方共奏散寒理气、除痧解毒之功效，善治绞肠痧。

【用法】前三味用米酒浸泡3日后每日适量服用。

【禁忌】对酒精过敏者禁服。

【注意事项】忌食生冷、辛辣油腻之物。

【来源】瑶医药秘方、验方数据库。

【收集者与整理者】李彤、闫国跃、覃枫。

中国瑶医秘验方

【采集地】广西中医药大学瑶医药学院。

【民间秘方】五指风 8 克，车前草 6 克，青蒿 6 克，入山虎 6 克，海金沙 6 克，牛膝 6 克，马鞭草 6 克。

【功效】祛痧、祛风解表、活血散瘀。

【方解】五指风，微苦、辛，温；属风打相兼药；清热解毒，祛风解表，行气止血，消肿，镇咳。车前草，甘，寒；清热利尿通淋，祛痰，凉血，解毒。青蒿，苦，寒；清虚热，凉血，解暑，截疟。入山虎，辛、苦，温；有小毒；属打药；清热解毒，消肿止痛，活血散瘀。海金沙，甘、咸，寒；清利湿热，通淋止痛。牛膝，苦、酸、甘，平；活血通经，补肝肾，强筋骨，引火（血）下行，利尿通淋。马鞭草，苦，凉；属打药；活血散瘀，解毒，利水，退黄，截疟。方中，五指风、车前草、青蒿、入山虎为主药，以祛风解表、清热解毒为主；海金沙、牛膝为配药，以活血调经为辅；马鞭草为引路药，引领以上各药循入脏腑直达病所。全方共奏祛痧，祛风解表、活血散瘀之功效，善治痧气（皮肤瘙痒）。

【用法】水煎，每日 1 剂，分 2 次服，每次 150 毫升。

【注意事项】忌食辛辣油腻之物。

【献方者】罗艾生。

【来源】广西壮族自治区少数民族验方、秘方、诊疗方法调查表。

【收集者与整理者】邵金宝、唐一洲、李幸。

【采集地】河池市都安瑶族自治县拉烈乡拉烈村。

【民间秘方】荆芥、防风、宽筋藤、风沙藤、七叶莲、黑九牛、十大功劳、花斑竹各 15 克。

【功效】通络止痛，祛风除痧。

【方解】荆芥，辛，微温；解表散风，透疹，消疮。防风，辛、甘，微温；祛风解表，胜湿止痛，止痉。宽筋藤，苦，凉；祛风止痛，舒筋活络。风沙藤，苦，平；祛风除湿，理气止痛，活血散瘀。七叶莲，甘、辛，温；属风打相兼药；祛风通络，消肿止痛。黑九牛，辛、咸，温；属风打相兼药；祛风除湿，通络止痛，利尿消肿。十大功劳，苦，寒；清热燥湿，泻火解毒。花斑竹，苦，凉；属风打相兼药；清热利湿，凉血止血，散瘀定痛。方中，荆芥、防风为主药，以祛风解表为主；宽筋藤、风沙藤、七叶莲、黑九牛为配药，以祛风除湿、舒筋活血为辅；十大功劳、花斑竹为引路药，平衡通络止痛、祛风除湿之药力。全方共奏通络止痛、祛风除痧之功效，善治痧气（皮肤瘙痒）。

【用法】水煎，每日 1 剂，分 2 次服，每次 150 毫升。

【注意事项】忌食辛辣油腻之物。

【献方者】花可丰。

【来源】广西壮族自治区少数民族验方、秘方、诊疗方法调查表。

【收集者与整理者】邵金宝、唐一洲、李幸。

【采集地】河池市都安瑶族自治县东庙乡安宁村。

【民间秘方】卜芥 10 克，山芝麻 10 克，了哥王根 3 克。

【功效】清热解毒，祛痧。

【方解】本方为瑶医经验方。卜芥为主药，辛、微苦，寒；清热解毒，散结止痛。山芝麻为配药，辛、微苦，凉；有小毒；属风打相兼药；清热解毒，消肿止痛。了哥王根为引路药，苦，寒；清热解毒，利尿消肿消积。全方共奏清热解毒、祛痧之功效，善治痧气（皮肤瘙痒）。

【用法】水煎，每日 1 剂，分 2 次服，每次 150 毫升。

【注意事项】忌食辛辣油腻之物。

【献方者】韦胜利。

【来源】广西壮族自治区少数民族验方、秘方、诊疗方法调查表。

【收集者与整理者】邵金宝、唐一洲、李幸。

【采集地】河池市都安瑶族自治县江南乡发瑞村。

⑫

【民间秘方】磨盘根 10 克，入山虎 6 克，车前草 6 克，穿心草 10 克。

【功效】清热渗湿，祛痧。

【方解】本方为瑶医经验方。磨盘根，甘、淡，平；清热利湿，开窍活血。入山虎，辛、苦，温；属打药；有小毒；清热解毒，消肿止痛，活血散瘀。车前草，甘，寒；清热利尿通淋，祛痰，凉血，解毒。穿心草，辛、苦，寒；清热解毒，燥湿。全方共奏清热渗湿、祛痧之功效，善治痧气（皮肤瘙痒）。

【用法】水煎，每日 1 剂，分 2 次服，每次 150 毫升。

【注意事项】忌食辛辣油腻之物。

【献方者】潘国兴。

【来源】广西壮族自治区少数民族验方、秘方、诊疗方法调查表。

【收集者与整理者】邵金宝、唐一洲、李幸。

【民间秘方】麻牙咪 12 克，石莲苗 15 克，穿心草 12 克，鸡冠花根 15 克，五层风 15 克，车前草 15 克，土牛七 10 克。

【功效】清热解毒，止痢除痧。

【方解】麻牙咪，苦、涩，寒；清热解毒，凉血止痢，通淋。石莲苗，甘、淡，凉；清热解毒，消肿止痛，止血止痢。穿心草，微甘、微苦，平；清热解毒，止痛。鸡冠花根，辛、苦，寒；收敛止血，清热凉血，止泻止带。五层风，甘，平；属风打相兼药；解表退热，生津止渴，透疹，止泻。车前草，甘，寒；利尿通淋，渗湿止泻，清肝明目，清肺化痰。土牛七，苦、酸，平；属风打相兼药；舒筋活络，强筋壮骨，活血散瘀，清热利湿。方中，麻牙咪、石莲苗、穿心草、鸡冠花根、车前草为主药，以清热解毒、止痢除痧为主；五层风、土牛七为配药，风打相兼药，以生津、祛湿为辅，调和诸药。全方盈亏平衡，共奏清热解毒、止痢除痧之功效，善治阴痧。

【用法】水煎，每日 1 剂，分 2～3 次服，每次 150 毫升。

【禁忌】孕妇禁用。

【注意事项】忌食辛辣油腻之物。

【献方者】唐奇龙。

【来源】广西壮族自治区少数民族医医案医话调查表。

【收集者与整理者】覃理标、潘雪萍、付海霞。

【采集地】河池市都安瑶族自治县保安乡。

14

【民间秘方】三星花、萝芙木、南蛇苗各 10 克。

【功效】清热解毒，祛湿除痧。

【方解】三星花，辛、微苦、甘，平；疏风解毒，清热利湿，活血解毒。萝芙木，苦、微辛，凉；清热解毒，消炎杀菌。南蛇苗，苦，凉；清热解毒，活血祛瘀。方中，三星花为主药，以清热利湿为主；萝芙木、南蛇苗为配药，以清热解毒除痧为辅；主药、配药结合使全方盈亏平衡，共奏清热解毒、祛湿除痧之功效，善治阴痧。

【用法】水煎，每日 1 剂，分 2 次服，每次 150 毫升。

【注意事项】忌食辛辣油腻之物。

【献方者】韦瑞球。

【来源】广西壮族自治区少数民族验方、秘方、诊疗方法调查表。

【采集地】河池市都安瑶族自治县高岭乡正元村。

蚕豆病 / 量董边

【民间秘方】仙鹤草 30 克，白茅根 30 克，当归 15 克，生地黄 15 克，白芍 9 克，藕节 9 克，大枣 9 克，松针 3 克。

【功效】清热凉血。

【方解】仙鹤草，苦、涩，平；收敛止血，补虚。白茅根，甘，寒；凉血止血，清热利尿。当归，甘、辛，温；补血养血。生地黄，甘、苦，寒；清热凉血，养阴生津。白芍，苦、酸，微寒；养血平肝止痛，敛阴止汗。藕节，辛、苦，温；收敛止血，散瘀。大枣，甘，温；补中益气，养血安神。松针，苦，温；祛风燥湿止痒，活血安神。方中，仙鹤草、白茅根为主药，以清热凉血为主；当归、生地黄、白芍为配药，以养血柔肝为辅；藕节、大枣、松针为引路药，以活血止血之力引领以上各药循入脏腑直达病所。全方共奏清热凉血之功效。

【用法】水煎，每日 1 剂，分 2 次服，每次 200 毫升，加白糖服。

【注意事项】忌食辛辣油腻之物。

【献方者】袁家勋。

【来源】未出版的资料。

【收集者与整理者】文嵚。

【采集地】桂林市灌阳县西山乡。

气血虚 / 气蒋嘿

【民间秘方】隔山消 6 克，臭牡丹 24 克。

【功效】补益气血。

【方解】隔山消，甘，寒；补益精血，固肾乌须。臭牡丹，辛、微苦，平；解毒消肿，祛风湿。全方共奏补益气血之功效，善治营养不良干瘦。

【用法】煮鸡蛋服。

【禁忌】孕妇禁用。

【注意事项】忌食辛辣油腻之物。

【献方者】黄英才。

【来源】《（恭城）中草医秘验方汇集》。

【收集者与整理者】李幸、潘雪萍、付海霞。

【采集地】桂林市恭城瑶族自治县加会。

【民间秘方】血藤 6 克，何首乌 24 克，肉桂 9 克，黄花参 6 克。

【功效】补益气血。

【方解】血藤，苦、涩、凉；活血补血，舒筋活络。何首乌，苦、甘、涩，微温；补益精血，固肾乌须。肉桂，辛、甘、大热；补火助阳，通经络，散寒止痛。黄花参，甘、微苦，平；补益，强壮，祛湿，散瘀。全方共奏补益气血之功效，善治营养不良干瘦。

【用法】水煎，每日 1 剂，分 3 次服，每次 150 毫升。

【禁忌】孕妇禁用。

【注意事项】忌食辛辣油腻之物。

【献方者】刘道和。

【来源】《（恭城）中草医秘验方汇集》。

【收集者与整理者】李幸、潘雪萍、付海霞。

【采集地】桂林市恭城瑶族自治县加会。

【民间秘方】钻骨风、杜仲、牛膝、钻地风、五加皮各 12 克。

【功效】健脾补肾。

【方解】钻骨风，甘、苦、辛，温；属风打相兼药；健脾补肾，理气活血，祛风通络，消肿止痛。钻地风，苦、淡、凉；属风打相兼药；利尿排石，活血散瘀，消肿止痛。牛膝，苦、酸、甘，平；活血通经，补肝肾，强筋骨，引火（血）下行，利尿通淋。杜仲，甘、温；补肝肾，强筋骨。五加皮，微苦、甘，温；祛风湿，强筋骨，利尿。方中，钻骨风、杜仲、牛膝为主药，以健脾补肾为主；钻地风、五加皮为配药，以清热解毒为辅；主药、配药结合使全方盈亏平衡，共奏健脾补肾之功效，善治营养不良干瘦。

【用法】煮猪骨头、牛骨头或蛋服，连服 3 日。

【禁忌】孕妇禁用。

【注意事项】忌食辛辣油腻之物。

【献方者】田连安。

【来源】《（恭城）中草医秘验方汇集》。

【收集者与整理者】李幸、潘雪萍、付海霞。

【采集地】桂林市恭城瑶族自治县广区公社卓田大队。

【民间秘方】黄花参 12 克，九层风 12 克，五加皮 6 克，椿树皮 6 克，钻骨风 6 克，五爪风 6 克。

【功效】补益强壮。

【方解】黄花参，甘、微苦，平；补益，强壮，祛湿，散瘀。九层风，微苦、甘、涩，平；属风药；活血补血，通络，祛风除湿。五加皮，微苦、甘，温；祛风湿，强筋骨，利尿。椿树皮，苦、涩，寒；清热燥湿，涩肠止泻。钻骨风，甘、苦、辛，温；属风打相兼药；健脾补肾，理气活血，祛风通络，消肿止痛。五爪风，甘、微温；属风药；疏风清热，消积化痰，健脾除湿，行气散瘀。全方共奏补益强壮之功效，善治营养不良干瘦。

【用法】水煎，每日 1 剂，分 3 次服，每次 150 毫升。

【禁忌】孕妇禁用。

【注意事项】忌食辛辣油腻之物。

【来源】《（恭城）中草医秘验方汇集》。

【收集者与整理者】潘雪萍、付海霞。

【采集地】桂林市恭城瑶族自治县化育大队。

【民间秘方】麻黄根 12 克，黄芪 15 克，煅牡蛎 15 克，浮小麦 15 克，杉寄生 15 克，五爪风 15 克。

【功效】敛阴固汗。

【方解】麻黄根，甘、咸，平；收敛止汗。黄芪，甘，温；补气升阳，益卫固表，利水消肿。煅牡蛎，咸，寒；收敛固涩，制酸止痛，镇静安神，软坚散结。浮小麦，酸、涩，平；止汗，益气，除热。杉寄生，甘、苦，平；祛风湿，补肝肾，活血止痛。五爪风，甘、微温；健脾补肺，行气利湿。方中，麻黄根、黄芪为主药，以敛阴为主；煅牡蛎、浮小麦为配药，以固汗为辅；杉寄生、五爪风为引路药，杉寄生平衡敛阴固汗之药力，五爪风引领以上各药循入脏腑直达病所。全方共奏敛阴固汗之功效，善治气虚盗汗。

【用法】水煎服。

【注意事项】忌食辛辣油腻之物。

【献方者】赵衷民。

【来源】未出版的资料。

中国瑶医秘验方

【收集者与整理者】石泽金、李幸。

【采集地】来宾市金秀瑶族自治县三江乡大磨屯。

【民间秘方】五加皮 15 克，金樱根 20 克，钻骨风 15 克，桑寄生 15 克，牛膝 10 克，杜仲 15 克，九层风 15 克，五爪风 15 克，黄芪 15 克，牛尾菜 15 克，地钻 15 克，枸杞子 10 克。

【功效】补益气血。

【方解】五加皮，微苦、甘、温；祛风湿，强筋骨，利尿。金樱根，酸、涩、甘、平；属风药；涩肠固精，益肾补血。钻骨风，甘、苦、辛、温；属风打相兼药；健脾补肾，理气活血，祛风通络，消肿止痛。桑寄生，苦、甘、平；祛风湿，益肝肾，强筋骨。牛膝，苦、酸、甘、平；清热解毒，活血散瘀，利水通淋。杜仲，甘、温；补肝肾，强筋骨。九层风，微苦、甘、涩、平；属风药；活血补血，通络，祛风除湿。五爪风，甘、微温；健脾补肺，行气利湿。黄芪，甘、温；补气升阳，益卫固表，利水消肿。牛尾菜，甘、微苦、平；舒筋活络，补气活血。地钻，甘、微涩、温；属风药；强筋壮骨，壮腰补肾，助阳道，健脾消食，祛风除湿。枸杞子，甘、平；补肝肾。方中，五加皮、金樱根、钻骨风为主药，以补益肾气为主；桑寄生、牛膝、杜仲、九层风为配药，以补益气血为辅；五爪风、黄芪、牛尾菜、地钻、枸杞子为引路药，前三味平衡补益气血之药力，后二味引领以上各药循入脏腑直达病所。全方共奏补益气血之功效。

【用法】水煎服。

【注意事项】忌食辛辣油腻之物。

【献方者】赵衷民。

【来源】未出版的资料。

【收集者与整理者】石泽金、李幸。

【采集地】来宾市金秀瑶族自治县三江乡大磨屯。

【民间秘方】五加皮 20 克，黑老虎 20 克，龙骨风 15 克，牛膝 10 克，杜仲 15 克，九层风 15 克，五爪风 15 克，牛尾菜 15 克，地钻 15 克，血风 10 克。

【功效】补中益气。

【方解】五加皮，微苦、甘、温；祛风湿，强筋骨，利尿。黑老虎，苦、辛、涩、温；属打药；行气活血，祛风活络，散瘀止痛。龙骨风，微苦、平；祛风除湿，活血通络，清热解毒。牛膝，苦、酸、甘、平；活血通经，补肝肾，强筋骨，引火（血）下行，利尿通淋。杜仲，甘，温；补肝肾，强筋骨。九层风，微苦、甘、涩，平；属风药；活血补血，通络，祛风除湿。五爪风，甘，微温；健脾补肺，行气利湿。牛尾菜，甘、微苦，平；舒筋活络，补气活血。地钻，甘、微涩，温；属风药；强筋壮骨，壮腰补肾，助阳道，健脾消食，祛风除湿。血风，苦、微辛，温；属风打相兼药；祛风活络，消肿止痛，生肌止血。方中，五加皮、黑老虎、龙骨风、牛膝、杜仲、九层风为主药，以补气活血为主；五爪风、牛尾菜为配药，以健脾益气为辅；地钻、血风为引路药，地钻平衡补中益气之药力，血风引领以上各药循入脏腑直达病所。全方共奏补中益气之功效，善治气虚手脚麻木。

【用法】水煎服。

【注意事项】忌食辛辣油腻之物。

【献方者】赵衷民。

【来源】未出版的资料。

【收集者与整理者】石泽金、李幸。

【采集地】来宾市金秀瑶族自治县三江乡大磨屯。

8

【民间秘方】生黄芪 12 克，党参 12 克，白术 12 克，当归 12 克，何首乌 12 克，鳖甲 12 克，铜亮 12 克，槟榔 12 克，草果 1 个，乌梅 12 克，甘草 6 克。

【功效】补虚强壮。

【方解】生黄芪，甘，温；补气升阳，益卫固表，利水消肿，托疮生肌。党参，甘，平；健脾益肺，养血生津。白术，辛、甘，温；补气健脾，燥湿利水，固表止汗。当归，甘、辛，温；补血活血。何首乌，苦、甘、涩，微温；补益精血，固肾乌须。鳖甲，咸，微寒；滋阴潜阳，软坚散结。铜亮，甘、淡，平；燥湿，行气，消积。槟榔，苦、辛，温；驱虫消积，行气利水。草果，甘，平；燥湿散寒，除痰截虐。甘草，甘，平；益气补中，清热解毒，缓急止痛，调和诸药。方中，生黄芪、党参、白术、当归、何首乌为主药，以补气养血为主；鳖甲、铜亮、槟榔、草果、乌梅为配药，以养阴为辅；甘草为引路药，引领以上各药循入肺脏直达病所。全方共奏补虚强壮之功效，对久病不愈体虚有良效。

【用法】水煎服。

【禁忌】孕妇禁用。

【注意事项】忌食辛辣油腻之物。

【献方者】杨明轩。

【来源】《灌阳县验方秘方案编》。

【收集者与整理者】潘雪萍、付海霞。

【采集地】桂林市灌阳县。

【民间秘方】黄芪、五爪风、西洋参、白术、太子参、党参、枸杞子各适量。

【功效】补气养血。

【方解】黄芪，甘，温；补气升阳，益卫固表，利水消肿。五爪风，甘，微温；属风药；疏风清热，消积化痰，健脾除湿，行气散瘀。西洋参，甘，温；补气养阴，清火生津。白术，辛、甘，温；补气健脾，燥湿利水，固表止汗。太子参，甘，平；补气生津。党参，甘，平；健脾益肺，养血生津。枸杞子，甘，平；补肝肾。方中，黄芪、五爪风为主药，以风亏之，以补气升阳为主；西洋参、白术、太子参、党参为配药，以补气为辅；枸杞子为引路药，补益肝肾。全方共奏补气养血之功效。

【用法】水煎，每日 1 剂，分 2 次服，连服 3 个月。

【禁忌】孕妇禁用。

【注意事项】忌食辛辣油腻之物。

【献方者】王善文。

【来源】未出版的资料。

【收集者与整理者】李幸、李颖。

【采集地】广西巴马王家医药科技有限责任公司。

瑶族浴足方 / 尤绵造照方

【民间秘方】海风藤 30 克，路路通 20 克，透骨草 30 克，香茅 20 克，九层风 30 克，大钻 30 克，小钻 30 克，夜交藤 30 克，桂枝 30 克。

【功效】舒筋活络，养心安神。

【方解】海风藤，苦，平；祛风湿，通经络。路路通，苦、甘，温；祛风活络，利水。透骨草，甘、辛，温；祛风除湿，舒筋活络，活血止痛，解毒化疹。香茅，辛，微温；止痛，祛风湿，通经络，消食。九层风，微苦、甘、涩，平；属风药；活血补血，通络，祛风除湿。大钻，苦、辛、涩，温；属打药；行气活血，祛风活络，散瘀止痛。小钻，甘、苦、辛，温；属风打相兼药；健脾补肾，理气活血，祛风通络，消肿止痛。夜交藤，甘、微苦，平；养心安神，祛风通络。桂枝，辛、甘，温；发汗解肌，温经通脉，通阳化气。方中，夜交藤为主药，以养心安神为主；海风藤、路路通、透骨草、香茅、九层风、大钻、小钻为配药，以舒筋活络为辅；桂枝为引路药，风打兼施，通经活络。全方共奏通络安神之功效。

【用法】每晚睡前泡脚。

【禁忌】孕妇禁用。

【注意事项】忌食辛辣油腻之物。

【献方者】王善文。

【来源】未出版的资料。

【收集者与整理者】李幸、李颖。

【采集地】广西巴马王家医药科技有限责任公司。

四季养生茶 / 费桂用先茶

【临床验方】贺州市黄姚镇道地龙眼干、陈皮、黄精各适量。

【功效】补益养血，益气养阴。

【方解】本方为瑶医经验方。龙眼干，甘，温；补益心脾，养血安神。陈皮，辛，温；理气健脾，燥湿化痰。黄精，甘，平；健脾益肾，补气养阴。全方共奏补益养血、益气养阴之功效。

【用法】水煎代茶饮。

【禁忌】孕妇禁用。

【注意事项】忌食辛辣油腻之物。

【献方者】李海强。

【来源】未出版的资料。

【收集者与整理者】李幸、李颖。

【采集地】贺州市中医医院。

【临床验方】奶参 10 克，麦冬 15 克，桂枝 12 克，龙骨 15 克，牡蛎 12 克，炙甘草 10 克，土瑶黑茶适量。

【功效】养心通痹。

【方解】本方为瑶医经验方。奶参，甘、辛，平；滋补强壮，补虚通乳，排脓解毒，祛痰。麦冬，甘、微苦，微寒；养阴润肺，益胃生津，清心除烦。桂枝，辛、甘，温；发汗解肌，温经通脉，通阳化气。龙骨，甘、涩，平；镇惊安神，平肝潜阳，收敛固涩。牡蛎，咸，寒；平肝潜阳，软坚散结，收敛固涩。炙甘草，甘，平；益气补中，清热解毒，缓急止痛，调和诸药。土瑶黑茶，甘，平；调气、补肾。全方共奏养心通痹之功效。

【用法】水煎代茶饮。

【禁忌】孕妇禁用。

【注意事项】忌食辛辣油腻之物。

【献方者】李海强。

【来源】未出版的资料。

【收集者与整理者】李幸、李颖。

【采集地】贺州市中医医院。

③

【民间秘方】红松松针 120 根。

【功效】祛风燥湿,活血安神。

【方解】红松松针,苦、涩、温;祛风燥湿,活血安神,强身健体,对耳鸣、前列腺病、夜盲症疗效好。

【用法】水煎代茶饮,可加白糖或蜂蜜调味,15 日为 1 个疗程。

【注意事项】忌食辛辣油腻之物。

【献方者】曹增平。

【来源】未出版的资料。

【收集者与整理者】李幸、王艺锦。

【采集地】桂林市灌阳县西山乡。

祛湿方 / 棉封方

【民间秘方】刺五加 20 克,九节茶 20 克,牛膝 10 克,杜仲 15 克,入山虎 20 克,木姜树 15 克,黄芪 15 克,山菠萝 15 克,黑九牛 15 克,杉寄生 20 克,救必应 20 克。

【功效】解表利湿。

【方解】刺五加,辛、苦、温;健脾益气,补肾强腰,养心安神。九节茶,微甘、涩、平;抗菌消炎,祛风除湿,活血止痛。牛膝,苦、酸、甘、平;清热解毒,活血散瘀,利水通淋。杜仲,甘、温;补肝肾,强筋骨。入山虎,辛、苦、温;属打药;有小毒;清热解毒,消肿止痛,活血散瘀。木姜树,辛、温;祛风散寒止痛。黄芪,甘、温;补气升阳,益卫固表,利水消肿,托疮生肌。山菠萝,甘、淡、凉;发汗解表,清热解毒,利尿。黑九牛,辛、咸、温;祛风湿,通经络。杉寄生,甘、苦、平;祛风湿,补肝肾,活血止痛,止痢。救必应,苦、凉;属风打相兼药;清热解毒,消肿止痛,止血生肌。方中,刺五加、九节茶、牛膝、杜仲、入山虎为主药,以除表邪为主;木姜树、黄芪、山菠萝、黑九牛为配药，以利湿气为辅；杉寄生、救必应为引路药，引领以上各药循入脏腑直达病所。全方共奏解表利湿之功效。

【用法】水煎服。

【注意事项】忌食辛辣油腻之物。

【献方者】赵衷民。

【来源】未出版的资料。

【收集者与整理者】石泽金、李幸。

【采集地】来宾市金秀瑶族自治县三江乡大磨屯。

中
国
瑶
医
秘
验
方